D1718649

Warum Sie sich

gerade bei

Ersteinstellungen

für Ergenyl®

entscheiden

sollten ...

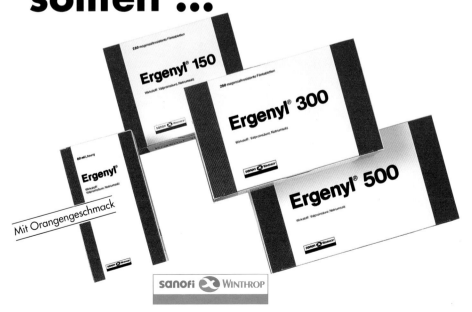

Therapieziel: Anfallsfreiheit bei Epilepsien

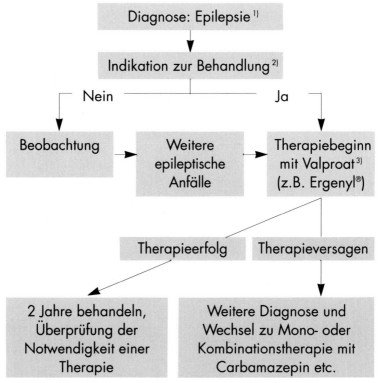

Richens A., Perucca E.: General Principles in the Drug Treatment of Epilepsy. In: Laidlaw J., Richens A., Chadwick D. (Eds.): A Textbook of Epilepsy. Churchill Medical Communications, 1993, S. 9-23.

1) Die Diagnose „Epilepsie" sollte erst nach zwei Anfällen getroffen werden. Dieses Schema ist nicht geeignet für sehr junge Kinder.

2) Behandlung sollte nicht erfolgen, wenn nur zwei Anfälle mit großem Zwischenintervall auftraten, wenn der Anfall leicht verläuft (z.B. kurze komplex-fokale Anfälle) oder wenn der Patient keine medikamentöse Behandlung wünscht.

3) Der Therapieversuch mit Valproat sollte erst dann abgebrochen werden, wenn die Anfälle nicht mit einer Dosis von 3000 mg/Tag zu behandeln sind oder Nebenwirkungen auftreten.

Ergenyl®: Patientengerechtes Breitbandantiepileptikum

▶ **Günstige Wirkungs-Nebenwirkungs-Relation**
 – indiziert bei allen Anfallsarten
 – hohe Wirksamkeit

▶ **Kognitive Leistungsfähigkeit wird nur selten beeinträchtigt**

▶ **Rasche Aufdosierung möglich**

▶ **Keine Enzyminduktion, dadurch keine Wechsel- wirkungen mit**
 – oralen Kontrazeptiva
 – substituierten Östrogenen, z. B. bei Osteoporose- prophylaxe
 – oralen Antikoagulanzien, z. B. nach Herzinfarkt
 – Kortikoiden, z. B. bei Asthma bronchiale, dadurch gute Einsetzbarkeit in der Kombinationstherapie

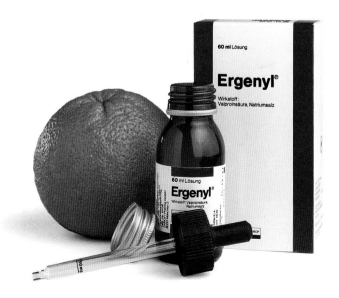

Für ein anfallsfreies Leben

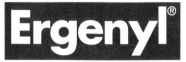

Breitband-Antiepileptikum

Ergenyl®

Zusammensetzung: Ergenyl 150: 1 magensaftresistente Filmtablette enthält 150 mg Valproinsäure, Natriumsalz. Ergenyl 300: 1 magensaftresistente Filmtablette enthält 300 mg Valproinsäure, Natriumsalz. Ergeny retard: 1 magensaftresistente Retardtablette enthält 300 mg Valproinsäure, Natriumsalz. Ergenyl: 1 Tablette enthält 300 mg Valproinsäure, Natriumsalz. Ergenyl Lösung: 1 ml enthält 300 mg Valproinsäure, Natriumsalz. Ergenyl 500: 1 magensaftresistente Filmtablette enthält 500 mg Valproinsäure, Natriumsalz. **Anwendungsgebiete:** Generalisierte Anfälle in Form von Absencen, myoklonischen Anfällen und tonisch-klonischen Anfällen; wirksam auch bei fokalen und sekundär generalisierten Anfällen. Bei Kleinkindern ist Valproinsäure nur in Ausnahmefällen Mittel 1. Wahl; es sollte unter besonderer Vorsicht und möglichst als Monotherapie angewendet werden. **Gegenanzeigen:** Überempfindlichkeit gegen Valproinsäure, gestörte Leberfunktion. Eine mögliche Gefährdung besteht bei vorausgegangenen Lebererkrankungen sowie bei schweren familiären Lebererkrankungen, besonders wenn sie auf Arzneimittel zurückzuführen sind, seltenen angeborenen Enzymmangelkrankheiten, vorausgegangenen Knochenmarkschädigungen und Schädigungen der Bauchspeicheldrüse sowie bei mehrfach behinderten Kindern und Jugendlichen mit schweren Anfallsformen. Strenge Indikationsstellung in der Schwangerschaft! Besonders zwischen dem 20. und 40. Schwangerschaftstag Dosis so niedrig wie möglich wählen. Arzneimittelkombinationen während dieser Zeit vermeiden! Wie bei anderen antiepileptischen Substanzen ist eine teratogene Wirkung bei Verabreichung während des ersten Schwangerschaftsdrittels nicht auszuschließen. Evtl. α_1-Fetoprotein-Bestimmung veranlassen! Die Valproinsäurebehandlung sollte während der Schwangerschaft ohne ärztliche Zustimmung nicht unterbrochen werden, da ein plötzlicher Therapieabbruch oder unkontrollierte Dosisreduktion zu epileptischen Anfällen führen kann, die der Schwangeren und/oder dem Embryo Schaden zufügen können. Valproinsäure tritt in die Muttermilch über, jedoch in so kleinen Mengen, daß sie in therapeutischen Dosen im allgemeinen für das Kind kein Risiko bedeutet. **Nebenwirkungen:** In seltenen Fällen schwere Schädigungen der Leber; am häufigsten betroffen sind Säuglinge und Kleinkinder unter 3 Jahren, die an schweren epileptischen Anfällen leiden, besonders wenn zusätzlich eine Hirnschädigung, psychische Retardierung und/oder eine angeborene Stoffwechselerkrankung vorliegen. Mit zunehmendem Lebensalter tritt diese Nebenwirkung dann immer seltener auf. In der Mehrzahl der Fälle wurden Leberschäden innerhalb der ersten 6 Monate der Therapie beobachtet, insbesondere zwischen der 2. und 12. Woche und zumeist bei gleichzeitiger Anwendung anderer Antiepileptika. Besondere Aufmerksamkeit muß auf folgende Anzeichen einer Leberschädigung gerichtet werden: Verringerung der antiepileptischen Wirkung, die durch Wiederauftreten oder Zunahme epileptischer Anfälle gekennzeichnet ist, länger andauernde Krankheitszeichen wie Schwäche, Teilnahmslosigkeit, Müdigkeit, Appetitlosigkeit, Übelkeit und Erbrechen oder unklare Oberbauchbeschwerden, Bewußtseinsstörungen mit Verwirrtheit, Unruhe und Bewegungsstörungen. In sehr seltenen Fällen wurden auch Erkrankungen der Bauchspeicheldrüse mit ähnlichen Beschwerden beobachtet. Sind die erwähnten Beschwerden anhaltend oder schwerwiegend, ist der Arzt zu informieren, der neben einer gründlichen Untersuchung auch entsprechende Laborkontrollen (Leberwerte, Gerinnungsparameter, Lipase, α-Amylase) vornehmen muß. Häufig wird zu Beginn der Behandlung eine leichte, vorübergehende Erhöhung der Leberenzyme beobachtet. Vorsicht bei erniedrigtem Quick-Wert, wenn er von sonstigen veränderten Laborparametern begleitet ist, wie Erniedrigung von Fibrinogen und Gerinnungsfaktoren oder Anstieg von Bilirubin oder Leberenzymen. Sollten sich aufgrund der klinischen Befunde und aufgrund der oben aufgeführten Laborwerte Hinweise auf eine Störung der Leberfunktion ergeben, so ist die Valproat-Therapie vorsichtshalber abzusetzen. Es empfiehlt sich, andere Substanzen, die aufgrund ihres Abbauweges zu ähnlichen Nebenwirkungen führen können, vorsichtshalber ebenfalls abzusetzen. Gelegentlich wurde im Therapieverlauf, besonders bei höherer Dosierung, eine verlängerte Blutungszeit und/oder eine verminderte Blutplättchenzahl beobachtet. Patienten mit plötzlich auftretenden Schleimhautblutungen oder vermehrt auftretenden blauen Flecken in der Haut sollten sich an ihren Arzt wenden. Auch sollte vor chirurgischen oder zahnärztlichen Eingriffen der Chirurg oder Zahnarzt über die Behandlung des Patienten mit Ergenyl informiert werden, damit eine eventuelle Gerinnungsstörung vorher behandelt werden kann. Unabhängig davon sind vor Beginn der Therapie, dann zunächst in kurzen (nach 1, 3, 5, 7, 9 Wochen) und später in vierwöchigen Abständen bis zum Ende der ersten 6 Behandlungsmonate die Leber- und Gerinnungswerte zu überprüfen. Bei Jugendlichen und Erwachsenen sind in jedem Fall vor Therapiebeginn sowie im 1. Halbjahr monatliche Kontrollen des klinischen Befundes und der Laborwerte anzuraten. Gelegentlich wurde besonders zu Beginn der Therapie vorübergehender Haarausfall beobachtet. Außerdem kann es zu Appetit- und Gewichtszunahme oder auch Appetitlosigkeit und Gewichtsverlust kommen. Die Therapie braucht in der Regel deshalb nicht abgebrochen zu werden. Dieses Arzneimittel kann auch bei bestimmungsgemäßem Gebrauch - besonders zu Beginn der Therapie - das Reaktionsvermögen so weit verändern, daß die Fähigkeit zur aktiven Teilnahme am Straßenverkehr oder zum Bedienen von Maschinen beeinträchtigt wird. Dies gilt in verstärktem Maße im Zusammenwirken mit Alkohol. **Wechselwirkungen mit anderen Mitteln:** Wirkungsverstärkung mit anderen Antiepileptika, Schlafmitteln, Neuroleptika und Antidepressiva. Eine mögliche Verstärkung der Blutgerinnungshemmung ist bei gleichzeitiger Einnahme von gerinnungshemmenden Mitteln oder Acetylsalicylsäure zu beachten. Regelmäßige Kontrollen der Blutungszeit und/oder der Blutplättchenzahl werden empfohlen. Falschpositive Reaktion des Tests auf Ketonkörper im Urin möglich. **Dosierung und Art der Anwendung:** Soweit nicht anders verordnet, beträgt die Dosierung im allgemeinen für Kinder 20-40 mg pro kg Körpergewicht, für Erwachsene 20-30 mg pro kg Körpergewicht. Ausführliche Dosierungsangaben enthält die wissenschaftliche Broschüre. **Handelsformen, Preise (AVP mit MwSt.):** Ergenyl 150 (magensaftresistente Filmtabletten): 50 Stck. (N 1) DM 17,57; 100 Stck. (N 2) DM 32,22; 250 Stck. DM 71,88; KP. Ergenyl 300 (magensaftresistente Filmtabletten): 50 Stck. (N 1) DM 28,60; 100 Stck. (N 2) DM 52,46; 250 Stck. DM 117,00; KP. Ergenyl 500 (magensaftresistente Filmtabletten): 50 Stck. (N 1) DM 40,95; 100 Stck. (N 2) DM 75,14; 250 Stck. DM 167,58; KP. Ergenyl (Tabletten zu 300 mg): 50 Stck. (N 1) DM 31,20; 100 Stck. (N 2) DM 55,90; KP. Ergenyl (Lösung zu 300 mg): 60 ml (N 1) DM 38,02; KP. Ergenyl retard (magensaftresistente Retardtabletten zu 300 mg): 50 Stck. (N 1) DM 28,60; 100 Stck. (N 2) DM 52,46; KP. Stand: April 1994.

SANOFI WINTHROP GmbH,
80323 München

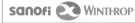

Die Herausgabe dieses Jahresberichtes wurde ermöglicht durch
die Unterstützung der SANOFI WINTHROP GmbH, München

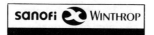

CIP-Titelafnahme der Deutschen Bibliothek

Stefan, Hermann
Canger, Raffaele
Spiel, Georg
Epilepsie '93
Deutsche Sektion der
Internationalen Liga gegen Epilepsie, Berlin, 1994
ISBN 3-9803481-1-3

Herausgeber:
Prof. Dr. med. H. Stefan
Neurologische Klinik mit Poliklinik
Schwabachanlage 6, 91 054 Erlangen

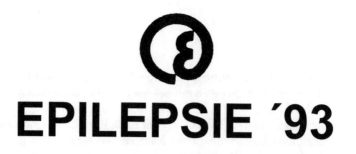

EPILEPSIE ´93

Prävention, Rehabilitation,
soziale Integration

Präoperative Diagnostik:
Neuroimaging, Neuropsychologie,
Anfallssymptomatik

Zerebrale Mißbildungen und Epilepsie

Neue therapeutische Aspekte

Gemeinsame Jahrestagung
der Deutschen, Österreichischen und Italienischen
Sektion der Internationalen Liga gegen Epilepsie
7. bis 10. Oktober 1993, Meran / Italien

**Herausgegeben von
H. Stefan, R. Canger, G. Spiel**

Vorwort

Die 33. Jahrestagung der Deutschen Sektion der Internationalen Liga gegen Epilepsie fand erstmals gemeinsam mit der Jahrestagung der Italienischen und Österreichischen Liga gegen Epilepsie statt. Neue Konzepte für die Weiterentwicklung der Diagnostik und Therapie sollten zukünftig auch gesundheits-politisch zwischen einzelnen europäischen Nachbarstaaten mit ihren jeweiligen wissenschaftlichen und gesellschaftlichen Entwicklungen mehr und mehr aktuell angepaßt werden. Daher wurde angeregt, die Jahrestagung diesmal gemeinsam in Meran durchzuführen, um mehr Informationen über die Aktivitäten in den jeweiligen Ländern zu erhalten. Als thematische Tagungsschwerpunkte wurden Prävention, Rehabilitation und soziale Integration, Neuroimaging, zerebrale Mißbildungen und Epilepsie sowie aktuelle Gesichtspunkte der Therapie gewählt. Eine Reihe von Übersichtsreferaten sollte aus deutscher, italienischer und österreichischer Sicht die angesprochene Problematik des jeweiligen Themas reflektieren. Zusätzliche Fortbildungsveranstaltungen lieferten die Möglichkeit, in kleineren Seminaren mit Spezialisten verschiedene Themenschwerpunkte zu diskutieren. Entgegen allen Voraussagen waren sowohl die Teilnehmerzahl als auch die zur Publikation im Berichtsband angemeldete Anzahl der Beiträge enorm hoch. Hieraus resultiert ein relativ umfangreicher Berichtsband.

Da in diesem gemeinsamen Band Autoren aus verschiedenen Sprachbereichen publizieren, werden zusätzlich zum deutschen Text auch englische Abstracts oder Manuskripte veröffentlicht. Ein Aufeinanderzugehen europäischer Kollegen aus verschiedenen Sprachbereichen setzt neben der Einsicht für die Notwendigkeit der zukünftig erforderlichen stärkeren Verflechtung auf europäischem Gebiet auch Flexibilität, Kompromißbereitschaft und die Einsicht voraus, daß die hierfür erforderlichen Organisationsstrukturen von Anfang an nicht perfekt sein können, sondern wachsen müssen. Für die Mitarbeit an dem Ansatz einer überregionalen europäischen Aktivität möchte ich mich an dieser Stelle bedanken. Als ein Ergebnis dieser regionalen gemeinsamen Aktivität von Meran wird der vorliegende Berichtsband die wichtigsten Themenschwerpunkte aus deutscher, italienischer und österreichischer Sicht repräsentieren.

Unser Dank gilt außerdem dem Sponsor dieses Bandes, der in finanziell schwierigen Zeiten die Publikation dieses Bandes ermöglicht hat.

Mailand, Klagenfurt, Erlangen, 1. Januar 1994

R. Canger   G. Spiel   H. Stefan

Introduzione

Per la prima volta la Sezione Tedesca della Lega Internazionale contro l'Epilessia ha tenuto un suo congresso - il 33.mo - insieme con le sezioni austriaca ed italiana. In futuro, i nuovi indirizzi per lo sviluppo della diagnostica e della terapia - anche per quanto riguarda i loro aspetti di politica sanitaria - dovranno evolversi in sintonia fra i singoli stati europei ed i loro diversi programmi scientifici e sociali. Proprio in questa prospettiva e per far circolare meglio le informazioni sulle attivitá nei vari paesi si è pensato di tenere un congresso unitario delle tre lege a Merano.

Le tematiche principali del convegno erano le seguenti: la prevenzione, la riabilitazione e l'integrazione sociale, il neuroimaging, le anomalie cerebrali e l'epilessia, gli attuali sviluppi terapeutici. Le relazioni principali avevano lo scopo di riflettere sulle problematiche poste dai vari temi di punto di vista austriaco, italiano e tedesco. Inoltre, i vari seminari di aggiornamento, hanno dato la possibiltá di discutere con esperti specializzati.

Sia il numero dei partecipanti che quello dei contributi proposti per la pubblicazione, sono stati molto più alti del previsto. Il volume degli atti del congresso risulta così particolarmente sostanzioso. In esso appaiono testi di autori di varie lingue. Il che ha reso opportuno pubblicare, oltre a testi in lingua tedesca, anche testi e riassunti in lingua inglese.

L'incontro fra colleghi di diversi paesi europei presuppone, oltre ad un rafforzato interscambio tra i singoli paesi, flessibilitá e capacitá di accettare compromessi. Presuppone inoltre che le strutture necessarie alla realizzazione di tali incontri, ovviamente non perfette, crescano e si rafforzino. Come risultato di quest'attivitá comune, gli atti del congresso di Merano riportano le principali tematiche dai punti di vista austriaco, italiano e tedesco.

A tutti coloro che hanno contribuito alla realizzazione di quest'attivitá intereuropea nel campo della ricerca sull'epilessia e allo sponsor di questo volume che ne ha permesso la pubblicazione in un periodo di difficoltá finanziarie, va pertanto il nostro ringraziamento.

Milano, Klagenfurt, Erlangen 1. Gennaio 1994

R. Canger   G. Spiel   H. Stefan

Inhaltsverzeichnis
(Table of Contents)

Posterdemonstrationen (Posterdemonstrations)

Soziale Integration (Social Integration)

- Erwachsene (Adults)

- Kinder (Children)

Neuropsychologie (Neuropsychology)

Neuroimaging (PET/ SPECT)

Neuroimaging (EEG)

Grundlagen (Foundations)

16

Contributions in English Language
(Englischsprachige Beiträge)

Prevention, Rehabilitation, Social Integration
(Prävention, Rehabilitation, soziale Integration)

Neuroimaging

Cerebral Malformations and Epilepsy
(Zerebrale Mißbildungen und Epilepsie)

Posterdemonstrations
(Posterdemonstrationen)

Free Lectures
(Freie Themen)

Cerebral Malformations
(Zerebrale Mißbildungen)

Therapy
(Therapie)

Prävention, Rehabilitation, soziale Integration

Epilepsie und Prävention

G. Andersen
Leiter der Abteilung Gesundheitsschutz und Gesundheitsförderung bei der
Behörde für Arbeit, Gesundheit und Soziales der Freien und Hansestadt
Hamburg

Abstract

Cure and prevention have always been inseparable within the framework of
medicine. However, the term prevention has been interpreted very restrictively
until now. It is rather thought of as medical checkups - e.g. for children or pregnant
women - meaning measures for healthy people. This gives the impression that
prevention is not possible or necessary any more for a (chronically) ill person
but therapy only.

Concerning this point the public has to be informed. An awareness of
prevention has to be created in order to take up the positive ideas of the reformed
German social law (Sozialgesetzbuch - SGB) and apply and expand them.
Decisive regulations (§§ 20 and 219 SGB V) and the terms health promotion
and prevention are discussed. Examples demonstrate how the new legislative
regulations can be put into practice.

Das Programm der 33. Jahrestagung der Liga gegen Epilepsie erinnerte besonders deutlich durch die Schwerpunktsetzung daran, daß unser Blickfeld in der
Betreuung chronisch kranker Patienten nach wie vor weit zu fassen ist. Aus
diesem Grunde standen am ersten Tag die Themen Prävention, Rehabilitation
und soziale Integration im Vordergrund. Der vorliegende Beitrag gibt in Auszü-
gen das Referat des Verfassers anläßlich der Eröffnungsveranstaltung in Meran
wieder.

Einleitung

Neben ärztlicher Diagnose und Therapie stehen gesellschaftliche und soziale
Aspekte: Familie und Kindergärten, Schule und Beruf, Arbeit und wirtschaftliche Situation, also vielfältige Einflüsse, die das Wohl des Patienten - und damit
auch unser ärztliches Handeln - bestimmen. Dieses ärztliche Handeln war und
ist nicht nur, wie Kritiker behaupten, Reparaturdenken oder das Beseitigen von
Defekten, sondern wer chronisch Kranke betreut, weiß, daß es mehr bedeutet,
nämlich Heilung und Vorsorge, kurative und präventive Medizin.

Nicht von ungefähr ruft Hippokrates in seinem Eid neben Asklepios, dem Gott
der Heilung, auch Hygieia, die Göttin der Gesundheit, als Zeugen an. Hygieia

ist das Symbol für Gesundheit und Gesundheitsvorsorge, also für Prävention schlechthin. Das klassische Beispiel für Prävention, die Hygiene, erinnert durch die Namensgebung daran.

Dabei ist der Erfolg einzelner Hygienemaßnahmen ohne Gesamtkonzept häufig enttäuschend.

Zur Zeit der Cholera-Epidemie in Hamburg 1892 etwa half die offizielle Warnung des Senats vor dem Genuß von Elbwasser nur denen, die auf andere Quellen zurückgreifen konnten. Die Menschen in den Armenvierteln waren auf das Elbwasser angewiesen.

Daher brachten letztlich nur die gravierenden städtebaulichen und gesamtgesellschaftlichen Veränderungen durchgreifende und dauerhafte Verbesserungen in Hamburg. Gesunde Lebensverhältnisse waren und sind nur kooperativ zu erreichen, hier im Sinne einer Prävention als interdisziplinäre Aufgabe der betroffenen Bereiche Bau, Verkehr, Arbeit, Soziales, Inneres und Gesundheit.

Begriffsbestimmung

Der Begriff Prävention ist keineswegs unumstritten, dennoch scheint sich heute die folgende Definition durchzusetzen:

Man unterscheidet primäre, sekundäre und tertiäre Prävention, die Grenzen sind unscharf, teils bestehen Überschneidungen.

Primäre Prävention (Gesundheitsförderung)

ist die Erhaltung und Förderung der Gesundheit durch Verringerung der Krankheitsanfälligkeit oder Erhöhung der allgemeinen Widerstandskraft.

Dazu gehört u.a. Gesundheitserziehung, Ernährungsberatung, Förderung betrieblicher Mitbestimmung. Diese Beispiele sind allerdings nur scheinbar konkret, denn die Vorstellungen gehen darüber weit auseinander, wer erziehen, beraten oder fördern soll und vor allem, wer konkret die Initiative ergreifen muß.

Der behandelnde Arzt hat durch starre Vorgaben meist wenig Einflußmöglichkeiten. Wenn er sich für den einzelnen Patienten engagiert, geschieht das zu Lasten seines persönlichen Zeitbudgets und bisher ohne nennenswerte Leistungspflicht der Krankenkassen.

Sekundäre Prävention (Gesundheitsvorsorge)

bedeutet das frühe Erkennen von Gesundheitsgefährdungen oder Erkrankungen mit dem Ziel der Frühtherapie und der Kontrolle von Risikofaktoren.

Hierzu zählen u.a. Früherkennungsuntersuchungen, Vorsorgeuntersuchungen bei Schwangerschaft, „Gesundheits-Check-up" und Krebsvorsorge.

Dieser Bereich der Prävention ist uns lange vertraut. Nachdem auch die Krankenkassen den Nutzen der Vorsorgeuntersuchungen erkannt hatten, haben sie diese zunehmend in ihren Leistungskatalog aufgenommen. Aber auch dieser Teil der Prävention muß weiterentwickelt werden, etwa hinsichtlich ihrer Qualitätssicherung. Es ist mehr als bisher festzulegen, welche Anforderungen jeweils an den Untersucher zu stellen sind, welche Standards für die Untersuchungen zu gelten haben und wie die empfohlenen Maßnahmen nach ihrer Durchführung evaluiert werden können.

Es muß untersucht werden, warum bestimmte Angebote von einigen Bevölkerungsgruppen nur bedingt oder gar nicht angenommen werden. Darüber hinaus muß geprüft werden, ob im Einzelfall durch aufsuchende und nachgehende Betreuung eine Verbesserung der Inanspruchnahme von Präventionsleistungen erreicht werden kann. Hierzu wird neben einer Verbesserung des Vergütungssystems im niedergelassenen Bereich auch die verstärkte Einbeziehung des öffentlichen Gesundheitswesens erforderlich werden.

Tertiäre Prävention (Rehabilitation)
soll Krankheiten verhüten, die Verschlechterung von Krankheitszuständen verhindern und die Folge von Krankheiten bewältigen helfen.
Dies geschieht z.B. durch Heilmittel/Hilfsmittel, Kuren, Mütterkuren.

Tertiäre Prävention ist gerade den Ärzten chronisch kranker Patienten vertraut, das gilt besonders auch für den Epileptologen. Er weiß, daß Krankheitsrückfälle nicht nur eine Frage der Compliance sind oder lediglich durch den Medikamentenspiegel oder das Kontroll-EEG beeinflußt werden.

Konflikte und Spannungen im Schulalltag oder Unsicherheit am Arbeitsplatz können jegliche noch so gewissenhafte Therapie unterlaufen. Nicht selten haben Anfallsrezidive ihre Ursache in Unverständnis bei Arbeitgebern, Ablehnung durch Mitmenschen oder Überforderung der gesamten Familie des Anfallskranken. Gerade hier werden Signale aus dem Kreis der Angehörigen oder betreuenden Personen oft zu spät oder gar nicht wahrgenommen. Zum Teil unterbleibt eine Nachfrage, weil der Arzt sich ausschließlich an dem aktuellen medizinischen Befund orientiert.

Prävention im System des Sozialgesetzbuches
Die Prävention im oben genannten Sinne ist langfristig angelegt und kostet erheblichen Einsatz, nicht zuletzt auch finanziellen.

Dies hat auch der Bundesgesundheitsminister in seiner Eröffnungsrede zum Präventionskongreß 1993 akzeptiert und entsprechende Maßnahmen zur Verbesserung der Situation angekündigt.

Aber auch die bereits bestehenden Bestimmungen des Sozialgesetzbuches müssen mehr als bisher genutzt werden, wobei die Initiative aller Beteiligten gefordert ist.

Eine deutliche wenn auch begrenzte Veränderung der Relationen der Ausgaben im kurativen und präventiven Bereich wäre bei entsprechender Kooperation der Beteiligten auch auf der Basis der bisherigen Gesetzeslage möglich.

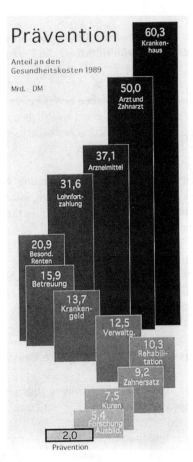

Prävention

Anteil an den
Gesundheitskosten 1989

Mrd. DM

60,3
Kranken-
haus

50,0
Arzt und
Zahnarzt

37,1
Arzneimittel

31,6
Lohnfort-
zahlung

20,9
Besond.
Renten

15,9
Betreuung

13,7
Kranken-
geld

12,5
Verwaltg.

10,3
Rehabili-
tation

9,2
Zahnersatz

7,5
Kuren

5,4
Forschung
Ausbild.

2,0
Prävention

Abb. 1: Prävention, Anteil an den Gesundheitskosten 1989

Abb. 1 zeigt die Ausgaben der gesetzlichen Krankenkassen im Jahre 1990, aufgeschlüsselt nach einzelnen Leistungsbereichen. Bei Gesamtausgaben von über 260 Mrd. DM hat die Prävention mit gerade 2 Mrd. DM einen prozentualen Anteil von unter 1%.

Der Anteil der Prävention in der Betreuung von Epilepsiepatienten liegt mit Sicherheit wesentlich höher. Hier gibt es also eine deutliche Schieflage, erkennbar etwa am Stellenschlüssel in Epilepsieambulanzen, aber auch am Vergütungssystem für den niedergelassenen Kollegen. Das Gespräch mit dem Patienten wird im Vergleich zu anderen Leistungen unterbewertet.

Künftig muß mehr als bisher deutlich werden, daß die Prävention auch im Rahmen der Leistungen der gesetzlichen Krankenversicherung eine interdisziplinäre - oder besser multiprofessionelle - Aufgabe ist.

In Ansätzen wird dies in einzelnen Bestimmungen des GSG deutlich.

§ 20 Abs.3a SGB V:
„Die Krankenkassen können Selbsthilfegruppen und -kontaktstellen mit gesundheitsfördernder oder rehabilitativer Zielsetzung durch Zuschüsse fördern."

Die Gesundheitsminister der Länder haben den Bundesgesundheitsminister gebeten, diese Kann-Vorschrift für die Kassen als Pflicht zu formulieren. Das muß bei einer Novellierung des Sozialgesetzbuches berücksichtigt werden.

§ 20 Abs.4 SGB V:
„Die Krankenkassen sollen bei der Durchführung von Maßnahmen zur Gesundheitsförderung und Krankheitsverhütung mit den Kassenärztlichen Vereinigungen und mit auf diesem Gebiet bereits tätigen und erfahrenen Ärzten ... eng zusammenarbeiten."

Hier sind die Zahnärzte in der Umsetzung der analogen Bestimmungen (§ 21 SGB V) ein gutes Stück weiter. Sie gehen in die Schulen und Kindergärten und führen dort Aufklärung und Beratung durch. Dafür gibt es Rahmenempfehlungen, mehrseitige Verträge und entsprechende feste Budgets.

Information als Basis für interdisziplinäre Prävention, Beispiel: Lehrer

Es gibt keinen Zweifel, daß die oben genannten Rahmenbedingungen für den Bereich chronisch Kranker, insbesondere der Patienten mit Epilepsie, von erheblicher Bedeutung sind.
Die hierfür notwendigen Impulse müssen vor allem von uns Ärzten kommen.
Dieses belegen die Ergebnisse einer eigenen Untersuchung in Schulen, die das Wissen der Lehrer über Epilepsie, ihre Einstellung zu anfallskranken Kindern und ihre Bereitschaft zur Fortbildung auf diesem Gebiet zeigen sollte (n = 475).

Lehrer spielen eine wesentliche Rolle als Vermittler von Informationen und Meinungen. Langfristige und grundsätzliche Verbesserungen in der Betreuung anfallskranker Kinder und ihre Integration im Alltagsleben können durch informierte und vorurteilsfreie Lehrer wesentlich gefördert werden.
Auffällig ist, daß zwar wie in anderen vergleichbaren Untersuchungen 98% der befragten Lehrer angab, etwas über Epilepsie gehört zu haben, jedoch ohne Vorinformationen nur 44% der Lehrer einen Grand mal-Anfall im gezeigten Film erkannten.

26

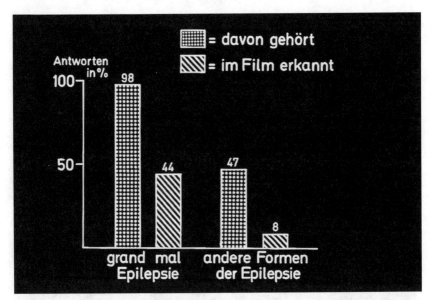

Abb. 2: Unterschiede zwischen angegebener Kenntnis und wirklichem Erkennen von Epilepsie

Die Differenz zwischen in Fragebögen angegebener Kenntnis und wirklichem Kennen der Epilepsie ist erheblich, die Verbesserung des Informationsstandes der Lehrer ein zentraler Punkt jedes präventiven Ansatzes.

Tab. 1: Lehrerspezifische Ansichten über epilepsiekranke Kinder

In einer normalen Schule zu finden	41 %
Für die Beurteilung schulischer Leistungen sind niedrigere Maßstäbe anzusetzen	43 %
Wiederholte Anfälle sind einer harmonischen Klassengemeinschaft abträglich	12 %
Besser aufgehoben in einer gesonderten Bildungseinrichtung	
Sonderschullehrer	11 %
Regelschullehrer	20 %

Wie nötig Aufklärung und Beratung der Lehrer ist, zeigen die Ergebnisse in Tab. 1. Solange mehr als die Hälfte der Lehrer an die Kinder mit Epilepsie niedrigere Leistungsmaßstäbe ansetzt oder solche Kinder nicht an Gymnasien vermutet, ist die Gefahr der Ausgrenzung und somit Beeinträchtigung des Wohlbefindens nicht gebannt.

Sofort nach Hause schicken	60 %
Sofort einen Arzt rufen	47 %
Sofort Transport mit dem Rettungswagen in die Klinik	20 %
Jeder zerebrale Anfall ist lebensgefährlich	10 %
Art und Dauer des Anfalles muß genau notiert werden	90 %

Ein weiterer Beleg für die Notwendigkeit der Prävention in Schulen durch die Aufklärung der Lehrer ist das mangelnde Wissen der Lehrer über Sofortmaßnahmen beim Anfall. Eine sachgerechte Reaktion des Lehrers ist für die Gesundheit des Kindes von entscheidender Bedeutung.

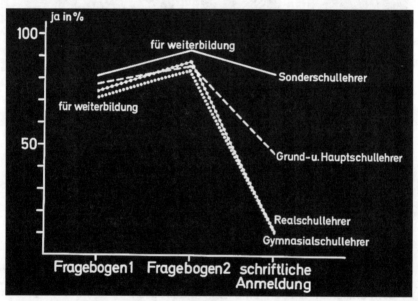

Abb. 3 Bereitschaft zur Aktualisierung des Wissens über Epilepsie

Lehrer sind bereit, ihr Wissen über chronisch Kranke und chronische Krankheiten zu erweitern und zu aktualisieren, hierfür auch Freizeit zu opfern. Die geäußerte Bereitschaft zur Fortbildung zu diesem Thema ist groß und steigt nach Erhalt von Basisinformationen noch an. Doch nur ein Bruchteil der Regelschullehrer nimmt dann die angebotene Weiterbildung wahr und wird von sich aus aktiv. Die Konsequenz daraus muß sein, Informationen über Epilepsien mehr als bisher in Aus- und Weiterbildung der Lehrer zu integrieren und über Fortbildung zu aktualisieren.
Dieser wichtige Schritt zur Einbeziehung der Lehrer in die präventive Arbeit kann und muß primär von den Ärzten kommen.

Arbeitsgemeinschaften

Ein Forum für die weitere Initiierung und Umsetzung können die in § 219 SGB V enthaltenen Arbeitsgemeinschaften sein.

§ 219 Abs.2 SGB V:

„Die Krankenkassen und ihre Verbände können insbesondere mit Kassenärztlichen Vereinigungen und anderen Leistungserbringern sowie mit dem öffentlichen Gesundheitsdienst zur Förderung der Gesundheit, Prävention, Versorgung chronisch Kranker und Rehabilitation Arbeitsgemeinschaften zur Wahrnehmung der in Absatz 1 genannten Aufgaben bilden."

Dieser Vorschrift muß unser besonderes Augenmerk gelten, sie ermöglicht die Mitsprache bei der Aufgabenwahrnehmung der gesetzlichen Krankenkassen. In Hamburg ist mit Gründung der Gesundheitsförderungskonferenz hierzu ein erster Schritt getan.

GESUNDHEITSFÖRDERUNGSKONFERENZ- HAMBURG

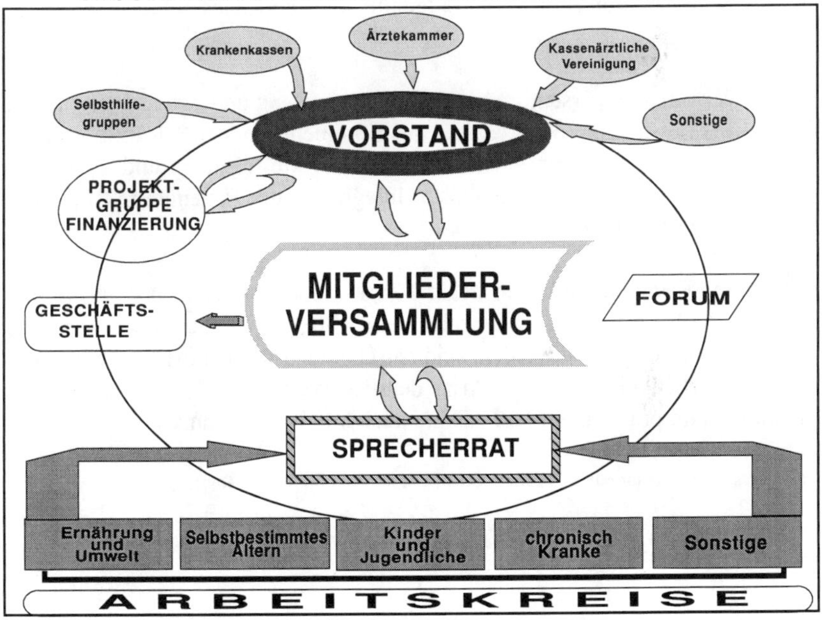

Abb. 4: Gesundheitsförderkonferenz Hamburg

Die Gesundheitsförderkonferenz - Gesündere Zukunft für Hamburg - ist ein Zusammenschluß, in dem Institutionen, Initiativen, Vereine und Fachkreise die Verbesserung von Lebensbedingungen und Lebensweisen in Hamburg umsetzen wollen.

Sie setzt bei den jeweiligen Lebenszusammenhängen an und will persönliche und gesellschaftliche Verantwortlichkeiten miteinander in Einklang bringen, um auf eine gesündere Zukunft hinzuwirken.
Die Gesundheitsförderkonferenz setzt sich zusammen aus Vertreterinnen und Vertretern von Krankenkassen, Gewerkschaften, Fachbehörden, aus dem Selbsthilfebereich, der Ärztekammer, kassenärztlicher Vereinigung, Initiativen, Arbeitskreisen u.a. In ihr sind alle an der Gesundheitsplanung und Gesundheitsversorgung beteiligten Personen, Gruppen und Einrichtungen vertreten.

Sie verfügt über einen Etat, der für die Finanzierung gesundheitsfördernder Aktivitäten vorgesehen ist. Im Jahr 1993 betrug dieser Etat DM 200.000,-, der je zur Hälfte von den gesetzlichen Krankenkassen und der Behörde für Arbeit, Gesundheit und Soziales getragen wird.

Die Gesundheitsförderkonferenz entscheidet jährlich über Schwerpunktthemen, auf die ihre Aktivitäten besonders konzentriert sind. Im Jahr 1993 waren dies u.a. „Gesundheit von Kindern und Jugendlichen" und „Gesundheit älterer Menschen".

Ärzte, vertreten in Vorstand, Mitgliederversammlung und Arbeitskreisen, können mit Unterstützung der Vertreter der Schulbehörde, der Selbsthilfegruppen und der Arbeitskreise (chronisch Kranke) Projekte initiieren und die nötigen Mittel bereitstellen, damit die soziale Integration der Patienten mit Epilepsie weiter verbessert wird.

Nur durch Kooperation lassen sich die Ziele einer umfassenden Prävention erreichen. Selbst wenn notwenige finanzielle Mittel zunehmend durch die Krankenkassen bereitgestellt werden, sind entscheidend für den Erfolg die Initiative und Beharrlichkeit, die wir als Ärzte deutlich machen.
Kurative und präventive Medizin sind auch künftig ein Ganzes.

(Universitätsprofessor emer. Dr. med. C.E. Petersen zum 66. Geburtstag)

Situation von Menschen mit Epilepsie in der Privatversicherung

R. Thorbecke
Epilepsiezentrum Bethel, Bielefeld

Abstract
Situation of people with epilepsy wanting to buy private insurance
Our focus was life insurance, which is important for self employed persons like lawyers, designers or for young families.
We sent a questionnaire developed by the Insurance Commission of the International Bureau of Epilepsy to 9 major insurance companies in Germany and Austria. All 9 companies said that they accepted PWE for insurance against early death, 8 for insurance comprising a scheme for retirement benefits. However only 2 companies said they would accept people with epilepsy for insurances against early retirement/permanent disability and only 3 for insurance against accidents.
36 patients who had tried to buy life insurance gave us detailed information. 3 were not accepted at all. No one of those being accepted could buy insurance against permanent disability and no one accident insurance. On the other hand there were no exclusions for suicide.
Nearly all patients had to pay a risk premium - between 1948-1978 20-30% and between 1978-1989 28-38% more than persons without epilepsy.
The most urgent problem of people with epilepsy is being denied insurance against permanent disability/early retirement.

In Deutschland und Österreich bestehen gesetzliche Versicherungen, die gegen die Risiken von Krankheit, Unfällen, Frühinvalidität und vorzeitigem Tod schützen. Daneben besteht die Möglichkeit, sich privat gegen diese Risiken abzusichern. Besonders wichtig sind Privatversicherungen für Personen, die keinen oder nur erschwert Zugang zu den gesetzlichen Versicherungen haben, das sind vor allem freiberuflich Tätige und Beamte und junge Familien, denen die gesetzlichen Versicherungen noch nicht ausreichend Schutz bieten.
Ich beziehe mich im folgenden ausschließlich auf die private Lebensversicherung. Die Kommission „Epilepsy, Risks and Insurance" des Internationalen Epilepsiebüros hat einen Fragebogen zur Ermittlung der Situation von Menschen mit Epilepsie in den verschiedenen Zweigen der Privatversicherung entwickelt. Dieser Bogen wurde an 9 große Versicherer verschickt - 4 in Deutschland, 5 in Österreich (1).

Lebensversicherungen immer ein Bündel aus Versicherungen gegen verschiedenartige Risiken darstellen und es deshalb wichtig ist, diese getrennt zu betrachten:

	Deutschland					Österreich			
	1	2	3	4	5	6	7	8	9
RISIKOVERSICHERUNG									
Ausschluß	-	-	-	-	-	-	-	-	-
individueller Risikozuschlag	+	+	+	+	+	+	+	+	+
Suizidrisiko mitversichert	+	+	+	+	-**	+	+	+	+
KAPITALVERSICHERUNG									
Ausschluß	-	-	-	-	-	-	-	-	-
niedrigere Verzinsung/ Risikozuschlag	+	+	+	+	+	-	+	+	+
BERUFSUNFÄHIGKEITS- VERSICHERUNG									
Ausschluß	+	+	+	-	+	-		+	+
individueller Risikozuschlag			+*	+	+*	-			
UNFALLZUSATZVER- SICHERUNG									
Ausschluß	-	-	+	+	+		-	+	+
individueller Risikozuschlag	+	-	+*				-		
Unfälle im Anfall ausgeschlossen	-	+	-				+		
Keine Verdopplung der Versicherungssumme bei Unfall im Anfall	-	+	-				-		

+ = ja
- = nein
* in besonders leichten Fällen
** in den ersten 5 Jahren

<u>Risikoversicherung</u>, d.h. Versicherung gegen vorzeitigen Tod, wurden für Menschen mit Epilepsie von keinem Unternehmen abgelehnt, allerdings wird ein individueller, an den Besonderheiten der Epilepsie bemessener Risikozuschlag im Regelfall verlangt. Vorzeitiger Tod durch Suizid wird nur von einer Versicherung, und zwar in den ersten fünf Jahren der Laufzeit, vom Versicherungs-schutz ausgeschlossen.

Gleiches wie für die Risikoversicherung gilt für die <u>Kapitalversicherung</u>, also Ansparen einer Summe bzw. Ausschüttung bei vorzeitigem Tod.
Ganz anders ist die Situation bei der <u>Berufsunfähigkeitsversicherung</u>, das heißt der Versicherung gegen vorzeitiges Ausscheiden aus dem erlernten Beruf. Fünf der neun Unternehmen schließen Personen mit Epilepsie aus, wobei aber zwei gleichzeitig mitteilen, daß sie in besonders leichten Fällen diese Versicherung doch anbieten, so daß vier von neun Unternehmen diese Versicherungen nicht generell für Menschen mit Epilepsie ablehnen.

Noch gemischter ist das Bild in der <u>Unfallzusatzversicherung</u>, die bei Unfalltod eine Verdoppelung oder Verdreifachung der Versicherungssumme garantiert. Fünf Unternehmen schließen Personen mit Epilepsie generell aus, wobei bei einem in besonders leichten Fällen doch ein Angebot besteht. Drei gewähren Unfallversicherungen, davon zwei ohne speziellen Risikozuschlag. Eine schließt Unfälle im Anfall aus. Bei jeder Versicherung im Bündel der Lebensversicherung spielt der individuelle Risikozuschlag eine bedeutsame Rolle. Zwei Versicherer haben uns ihre Tabellen, nach denen sie das Risiko für Epilepsiekranke abschätzen, zur Verfügung gestellt. In beiden wird die Anfallshäufigkeit als wesentliches Kriterium für die Einstufung genommen und lediglich zwischen Petit mal und Grand mal unterschieden.

Bei kleinen <u>und</u> großen Anfällen wird bei nicht anfallsfreien Patienten zwischen zwei oder weniger Anfällen pro Jahr und mehr als zwei Anfällen pro Jahr unterschieden. Andererseits wird ein nicht erhöhtes Risiko erst nach zehnjähriger Anfallsfreiheit ohne Medikamente angenommen.

Als Komplikationen werden angesehen: psychische Veränderungen, mehr als zwei Tabletten täglich, Status epilepticus, EEG-Veränderungen.

Welche Verträge erhalten unsere Patienten unter den geschilderten Bedingungen?
36 Patienten, die zwischen 1954 und 1989 eine Lebensversicherung abgeschlossen bzw. abzuschließen versucht haben, gaben uns detaillierte Informationen über ihre Vertragsbedingungen: drei gaben nicht an, daß sie eine Epilepsie haben, bei zweien wurde von <u>einer</u> Versicherung ein Abschluß abgelehnt, einer erhielt danach aber ein Angebot eines anderen Versicherers. Keiner der 34 konnte eine Berufsunfähigkeits- bzw. Unfallzusatzversicherung abschließen. Andererseits wurde bei keinem vorzeitiger Tod durch Suizid von der Versicherung ausgeschlossen. Bei einem Vergleich mit Angaben der Stiftung Warentest zeigte sich, daß Patienten, die zwischen 1948 und 1978 einen Vertrag abgeschlossen haben, durchschnittlich 20-30% und Personen, die zwischen 1978 und 1989 abgeschlossen haben, durchschnittlich 28-38% mehr für ihre Versicherung bezahlen müssen als Personen ohne Epilepsie. Ein Vergleich der Prämien von anfallsfreien und nicht anfallsfreien Patienten bei Vertragsabschluß zeigt, daß in unserem Kollektiv zwischen 1948 und 1978 die bei Vertragsabschluß Anfallsfreien höhere Prämien zahlen als diejenigen, die noch Anfälle haben.

Für den Zeitraum ab 1978 finden wir allerdings deutlich niedrigere Beiträge für bei Vertragsabschluß Anfallsfreie. Unsere Angaben stützen sich aber hier nur auf 8 Patienten. Zu vermerken ist jedoch, daß für den gleichen Zeitraum ein deutliches Bemühen der Versicherer, Epilepsien differenzierter als bisher zu betrachten, in den Beiträgen der Zeitschrift „Versicherungsmedizin" zu beobachten ist.

Diskussion

Bei Lebensversicherern konnten wir in unserer Befragung bei unterschiedlichen Gesellschaften unterschiedliches Verhalten gegenüber den Risiken der Epilepsien feststellen. Dies sollte von den betroffenen Personen mit Epilepsie genutzt werden. Eine Ablehnung oder ein hoher Risikozuschlag bei Versicherer A bedeutet nicht, daß sich Versicherer B genauso verhält. - Offenbar bemühen sich die Versicherer zunehmend um eine differenzierte Beurteilung der Epilepsien. Trotz der von den Versicherern proklamierten Differenzierung konnten wir unter den von uns befragten Patienten keinen finden, dem es möglich gewesen wäre, eine Berufsunfähigkeits- oder Unfallzusatzversicherung abzuschließen. Die Untersuchungen von Penin (Penin, 1979) zeigen, daß Akademiker kein und Angestellte nur ein geringes Risiko vorzeitiger Berentung haben. Akademiker und Angestellte bilden aber die Gruppe, die, wenn sie sich selbständig macht, auf Berufsunfähigkeitsversicherung angewiesen ist.

Ich möchte Herrn Prof. Bauer, Universität Innsbruck, und Frau Dr. Steinböck, St. Anna Kinderhospital Wien, die die Kontakte zu den österreichischen Versicherern hergestellt haben, an dieser Stelle sehr herzlich danken.

Literatur

(1)   Penin, H.: Epilepsie und Berufsunfähigkeit, Akt. Neurol. 6, 257-265, 1979

(2)   Thorbecke, R.: Experience of people with epilepsy hoping to buy an insurance policy. In: Cornaggia et al. (eds): Epilepsy and Risk, a first step of evaluation. 125-131, 1993

Arbeit und soziale Integration

W. Blumenthal
Neurol. Rehabilitationsklinik Geesthacht

Abstract

Successful vocational placement in chronic epilepsy is influenced by performance deterioration due to psycho-organic and/or reactive moments; type and frequency of seizures, medication influences and non-compliance; in-adequate attitudes and apprehensions of employers, collegues and social partners; lastly real risks at the individual working-place and during transport. These individual predictors are to be analysed carefully in vocational and social counselling, only few occupations being generally inappropriate.

In Germany vocational rehabilitation in epilepsy still mainly aims at office and administration work, not usually at qualifying artisans and technicians. Mostly it is executed on the job, rarely in vocational rehabilitation centers.

Frequencies, legal and structural conditions of vocational rehabilitation, and social integration services for epileptics in Germany are discussed.

Die berufliche und soziale Integration von Menschen mit Epilepsie ist wie jeder andere Rehabilitationsprozeß abhängig von 3 Faktorenbündeln: dem Anfallsleiden selbst einschließlich der wichtigen neurologischen und psychiatrischen Begleitstörungen, der Persönlichkeit und Qualifikation des Kranken sowie den sozialen und rechtlichen Bedingungen. Alle drei Bereiche sind individuell verschieden und zudem im Verlauf wechselnd stark beteiligt. Besonders die sozialen und rechtlichen Bedingungen sind in den verschiedenen Ländern auf den ersten Blick recht unterschiedlich. Ferner enthalten die differenzierten Möglichkeiten der beruflichen Rehabilitation in Deutschland für Epilepsiekranke schwierige Bedingungen.

Auch für Anfallskranke gilt im Grundsatz die sozialmedizinische Regel: Prävention vor Rehabilitation vor Rente, die in Deutschland neuerdings gesetzlich für die Kranken- und Rentenversicherung verankert ist.

An erster Stelle stehen also die konsequente Behandlung des Anfallsleidens, die Hilfestellung beim Erhalt eines Arbeitsplatzes und die sozialmedizinische Beratung unter Berücksichtigung der individuellen Gegebenheiten (3, 47b).

Umso mehr, da chronisch Anfallskranke immer noch erheblich früher und häufiger erwerbsunfähig berentet werden und etwa doppelt so häufig und erheblich länger arbeitslos sind als der Durchschnitt (31, 47a).

Ein Teil der Ursachen dafür liegt bei den Anfallskranken: neben dem Anfallsleiden selbst an den psychoorganischen Begleitstörungen, insbesondere Verlangsamung und Konzentrationsmangel, ihrer wechselnden Zuverlässigkeit und Leistungsfähigkeit sowie an reaktiven Verhaltensstörungen, außerdem an den Folgen einer langen Arbeitsentwöhnung und an Störungen der sozialen und familiären Rolle (3, 28, 30, 31, 32, 44, 45). Daraus ergibt sich eine Liste negativer und, fast reziprok, positiver Prädiktoren (Tab. 1).

Andere, wesentliche Ursachen liegen bei den Organisationsformen und Ansichten unserer Industriegesellschaft. So werden bei ansonsten unbeeinträchtigtem Verhalten und Leistungsvermögen auf einem grundsätzlich geeigneten Arbeitsplatz und guter sozialer Integration - also drei nicht so selbstverständlichen Bedingungen - erfahrungsgemäß monatlich 1 - 2 große Anfälle am Arbeitsplatz toleriert, in einer Werkstatt für Behinderte etwa 4; psychomotorische Anfälle oder Absencen ohne nachhaltige Leistungsstörungen dürfen sogar noch häufiger auftreten (17, 22, 31, 34).

Berufsunfähigkeit darf man in der Regel bei mehr als 12 GM oder mehr als 48 einfach- oder komplex-fokalen Anfällen jährlich annehmen, Erwerbsunfähigkeit erst bei der 3- bis 4-fachen Anzahl (33).

Die Bedeutung ergänzender sozialpädagogischer Hilfen bei der beruflichen Eingliederung kann hier ebenso wie der Stellenwert von speziellen Beratungsdiensten und Selbsthilfegruppen und die gesamte sogenannte Sozialtherapie nur erwähnt werden (3, 19, 25, 35, 41, 45).

Zu Recht wird immer wieder die Bedeutung der fachkundigen ärztlichen Aufklärung von Angehörigen, Arbeitskollegen und Arbeitgebern über die Risiken und Auswirkungen des individuellen Anfallsleidens hervorgehoben (8, 17, 29, 30, 40, 47a-b), während allgemeine Aufklärungsarbeit wenig wirksam erscheint (18).

Aus Angst vor Diskriminierung gibt vermutlich nur jeder zweite bis vierte Anfallskranke bei Anstellung oder später sein Leiden an (23, 41, 44); nach deutschem Recht ist er dazu auch auf Befragen nur dann verpflichtet, wenn er selbst erkennen muß, daß er für den individuellen Arbeitsplatz aufgrund der Art und Schwere seiner Erkrankung und der (sekundären) Leistungseinschränkungen nicht oder nur erheblich eingeschränkt einsetzbar ist; für eine Schreibtischtätigkeit gilt das z.B. in aller Regel nicht (37, 43).

Ärztliche Beurteilung

Man rechnet, daß etwa ein Drittel bis zur Hälfte der Anfallskranken in einer speziellen Ambulanz oder beim Nervenarzt Probleme mit der beruflichen Integration haben; besonders bei therapieresistenten, diffusen GM und psychomotorischen Epilepsien, im Gegensatz zu den Schlaf- oder Aufwachepilepsien und Absencen (21, 31, 32, 38, 41).

Beim Urteil über die berufliche Einsatzfähigkeit eines Anfallskranken sowie die Eignung eines Ausbildungsberufes oder Arbeitsplatzes müssen epilepsie-bzw. betriebskundige Ärzte und auch die Versicherungsmediziner daher genau-er als weithin üblich die durch Automation und EDV stark gewandelten An-forderungen des individuellen Berufsbildes und des Arbeitsplatzes sowie die unterschiedlichen Risiken und Verlaufsformen der Anfallsleiden unter den Be-dingungen der modernen Therapie berücksichtigen (6, 26, 33, 47).

Bei Bedarf kann die langfristig verfügbare Leistungsfähigkeit im Rahmen eines medizinischen Rehabilitationsverfahrens (Tab.2), vor allem als Belastungs-erprobung der Renten- oder Unfallversicherung, hilfsweise der Kranken-versicherung, stabilisiert und besser eingeschätzt werden; wegen der Möglich-keit zu berufspraktischen Übungen bieten sich hier besonders Einrichtungen der medizinisch-beruflichen Rehabilitation an (7, 12, 15).

Realisierung der beruflichen Eingliederung in Deutschland

In den meisten Fällen sind berufliche Schwierigkeiten Erwachsener in dem vor-stehend beschriebenen, ärztlich-medizinisch geprägten und verantworteten Be-reich lösbar; nur für eine Minderheit kommen Maßnahmen der beruflichen Rehabilitation im engeren Sinn in Betracht. Hingegen erfolgt die berufliche Er-steingliederung behinderter Jugendlicher großenteils mit Unterstützung des Ar-beitsamtes.

Bei Erwachsenen wird, wenn irgend möglich, die *unmittelbare Wiederein-gliederung* im Betrieb angestrebt (Tab. 3); dabei können Arbeitsversuche und gestufte Arbeitsaufnahmen, auch zu Lasten der Krankenkasse (sog. Teil-krankengeld), oder als Arbeitserprobung zu Lasten der Rentenversicherung und evtl. des Arbeitsamtes vorgeschaltet werden.

Verhaltens- und Kommunikationsstörungen am Arbeitsplatz lassen sich durch spezielle sozial-pädagogische Dienste als sog. nachgehende Hilfen nach dem Schwerbehindertengesetz oft entschärfen.

Schließlich sind innerbetriebliche *Umsetzungen* an weniger gefährdete oder tech-nisch abgesicherte Arbeitsplätze sowie sonstige Erleichterungen, z.B. Vermei-dung von Publikumsverkehr, häufig erreichbar (24). Betriebliche Umschulun-gen bei normaler Ausbildungsdauer kommen nur ausnahmsweise in Betracht, sie werden leider von der Arbeitsverwaltung nicht mehr unterstützt.

Die eigentliche *Umschulung* von Erwachsenen in Berufsförderungswerken ist wegen ihrer hohen Leistungsanforderungen bei verkürzter Ausbildungsdauer für Anfallskranke mit schwankender oder herabgesetzter Leistungsfähigkeit, also für die meisten mit beruflichen Problemen, nicht geeignet.

Umschüler haben zudem oft wenig Neigung für die in der Regel empfohlenen kaufmännisch-verwaltenden Berufe, während technische Berufe bisher leider nur in einer engen Auswahl und für wenige Anfallstypen als geeignet gelten (48) (Tab.4). Daran änderten die Empfehlungen eines speziellen Arbeitskreises wenig, mit Hilfe einer Skalierung des Anfallsrisikos das Berufsspektrum zu erweitern (2, 36) (Tab. 5); eine Revision dieser zehn Jahre alten Empfehlungen wird z.Zt. erarbeitet.

Zumindest bei der *überbetrieblichen Berufsausbildung* in Berufsbildungs- und Berufsförderungswerken (BBW, BFW) werden bislang vorwiegend langjährig Anfallsfreie und gering Betroffene in den Epilepsiestufen 1 - 3 berücksichtigt. Bisher haben sich sogar nur wenige der etwa 20 BFW (14) bereitgefunden, Menschen mit der Hauptdiagnose Epilepsie auszubilden.
Günstiger scheint auf den ersten Blick die Situation bei der Erstausbildung von jugendlichen Epileptikern. Hier nutzt etwa einer von sieben Betroffenen die staatlichen Hilfsprogramme, davon rund 40% die zeitlich und inhaltlich elastische Erstausbildung in Berufsbildungswerken (5, 13). In damals 37 BBW stellten Anfallskranke 1987 etwa 5% der Rehabilitanden, in 10 BBW sogar zwischen 10 und 90% (Tab. 6). Die Ausbildungen konzentrierten sich aber weitgehend auf altvertraute und z.T. wenig aussichtsreiche Berufsbilder (Tab. 7). Mit Ausnahme des BBW Bethel wurden offenbar zudem überwiegend Titularepileptiker der Epilepsiestufe 1, aber kaum Rehabilitanden mit gehäuften Anfällen oder mit Mehrfachbehinderung ausgebildet (11).
Die mehr als 400 Werkstätten für Behinderte spielen als Trainings- und Dauerbeschäftigungsplatz für Menschen mit häufigen Anfällen oder Mehrfachbehinderung eine wichtige Rolle (1, 16).

Geeigneter Arbeitsplatz

Es gibt keine starren Kriterien, sondern für jeden Anfallskranken mit seinen persönlichen Anfallsrisiken und Leistungsbedingungen jeweils voll, eingeschränkt oder nicht geeignete Arbeitsplätze (20, 32, 37) (Tab. 8).
So ist bei einer stabilen Schlafepilepsie ein unbeschränkter Arbeitseinsatz tagsüber mit Ausnahme besonders gefährdender Steuer- und Überwachungstätigkeiten und der Berufskraftfahrt rechtlich denkbar.
Als Faustregel gilt, daß ein Anfallskranker für einen Arbeitsplatz mit den gleichen Risiken geeignet ist, denen er sich ohne wesentliche Bedenken im Alltag oder als Kraftfahrer aussetzt (27, 37). Die Abstimmung der Interessen und Risiken erfordert Absprachen zwischen dem Anfallskranken selbst, dem Arzt, dem Betrieb, dem Betriebsrat und dem Sicherheitsberater der Berufsgenossenschaft (4, 10, 37). Neben der Selbst- und Fremdgefährdung sind dabei die Toleranzschwelle der Mitarbeiter und wirtschaftliche Schadensrisiken, z.B. bei EDV-Arbeiten, zu berücksichtigen. Gefahren lassen sich häufig durch technische Hilfen (Lichtschranken, Zwangsschaltungen, Schutzhauben) beseitigen. Die zeitliche Bindung der Anfälle oder vegetative Anpassungstörungen machen bestimmte Tätigkeitsfelder unzuträglich; bei kritischer Beurteilung werden aber traditionelle Bedenken, insbesondere wegen physikalischer Einwirkungen, Photosensibilität (44) und Arbeiten in Früh- und Spätschicht, meist unzulässig verallgemeinert.

Es gibt in Deutschland eine Fülle differenzierter Maßnahmen der beruflichen Förderung, und Jahr für Jahr finden sich zigtausend Behinderte unter mehr als 300.000 Teilnehmern (Tab. 9, 10); nur etwa 1% davon sind jedoch als Anfallskranke erfaßt (Tab. 11). Es ist unbekannt, ob das nur an der statistischen Verschlüsselung der Hauptleiden liegt oder auch an einer gewissen Tendenz, Anfallskranke von vornherein auszugrenzen, ähnlich wie bei den erwähnten Frühberentungen nach Langzeitarbeitslosigkeit.

Soziale Integration

Für dieses Stichwort gelten noch mehr als für das Arbeitsleben das Prinzip Prävention vor Rehabilitation und der Vorrang individueller Lösungsversuche vor schematisierten und institutionellen Maßnahmen.

Vor allem anderen macht eine geglückte berufliche Integration stets einen wesentlichen, oft den entscheidenden Teil der sozialen Eingliederung aus. Mit dem größten Teil sozialer Schwierigkeiten und Hilfestellungen in der Familie, der Umgebung und am Arbeitsplatz werden seit jeher Ärzte und nichtärztliche Therapeuten als erste konfrontiert; sie sollten daher die vielfältigen Arten und Orte der sozialen Hilfestellung in Deutschland (Tab. 12) kennen und, wenn nötig, einbeziehen. Finanziell verbürgt sind soziale Hilfen aber nur, soweit die gesetzlichen Unfallversicherungen und die Kriegsopferfürsorge verantwortlich sind. Im Verhältnis zu den medizinischen und beruflichen sind die abgrenzbaren sozialen Hilfen stark unterrepräsentiert (Tab. 10). Das liegt nicht nur an der statistischen Zuordnung und an fehlendem Bedarf, sondern an mangelnder Umsetzung der für alle aufgeführten Leistungsträger gegebenen gesetzlichen Möglichkeiten.

Tab.1: Prädiktoren der Arbeitstätigkeit Anfallskranker

negative

- "Motivationsmangel", Leistungsschwankungen
- Verhaltensstörungen
- Verlangsamung
- neurologische Störung oder Körperbehinderung
- kognitive Leistungen knapp/gemindert
- berufliche Qualifikation gering
- tätigkeitsabhängig, außen gesteuert, arbeitsteilig
- Arbeitsentwöhnung
- Anfälle
  - kombiniert große und komplex-fokale
  - Frequenz > 1 / Monat (?)
- Medikationsnebenwirkungen (erhebliche)

positive

- "Motivation", stabiles Leistungsverhalten
- soziale Selbständigkeit, stabile Bindung
- keine (psychischen > körperlichen) Begleitstörungen
- Anfälle
  - ohne Beeinträchtigung des Bewußtseins oder
  - außerhalb der Arbeitszeit oder
  - < 1/Monat
  - fokal, Schlaf-/Aufwach-E., Absencen

Tab.2: Zielsetzung medizinischer Rehabilitationsverfahren, nach (7)

Medizinisches Rehabilitationsverfahren (wenn nötig)
- Umstellung der Medikation
- Beschäftigungs- und Arbeitstherapie
- Belastungserprobung, Praktikum
- stufenweise Wiedereingliederung (§ 74 SGB V)

Tab. 3: Berufsfördernde und ergänzende Hilfen in Deutschland, nach (7)

im Betrieb:	in Rehabilitations-einrichtung:	in Werkstatt für Behinderte:
- Umsetzung	- Ausbildung	- Eingangs- und Trainingsverfahren
- technische Hilfen	- Fortbildung	
- Eingliederungshilfe	- (Umschulung)	- geschützter Arbeitsplatz
- Anlerntätigkeit		
- (alte Tätigkeit)		- Beschäftigung
- Ausbildung		- (Schwerst-behindertengr.)
- Fortbildung		
- (Umschulung)		
- psychosoziale Hilfen "nachgehende", "begleitende"		

Tab. 4: Für Anfallskranke geeignete Berufe, nach (7)

**Geeignete Berufe
für die Ausbildung/Umschulung Anfallskranker**

in der Regel

alle kaufmännisch verwaltenden, u.a.:
Büropraktiker [1,2]
Bürokaufmann [1,2]
Industriekaufmann [1,2]
Verwaltungs-
angestellter [1,2]
Datenverarbeitungs-
kaufmann [1,2]

technisch-handwerkliche:
Technischer Zeichner [1,2]
Bauzeichner [2]
Teilkonstrukteur [2]
Maschinenbautechniker [2]
  (Fachricht. Konstruktion,
  Arbeitsvorbereitung, NC)
Güteprüfer [2]
Elektrotechniker/
  -ingenieur [2]

**nur in besonderen Fällen
Epilepsie-Stufe 1-3 (4)[3]**

Informationselektroniker [1,2]
Kommunikationselektroniker [2]
NC-Anwendungsfachmann [2]
Nachrichtengerätemechaniker [2]
Feinwerkmechaniker [1,2]
Feingeräteelektroniker [2]
Betriebsschlosser [1]
Fachwerker Metall [1]

1	in Berufsbildungswerken
2	in wenigen Berufsförderungswerken
3	AK Verbesserung Eingliederungschancen 1984 (2)

*Tab. 5: Einstufung der Epilepsien im Rahmen der beruflichen Rehabilitation,
nach (2)*

Stufe	Art	Abstand Wochen	Monate
1	- anfallsfrei		
	(min. 3 Jahre)		
2	- nur Aufwach-		> 1
	- einseitig bei klarem Bewußtsein	> 1	
3	- nur Aufwach-	> 1	
	- Absence, sehr kurz		> 6
4	- Absence, kurz	> 1	
	- einseitig bei klarem Bewußtsein;	- offen -	
	- GM, max. 5' einschl. Reorientierung		> 6
5	- Absencen, Bew.-Störung länger	> 1	
	- PM, kurz	> 1	
	- GM, max. 15' einschl. Reorientierung	> 1	
6	- PM	> 1	
	- GM wie 5)	> 1	
7	- Absencen, Bew.-Störungen sonst.	- offen -	
	- PM	> 1	
	- GM wie 5)	> 1	
8	- schwerer als 7)		

41

Tab. 6: Anteil Anfallskranker bei der Erstausbildung in BBW,
alte Bundesländer, Daten aus (11)

Anfallskranke in Berufsbildungswerken (1987)		
	n	ca. %
Bielefeld-Bethel	>100	90
Berlin Annedore-Leber	>140	15
Berlin Rotkreuz	> 20	15
Husum	> 40	10
Hannover Annastift	> 20	7
Reken Maria Veen	> 20	8
Liegen	> 20	10
Olsberg-Bigge	> 20	15
Wetter-Volmarstein	> 30	10
Neckargemünd	> 20	6
Mosbach / B.	> 30	10
Aschau / Inn	> 40	15
Schwarzenbruch / Rummelsberg	> 40	15
weitere 24	bis20	< 5

Tab. 7: Berufsrichtungen Anfallskranker in BBW,
alte Bundesländer, Daten aus (11)

Anfallskranke in Berufsbildungswerken 1987	
Berufsrichtung	
Hauswirtschafterin / -gehilfin	14,7 %
Bürokaufmann / -Praktiker	14,3 %
Metall(-fach-)werker	12,9 %
Gärtner / Fachwerker	12,7 %
andere	45,4 %

Tab. 8: Berufliche Einschränkungen für Anfallskranke, nach (7)

Berufliche Einschränkungen für Anfallskranke

nicht geeignet:	in der Regel nicht zumutbar:	häufig Bedenken bei:
Berufskraftfahrt	Nachtschicht	Hitze[2]
Absturzgefahr	Akkordarbeit	Kälte[2]
offenes Wasser	Einzel-	Lärm
offenes Feuer	Gruppen-	Überdruck[2]
Starkstrom		sonstigen Überwachungs-
ungeschützte[1]		u. Steuertätigkeiten[2]
Maschinen, die		optokinetischen Reizen (?)
rotieren,		Wechselschicht
zerkleinern oder		(früh/spät) (?)
verformen		Publikumsverkehr
Überwachungs- und		Unterricht
Steuertätigkeit mit		langem Arbeitsweg
Gefährdung anderer		
(z.B. Kran, Stellwerk)		

1	häufig technische Schutzvorrichtung möglich (Sicherheitsingenieure; technische Berater der Hauptfürsorgestellen, Berufshelfer der BG)
2	z.B. bei Vorsorgeuntersuchungen (vgl. Berufsgenossenschaftliche Grundsätze 1981)

Tab. 9: Einrichtungen und Leistungen der vorwiegend beruflichen Rehabilitation in Deutschland

Einrichtungen	Maßnahmen
1. Medizinisch-berufliche Einrichtungen (Phase II)	"berufsvorbereitende Bildungsmaßnahmen": Förderungslehrgang Berufsfindung Arbeitserprobung
2. Berufsbildungswerk (BBW)	Ausbildung wie 1. auch nach: § 48 BBiG § 42 BHWO
3. Berufsförderungswerk (BFW)	Rehabilitationsvorbereitung Fortbildung Umschulung (z.T. nach §48/42)
4. Werkstatt für Behinderte (WfB)	Eingangsverfahren Arbeitstrainingsverfahren
5. Lehrgänge, teilstationär (Jugendaufbauwerk u.a.)	Grundausbildungslehrgang Informations-, Motivationslehrgang
6. (Betrieb)	Technische Hilfe am Arbeitsplatz, Umrüstung, Ausbildung, (Umschulung) Beratung Arbeitgeber, Betreuung Arbeitnehmer
7. Arbeitsamt	Beratung medizinisch-psychologische Untersuchung

Tab. 10:Abgeschlossene Rehabilitationsmaßnahmen 1988,
alte Bundesländer; Quelle: Stat. Bundesamt 1991

Gesetzlicher Träger	Maßnahmen			
	medizinisch %	berufsfördernd %	sozial %	Gesamt %
Rentenversicherung	74,6	11,4	-	57,8
Arbeitsförderung	-	82,3	-	17,8
Krankenversicherung*)	14,6	-	-	10,8
Unfallversicherung	7,5	5,6	7,6	7,1
Kriegsopferfürsorge	-	0,3	56,0	2,5
Kriegsopferversorg.	2,7	-	-	2,0
Sozialhilfe	0,7	0,4	36,4	2,1
gesamt %	**100** (1081692)	**100** (314519)	**100** (62270)	**100** (1458481)

*) in Kur- und Spezialeinrichtungen; zusätzlich 684.928, d.h. mehr als 4 x so viele "rehabilitative" Behandlungen (mindestens 4 Wochen Dauer, Erwerbsfähigkeit verringert/gefährdet) in Krankenhäusern.

Tab. 11:Berufliche Rehabilitationsmaßnahmen bei Anfallskranken,
alte Bundesländer 1990, Daten aus (9)

Alter (bis unter)	-15	-18	-20	-25	-30	-35	-40	-45	-60+	Ges.
Beginn	11	284	208	386	308	184	126	77	107	1691
rel. %	0,6	1,1	2,2	1,0	1,0	1,0	0,9	0,6	0,3	0,9
Bestand	8	432	649	1499	764	412	222	129	176	4291
rel. %	0,2	1,2	1,7	1,6	1,2	1,2	1,1	0,8	0,4	1,2

Tab. 12: Einrichtungen und Leistungen der sozialen Rehabilitation

Einrichtung	Dienst
1. Heilpädagogisches Heim	Heilpädagogen, Therapeutische Dienste
2. Übergangseinrichtung	Sozialpädagogen
3. Wohnheim	
4. Heim	Pflegekräfte
- Pflegeheim	
- Altenheim	
- Kurzeitpflege	
- Tagespflegeheim	
5. Tagesstätte für	
- Schwerstbehinderte	
- psychisch Kranke	
- geriatrische Pat.	
6. Wohnanlage, betreut	Sozialstation
- Kurzzeitwohnung	Altenhilfe
- Wohngruppe	
7. Haushalt	Haushaltshilfe, Technische Hilfe,
	Heilpädagogen
	Wohnungsbau-Förderung
	Mobiler sozialer Hilfsdienst:
	- Mahlzeiten-Dienst
8. Freizeit	- Besuchsdienst
	- Fahrdienst
	Patientenclub, Selbsthilfegruppe
9. Verbände	Auskunft, Beratung

Literatur

(1)   Anders, D.: Rehabilitation in Werkstätten für Behinderte (Hinweise für Beratungsdienste zur Rehabilitation Behinderter Nr. 10). Rehabilitation, Stuttgart, 30, XLIII - LII, 1991

(2)   Arbeitskreis zur Verbesserung der Eingliederungschancen von Personen mit Epilepsie: Empfehlungen zur Beurteilung beruflicher Möglichkeiten von Personen mit Epilepsie. Arbeitsmed. Sozialmed. Präventivmed. 18, 147-151, 1983; und: Rehabilitation, Stuttgart, 23, 76-80, 1984

(3)   Bahrs, O., in der Beek, R.: Epilepsie und Arbeitswelt - zusammenfassende Darstellung einer empirischen Untersuchung unter besonderer Berücksichtigung von Wirklichkeit und Möglichkeit beruflicher Rehabilitation. Rehabilitation, Stuttgart, 29, 100-111, 1990

(4)   Berufsgenossenschaftliche Grundsätze für arbeitsmedizinische Vorsor-
        geuntersuchungen. 2. Aufl., Gentner, Stuttgart, 1981

(5)   Blaschke, D.: Verlauf und Erfolg der beruflichen Ausbildung im Ju-
        gendalter. Rehabilitation, Stuttgart, 29, 76-83, 1990

(6)   Blumenthal, W., Koch, M.: Leistungsbewertung und Wiederein-
        gliederung Behinderter. Rehabilitation, Stuttgart, 20, 8-12, 1981

(7)   Blumenthal, W.: Berufliche Fragen bei Anfallskranken. In: Kügelgen, B.,
        Hillemacher, A. (Hrsg.): Der Anfallskranke in der ärztlichen Sprech-
        stunde. Springer, Berlin, 165-174, 1984

(8)   Budde, H.-G.: Auswirkungen und Bewältigung von Behinderung: Psy-
        chologische Ansätze. In: Koch, U., Lucius-Hoene, G., Stegie, R. (Hrsg.):
        Handbuch Rehabilitationspsychologie. Springer, Berlin, 101-119, 1988

(9)   Bundesanstalt für Arbeit: Statistische Daten St 37 - 90/91 (persönl.
        Mitt.).

(10)   Bundesanstalt für Arbeit (Hrsg.): Berufliche Eingliederung Behinder-
        ter. Ein Leitfaden für die betriebliche Praxis. Selbstverlag, Nürnberg,
        1987

(11)   Bundesarbeitsgemeinschaft der Berufsbildungswerke (Hrsg.): Reha-
        bilitation von Personen mit Epilepsie in Berufsbildungswerken. Selbst-
        verlag, o.O. o.J., Marburg, 1989

(12)   Bundesarbeitsgemeinschaft medizinisch-beruflicher Rehabilitationszen-
        tren: Belastungserprobung in Einrichtungen der medizinisch-berufli-
        chen Rehabilitation. Heft 3, Selbstverlag, Bonn, 1988

(13)   Bundesminister für Arbeit und Sozialordnung (Hrsg.): Berufsbildungs-
        werke. Selbstverlag, Bonn, 1990

(14)   - - : Berufsförderungswerke. Selbstverlag, Bonn, 1990

(15)   - - : Einrichtungen der medizinisch-beruflichen Rehabilitation. Selbst-
        verlag, Bonn, 1990

(16)   Dieterich, E., Doose, H., Sparty, L.: Einrichtungen zur Betreuung und
        Förderung von Anfallskranken. Kehl-Kork, 1980

(17)   Dreyer, R.: Rehabilitation von Anfallskranken. In: Jochheim, K. A.,
        Scholz, J.F. (Hrsg.): Rehabilitation. Bd. 3, Thieme, Stuttgart, 157-180,
        1975

(18)   Finke, M.: Die Einstellung der Bevölkerung der Bundesrepublik
        Deutschland zur Epilepsie. Umfrageergebnisse 1967-1978. Nervenarzt,
        52, 581-584, 1981

(19)   Heinonen, A., Lehtavaara, R.: Rehabilitation in epilepsy. A follow-up-
        study. Monogr Neurol Sci Vol 5, Karger, Basel, 277-279, 1980

(20)   Janz, D.: Epilepsie als gesundheitspolitische Aufgabe. In: Scholz, J.F.
        (Hrsg.): Rehabilitation als Schlüssel zum Dauerarbeitsplatz. Springer,
        Berlin, Heidelberg, New York, 413-416, 1979

(21)   Janz, D., Penin, H., Scheidemann, K.F., Thorbecke, R.: Epilepsie -
        Bericht '85. Rheinland, Köln, 55 ff, 1985

(22)   Jüül-Jensen, P.: Epilepsy, a clinical and social analysis of 1020 adult patients with epileptic seizures. Acta Neurol Scand 40 (Suppl), 1-148, 1963

(23)   Kleinsorge, H.: Anfallskranke Arbeitnehmer in der Chemischen Industrie. Zbl. Arbeitsmed., Arbeitsschutz, Prophylaxe und Ergon. 32, 424 - 428, 1982

(24)   Kleinsorge, H.: Einsatzmöglichkeiten Anfallskranker in der chemischen Industrie. In: Fliedner, T.M. (Hrsg.): Kombinierte Belastung am Arbeitsplatz. Gentner, Stuttgart, 293-297, 1982

(25)   König, B.: Psychodynamik der Epilepsie. Lang, Frankfurt, 1987

(26)   König, K., Lutzki, P.: Zur Problematik der beruflichen Eingliederung von Epileptikern. Z ges Hyg, 27, 144-147, 1981

(27)   Lewrenz, H., Friedel, B.: Krankheit und Kraftverkehr. Gutachten des gemeinsamen Beirats für Verkehrsmedizin. BM Verkehr, Schriftenr., H. 71, Bonn, 1992

(28)   Lipinski, C.G.: Jugendliche Anfallskranke in der Ausbildung - Erfahrungen und Möglichkeiten im Berufsbildungswerk. In: Scholz, J.F. (Hrsg.): Rehabilitation als Schlüssel zum Dauerarbeitsplatz. Springer, Berlin, Heidelberg, New York, 419-423, 1979

(29)   Masuhr, KF.: Hinweise für Beratungsdienste zur Rehabilitation Behinderter. Blatt 6: Beratung von Epilepsiekranken. Rehabilitation, Stuttgart, 17, IX-XV, 1978

(30)   Penin, H.: Die Prognose der Erwerbs- und Berufsfähigkeit bei Anfallskrankheiten. In: Scholz, J.F. (Hrsg.): Rehabilitation als Schlüssel zum Dauerarbeitsplatz. Springer, Berlin, Heidelberg, New York, 427-431, 1979

(31)   Penin, H.: Rehabilitationsprognose der Berufstätigen mit Epilepsie. In: Remschmidt, H., Rentz, R., Jungmann, J. (Hrsg.): Epilepsie 1980. Thieme, Stuttgart, 1-9, 1981

(32)   Penin, H.: Begutachtung bei Epilepsie. Akt Neurol 9, 98-104, 1982

(33)   Penin, H.: Hirnorganische Anfälle. In: Rauschelbach, H.H., Jochheim K.-A. (Hrsg.): Das neurologische Gutachten. Thieme, Stuttgart, 188-200, 1984

(34)   Scharfenstein, J., Thorbecke, R.: Rehabilitation Epilepsiekranker in einem Arbeitsamtsbezirk In: Remschmidt, H., Rentz, R., Jungmann, J. (Hrsg.): Epilepsie 1980. Thieme, Stuttgart, 22-28, 1981

(35)   Schmidt, D.: Epilepsien und epileptische Anfälle. Thieme, Stuttgart, 396 ff, 1993

(36)   Schönberger, A., Emmerich, N.: Anfallskrankheit und berufliche Tätigkeit. Berufsgenossenschaft, 676 - 679, 1986

(37)   Schönberger, A., Mehrtens, G., Valentin, H.: Arbeitsunfall und Berufskrankheit. Rechtliche und Medizinische Grundlagen für Gutachter, Sozialverwaltung und Gerichte. 4. Aufl., Schmidt, Berlin, 227-244, 1988

(38)   Schultz, U., Thorbecke, R.: Rehabilitationsprognose bei Spätepilepsie.
         In: Hallen, O., Meyer-Wahl, J.G., Braun, J. (Hrsg.): Epilepsie '82. Ein-
         horn-Presse, Reinbek, 374 - 380, 1984
(39)   Schultz, U., Thorbecke, R.: Rehabilitationsprognose bei Epilepsie-
         patienten nach Eintritt ins Berufsleben. Rehabilitation, Stuttgart, 24,
         192 - 196, 1985
(40)   Schweingruber, R., Stämpfli, K.: Die Eingliederung Epilepsiekranker.
         Ther Umschau, 36, 95-98, 1979
(41)   Sillanpää, M.: Social functioning and seizure status of young adults
         with onset of epilepsy in childhood. An epidemiological 20-year follow-
         up study. Acta Neurol. Scand., Suppl. 96, 1 - 81, 1983
(42)   So, E., Penry, J.K.: Epilepsy in adults. Ann Neurol 9, 3-16, 1981
(43)   Steinmeyer, H. D.: Rechtsfragen bei Epilepsie. 3. Aufl., Stiftung Mi-
         chael, Hamburg, 1992
(44)   Thorbecke, R.: Anlässe für Maßnahmen der beruflichen Rehabilitation
         bei Patienten mit Epilepsie. In: Scholz, J.F. (Hrsg.): Rehabilitation als
         Schlüssel zum Dauerarbeitsplatz. Springer, Berlin, Heidelberg,
         New York, 423-427, 1979
(45)   Thorbecke, R.: Berufliche Eingliederung von Menschen mit Epilepsie.
         Rehabilitation, Stuttgart, 26, 20 - 27, 1987
(46)   Thorbecke, R.: Berufliche Rehabilitation Epilepsiekranker - Grenzen
         zur Berufs- und Erwerbsunfähigkeit. Med. Sachverst. 87, 153 - 156,
         1991
(47)   Thorbecke, R. ,Specht, U.: Rehabilitation und Berufstätigkeit beim Men-
         schen mit Epilepsie.
         (47 a) Teil I: Krankheitsbezogene Probleme. TW Neurologie - Psych-
         iatrie, 7, 283 - 288, 1993
         (47 b) Teil II: Arbeitsbezogene Probleme. TW Neurologie - Psychia-
         trie 7, 427 - 432, 1993
(48)   Thrun, M., Wittwer, U.: Berufliche Rehabilitation gestern, heute und
         morgen am Beispiel der Berufsförderungswerke. Rehabilitation, Stutt-
         gart, 29, 67 - 75, 1990
(49)   Wiesenhütter, E.: Hirnversehrtheit - Persönlichkeit - Gesellschaft. Er-
         gebnisse ärztlicher Nachsorge unter besonderer Berücksichtigung der
         Epilepsie. Medizinische Psychologie/Vandenhoeck & Ruprecht,
         Göttingen, 1977

Einstellung gegenüber Epilepsiekranken - Wie effizient ist Aufklärung?

C. Spiel, S. Barisch
Institut für Psychologie, Universität Wien

Abstract

In dieser empirischen Studie wurden Einstellung und Einstellungsänderung zu Epilepsiekranken an „Meinungsbildnern" (= Lehrern) untersucht. Dazu wurde eine Einstellungsskala entwickelt, die Vorurteile gegen Epileptiker in verschiedenen Bereichen, wie z.b. kognitive Fähigkeiten, Arbeitsfähigkeit und Berufstätigkeit, erfaßt. Zur Wahrung der Anonymität der Versuchspersonen mußten Prätest, Treatment (=Information über Epilepsien) und Posttest zum selben Zeitpunkt durchgeführt werden. Diese Bedingungen erforderten die Anwendung eines speziellen testtheoretischen Modells der Veränderungsmessung. Die Ergebnisse zeigten generell eher positive Einstellungen und Einstellungsverbesserungen sowohl durch die Information als auch durch die Beschäftigung mit dem Thema Epilepsie.

Einleitung

Matthes (1984) sagt zurecht, daß Epilepsiekranke oft mehr unter den Vorurteilen ihrer Mitmenschen leiden als unter ihrer Erkrankung. Allerdings hat in den letzten Jahrzehnten infolge der verbesserten medikamentösen Behandlung und der dadurch geringeren „Auffälligkeit" der Epileptiker eine Einstellungsverbesserung stattgefunden (Diehl & Hauck, 1975). Untersuchungen an Epilepsiekranken zeigten auch, daß die eigene Angst vor der Krankheit mit der erlebten Diskriminierung in Zusammenhang steht (Ryan, Kempner & Emlen, 1980). Gleichwohl sind Untersuchungen, die sich mit Einstellungen gegenüber Epilepsiekranken beschäftigen, speziell solche, die versuchen, Einstellungsänderungen zu bewirken, von großer Wichtigkeit.

In dieser Arbeit wird eine Studie vorgestellt, in welcher Einstellungen gegenüber Epilepsiekranken an „Meinungsbildnern" (= Lehrer) erhoben wurden. Zusätzlich wurde in dieser Studie versucht, durch gezielte Informationen Einstellungsänderungen zu bewirken. Da die Aussagekraft und Generalisierbarkeit vieler solcher Studien durch methodische Mängel beeinträchtigt ist, wurden hier spezielle testtheoretische Modelle aus dem Bereich der Item-response-Theorie eingesetzt.

Theoretischer Hintergrund

Die ersten Untersuchungen über Einstellungen zu Epilepsiekranken wurden in den USA durchgeführt. Vom American Institute of Public Opinion (Gallup Poll) wurden etwa 2.500 Personen von 1949 bis 1979 in 5-Jahres-Intervallen befragt (Cavaness & Gallup, 1980). Die Ergebnisse zeigten generell recht positive Einstellungen, die sich längsschnittlich noch verbesserten, speziell bzgl. Berufstätigkeit von Epilepsiekranken. Je höher der Bildungstand der Befragten war, desto positiver war ihre Einstellung. Obwohl speziell durch den längsschnittlichen Vergleich sehr wertvolle Informationen gewonnen werden konnten, so weist diese Untersuchung doch eine Reihe methodischer Mängel auf. Dazu gehören die geringe Anzahl der gestellten Fragen, die soziale Erwünschtheit der Anworten und die fehlenden statistischen Signifikanzprüfungen.

Auf Basis dieser Untersuchung wurden in den folgenden 20 Jahren in den meisten europäischen Ländern ähnliche umfangreiche Meinungsumfragen durchgeführt. Die Ergebnisse der von der Deutschen Sektion der Liga gegen Epilepsie von 1967 bis 1984 durchgeführten Umfragen (Diehl & Hauck, 1975; Finke, 1981; Thorbecke, 1985) zeigten neben Alters- und Bildungsunterschieden auch regionale Unterschiede. Hebenstreit (1984) führte eine Querschnittuntersuchung im Westen Oberösterreichs durch. Seine Ergebnisse bestätigen im wesentlichen die amerikanische und deutsche Umfrage. Zusätzlich führte Hebenstreit einen Berufsgrup-penvergleich durch und fand einen besonders geringen Wissensstand beim Krankenhauspersonal. Die in Italien durchgeführte Studie von Canger und Cornaggia (1985) zeigte einen deutlichen Zusammenhang zwischen sozioökonomischem Status und Wissensstand, was als Ursache für Nord-Süd-Unterschiede angesehen werden kann. Weitere Untersuchungen mit kleineren Stichproben wurden in Finnland, den Niederlanden, Polen etc. durchgeführt.

In einer britischen Studie (Davies, 1988) wurden 50 Allgemeinmediziner über den Wissensstand der Bevölkerung über Epilepsien befragt. Dieser war ihrer Meinung nach sehr gering und die Einstellung gegenüber Epilepsiekranken negativ.

Zum Abbau von Vorurteilen gegenüber Epilepsiekranken wurde eine Studie von Gutteling, Seydel und Wiegman (1986) durchgeführt. Sie legten drei Studentengruppen die von Caveness (Cavaness & Gallup, 1980) formulierten Fragen vor. Dann wurde je eine Gruppe mittels Broschüren, audio-visuellem Material oder Gruppendiskussion über Epilepsien informiert. Die Ergebnisse zeigten direkt nach der Information positivere Einstellungen bei allen drei Gruppen - unabhängig von der Art der Information - im Vergleich mit einer Kontrollgruppe. Nach drei Monaten konnte dieser Effekt jedoch nicht mehr nachgewiesen werden. Die positivste Einstellung hatten Studenten, die persönlich mit Epilepsiekranken bekannt waren.

Anliegen der Studie

Fast alle Studien über Einstellungen zu Epilepsiekranken basieren auf der vom American Institute of Public Opinion durchgeführten Untersuchung, die, wie bereits oben angeführt, eine Reihe von methodischen Mängeln aufweist. Außerdem fehlen Arbeiten, die versuchen, Einstellungsänderungen zu bewirken. In dieser Studie wurde daher untersucht, ob durch gezielte Informationen über Epilepsien Einstellungsänderungen bewirkt werden können.

Als Versuchspersonen wurden Lehrer gewählt, da sie als „Meinungsbildner" auf die Entwicklung und Veränderung von Einstellungen maßgeblichen Einfluß haben. Die Ergebnisse von Gallhofer (1984) an einer Lehrerstichprobe hatten gezeigt, daß deren Wissen über Epilepsien sehr diffus war. Sie waren jedoch an Informationen interessiert. Lehrer von Grundschulen hatten besseres Wissen als Lehrer an weiterführenden Schulen.

Wegen der Gewährleistung der Anonymität der Versuchspersonen konnte in dieser Studie keine zweimalige Datenerhebung erfolgen, wie sie sonst bei Interventionsstudien üblich ist. Prätest, Intervention (=Information) und Posttest mußten in einer Erhebung durchgeführt werden. Daher war es nicht möglich, dieselben Fragen im Prä- und Posttest zu verwenden. Diese Bedingungen erforderten die Anwendung eines speziellen Meßmodells für Veränderungsmessung, das auch bei Verwendung unterschiedlicher Items Vergleiche ermöglicht zwischen Prä- und Posttest und damit die Quantifizierung von Veränderung.

Die von Antonak und Rankin entwickelte Skala zur Einstellungsmessung gegenüber Epileptikern konnte nicht verwendet werden, da sie die erforderlichen methodischen Kriterien nicht erfüllte. Außerdem ergaben testtheoretische Analysen unterschiedliche Faktorenzahlen (Antonak, 1990; Rader, 1986). Daher wurde in dieser Studie eine neue Einstellungsskala entwickelt und nach Kriterien der Item-response-Theorie analysiert.

Methode
Versuchsablauf

1. wurde eine vorläufige Einstellungsskala (55 Items aus sechs Themenbereichen) entwickelt und in einer Pilotstudie 196 Studierenden aus verschiedenen Studienrichtungen vorgelegt.
2. wurde mittels des Dichotomen Logistischen Testmodells von Rasch (1967) untersucht, ob die Items, die aus theoretischen Gründen einem Themenbereich zugeordnet worden waren, dieselbe latente Dimension erfassen. Fünf Items erwiesen sich nicht als modellkonform und mußten eliminiert werden.

51

3. wurden entsprechend der Hybrid-Variante des Linear Logistic Model with Relaxed Assumptions (LLRA; Fischer, 1977; 1986; Spiel & Formann, 1988; Spiel, 1994) Paare von Fragen gebildet, welche dieselbe latente Dimension (Themenbereich) erfassen. Aus diesen Paaren wurde jeweils eine Frage im Prätest und eine Frage im Posttest vorgegeben. Damit umfassen Prä- und Posttest je 25 Fragen.
4. wurde dieser revidierte Fragebogen in der Hauptstudie an Lehrer vorgeben. Die Versuchspersonen wurden randomisiert der Versuchsgruppe oder der Kontrollgruppe zugeteilt, wobei die Versuchsgruppe zwischen den beiden Teilen des Fragebogens (Prä- und Posttest) eine zweiseitige Information über Epilepsien erhielt, während die Kontrollgruppe keine Informationen bekam. In dieser Information (zusammengestellt von Epileptologen) wurden Verbreitung, Ursachen, Behandlung etc. von Epilepsien dargestellt; weiters wurde ein Anfall kurz beschrieben.
5. wurden die Daten sowohl in klassischem Sinn als auch entsprechend dem LLRA ausgewertet.

Einstellungsskala zu Epilepsiekranken
Im folgenden sind die Themenbereiche der Skala und je ein Itembeispiel angeführt. Die Gesamtskala umfaßt nach Revision (siehe oben) 50 Statements, die auf einer vierstufigen Skala mit den Polen „stimmt" und „stimmt nicht" beantwortet wurden.
- Autonomie/ Selbständigkeit
  Beispiel: Epileptiker brauchen ständige Betreuung durch Verwandte und/ oder Heimhilfe.
- Entwicklungspotentiale/ Schulisches Fortkommen
  Beispiel: Ein epileptisches Kind hat es schwer, mit anderen Kindern in Kontakt zu kommen.
- Partnerschaft/ Fortpflanzung
  Beispiel: Ich finde es völlig richtig, daß Epileptiker Kinder bekommen, wenn sie wollen.
- Arbeitsfähigkeit/ Berufstätigkeit
  Beispiel: Es gibt nur wenige Berufe, die Epileptiker ohne Probleme ausüben können.
- Kognitive Fähigkeiten
  Beispiel: Epileptische Anfälle haben im wesentlichen keinen negativen Einfluß auf die Intelligenz von Epileptikern.
- Allgemeine Lebensbewältigung
  Beispiel: Die Persönlichkeit von Epileptikern ist durch diese Krankheit stark verändert.

Versuchspersonen

Die Gesamtstichprobe bestand aus 265 Lehrern aus Wiener Schulen (172 Frauen und 93 Männer). Per Zufall wurden 132 der Versuchsgruppe und 133 der Kontrollgruppe zugeteilt. Die Altersverteilung sah folgendermaßen aus:

<29 Jahre: n=53; 30-39 Jahre: n=116; 40-49 Jahre: n=76; >50 Jahre: n = 18Die Lehrer unterrichteten an folgenden Schultypen: Volksschule (Grundschule): n=64; Hauptschule: n = 23; Allgemeinbildende Höhere Schule (Gymnasium): n=118; Allgemeine Sonderschule: n=14; Berufsschule: n=46.
92 der Lehrer hatten Epileptiker in ihrem Bekanntenkreis.

Ergebnisse

Die Ergebnisse der klassischen Auswertungen zeigten, daß die Einstellung zur Epilepsie und zu Epilepsiekranken analog den meisten bisherigen Studien generell eher positiv ist. Die Einstellung war besser, wenn eine persönliche Bekanntschaft mit Epilepsiekranken bestand und gutes Wissen über Epilepsien vorhanden war. Dagegen war die Einstellung unabhängig von Geschlecht und vom Schultyp, in welchem die Lehrer unterrichteten. Das Alter der Vpn hatte insofern einen Einfluß, als Personen über 50 Jahren die negativsten Einstellungen zeigten und Personen zwischen 40 und 50 Jahren die positivste.

Die Ergebnisse der LLRA-Auswertungen zeigten, daß das Modell mit einem globalen Effektparameter (Verbesserung der Einstellung durch Information; =.27) und einem globalen Trendparameter (Verbesserung der Einstellung unabhängig von Information; = .56) am besten die Daten erklärte (Chi-quadrat = 19.21, df = 14). Das bedeutet, daß die Einstellungsveränderungen unabhängig sind von Alter und Geschlecht der Vpn und auch von ihrem Vorwissen über Epilepsien bzw. ihrer Bekanntschaft mit Epileptikern.

Eine Analyse der einzelnen Einstellungsbereiche zeigte eine Verbesserung der Einstellung durch die vorgelegte Information nur hinsichtlich der kognitiven Fähigkeiten. Unabhängig von der Information zeigten sich jedoch im Posttest positivere Einstellungen zu Epilepsiekranken in den Bereichen Autonomie/Selbständigkeit, Entwicklungspotentiale/Schulisches Fortkommen, Arbeitsfähigkeit/Berufstätigkeit und allgemeine Lebensbewältigung.

Zusammenfassung und Diskussion

In dieser Studie wurde nicht nur die Einstellung zu Epilepsiekranken an „Meinungsbildern" (= Lehrern) erfaßt, sondern auch der Versuch unternommen, eine Einstellungsänderung durch gezielte Information zu bewirken. Zu diesem Zweck wurde ein Versuchsplan entwickelt, der eine Intervention (Information über Epilepsien) ermöglicht bei Wahrung der Anonymität. Prätest, Intervention und Posttest wurden zu einem Zeitpunkt durchgeführt. Dabei wurde ein testtheoretisches Modell der Veränderungsmessung eingesetzt, das es gestattet Veränderungen zu analysieren bei Vorgabe unterschiedlicher Fragen, die jedoch denselben inhaltlichen Bereich erfassen.

Es zeigte sich, daß durch eine kurze, sachliche Information die Einstellungen zu Epilepsiekranken verbessert werden können; allerdings nur hinsichtlich deren kognitiven Fähigkeiten und nicht in den anderen Bereichen der Einstellungsskala. Diese Ergebnisse könnten durch die Art der Information bedingt sein, in der explizit auf kognitive Fähigkeiten von Epileptikern Bezug genommen wurde, jedoch nicht in Detail auf die anderen Inhaltsbereiche eingegangen wurde.

Gleichzeitig zeigten sich positivere Einstellungen zu Epilepsiekranken im Posttest in fast allen anderen inhaltlichen Bereichen der Skala. Daraus läßt sich folgern, daß schon durch die Beschäftigung mit dem Thema Epilepsien durch die Vorgabe der Skala eine Einstellungsänderung bei Lehrern bewirkt werden kann. Eine Ausnahme stellt der Bereich Partnerschaft/Fortpflanzung dar, in dem keine Einstellungsverbesserung auftrat. Ein Grund dafür könnte sein, daß dieser Themenbereich den Befragten „persönlich näher" ist als die anderen inhaltlichen Bereiche, und daher Einstellungsänderungen nur durch längerfristige Maßnahmen bewirkt werden können.

Da die Wahrung der Anonymität eine der Bedingungen für die Durchführung der Studie war, konnte keine Nacherhebung durchgeführt werden zur Überprüfung des Andauerns der bewirkten Effekte. Dennoch belegen die Ergebnisse deutlich, wie wichtig Information und Kontakte mit Epilepsie und Epilepsiekranken sind für die Verbesserung der Einstellung zu dieser Krankheit und zu den Betroffenen.

Fußnote:
Diese Arbeit basiert im wesentlichen auf der Diplomarbeit von Frau Sylvia Barisch„Einstellung zur Epilepsie und Einstellungsänderung durch Information", die unter der Betreuung von Christiane Spiel und Gerhard H. Fischer am Institut für Psychologie der Universität Wien durchgeführt wurde.

Literatur

(1)   Antonak, R.: Psychometric analysis and validation of the Scale of Attitudes toward Persons with Epilepsy. Journal of Epilepsy 3, 1990, 11-16

(2)   Barisch, S.: Einstellung zur Epilepsie und Einstellungsänderung durch Information. Unveröffentlichte Diplomarbeit. Universität Wien, 1989

(3)   Canger, R., Cornaggia, C.: Public attitudes toward epilepsy in Italy: Results of a survey and comparison with USA and West German data. Epilepsia 21, 1985, 221-226

(4)   Cavaness, W.F., Gallup, G.H. jr.: A survey of public attitudes toward epilepsy in 1979 with an indication of trends over the past thirty years. Epilepsia 21, 1980, 509-518

(5)   Davies, D.: Attitudes towards epilepsy in general practice. International Journal of Social Psychiatry 34, 1988, 5-12

(6)   Diehl, L.W., Hauck, G.: Veränderungen in der Einstellung der Bevölkerung zur Epilepsie in der BRD seit 1967. Nervenarzt 46, 1975, 519-524

(7)   Finke, M.: Die Einstellung der Bevölkerung der Bundesrepublik Deutschland zur Epilepsie. Nervenarzt 52, 1981, 581-584

(8)   Fischer, G.H.: Linear logistic latent trait models: Theory and application. In: Spada, H., Kempf, W.K. (Eds.): Structural models of thinking and learning. Bern, Huber, 1977, 203-225

(9)   Fischer, G.H.: Ein probabilistischer Ansatz der Veränderungsmessung. In: Pettilon, H., Wagner, J.W.L., Wolf, B. (Hrsg.): Theoretische und empirische Beiträge zur pädagogischen Psychologie. Weinheim, Beltz, 1986, 159-185

(10)   Gallhofer, B.: Epilepsy and its prejudice: Teachers' knowledge and opinions: Are they a response to psychopathological phenomena? Psychopathology 17, 1984, 187-212

(11)   Gutteling, J.M., Seydel, E.R., Wiegman, O.: Previous experiences with epilepsy and effectiveness of information to change public perception of epilepsy. Epilepsia 27, 1986, 739-745

(12)   Hebenstreit, G.F.: The epileptic's psychosocial rank in society. Neurologia et Psychiatria 7 (2), 1984

(13)   Matthes, A.: Epilepsien. Stuttgart, Thieme, 1984

(14)   Rader, K.: Epilepsy and prejudice: The dimensionality of stereotypes towards epileptics. International Journal of Rehabilitation Research 9, 1986, 325-334

(15)   Rasch, G.: An informal report on a theory of objectivity in comparisons. In: van der Kamp, L.T.T., Vlek, C.A.J. (Eds.): Measurement theory Leyden. University of Leyden, 1967, 1-19 (Proceedings of the NUFFIC international summer session in science in „Het Oude Hof". The Hague, July 14-28, 1966)

(16)   Ryan, R., Kempner, K., Emlen, A.C.: The stigma of epilepsy as a self-concept. Epilepsia 21, 1980, 433-444

(17)   Spiel, C., Formann, A.K.: Veränderungsmessung mit paarweise homogenen Items. In: Kubinger, K.D. (Hrsg.): Moderne Testtheorie. Weinheim, Psychologie Verlags Union, 1988, 296-310

(18)   Spiel, C.:Latent trait models for measuring change. In: von Eye, A., Clogg, C.C. (Eds.): Analysis of latent variables in developmental research. Newbury Park, Sage Publications, in press

(19)   Thorbecke, R.: Was denkt man über Epilepsie. Deutsche Sektion der Internationalen Liga gegen Epilepsie. Epilepsie-Brief 83, 1985, 212-220

Neuroimaging

Funktionelle Bildgebung MRT/MEG: Korrelation mit Hirnanatomie

H. Stefan [1], *M. Deimling* [2], *C. Hummel* [1], *U. Jahnke* [1], *W. J. Huk* [3]
1) Neurologische Klinik der Universität Erlangen-Nürnberg
   (Zentrum Epilepsie Erlangen-Nürnberg/ Rummelsberg)
2) Siemens AG, Medizinischer Unternehmensbereich, Erlangen
3) Abteilung für Neuroradiologie der Universität Erlangen-Nürnberg

Abstract

The representation of functionally important zones with reference to brain anatomy is a major objective of preoperative diagnostics. Up to now, information concerning functionally significant zones, e.g. motor, sensoric, or speech regions was obtained mainly by means of invasive or PET recordings. In this investigation results concerning the localization of the primary motor area in the central region and the supplementary motor region (SMA) are reported for the first time with the help of MRI. The combination of MRI and MEG is used in order to improve the non-invasive localization of functionally important zones in relation to brain anatomy and lesions in particular.

Einleitung

Bei der Lokalisationsdiagnostik im Bereich der präoperativen Diagnostik zur Epilepsiechirurgie sind exakte Angaben über die Zuordnung von fokaler epileptischer Aktivität und funktionell wichtigen Zonen zur Hirnanatomie erforderlich. Diese Angaben sind bisher überwiegend durch invasive Diagnostik mit Subduralableitungen, intrazerebralen Tiefenableitungen oder im Verlauf der intraoperativen Elektrokortikographie (ECoG) erhältlich. Im folgenden sollen nicht-invasive Methoden dargestellt werden, die zur Erfassung der räumlichen Beziehung zwischen fokaler epileptischer Aktivität, Läsion und funktionell wichtiger Hirnregion beitragen. Die supplemtär-motorische Region wurde erstmals mit Hilfe des magnetischen Funktions Imagings im Kernspintomogramm dargestellt.

Methoden

Neue Bildgebungssequenzen in der Kernspintomographie haben im Vergleich zur zerebralen Computertomographie den Nachweis morphologischer Läsionen wesentlich verbessert. Hierzu gehören insbesondere kleine Tumoren im Bereich der mesio-basalen Temporalregion sowie kryptische, kavernöse Angiome, dysontogenetische Veränderungen oder der Nachweis umschriebener diskreter Atrophie mit Hilfe der Volumetrie. In Ergänzung zu strukturellen Informationen liefern neue Verfahren der funktionellen Bildgebung mit Hilfe der Kernspintomographietechnik wichtige Ansätze zur Verbesserung der topographischen, neurologischen Funktionsdiagnostik. Im folgenden Beitrag wird auf die Verwendung von Gradientenechosequenzen mit langer Echozeit eingegangen; sie sind sensitiv auf den Oxygenierungsgrad des Hämoglobins (Hesselink et al., 1990; Frahm et al., 1992; Kim et al., 1993). Die neuronale Aktivierung im zerebralen Cortex führt zu einer Zunahme der regionalen Hirndurchblutung ohne äquivalente Zunahme der Sauerstoffextraktion (Fox und Raichel, 1986). Dies bewirkt eine Abnahme der kapillären und venösen Konzentration von paramagnetischem Deoxyhämoglobin und damit eine Zunahme des $T2^*$-gewichteten Signals (Thulborn et al., 1981). Im Zustand der Oxygenierung (HBO2) des Blutes liegen diamagnetische Verhältnisse durch die gepaarten Orbitalelektronen (s = 0 Zustand) des Oxyhämoglobinmoleküls vor; das magnetische Moment der Elektronen ist gleich Null. Das äußere Feld Bo wird durch die Hämoglobinmoleküle lokal nur geringfügig verringert, so daß es zu keiner Signalreduktion durch Spindephasierung innerhalb eines Bildelements (Voxels) kommt. Im Zustand der Deoxygenierierung (z.B. Ruhe) stellen die ungepaarten Orbitalelektronen (s=2 Zustand) des Deoxyhämoglobinmoleküls ein starkes magnetisches Moment dar. Im äußeren Feld Bo vergrößern sie das Magnetfeld Bo am Ort der Kernspins. Dieser lokale Feldgradient führt zu einer Dephasierung der Spins innerhalb eines Bildelements und somit zu einer Signalreduktion in $T2^*$-gewichteten Bildgebungssequenzen. Es werden Echozeiten für die Bildgebung ausgewählt, bei denen eine maximale Signaldifferenz zwischen Oxygenation und Deoxygenation besteht. Durch Subtraktion der Signalintensitäten während Aktivität und Ruhe ergibt sich eine Kontrastanhebung und damit eine bessere Darstellung des funktionell wichtigen Areals im Kernspintomogramm. Besonders sensitiv zum Nachweis der $T2^*$- Relaxationsänderung sind Gradientenechosequenzen, die keine internen Feldstörungen rephasieren. Um eine eindeutige Diskriminierung des Nutzsignals vom Störsignal zu erreichen, werden wiederholte Messungen während Aktivität und Ruhezustand durchgeführt. Mit der Bildnachverarbeitung ist deshalb eine weitere starke Kontrastanhebung möglich; ein Rechenprogramm hebt alle Regionen hervor, die mit dem von außen vorgegebenen motorischen Paradigma korreliert sind. Auf diesen Prinzipien beruht das sog. functional Magnetic Resonance Imaging (fMRI) oder BOLD Imaging (Blood Oxygenation Level Dependent (Bandettini et al., 1992)).

MEG und MRT

Eine andere Möglichkeit der Quellendarstellung neuronaler Aktivität in funktionell wichtigen Zonen oder zur Erfassung von fokaler epileptischer Spontanaktivität stellt die kombinierte Anwendung der Multikanalmagnetenzephalograpahie mit der Visualisierung der Quellen im Kernspintomogramm dar (Stefan et al., 1990, 1992).

Folgende Paradigmata für die Aktivierung des Motorcortex, der sensiblen Rinde und der supplementärmotorischen Region wurden verwendet:
a) Als motorische Aufgabe wurde eine Bewegungsfolge der Finger der rechten Hand mit den Probanden vereinbart und eingeübt.
b) Zur sensiblen Stimulation wurden elektrische Reize benutzt. Mit einem Konstantstromreizgerät (Fa. Schwind, Erlangen) wurden rechteckförmige Impulse von 1msec Dauer mit einer Reizfolgefrequenz von 3 Hz am rechten Handgelenk palmarseitig appliziert. Für die Stimulation stand neben einer Standardreizelektrode zur Gewinnung evozierter Magnetfelder ein modifiziertes EKG-Ableite-Elektrodenpaar (Fa. Siemens) für den Einsatz während der fMRI-Messungen zur Verfügung. Die Intensität der Stimuli wurde individuell so gewählt, daß die Reize deutlich wahrnehmbar waren, jedoch unterhalb der Schmerzschwelle lagen.
c) Um die supplementärmotorische Region zu aktivieren, wurde der Versuchsperson die Aufgabe gestellt, den im motorischen Teil der Untersuchung eingeübten Bewegungsablauf in der Vorstellung zu vollziehen, ohne die Finger tatsächlich zu bewegen.

Ergebnisse

Die funktionelle Kernspintomographie zeigt im Verlauf sequentieller Fingerbewegungen in der kontralateralen Zentralregion eine Signalanhebung. Das Ergebnis von mehreren Aktivitäts- und Ruhephasen ist in Abb. 1 für ein motorisches Paradigma dargestellt. In Abb. 2 sind Signalintensitätszunahmen in der zentralmotorischen und supplementärmotorischen Region zu erkennen. Die Aktivierung der zentral- und der supplementärmotorischen Region kann bei Vorstellung sequentieller Fingerbewegungen gleichzeitig erfolgen.

Magnetoenzephalographische Quellenanalysen in Kombination mit der Kernspintomographie zeigen eine Generatorlokalisation nach Stimulation des Nervus medianus (Abb. 3). Entsprechende Lokalisationen waren bei Stimulation des Nervus medianus auch im Magnetresonanz- Funktionsimaging mit Gradientenechosequenz nachweisbar.

Die Lokalisation fokaler epileptischer Aktivität in der Nachbarschaft eines Astrozytoms im Hippokampus zeigt Abb. 4. Durch eine selektive Hippokampektomie wurde der Patient anfallsfrei.

Diskussion

Motorisch und sensorisch evozierte Signaländerungen können heute im Kernspintomogramm in der Zentralregion und - wie hier erstmals dargestellt - auch in der supplementärmotorischen Region sichtbar gemacht werden. Die Aktivierungen der supplementärmotorischen Region und der Zentralregion können dabei gleichzeitig erfolgen. Während frühere Untersuchungen (Roland et al., 1980) bei einfachen Fingerbewegungen eine Zunahme des Blutflusses in der kontralateralen, primär-motorischen Region und somatosensorischen Cortexregion zeigten, und für komplexe Bewegungssequenzen eine anwachsende Aktivität bilateral in der supplementär-motorischen Region und im lateralen prämotorischen Kortex gefunden wurde, zeigen Untersuchungen bei vorgestellten komplexeren Bewegungssequenzen eine gleichzeitige Aktivierung der supplementärmotorischen und zentralmotorischen Region.

Die durch Elektrostimulation peripherer Nerven evozierte Hirnaktivität kann sowohl im fMRI als auch mit Hilfe der Magnetoenzephalographie in Kombination mit Kernspintomographie dargestellt werden. Entsprechend kann auch visuelle und akustische Aktivität evoziert werden. Ein wichtiges Aufgabengebiet stellt die funktionelle Darstellung von Sprachregionen dar. Hier müssen aber noch weitere Untersuchungen erfolgen, um reliable Ergebnisse zu gewinnen.

Die Kombination von Kernspintomographie und Magnetoenzephalographie (MEG) zur Darstellung morphologischer und funktioneller Veränderungen ermöglicht darüber hinaus die Darstellung fokaler epileptischer Spontanaktivität in Beziehung zu funktionell wichtigen Zonen, welche bei einem epilepsiechirurgischen Eingriff nicht reseziert werden sollten. Die Kombination von MRT und MEG verbessert die nicht-invasive dreidimensionale Darstellung fokaler epileptischer Aktivität in Bezug zur Hirnanatomie sowie die nicht-invasive Markierung funktionell wichtiger Zonen.

In jüngster Zeit eröffnen sich jetzt auch Möglichkeiten, mit der MRT eine funktionelle Darstellung von Hirnaktivitäten zu gewinnen. Hierbei fungiert Blut als intrinsisches Kontrastmittel.

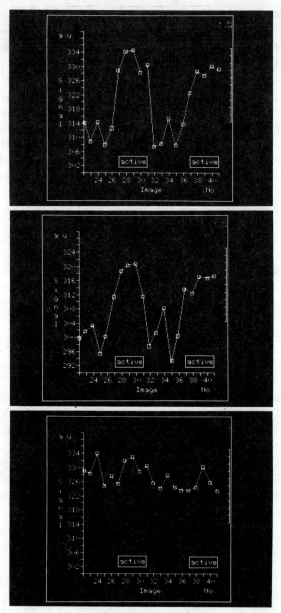

Abb. 1a-c: Zeitverlauf der Signaländerungen während Aktivitäts- und Ruhe-phasen der Fingerbewegung, dargestellt im Gradientenechobild für die entspre-chenden Regionen: a) Ruhe- und Aktivitätssignale in der primär motorischen Zentralregion (PMA); b) entsprechende Signaländerung in der supplementär-motorischen Region (SMA). c) Zeitverlauf einer an der Motorik funktionell nicht beteiligten benachbarten Region in der weißen Substanz als Vergleichssignal.

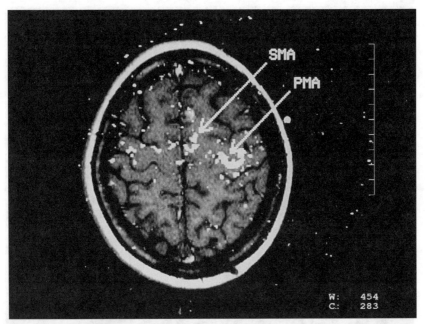

Abb. 2: *Darstellung der zentralmotorischen Region (PMA) und mesial der supplementär-motorischen Region (SMA) während motorischem Paradigma (Fingerbewegung.)*

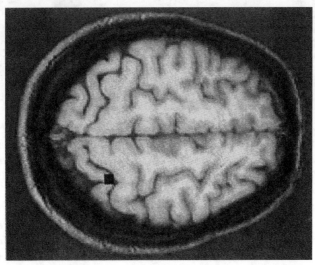

Abb. 3: *Generatorlokalisation aus evozierter Medianusaktivität. Das evozierte Magnetfeld wird in der sensorischen Postzentralregion lokalisiert (■). Die Kombination mit Kernspintomographie ermöglicht die Zuordnung zur Hirnanatomie des Patienten.*

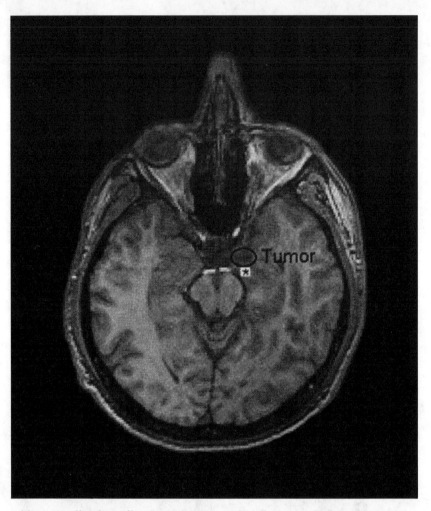

Abb. 4: Quellendarstellung spontaner interiktualer Spikeaktivität (*) bei einem Patienten mit Astrozytom im Hippokampus („Tumor") und symptomatischer fokaler Temporallappenepilepsie. Mit Hilfe der Multikanal-MEG-Ableitung kann als Quelle der interiktualen Spikeaktivität ein Fokus im hinteren Bereich des Astrozytoms in der Hippokampusregion lokalisiert werden. Die Lokalisation der fokalen epileptischen Aktivität im MEG wurde intraoperativ mit Hilfe der Elektrokortikographie bestätigt. Die Kombination von Kernspintomographie mit funktionellem Imaging und Magnetenzephalographie führt zwei Methoden zusammen, die eine hohe räumliche und zeitliche Auflösung haben und ohne Belastung für den Patienten wiederholbar sind. Allerdings sind iktuale Ableitungen noch selten erfolgt (Jackson et al., 1993; Stefan et al., 1992).

Literatur

(1)   Bandettini, P.A., Womg, E.C., Hinks, R.S. et al.: Time course EPI of human brain function during task activation. Magn. Reson. Med. 25, 390-397, 1992

(2)   Fox, P.T., Raichle, M.E.: Focal physiological uncoupling of cerebral blood flow and oxidative metabolism during somatosensory stimulation in human subjects. Proc Natl Acad Sci. USA 83, 1140-1144, 1986

(3)   Frahm, J., Bruhn, H., Merboldt, K., Hänicke, W.: Dynamic MR-imaging of human brain oxygenation during rest and photostimulation. JMRI 2, 501-505, 1992

(4)   Hesselink, J.R., Martin, J.F., Edelmann, R.R.: Neuroradiology. 32, 348-355, 1990

(5)   Jackson, J.H.: Functional imaging with MRI. International Congress on Epilepsy, 2.-6.7.1993, Oslo

(6)   Kim, S.G., Ashe, J., Georgopulos, A., Mekle, H., Ellermann, J., Menon, R., Ogava, S., Ugurbiel, K.: Functional imaging of human motor cortex at high magnetic field. Journal of Neurophysiol, Vol 69, 297-301, 1993

(7)   Roland, P., Larsen, E., Lassen, B., Shinkoj, A.: Supplementary motor area and other cortical areas in organisation of voluntary movements in man. J Neurophysiol 43, 118-136, 1980

(8)   Stefan, H., Schneider, S., Feistel, H., Pawlik, G., Schüler, P., Abraham-Fuchs, K., Schlegel, T., Neubauer, U., Huk, W.J.: Ictal and interictal activity in partial epilepsy recorded with multichannel magnetoelectroencephalogray: Correlaltion of electroencephalography/ electrocorticography, magnetic resonance imaging, single photon emission computed tomography and positron emission tomography findings. Epilepsia 33(5), 874-887, 1992

(9)   Stefan, H., Schneider, S., Abraham-Fuchs, K., Bauer, J., Feistel, H., Pawlik, G., Neubauer, U., Röhrlein, G., Huk, W.J.: Magnetic source localization in focal epilepsy: Multichannel magnetoencephalography correlated with magnetic resonance brain imaging. Brain 113, 1347-1359, 1990

(10)   Thulborn, K.R., Wateron, J.C., Radda, G.K.: Proton imaging for in vivo Blood Flow and Oxygen Consumption. J. of Magn. Reson. 45, 188-191, 1981

Klinische Erfahrungen mit der Magnetresonanz-Spektroskopie

H.G. Wieser [1], C. Duc [2], P. Bösiger [2]
[1] Neurologische Klinik, Abteilung für Epileptologie und EEG,
Universitätsspital Zürich
[2] Institut für Biomedizinische Technik und Medizinische Informatik,
Universität und ETH Zürich

Abstract
Clinical Experience with Magnetic Resonance Spectroscopy
In vivo magnetic resonance spectroscopy (MRS) offers unique biomedical insights into the epilepsies. A variety of methods and applications have begun to mature to the point where they are beginning to replace invasive techniques with completely non-invasive and nondestructive strategies. Spectroscopic imaging combines advantages of MRS and MRI. Phosphorus- and proton-MRS techniques can be implemented on most high field (greater than or equal to 1.5 tesla) MRI systems. Localized proton brain spectra offer information on N-acetyl-aspartate (which serves as an indicator of viable brain tissue), glutamate, creatine and phospho-creatine, choline-containing compounds, inositol, and glucose, etc. With special techniques GABA can be measured too.
The most important studies in the field of epilepsy are summarized and examples are given of our own experience with ^{1}H-MRS in 23 epileptic patients studied within our presurgical evaluation protocol of candidates for epilepsy surgery.

Im Gegensatz zur heute bereits weit verbreiteten bildgebenden Kernspinto-mographie (magnetic resonance imaging, MRI), die vorwiegend anatomisch-strukturelle Information liefert, erlaubt die Magnetresonanz-Spektroskopie (MRS) die Untersuchung biochemischer und damit funktioneller Eigenschaften menschlicher Organe und Gewebe. Im Vergleich zur gut etablierten Labor-Spektroskopie ist die *nicht-invasive in vivo* MRS eine *neue* Methode, die zwar äußerst vielversprechend ist, aber deren klinischer Einsatz derzeit noch mit zahlreichen Problemen behaftet ist.

Die grundlegende Idee der *in vivo* MRS besteht darin, in konventionellen MRI-Bildern das zu untersuchende Volumen [sogenanntes „volume of interest" (VOI)] zu bestimmen und dann von diesen ausgewählten Volumenelementen entweder

Protonen- oder Phosphor-Spektren zu gewinnen. Die Resonanzlinien in den Spektren können entsprechend ihren chemischen Verschiebungen bestimmten Substanzen (Metaboliten) zugeordnet werden. Bei der Phosphor-Spektroskopie (^{31}P-MRS) des Gehirns werden Resonanzlinien beobachtet, die dem Phospho-kreatin (PCr), ATP, Phosphomonoester, anorganischen Phosphat (Pi) und Phosphodiester entsprechen. Aus der Position der Pi-Resonanz läßt sich unter anderem der pH-Wert bestimmen. Bei der Hydrogen- oder Proton-Spektroskopie (^{1}H-MRS) werden Resonanzlinien beobachtet, die vom N-acetyl-aspartat (NAA / 2.0 ppm), Cholin (Cho/ 3.2 ppm), Kreatin und Phosphokreatin (tot Cr / 3.0 ppm) und - wenn vorhanden - vom Laktat (Lac / 1.3 ppm) herrühren.

Grundsätzlich können mit der ^{1}H-MRS und mit kurzen Echozeiten auch Inositol, Glukose, Glutamin (Gln) und Glutamat (Glu) detektiert werden.

Die Bedeutung dieser Substanzen kann summarisch folgendermassen angegeben werden: Die NAA-Resonanz gilt als Indikator für die Anzahl und/oder die Funktionsfähigkeit der Neurone, da NAA bei Erwachsenen ausschließlich in Nervenzellen gefunden wird. Einschränkend sollte jedoch erwähnt werden, daß NAA in gewissen Oligodendrozyten-Vorläufern ebenfalls nachgewiesen wurde (Vrenjak et al., 1992). Die Resonanz der Choline spiegelt den Auf- und Abbau der Zellmembranen. Die Resonanz des Kreatins und des Laktats ist ein Indikator für den Energiehaushalt. Erhöhtes Inositol gilt als Indikator für Gliose (Brand et al., 1993).

Folgende Faktoren schränken derzeit die klinische Anwendung der*in vivo* MRS noch ein:

- Die meisten heute im Einsatz stehenden Ganzkörper-Kernspintomographen verfügen nur über eine Feldstärke von 1.5 Tesla, was für MRS relativ niedrig ist.
- Die spektrale Auflösung ist infolge Überlappung der Resonanzlinien begrenzt, was zu Schwierigkeiten bei der Verarbeitung und Analyse der Spektren führt.
- Niedrige Metaboliten-Konzentrationen (10.000 bis 100.000fach niedriger als die ^{1}H-Kerne im Wasser) bedingen ein ungünstiges Signal-zu-Rausch-Verhältnis. Bei der Protonen-Spektroskopie findet sich ein großes Wassersignal, welches - da es die interessierenden Resonanzen stark überlagert - unterdrückt werden muß.
- Die räumliche Auflösung ist mit ungefähr 50 ml für Einzelvolumen-Phosphor-Spektroskopie und 2-8 ml für Protonen-Spektroskopie begrenzt.
- Die geringe räumliche Auflösung (partial volume effect) und das Fehlen von ausreichend genauen Methoden für die Quantifizierung erschweren derzeit noch die Bestimmung von absoluten regionalen Konzentrationen der Metaboliten.

Besonders der Mangel an ausreichend genauen Quantifizierungsmethoden hat dazu geführt, daß in den meisten bisher publizierten menschlichen Hirn-Spektroskopie-Studien entweder relative Metabolitenkonzentrationen im Vergleich mit homologen Hirnvolumina der kontralateralen Seite angegeben wurden oder daß das Verhältnis [NAA/Cho + Cr], welches sich als sehr sensitiver Parameter für neurodegenerative Prozesse erwies, benutzt wurde.

Im folgenden sollen einige MRS-Studien bei Epilepsie referiert werden, welche bei den letzten beiden wissenschaftlichen Jahrestagungen der Gesellschaft für Magnetresonanz in der Medizin präsentiert wurden.
Die japanische Arbeitsgruppe des Nationalen Instituts für Neurowissenschaften der Showa University School of Medicine in Tokyo (Kato et al., 1992) berichtete über eine Untersuchung, welche sie mit Protonen-MRS an 15 epileptischen Kindern (bis 15 Jahren) durchführte. Die Spektren von Volumina von 27 ml VOI, welche mit EEG als epileptogenes Areal charakterisiert wurden, wurden mit korrespondierenden der Gegenseite verglichen. Bei 6 Patienten, die mit Antiepileptikatherapie keine weiteren Anfälle hatten, ließen sich keine Seitenunterschiede nachweisen. Bei den 9 verbleibenden Patienten fand sich in 4 von 6 Fällen mit pharmakotherapieresistenter Epilepsie eine Erniedrigung von NAA und eine Erhöhung von [Glu + Gln]. Eine Erhöhung von [Glu + Gln] fand sich nur in medikamentös unkontrollierten Fällen. Zwei Patienten zeigten eine Reduktion von Cho and Cr ohne Reduktion von NAA.

Die englische MRS-Arbeitsgruppe des Institute of Child Health and Hospital for Sick Children und des Institute of Neurology in London (Connelly et al., 1993) untersuchte 22 Patienten mit pharmakotherapieresistenter Temporallappenepilepsie (14 rechts, 8 links) und 12 hinsichtlich Alter vergleichbare gesunde Kontrollpersonen.
Ausgehend von den Messungen bei der Kontrollgruppe wurde ein [NAA/Cho+Cr]-Verhältnis von über 0.73 als normal angesehen. Die Meßergebnisse der 22 Patienten wurden in 3 Kategorien unterteilt:
Bei 4 Patienten fand sich kein abnormes Ergebnis, bei 9 Patienten fand sich einseitig und bei 9 Patienten beidseitig ein abnormes Ergebnis. In 7 von den 9 Patienten mit einseitig pathologischem MRS-Befund fand sich ein erniedrigter [NAA/Cho + Cr]-Wert auf der Seite des epileptogenen Herdes. Bei den 2 restlichen Fällen mit unilateralem pathologischem MRS-Befund kontralateral zum epileptogenen Herd waren strukturelle Abnormitäten auch auf der Gegenseite vorhanden.
In 5 von den 9 Fällen mit bilateral abnormen MRS-Befunden war der [NAA/Cho + Cr]-Wert auf der Seite des epileptogenen Herdes tiefer, während bei den restlichen 4 Fällen kein nennenswerter Seitenunterschied vorlag.

Hochdruck-Flüssigkeits-Chromatographie (High Performance Liquid Chromatography, HPLC)-Analyse von chirurgisch entfernten epileptogenen

Temporallappen ergab signifikant erhöhte Konzentrationen von Glutamat, Aspartat und Glycin im Spike produzierenden temporalen Kortex (Sherwin et al., 1988), während *in vitro* Untersuchungen von Gewebeextrakten mittels hochauflösender MRS erniedrigte Werte für Glutamat, Aspartat und NAA im epileptogenen mesialen Temporallappen zeigten, wenn sie mit neokortikalem Temporallappengewebe verglichen wurden (Sutherland und Peeling, 1992). Gegenwärtig ist nicht klar, ob diese Diskrepanz auf eine inadäquate Auslese der Gewebeproben beruht oder auf der Tatsache, daß die mesialen Temporallappenfoci mit einer erheblichen Gliose assoziiert waren.

Eine Abnahme des [NAA/Cho + Cr]-Wertes ist nicht spezifisch für Epilepsie. Zum Beispiel wurden bei Morbus Alzheimer-Patienten in Erkrankungsstadien, in denen noch keine Veränderungen parieto-occipital nachweisbar waren, verminderte [NAA/Cho + Cr]-Werte im Hippokampus nachgewiesen (Jüngling et al., 1993). Mit hochauflösender ^{1}H-MRS von Perchlorsäure-Gewebeextrakten wurde eine inverse Beziehung zwischen erhöhten Glutamat- und erniedrigten NAA-Resonanzen gefunden, welche mit der Anzahl seniler Plaques und neurofibrillärer Tangles in angrenzenden Gewebeschnitten korrelierte (Klunk et al., 1992).
Auch bei Parkinson-Patienten wurde ein Trend für erniedrigte [NAA/Cho + Cr]-Werte in den Basalganglien (Holshouser et al., 1993) und in der - die Substantia nigra beinhaltenden - Meßregion festgestellt (Heerschap et al., 1993).

Im Hinblick auf die große Bedeutung des inhibitorischen Neurotransmitters Gamma-Amino-Buttersäure (GABA) und der exzitatorischen Aminosäuren, allen voran Glutamat, für die gängigen Epilepsietheorien und die medikamentöse Behandlung steht die nicht-invasive Bestimmung dieser Neurotransmittoren im primär epileptogenen Areal im Vordergrund des Interesses der Epileptologen.

Die Messung von GABA mittels *in vivo* ^{1}H-MRS stößt auf Schwierigkeiten infolge (a) der relativ niedrigen GABA-Konzentration (< 1 mM), (b) der spektralen Überlagerung mit anderen Resonanzen, und (c) der starken Kopplung zu den benachbarten Methyl-Protonen [J (Kopplungskonstante) 3,4 = 7.3 Hz].
Der letzte Tatbestand kann aber mit geeigneten Techniken auch benutzt werden, um das GABA-Signal anzuheben und gleichzeitig andere Signale zu unterdrücken. So haben Rothman et al. (1993) eine spezifische GABA-Editions-Sequenz beschrieben, mit der sie nach vorgängiger Volumenselektion mit *in vivo* [1]H-Spektroskopie eine Intensitätszunahme der editierten C4-GABA-Resonanz unter Vigabatrin-Behandlung (4 g/Tag) auf das 2-3fache des Wertes vor Behandlung nachweisen konnten (Abb. 1).

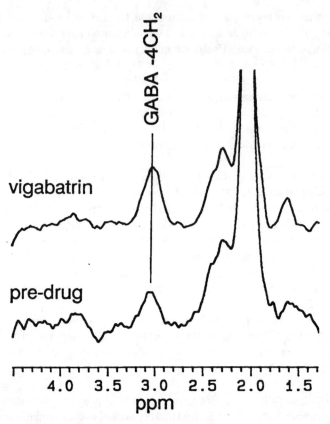

Abb. 1: GABA-editierte Spektren bei einem Epileptiker vor (pre-drug; unteres Spektrum) und während Vigabatrin-Behandlung in einer Dosierung von 4 g/ Tag (oberes Spektrum).
Die Intensität der editierten C4-GABA-Resonanz bei 3.0 ppm (GABA-4CH$_2$) ist nach Behandlung mit dem spezifischen GABA-Transaminase-Hemmer Vigabatrin auf das 2-3fache der Intensität im Spektrum vor Vigabatrin-Behandlung angestiegen. (Aus: Rothman et al. 1993)

Perry und Hansen (1981) haben im chirurgisch entfernten epileptogenen Herd eine Erhöhung der Glutamat-Resonanz [9.44± 0.24 (Fokus) versus 7.58± 0.50 µmol/g Frischgewicht (Kontrolle)] gemessen, und Sherwin et al (1988) haben sinngemäß über ähnliche Befunde berichtet [Glutamat-Resonanz: 109.8± 1.8 (Fokus) versus 87.4 ± 2.0 uml/g Protein (Kontrolle)].
Stefan und Mitarbeiter (1990) haben kürzlich in Erlangen ebenfalls mit ihrem 4-Tesla-Ganzkörper-MR-Scanner 5 Patienten mit fokaler Epilepsie studiert (^{1}H-MRS, Double-spin-echo-Sequenzen TE 170 ms, TR 2000 ms; 2x2x2 voxels) und fanden Unterschiede für NAA und Glutamat, wenn sie beta-Glutamat (Glu, 2.09 ppm) und N-acetyl-aspartate (NAA, 2.01 ppm) im Herd mit der homolo-

gen „gesunden" kontra-lateralen Seite verglichen. [NAA: 43.2± 10.0 (Fokus) versus 51.4 ± 23.0 (Kontrolle); Glu: 6.6 ± 1.1 (Fokus) versus 4.1 ± 2.7 (Kontrolle); Angabe der Werte in relativen Flächenangaben].

Wir selbst haben bisher 23 Patienten mit ^{1}H-MRS und zum Teil zusätzlich mit ^{31}P-MRS untersucht. In den meisten Fällen mit eindeutiger Herdepilepsie ergab die ^{1}H-MRS durchaus sinnvolle und zum Teil höchst interessante Ergebnisse, die in Übereinstimmung mit elektrophysiologischen, klinisch-epileptologischen und MRI- und PET-Daten stehen. Abbildung 2 zeigt ein Beispiel für ein damatisch verändertes Spektrum im Herdbereich bei einem unterdessen erfolgreich operierten Patienten (K.L., 1959) mit einer rechts mesialen Temporallappenepilepsie klassischer Ausprägung (Wieser et al., 1993).

Abbildung 3 zeigt ein Beispiel für eine postoperative ^{1}H-MRS-Studie mit Metabolitenbildern von Inositol und Glutamat und Derivaten (Glx), welche im an die Resektion angrenzenden, posterioren linken Hippokampusbereich erhöht sind.

Literatur

(1)   Brand, A., Richter-Landsberg, C., Leibfritz, D.: Specific differences in metabolism of primary glia and glioma cells. XIIth Meet. Soc. Magn. Reson. Med. 1993, Book of Abstracts, 512

(2)   Conelly, A., Jackson, G.D., Duncan, J.S., King, M.D., Gadian, D.G.: The contribution of ^{1}H MRS in the presurgical asessment of temporal lobe pathology in patients with intractable epilepsy. XIIth Meet. Soc. Magn. Reson. Med. 1993, Book of Abstracts, 1463

(3)   Heerschap, A., Zijlmans, J., de Koster, A., Tijssen, H., Horstink, M.: Metabolite levels at three brain locations in parkinsonism as viewed by proton MRS. XIIth Meet. Soc. Magn. Reson. Med. 1993, Book of Abstracts, 234

(4)   Holshouser, B., Komu, M., Möller, H., Zijlmans, J., Tosk, J., Sonninen, P., van Marten, P., Heerschap, A., Kolem, H.: Single volume proton MR spectroscopy on patients with Parkinson's disease - a multicenter pilot study. XIIth Meet. Soc. Magn. Reson. Med. 1993, Book of Abstracts, 235

(5)   Jüngling, F.D., Wahloo, A.K., Stadtmüller, G., Hennig, J.: Localized ^{1}H-spectroscopy in the hippocampus of normals and patients with Alzheimer's Disease. XIIth Meet. Soc. Magn. Reson. Med. 1993, Book of Abstracts, 1555

(6)   Kato, T., Mikami, I., Takashima, S., Tatsuno, M., Okuyama, K.: Protein MR spectroscopy of the pediatric brain with focal epilepsy. XIth Meet. Soc. Magn. Reson. Med. 1992, Book of Abstracts, 2006

(7)   Klunk, W.E., Panchalingam, K., Moossy, J., Mc Clure, R.J., Pettegrew: N-acetyl-L-aspartate and other amino acid metabolites in Alzheimer's disease brain: A preliminary proton nuclear magnetic resonance study. Neurology, 1992, 42, 1578-1585

(8)   Matthews, P.M., Andermann, F., Arnold, D.L.: A proton magnetic resonance spectroscopy study of focal epilepsy in humans. Neurology, 1990, 40, 985-989

(9)   Perry, T.L., Hansen, S.: Amino acid abnormalities in epileptic foci. Neurology, 1981, 31, 872-876

(10)   Rothman, D.L., Petroff, O.A.C., Behar, K.L., Mattson, R.H.: Localized ^{1}H NMR measurements of -aminobutyric acid in human brain *in vivo*. Proc. Natl. Acad. Sci. USA, 1993, 90, 5662-5666

(11)   Sherwin, A., Robitaille, Y., Quesney, F., Olivier, A., Villemure, J., Leblanc, R., Feindel, W., Andermann, E., Gotman, J., Andermann, F., Ethier, R., Kish, S.: Excitatory amino acids are elevated in human epileptic cerebral cortex. Neurology, 1988, 38, 920-923

(12)   Stefan, H., Schüler, P., Schuirer, G., Huk, W., Hinz, S.: H-Spectra of brain tissue by a 4-T-whole-body MR Scanner in patients with epilepsy. 42nd Annual Meeting American Academy of Neurology, May 1990

(13)   Sutherland, G.R., Peeling, J:. ^{1}H magnetic resonance spectroscopy of extracts of epileptic neocortex and hippocampus. XIth Meet. Soc. Magn. Reson. Med. 1992, Book of Abstracts, 1914

(14)   Urenjak, J., Williams, S.R., Gadian, D.G., Noble, M.: Metabolic profile of various neural cells: A basis for interpreting ^{1}H NMR brain spectra in vivo. XIth Meet. Soc. Magn. Reson. Med. 1992, Book of Abstracts, 2147

(15)   Wieser, H.G., Engel, J.Jr., Williamson, P.D., Babb, T.L., Gloor, P.: Surgically remediable temporal lobe syndromes. In: Engel, J.Jr. (ed.): Surgical treatment of the epilepsies. New York, Raven Press, 1993, 49-63

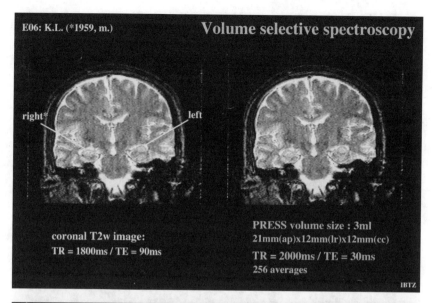

E06: K.L. (*1959, m.)

Volume selective spectroscopy

right* left

coronal T2w image:
TR = 1800ms / TE = 90ms

PRESS volume size : 3ml
21mm(ap)x12mm(lr)x12mm(cc)
TR = 2000ms / TE = 30ms
256 averages

IBTZ

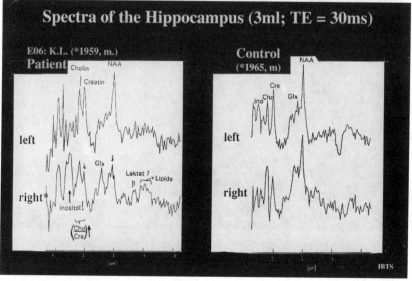

Spectra of the Hippocampus (3ml; TE = 30ms)

E06: K.L. (*1959, m.)
Patient

Control
(*1965, m)

Abb. 2: ¹*H-MRS (Pat. K.L., 1959) mit rechtsseitiger mesialer Temporallappen-epilepsie und im MRI nachgewiesener Atrophie rechts mesial temporal. Rechts oben sind die ausgewählten Volumina (je 3 ml) eingezeichnet. Das rechts-hippokampale Spektrum des Patienten (im Bild links zu unterst) ist in mehrerer Hinsicht gegenüber vergleichbaren Spektren einer gesunden Kontrollperson (rechts unten) deutlich abnorm: Neben einer massiven Reduktion von NAA fin-det sich eine relative Erhöhung von Glutamat und Derivaten (Glx) sowie von Inositol. Zudem sind die Signale im Laktat-Lipidbereich erhöht.*

73

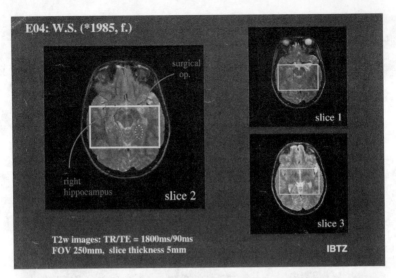

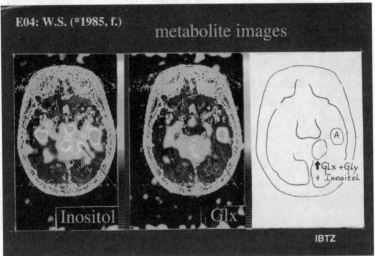

Abb. 3: Postoperative Metabolitenbilder für Inositol, einem Glioseindikator (links unten), und für Glutamat und Derivate (Glx, rechts unten) einer Patientin (W.S., 1985), die vor 2^{1}/2 Jahren wegen einer bis dahin pharmakotherapieresistenten links mesialen Temporallappenepilepsie operiert wurde.

Das ^{1}H-MRS untersuchte Volumen (VOI) wurde mittels einer speziellen Abbildungsmethode (CSI, chemical shift imaging) in kleinere Volumenelemente unterteilt. Dargestellt ist das VOI. Die räumliche Auflösung der Spektren und der daraus rekonstruierten Metabolitenbilder betrug 1 cm^3.

Sowohl Inositol als auch Glx zeigen posterior von der Resektion erhöhte Intensitäten (siehe Skizze). Der in der Skizze mit A eingezeichnete Bereich entspricht mit großer Wahrscheinlichkeit einem Zahnplomben-Artefakt.

Positronen-Emissions-Tomographie bei Epilepsie

[1]G. Pawlik, [1]G.R. Fink, [2]H. Stefan, [1]W.-D. Heiss
[1] Klinik und Poliklinik für Neurologie und Psychiatrie der Universität zu Köln, Klinik für Neurologie & Max-Planck-Institut für neurologische Forschung, Köln
[2] Neurologische Klinik mit Poliklinik d. Universität Erlangen-Nürnberg, Erlangen

Abstract

Functional neuroimaging techniques permit the ictal and interictal visualization of regional and global disturbances of cerebral energy metabolism, perfusion, or receptor density, that are closely related to the pathophysiology of epilepsy. PET is superior to SPECT with regard to sensitivity, quantification, target variables, and spatial resolution. Both methods have their largest diagnostic yield in localization-related epilepsies. Specificity, however, can only be derived from clinical context.

While electrophysiological methods provide the most important findings at seizure onset, interictal conditions are best suited for PET because its unfavorable temporal resolution does not permit the clear distinction between epileptogenic and irritative zones and the area of seizure spread. Glucose metabolic images have proved most useful for localization with PET. Optimum contrast between the focus and functionally deactivated surrounding tissue is achieved by psychophysical activation, e.g., by continuous emotional speech concurrently revealing the regional dominance for language.

Funktionelle Bildgebung in der prächirurgischen Epilepsiediagnostik

Mit zunehmender internationaler Erfahrung auf dem Gebiet der ablativen Chirurgie zur Behandlung pharmakoresistenter lokalisationsbezogener Epilepsien werden heute in etlichen Zentren wegen der möglichen neuropsychologischen Einbußen nach herkömmlichen Standard-Resektionen begrenzte, individuell angepaßte („tailored") Resektionen des epileptogenen Gewebes (Topektomien) angestrebt, die eine Verringerung des Defizitrisikos bei effektiver Anfallskontrolle erwarten lassen. Neben den herkömmlich in der prächirurgischen Epilepsiediagnostik eingesetzten Verfahren der Computertomographie (CT), der Kernspintomographie (MRI) sowie verschiedenen Varianten der Elektroenzephalographie (EEG) kommt insbesondere den funktionell bildgebenden Verfahren hier eine zunehmend wichtigere Rolle zu, da sie mit der Epileptogenese assoziierte Funktionsstörungen dreidimensional und mit einer für klinische Zwecke ausreichenden räumlichen Auflösung zu erfassen erlauben.

Die mit dem EEG auch mittels intrakranieller Elektroden lokalisierbare epileptisch aktive Hirnregion muß keineswegs mit dem epileptogenen Areal übereinstimmen. Daher werden CT und MRI eingesetzt, um eine eventuell epileptogen wirkende morphologische Läsion festzustellen. Bei einem erheblichen Prozentsatz der möglichen Operationskandidaten lassen sich allerdings mit diesen Verfahren keine Veränderungen nachweisen. Vor allem in diesen Fällen kann die Positronen-Emissions-Tomographie (PET) oder SPECT (single photon emission computed tomography) durch den Nachweis dysfunktioneller Zonen mit pathologisch veränderter Hirndurchblutung, Rezeptordichte oder gestörtem Hirnglukosestoffwechsel wichtige lokalisatorische Hinweise erbringen. Aus technischen und pathophysiologischen Gründen sind diese nuklearmedizinischen Verfahren jedoch keineswegs gleichwertig.

Hirndurchblutungsuntersuchungen

Tomographische Bilder der Hirndurchblutung lassen sich sowohl mit der weiter verbreiteten SPECT-Technik (mit ^{99m}Technetium-HMPAO) als auch mit PET (mit $H_2^{15}O$ oder ^{15}O-Butanol) gewinnen. Während interiktuale SPECT-Perfusions-Untersuchungen Probleme mit geringer Sensitivität und falscher Seitenlokalisation haben (Rowe et al., 1991), erlauben iktuale SPECT-Perfusions-Untersuchungen oft eine sichere Lappenlokalisation (Stefan et al., 1990). Neben dem Nachteil, daß sie mit erheblichem logistischen und damit auch finanziellen Aufwand verbunden sind, zeigen iktuale Durchblutungsuntersuchungen aufgrund ihrer ungünstigen zeitlichen Auflösung selten nur den Ort des Anfallsursprungs, sondern zumeist ein Mischbild aus Anfallsausbreitung (Hyperperfusion) und postiktualer Funktionsdepression (Hypoperfusion). Sie erlauben somit zwar oft eine sichere Zuordnung der Epileptogenese zur Hirnseite, meist auch zu dem betroffenen Hirnlappen, eine intralobäre Differenzierung ist jedoch kaum möglich. Beim direkten intraindividuellen Vergleich der mittels PET in einer Sitzung am anfallsfreien Patienten gemessenen Durchblutungs- und Stoffwechselergebnisse kommt die dysfunktionelle Zone im Stoffwechselbild eindeutig besser zur Darstellung (Pawlik et al., 1993). Entsprechend sind die mangelnde Sensitivität, falsche Seitenlokalisation und fehlende intralobäre Differenzierung wahrscheinliche Ursachen der fehlenden Korrelation von Hirndurchblutungsergebnissen und postoperativem Verlauf (Leiderman et al., 1992).

Glukosestoffwechseluntersuchungen

Wegen der relativ zu elektrophysiologischen Methoden langen Zeitkonstante nuklearmedizinischer Verfahren können epileptogene, irritative und Anfallsausbreitungszonen nicht hinreichend sicher voneinander abgegrenzt werden. Hingegen haben sich für PET verschiedene interiktuale Untersuchungsbedingungen als besonders aussagefähig erwiesen.

Quantitativen interiktualen PET-Darstellungen des Hirnglukosestoffwechsels mit [^{18}F]Fluordeoxyglukose (^{18}FDG) kommt bislang bei Fragen der Herdlokalisation die größte praktische Bedeutung zu. Eine Reihe von PET-Studien haben die interiktuale funktionell-metabolische Anatomie bei Temporallappenepilepsien untersucht (z.b. Kuhl et al., 1980; Henry et al., 1993). Stoffwechselminderungen sind dabei sowohl temporal als auch extratemporal (z.b. im Thalamus) nachgewiesen worden. Ein temporaler Hypometabolismus als typischer interiktualer Befund läßt sich bei 60-90% der untersuchten Patienten mit komplex-partiellen Anfällen ipsilateral zum EEG-Fokus nachweisen und ist oft Ausdruck einer makromorphologisch nicht erkennbaren Hippokampussklerose. Wenn es auch zwischen dem Schweregrad des Hypometabolismus und der Lokalisation keinen engen Zusammenhang gibt und der Hypometabolismus oft über die im EEG erfaßte Region des Anfallsbeginns klar hinausgeht, so ermöglicht das Stoffwechselmuster doch eine sichere Unterscheidung zwischen temporomesialem und temporolateral neokortikalem Ursprung (Sackellares et al., 1990). Herdlokalisationen mittels ^{18}FDG-PET und EEG korrelieren gut miteinander, ebenso wie mit dem postoperativen Verlauf (Leiderman et al., 1992). Dabei ist die PET-Technik bezüglich der Prägnanz der Herddarstellung nicht nur dem CT, MRI und SPECT, sondern auch dem EEG bei bestimmten Epilepsien überlegen (Stefan et al., 1987).

Funktionelle Aktivierungsuntersuchungen

Da PET-Ergebnisse im Gegensatz zu SPECT-Resultaten in biochemischen Einheiten quantifizierbar sind, lassen sich wiederholte PET-Untersuchungen problemlos miteinander vergleichen. So können Hirnglukosestoffwechselmessungen in Ruhe und unter neuropsychologischer Aktivierung durchgeführt und das Ausmaß der Funktionsrekrutierung genau gemessen werden. Psychophysische Aktivierungen erhöhen den Kontrast zwischen der maximal funktionsgestörten Zone und dem umgebenden, zwar beeinträchtigten, aber noch durchaus funktionstüchtigen Gewebe erheblich. Dadurch läßt sich das Areal, das ohne das Risiko eines postoperativen Defizits reseziert werden kann und wahrscheinlich der epileptogenen Zone weitgehend entspricht, besser eingrenzen und von lediglich sekundär inaktiviertem Gewebe differenzieren (Pawlik et al., 1989). Geeignete neuropsychologische Aktivierungsparadigmen, die zu starken globalen Stoffwechselsteigerungen führen und somit meist eng umschriebene Herde erkennen lassen, sind Spontansprache zu emotionsbeladenen persönlichen Erlebnissen oder

Gedächtnisaufgaben mit kontinuierlichem Lernen und Wiedererkennen. Darüber hinaus erlaubt die Sprachaktivierung anhand des schwerpunktmäßigen Rekrutierungsmusters eine zuverlässige Aussage über „Sprachlokalisation" und Funktionstüchtigkeit der Corpora amygdaloidea. In Zweifelsfällen oder bei unzureichender Kooperation des Patienten können Ruhemessungen statt durch Aktivierungsstudien auch durch postiktuale Untersuchungen ergänzt werden, in denen sich das primär epileptogene Areal typischerweise noch über etliche Minuten nach einem ausgedehnten Anfall stärker als unter interiktualen Ruhebedingungen inaktiviert zeigt.

Rezeptoruntersuchungen

In-vivo-Rezeptoruntersuchungen bei fokalen Epilepsien sind erst vereinzelt durchgeführt worden. Aufgrund pathophysiologischer Modelle zu Anfallsentstehung und -ausbreitung könnten Rezeptoruntersuchungen zur Erfassung der epileptogenen Zone besonders geeignet sein. Erste Untersuchungen zu Benzodiazepin-Rezeptoren mit SPECT (Schubiger et al., 1991) und PET (Savic et al., 1988) sowie mit SPECT zu muscarinischen cholinergen Rezeptoren (Müller-Gärtner et al., 1993) scheinen dies zu bestätigen. Aussagekräftige Vergleichsstudien mit bisherigen Referenztracern stehen allerdings noch aus.

Schlußfolgerungen

Aufgrund eingeschränkter Befundspezifizität können Veränderungen von Durchblutung, Stoffwechsel oder Rezeptorendichte nur im Kontext der Anfallsanamnese, der klinischen Anfallsbeobachtung und der EEG-Befunde sinnvoll interpretiert werden. Dabei ist PET dem SPECT wegen des besseren räumlichen Auflösungsvermögens, der quantitativen Befunde und der pathophysiologischen Relevanz der untersuchbaren Variablen überlegen. Die gegenüber den morphologischen bildgebenden Verfahren höhere Sensitivität von PET hat ihre Gründe vor allem in der funktionell anatomischen Darstellung, während der entscheidende Vorteil gegenüber elektrophysiologischen Verfahren in der umfassenden dreidimensionalen Meßcharakteristik bei guter räumlicher Auflösung zu suchen ist.

Insbesondere unter geeigneter psychophysischer Aktivierung zeigt PET bei lokalisationsbezogenen Epilepsien regional eng umschriebene und gut vom umgebenden Gewebe abgrenzbare Stoffwechselstörungen. Alle vorliegenden Befunde sprechen dafür, daß es sich bei diesen Herden um epileptogene Zonen handelt, deren Resektion ohne unnötiges Defizitrisiko mit hoher Wahrscheinlichkeit zur Anfallskontrolle führt.

Literatur

(1)   Frost, J.J., Mayberg, H.S., Fisher, R.S., Douglass, K.H., Dannals, R.F., Links, J.M., Wilson, A.A., Ravert, H.T., Rosenbaum, A.E., Snyder, S.H.: Mu-opiate receptors measured by positron emission tomography are increased in temporal lobe epilepsy. Ann Neurol, 1988, 23, 231-237

(2)   Henry, T.R., Mazziotta, J.C., Engel, J.Jr.: Interictal metabolic anatomy of mesial temporal lobe epilepsy. Arch Neurol, 1993, 50, 582-589

(3)   Kuhl, D.E., Engel, J.Jr., Phelps, M.E., Selin, C.: Epileptic patterns of local cerebral metabolism and perfusion in humans determined by emission computed tomography of ^{18}FDG and ^{13}NH$_3$. Ann Neurol, 1980, 45, 397-402

(4)   Leiderman, D.B., Balish, M., Sato, S., Kufta, C., Reeves, P., Gaillard, W.D., Theodore, W.H.: Comparison of PET measurements of cerebral blood flow and glucose metabolism for the localization of human epileptic foci. Epilepsy Res, 1992, 13, 153-157

(5)   Müller-Gärtner, H.W., Marberg, H.S., Fisher, R.S., Lesser, R.P., Wilson, A.A., Ravert, H.T., Dannals, R.F., Wagner, H.N. Jr., Uematsu, S., Frost, J.J.: Decreased hippocampal muscarinic cholinergic receptor binding measured by 123I-Iododexetimide and single-photon-emission-computed-tomography in epilepsy. Ann Neurol, 1993, 34, 235-238

(6)   Pawlik, G., Fink, G.R., Wienhard, K., Heiss, W.-D.: Uncoupling of focal metabolism and hemodynamics in mesiolimbic temporal lobe epilepsy. Epilepsia, 1993, 34 (Suppl. 2), 186

(7)   Pawlik, G., Holthoff, V., Löttgen, J., Hebold, I.R., Heiss, W.-D.: Interictal positron emission tomography in temporal lobe epilepsy: functional contrast enhancement by speech activation. J Cereb Blood Flow Metab, 1989, 9 (Suppl. 1), 229

(8)   Rowe, C.C., Berkovic, S.F., Austin, M.C., Saling, M., Kalnius, R.M., McKay, W.J., Bladin, P.F.: Visual and quantitative analysis of interictal SPECT with technitium-99m-HMPAO in temporal lobe epilepsy. J Nucl Med, 1991, 32, 1688-1694

(9)   Sackellares, J.C., Siegel, G.J., Abou-Khalil, B.W., Hood, T.W., Gilman, S., McKeeber, P.E., Hichwa, R.D., Hutchins, G.D.: Differences between lateral and mesial temporal metabolism interictally in epilepsy of mesial temporal origin. Neurology, 1990, 40, 1420-1426

(10)   Savic, I., Persson, A., Roland, P., Pauli, S., Sedvall, G., Widen, L.: In-vivo demonstration of reduced benzodiazepine receptor binding in human epileptic foci. Lancet, 1988, 2, 863-866

(11)   Schubiger, P.A., Hasler, P.H., Beer-Wohlfahrt, H., Bekier, A., Oettli, R., Cordes, M., Ferstl, F., Deisenhammer, E., De Roo, M., Moser, E. et al.: Evaluation of a multicentre study with iomazenil - a benzodiazepine receptor ligand. Nucl Med Commun, 1991, 12, 569-582

(12)   Stefan, H., Bauer, J., Feistel, H., Schulemann, H., Neubauer, U., Wenzel, B., Wolf, F., Neundörfer, B., Huk, W.J.: Regional cerebral blood flow during focal seizures of temporal and frontocentral onset. Ann Neurol, 1990, 27, 162-166

(13)   Stefan, H., Pawlik, G., Böcher-Schwarz, H.G., Biersack, H.J., Burr, W., Penin, H., Heiss, W.-D.: Functional and morphological abnormalities in temporal lobe epilepsy: a comparison of interictal and ictal EEG, CT, MRI, SPECT and PET. J Neurol, 1987, 234, 377-384

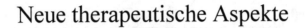

Neue therapeutische Aspekte

Die neuen Antiepileptika in der Anwendung bei Kindern und Jugendlichen - eine kritische Bewertung der vorliegenden Erfahrungen

G.Spiel
Abteilung für Neuropsychiatrie des Kindes- und Jugendalters
und Heilpädagogik LKH Klagenfurt

Einleitung

Die letzten Jahre brachten einen langerwarteten Fortschritt bei der Behandlung der Epilepsien. Nachdem es über Jahrzehnte - seit der Einführung der Valproats - zu keiner Erweiterung des Spektrums der verfügbaren Anticonvulsiva kam, stehen nunmehr mehrere neue Substanzen für die Anwendung bereit: Vigabatrin, Lamotrigine, Felbamate. Darüber hinaus wurde die Galenik des Valproats weiterentwickelt sowie eine Modifikation des Carbamazepins - das Oxcarbazepin - eingeführt.

Diese spezielle Situation erfordert einen regen Erfahrungsaustausch, vor allem in den ersten Jahren nach der Neueinführung dieser Medikamente, um das Indikations- und Nebenwirkungsspektrum klar zu umschreiben. Natürlich gab es diesbezügliche Vorstellungen und Erwartungen, die von der Grundlagenforschung abgeleitet wurden, trotzdem muß der praktische Einsatz der neuen Medikamente gut dokumentiert und müssen die Erfahrungen verbreitet werden. Dies führt dazu, daß die Bedeutung einer wie hier geplanten Zusammenstellung durchaus nur vorübergehend sein kann und zwar deswegen, weil mit der Zunahme der Erfahrung ein immer eindeutigeres Bild betreffend die neuen Anticonvulsiva entsteht.

Die jetzige Situation ist durch Hoffnung aber auch durch enttäuschte Hoffnung, sowohl bei den Kindern und Eltern als auch bei den Ärzten, gekennzeichnet. Bei früheren Neueinführungen hat sich häufig gezeigt, daß die Wirksamkeit der neuen Medikamente überschätzt wurde, daß sich das Indikationsspektrum manchmal verschoben oder extrem ausgeweitet hat, um dann wieder enger beschrieben zu werden. Die Änderung des therapeutischen Regimes nach dem jeweiligen Informationsstand ist nicht selten. So begründet sich auch der derzeit besonders starke Informationsbedarf der Ärzteschaft, nicht zu vergessen der Informationsbedarf der pharmazeutischen Industrie.

Man geht davon aus, daß etwa 20 bis 30 % der Anfallskranken mit den üblichen Medikamenten nicht - im Hinblick auf die Anfallsfrequenz bzw. die Schwere der Nebenwirkungen - suffizient behandelt werden können. Diese globale Aussage muß jedoch relativiert werden, bedenkt man die hohe Variabilität der Erscheinungsbilder innerhalb der Epilepsien, und zwar sowohl betreffend die Anfallsformen, die Syndrome als auch was die ätiologischen Gesichtspunkte betrifft. Der Einsatz eines neuen Medikamentes richtet sich ja nicht nur nach dem Umstand, daß das zuerst verwendete Medikament ineffizient bzw. partiell ineffizient blieb, sondern es muß berücksichtigt werden:
* die Typologie der Anfälle,
* die Annahme einer bestimmten neurophysiologischen Dysfunktion,
* in diesem Zusammenhang die Frage, in welcher Entwicklungsphase des ZNS die ersten Anfälle auftraten,
* damit die Zugehörigkeit zu einem bestimmten Epilepsiesyndrom,
* die Schwere der Ausprägung des Krankheitsbildes,
* wie lange das Leiden bereits andauert,
* welche Ätiologie bzw. Ätiologiekombination vorliegt.
* Auch ist bei jedem Einsatz eines Medikamentes zu berücksichtigen, welche anderen, vorwiegend gleichfalls durch Hirnfunktionsstörung bedingte Probleme bzw. assoziierte Probleme vorliegen.
(Als weiterer möglicherweise bedeutsamer Faktor sei das Geschlecht genannt.) Tatsache ist jedoch, daß ein derart maßgeschneidertes Vorgehen bei der Differentialindikation von Anticonvulsiva nur bedingt erfolgt. Üblicherweise werden die Entscheidungen nach einigen wenigen Charakteristika der jeweiligen Epilepsie getroffen. Letztlich sollte aber die weitgehende Individualisierung des therapeutischen Ansatzes Ziel sein.

Systematische Erfahrungen

Derzeit ist Vigabatrin in Österreich am Markt erhältlich. Lamotrigine wird höchstwahrscheinlich mit Beginn des nächsten Jahres (1994) auf dem Markt verfügbar sein und vermutlich kurze Zeit später das Felbamate.
Bezüglich dieser drei Medikamente wird im folgenden ein zusammenfassender kritischer Literaturüberblick gegeben und werden Forderungen für das Design und die Auswertestrategien von Studien abgeleitet.

In dieser Darstellung sollen Beobachtungen betreffend Effizienz der neuen Anticonvulsiva ganz im Vordergrund stehen. Pharmakokinetische Aspekte, einschließlich Medikamenteninteraktionen, sowie das Nebenwirkungsspektrum bleiben unberücksichtigt.

Einleitend sei darauf hingewiesen, daß die angewandten Strategien bei den Untersuchungen mit diesen drei Medikamenten stark unterschiedlich sind.

Der Einsatz von **Vigabatrin** wurde bei verschiedenen Epilepsieformen untersucht, wobei die Wirkung dieses Medikamentes beim West-Syndrom speziell interessierte. Es liegen bezüglich dieses Medikamentes keine Studien mit Doppelblind-Design vor, zwei Studien sind einfach blind konzipiert. Es gibt derzeit keine Multicenter-Studie, erste Untersuchungen überprüfen den Effekt des initialen Einsatzes dieses Medikamentes.

Lamotrigine wurde gleichfalls in verschiedener Indikation untersucht. Es gibt derzeit keine Doppelblind-Studie, wobei eine solche aber in Planung ist, und zwar bei einem engumschriebenen Syndrom, nämlich dem Lennox-Gastaut-Syndrom. Eine Multicenter-Studie im Design einer offenen Add-On-Therapiestudie wurde durchgeführt.

Felbamate wurde in der Form einer Doppelblind-Multicenter-Studie beim Lennox-Gastaut-Syndrom getestet.

Es sei jetzt schon hervorgehoben, daß solche Studien, die die Anwendung des Medikamentes in einer homogenen Population untersuchen, besondere Bedeutung haben.

Die Effektivität von **Vigabatrin** beim West-Syndrom wurde initial von CHIRON, C., LAAN, L.L., und zwar bei einer Dosierung von 50 bis 150 bzw. 100 bis 200 mg/kg, nachgewiesen. Diese Autoren, wie auch SPOOR, H.L., SIEMES, H. & BRANDL, U., weisen daraufhin, daß die Effizienz des Vigabatrin beim West-Syndrom dann größer ist, wenn symptomatische Epilepsien behandelt werden. Besonders wird herausgestellt, daß die höchste Effizienz dann zu erwarten ist, wenn eine Tuberösen Hirnsklerose als Basis des West-Syndroms vorliegt. Dies wird deutlich, wenn man Responder und Non-Responder nach einem bestimmten Kriterium gegenüberstellt, und zeigt sich auch im Ausmaß des positiven therapeutischen Effekts bei den Respondern.

Die Wirksamkeit von Vigabatrin bei anderen Epilepsieformen wird einer Meta-Analyse der Ergebnisse von DULAC, D., CHIRON, C. & ULDALL P. entsprechend in der Tabelle 1 dargestellt, wobei als Therapieerfolg galt, wenn eine mindestens 50%ige Reduktion der Anfallshäufigkeit zu erreichen war.

Tabelle 2 zeigt die zusammengefaßten Ergebnisse von Studien, die in den letzten Jahren im Rahmen verschiedener internationaler Kongresse in Posterform veröffentlicht wurden. Die einzelnen Studien unterschieden sich deutlich, was die Gruppe der behandelten Kinder und Jugendlichen anlangt.

Einige Studien berichten über die Anwendung des Medikaments bei einer heterogen zusammengesetzten Gruppe von epilepsiekranken Kindern und untersuchen gelegentlich in einem zweiten Schritt Unterschiede in der Effizienz des Medikamentes zwischen klinischen Subgruppen.

Andere Studien widmeten sich enger umschriebenen Epilepsieformen. Beträchtliche Unterschiede gab es bei den verwendeten Dosen. Wie die Tabelle zeigt, schwanken die Angaben bezüglich Responder ganz beträchtlich. In den Fällen, wo heterogene Gruppen von Kindern mit Epilepsien behandelt wurden, konnten bessere Ergebnisse bei Kindern mit partiellen bzw. partiell-komplexen Anfällen gesehen werden und auch bei den Kindern mit West-Syndrom (was ja zu erwarten war, s.o.). Auch konnte wiederum in der Studie von LAEM, L. gezeigt werden, daß Vigabatrin speziell beim Vorliegen einer Tuberösen Hirnsklerose effizient ist. Unerwartet positiv wird von BRANTNER, S. & FEUCHT, M. der Effekt von Vigabatrin beim Lennox-Gastaut-Syndrom dargestellt.

Demgegenüber wurden negative Effekte im Sinne einer Anfallsprovokation von LUNA, D. & AICARDI, J. bei den myoklonischen Anfallsleiden und beim Lennox-Gastaut-Syndrom beschrieben. Mehrere Autoren beschreiben eine Tachyphylaxie. Der Beginn der Wirkungseinbuße wurde zwischen dem 3. und 4. sowie 2. und 6. Monat gesehen.

Tab. 1: VIGABATRIN - Effizienz bei Kindern und Jugendlichen bei verschiedenen Anfallsformen.
Als Erfolg galt eine mindestens 50%ige Reduktion der Anfallsfrequenz

Internationale Klassifikation		Prozent der Patienten
Insgesamt	N = 105	
Symptomatisch-partiell		62,1
Kryptogen-partiell		60,6
Symptomatisch-generalisiert		35,3
Lennox-Gastaut-Syndrom		42,8
Myoklonische Anfälle		50,0

Tab.2: VIGABATRIN - Effizienz bei Kindern und Jugendlichen bei verschiedenen Anfallsformen. Als Erfolg galt eine mindestens 50%ige Reduktion der Anfallsfrequenz

Internationale Klassifikation	N	Prozent der Patienten
Heterogene Gruppe		
Renier, W.O.	68	33,8
Coppola, G.	33	39,3
Arzimanoglou, A.A.	45	41,5
Luna, D.	61	38
Aicardi, J.	25	40
Partiell komplex sek. general.		
Fois, A.	46	26,0
Herranz, J.L.	20	60,0
Dalla Bernardina, B.	46	80,4
Symptomat. general.;Lennox-Gastaut		
Laem, L.	25	48
Brantner, S., Feucht, M.	20	60

Die Effizienz von **Lamotrigine** wurde in einer großangelegten Multicenter-Add-On-Therapiestudie untersucht, und zwar sowohl bei Kindern als auch Erwachsenen (HOSKING, G. & SPENCER, S.). Tabelle 3 zeigt die Ergebnisse bzgl. der Effizienz des Medikaments insgesamt sowie differenziert nach Anfallstypen. In einer Reanalyse wurde im selben Datensatz versucht, die Effizienz des Medikaments bei Patientengruppen zu analysieren, die syndromatologisch oder durch zusätzliche Variablen neben der Epilepsie definiert waren. Man stellte eine Gruppe von Patienten, die dem engumschriebenen Kriterien des Lennox-Gastaut-Syndroms entsprachen, der Gesamtgruppe gegenüber, weiters diejenigen Patienten, die durch Epilepsie und eine mentale Retardation gekennzeichnet waren, wiederum der Untersuchungsgruppe insgesamt. Eine bessere oder schlechtere Effizienz des Medikaments in diesen zwei so definierten Gruppen von Patienten im Vergleich zur Wirksamkeit des Medikaments generell konnte überraschenderweise nicht nachgewiesen werden.

Tab. 3: LAMOTRIGINE - Effizienz bei Kindern und Erwachsenen bei verschiedenen Anfallsformen. Als Erfolg galt eine mindestens 50%ige Reduktion der Anfallsfrequenz.

Anfallstyp	Prozent der Patienten	
	Kinder <13 years (n = 285)	Erwachsene (n = 677)
Insgesamt	34	32
A/B/C (partiell-insgesamt)	31	30
B (partiell-elementar)	14	24
B (partiell-komplex)	34	31
C (sekundär-generalisiert)	33	42
D1a (typische Absence)	53	34
D1b (atypische Absence)	50	61
D2 (myoklonisch)	31	31
D4 (klonisch)	24	36
D5 (primär generalisiert)	30	38
D6 (atonisch)	38	60

Da diese umfassende Multicenter-Add-On-Studie vorliegt, wird auf die Darstellung der Ergebnisse von Posterpräsentationen verzichtet.

Zusammenfassend zeigen die Daten, daß bei Epilepsien mit typischen und atypischen Absencen die höchste Effizienz von Lamotrigine nachzuweisen war, die niedrigste Wirksamkeit zeigte sich bei Epilepsien mit partiell-elementaren sowie klonischen Anfällen.

Für **Felbamate** liegt das Ergebnis einer Multicenter-Doppelblind-Studie beim Lennox-Gastaut-Syndrom vor (FELBAMATE STUDY GROUP in LENNOX-GASTAUT-SYNDROM). Im Gegensatz zu den Vigabatrin- und Lamotrigine-Studien ist hier ein hoher Standard bei der Überprüfung der Effizienz eines Medikamentes erreicht. (Es sei hier erwähnt, daß eine solche Studie für Lamotrigine in Vorbereitung ist.)
In dieser Studie konnte nachgewiesen werden, das Felbamate die Gesamtzahl der Anfälle bei diesem prognostisch ungünstigen Syndrom reduziert. Betrachtet man atonische Anfälle bzw. auch atypische Absencen isoliert, so zeigt sich auch so eine Reduktion der Anfallsfrequenz unter Felbamate.

Wesentlich ist der Nachweis einer offensichtlichen Dosis-Wirkungs-Beziehung beim Felbamate-Einsatz. Mit dem Anstieg der Felbamate-Dosis von 0 auf 45 mg/kg/Tag sank die Anzahl atonischer Anfälle pro Tag von durchschnittlich 18 auf etwa 12, im Zusammenhang damit stieg die Felbamate-Konzentration von 0 auf etwa 42 μg/ml. In diesem Dosisbereich scheint ein linearer Zusammenhang zwischen Anfallsreduktion und Konzentrationszunahme von Felbamate zu bestehen.

In einer Folgestudie wurde die Placebogruppe dann gleichfalls auf Felbamate eingestellt. Die Effizienz von Felbamate konnte in dieser Gruppe gleichfalls und im selben Ausmaß nachgewiesen werden. Die relative Anfallskontrolle konnte daher für einen Zeitraum bis zu 12 Monaten nachgewiesen werden.

Es ist erwähnenswert, daß Kinder in dieser Studie schwere Anfallsverlaufsformen des LG-Syndroms zeigten. Die Anfallshäufigkeit während der Baseline-Phase betrug bei der späteren Felbamate-Therapie-Gruppe im Durchschnitt 13,2 atonische Anfälle, respektive 57,7 Anfälle insgesamt. In der späteren Placebogruppe hatten die Kinder 8,1 atonische bzw. 25,5 Anfälle insgesamt pro Tag.

Die Anzahl der tonisch-klonischen Anfälle war in der gesamten Baseline-Periode (28 Tage) 9 bzw. 6.

Es ist bei der Interpretation der Daten auch wesentlich zu berücksichtigen, daß zufälligerweise Kinder mit schwereren Anfallsverläufen der Felbamate-Therapie-Gruppe zugeordnet wurden.

Tab.4: FELBAMATE - Effizienz bei Kindern und Jugendlichen bei verschiedenen Anfallsformen. Als Erfolg galt eine mindestens 50%ige Reduktion der Anfallsfrequenz.

Internationale Klassifikation		Prozent der Patienten
Anfälle insgesamt	N= 37	45
Atonische Anfälle		58
Atypische Absencen		52

Bewertung und Ausblick

Nach dieser Darstellung soll eine vorsichtige Bewertung des Erfahrungsstandes gegeben werden.

Generell ist anzumerken, daß in fast allen Studien dann eine Effizienz des Medikamentes festgestellt wurde, wenn die Anfallsreduktion mehr als 50 % betrug. Allein dieser Umstand dämpft unrealistische Hoffnungen. Nur ganz wenige Studien berücksichtigen den Grad der Anfallsreduktion bzw. stellen ihn dar.

Dieser Aspekt wird bei der Effizienzüberprüfung von Vigabatrin beim West-Syndrom und beim Einsatz von Felbamate beim Lennox-Gastaut-Syndrom miteinbezogen.

Umso bedenklicher ist es, daß im Schnitt nur ein Drittel, manchmal nur die Hälfte bis maximal zwei Drittel der therapierefraktären Patienten unter dem oben genannten Kriterium vom neuen Medikament profitieren.

Wie schon gesagt, entspricht derzeit eine einzige Studie - nämlich die der Felbamate Study Group in Lennox-Gastaut-Syndrom - einem hohem empirischen Standard. Es ist zu erwarten, daß demnächst eine ähnliche Studie mit ähnlicher Zielsetzung mit dem Medikament Lamotrigine beginnt.
Mit diesem Studien-Design wird der Forderung, eine relativ homogene Gruppe von Kindern zu untersuchen, entsprochen; diese ist zusätzlich multizentrisch angelegt und verwirklicht ein Doppelblind-Design.

Aber auch die Vergleichbarkeit von Studien, die auf den ersten Blick sehr ähnlich zu sein scheinen, sind dann nur bedingt gegeben, wenn z.B. der Schweregrad des Anfallsleidens bei gleichem Syndrom nicht berücksichtigt wird. Dies könnte der Fall sein, wenn man in Zukunft die Felbamate-Studie mit der Lamotrigine-Studie, beide beim Lennox-Gastaut-Syndrom, vergleichen will.
Immer wieder wird es zufällig passieren, vor allem dann, wenn die untersuchte Gruppe der Kinder relativ klein ist (in der Felbamate-Studie 37/36), daß sich eine Asymmetrie bzgl. eines oder mehrerer Parameter zwischen den beiden Untersuchungsgruppen ergibt.

Damit ergeben sich abschließend folgende Anregungen:
Das Vorgehen, daß nach der ersten Studienphase (Doppelblind-Phase) Kinder in der Placebogruppe dann gleichfalls das in seiner Wirkung zu analysierende Medikament bekommen, ist generell zu befürworten. In den Multicenter-Studien sollte die Datenbasis noch wesentlich erhöht werden. Bei Planung der Studien sollte eine Fallzahl angepeilt werden, die nicht nur Gruppenvergleiche ermöglicht - jeweils nach einzelnen Kriterien -, sondern die multivariate statistische Verfahren ermöglicht.
Eine gewisse Heterogenität der Gruppe ist immer vorhanden. Nochmals sei hierbei auf die wesentlichen Apsekte hingewiesen:
* Schwere des Anfallsleidens,
* die Zeit der Therapieineffektivität (damit das Alter bei Therapiebeginn mit dem neuen Anticonvulsivum),
* die assoziierten Faktoren, im speziellen die kognitiven Störungen,
* und ätiologische Aspekte.
Solche Faktoren können jedoch nicht im vorhinein als irrelevant für das Ansprechen auf eine Therapie gelten.

Eine Möglichkeit, dieses Problem auch hochqualitativer Studien zu bewältigen, ist die Analyse des Datensatzes mit Hilfe von Diskriminanzanalysen, ausgehend von der Gruppe der Responder und Non-Responder. Diese statistische Methode kann folgende Fragen beantworten:

* Besteht zwischen zwei oder mehreren vorgegebenen Gruppen von Personen ein signifikanter Unterschied hinsichtlich der Gesamtstruktur mehrerer Merkmale (unabhängige Variablen)?
* Welche Kombinationen von Merkmalen ermöglicht die bestmögliche Trennung der vorgegebenen Gruppen?
* Welche relative Bedeutung kommt einzelnen Merkmalen bei der Unterscheidung der Gruppen zu?
* Welcher der bereits unterschiedenen Gruppen sind neu zu untersuchende Personen aufgrund ihrer Merkmalstruktur zuzuordnen?

Je nach Skalenniveau werden unterschiedliche Typen von Diskriminanzanalysen eingesetzt. Parameterfreie Diskriminanzanalysen sind weniger trennscharf als solche, die Intervallskalenniveau voraussetzen, d.h. die Gruppenunterschiede müssen deutlicher sein, um aufgedeckt zu werden.

Literatur

(1)   Aicardi, J., Arzimanoglou, A.: Gamma-Vinyl GABA (GVG) for childhood epilepsy: A pilot study. 17. International Epilepsy-Congress, Jerusalem, 1987

(2)   Arzimanoglou, A.A. et al.: Vigabatrin in children with uncontrolled epilepsy. 6th Congress of the International Child Neurology Association, Buenor Aires, 1992

(3)   Bortz, J.: Lehrbuch der Statistik für Sozialwissenschaftler. Berlin, Springer, 1985

(4)   Brantner, S., Feucht, M.: Gamma-Vinyl GABA (Vigabatrin) in Lennox-Gastaut-Syndrome: An open Trial. Congress "Seizure", Glasgow, 1992

(5)   Chiron, C. et al.: Therapeutic trial of vigabatrin in refractory infantile spasms. J Child Neurology (Suppl. 2), 1991, 52-59

(6)   Coppola, G. et al.: Gamma-Vinyl GABA (Vigabatrin) in children with refractory epilepsy: An open Trial. Epilepsia 34 (Suppl. 2), 1993, 119

(7)   Dalla Bernardina, B. et al.: Efficacy and tolerability of Gamma-Vinyl GABA (Vigabatrin) in children with refractory epilepsy. A scaling-up dose-response study. Epilepsia 34 (Suppl. 2), 1993, 121

(8)   Dulac, D. et al.: Vigabatrin in childhood epilepsy. J Child Neurology 6 (Suppl. 2), 1991, 30-37

(9)   Felbamate Study Group: Efficacy of Felbamate in childhood epileptic encephalopathy (Lennox-Gastaut-Syndrome). New England Journal of Medicine 328, 1993, 29-33

(10)   Fois, A. et al.: Gamma-Vinyl GABA (Vigabatrin) treatment in children. Epilepsia 34 (Suppl. 2), 1993, 119

(11)   Herranz, J.L. et al.: Single-blind, dose modification study of Vigabatrin in children with refractory partial epilepsy. 18th International Epilepsy Congress, New Delhi, 1989

(12)   Hosking, G., Spencer, S.: Lamotrigine as add-on therapy in paediatric patients with treatment-resistant epilepsy - an overview. Vorläufige Mitteilung, 1993

(13)   Laem, L. et al.: Vigabatrin in severe refractory epilepsy in childhood. Congress "Seizure", Glasgow, 1992

(14)   Luna, D. et al.: Vigabatrin in the treatment of childhood epilepsies: A single-blind placebo-controlled study. Epilepsia 30 (4), 1989, 430-437

(15)   Renier, W.O. et al.: Gamma-Vinyl-GABA (Vigabatrin) as add-on medication in children with therapy-resistant epilepsy: A postmarketing study. Epilepsia 34 (Suppl. 2), 1993, 121

(16)   Spohr, H.L. et al.: Vigabatrin in der Behandlung therapieresistenter kindlicher Epilepsien. Epilepsieblätter 5 (Suppl.), 1992, 31

(17)   Uldall, P. et al.: Vigabatrin in pediatric epilepsy - an open study. J Child Neurology 6 (Suppl. 2), 1991, 38-44

Prächirurgischer neuropsychologischer status und postoperative kognitive Entwicklung nach anteriorer 2/3 Temporallappenresektion

C.Helmstaedter, C.E.Elger
Universitätsklinik für Epileptologie, Bonn

Abstract

Besides seizure control, the maintenance of a patient's cognitive capability is a major concern of epilepsy surgery. In 144 patients with temporal lobe epilepsies we evaluated the preoperative cognitive performance levels and the postoperative performance change. Furthermore, we investigated the predictability of the postoperative cognitive outcome and its consequence with respect to daily life. The results show that there are already various impairments preoperatively. At 3 month follow-up, there was an overall improvement in cognitive efficiency. Verbal memory performance was the exception. Especially left temporal resected patients were prone to a decline in verbal memory in addition to preexisting deficits. Besides the side of surgery, high preoperative performance levels, an advanced age at surgery (with patients older than 30 suggesting a decreased cerebral plasticity), the extent of the temporal resection as well as cognitive deficits indicating malfunctions contralateral to the epileptic focus were found to predict the postoperative change in verbal memory. The relation between memory performance and the vocational status on the one hand and self ratings of cognitive efficiency on the other hand was poor. The relevance of memory deficits to every day life had to be evaluated individually according to the actual demand/deficit constellation. In conclusion, patients already suffer from cognitive deficits preoperatively. Risk factors can be identified which can help to predict the postoperative cognitive outcome, but its relevance for the patient's life can be determined only on the basis of individual demand/deficit constellations.

Einleitung

Die erklärten Ziele der Epilepsiechirurgie sind weitestgehende Anfallsfreiheit, der Erhalt beziehungsweise die Steigerung der Leistungsfähigkeit und damit zusammenhängend die Verbesserung der sozioökonomischen Situation und der Lebensqualität des Patienten.

Vor diesem Hintergrund untersuchten wir den präoperativen neuropsychologischen Status und die postoperative Leistungsentwicklung bei Patienten mit Temporallappenepilepsie. Das heißt: Welche Leistungsdefizite bestehen bereits vor der Operation, ergeben sich postoperativ Leistungssteigerungen oder unter Umständen auch zusätzliche Defizite, läßt sich vorhersagen, wer von der Operation profitieren wird bzw. wer nicht, und welche Relevanz haben die erfaßten Veränderungen der Leistungsfähigkeit auf die sozioökonomische Entwicklung und die subjektiv wahrgenommene Leistungsfähigkeit?

Patienten und Methode

Grundlage der Untersuchung waren 144 Patienten, die einer Zweidrittelresektion des linken (68) bzw. rechten (76) Temporallappens inclusive vorderer Anteile des Hippocampus unterzogen wurden. Wie Tabelle 1 zu entnehmen ist, waren die Gruppen hinsichtlich ihrer klinischen und demographischen Merkmale vergleichbar. Drei Monate postoperativ waren 55% der Patienten in beiden Gruppen absolut anfallsfrei.

Alle Patienten wurden präoperativ sowie 3 Monate postoperativ bei stabiler Medikation und Anfallssituation eingehend neuropsychologisch untersucht. Gegenstand der Untersuchung waren Leistungen zur Aufmerksamkeit (d2-Aufmerksamkeitsbelastbarkeits-Test), zum verbalen und figural bildhaften Gedächtnis (VLMT, DCS, Benton Test), Sprachleistungen (Token Test und LPS-Untertest 6), das räumlich figurale Vorstellungsvermögen (LPS-Untertests 7 und 8), die Visuokonstruktion (Mosaik Test) und die sprachliche Abstraktionsleistung (IST-70-Untertest GE). Das ungefähre Intelligenz- und Bildungsniveau wurde mittels des MWT-B-Wortschatztests geschätzt. Alle Patienten waren entsprechend des intracarotidalen Amobarbital-Tests linkshemisphärisch sprachdominant.

Ergebnisse

Präoperativer neuropsychologischer Status und postoperative Veränderung (Tabelle 2)

Aus dem anhand von Testnormen erstellten präoperativen Leistungsprofil gehen Gedächtnisleistungen und die sprachliche Abstraktionsleistung als die primär gestörten Funktionsbereiche hervor. Störungen von Sprachleistungen, von attentionalen Leistungen, Probleme im Bereich der Visuokonstruktion oder des räumlichen Vorstellungsvermögens und Hinweise auf ein generell reduziertes intellektuelles Niveau ergaben sich vergleichsweise selten. Die über T-Tests für verbundene Stichproben ermittelte postoperative Leistungsveränderung des Gesamtkollektiv spricht für eine allgemeine Leistungssteigerung, die von einer hoch signifikanten Verbesserung der Aufmerksamkeitsbelastbarkeit dominiert wird. Entgegen dem Trend verhält sich allein das Verbalgedächtnis, das eine signifikante Verschlechterung erfährt.

Determinanten des postoperativen Verlusts im Verbalgedächtnis

Als mögliche Prädiktoren für die postoperative Verschlechterung im Bereich des Verbalgedächtnisses wurden folgende Variablen ausgewählt: die präoperative Ausgangsleistung, die Operationsseite, das Ausmaß der temporalen Resektion (< 4 cm, > 3 cm), Anfallsfreiheit, präoperative Läsionen, präoperativ bildhafte Gedächtnisdefizite (Defizite in DCS und Benton Test), der Beginn und die Dauer der Epilepsie, der präoperative Anfallstyp (komplex partiell vs. sek. generalisiert), das Alter und das Geschlecht.

Aus Tabelle 3 ist zu ersehen, daß die postoperative Entwicklung aller Parameter des Verbalgedächtnisses entscheidend vom präoperativen Ausgangsniveau und der Seite der Operation bestimmt wird. Die Veränderung der Lern- und Rekognitionsleistung zeigt zudem deutliche Bezüge zum Alter der Patienten zum Zeitpunkt der Operation. Das Ausmaß der temporalen Resektion schlägt sich signifikant in der Lernleistung nieder, ebenso das Vorliegen von praeoperativ defizitären bildhaften Gedächtnisleistungen. Der postoperative Anfallsoutcome hat einen Bezug zur Rekognitionsleistung. Auf ausgewählte Variablen wird im folgenden näher eingegangen.

- *Seite der Operation*: Präoperativ weisen Patienten mit links temporaler Epilepsie signifikant schlechtere freie Abrufleistungen nach Distraktion und nach einem Delay von 1/2 Stunde auf als Patienten mit rechts temporaler Epilepsie ($F= 10.6$, $p=0.0013$; $F=10.3$, $p=0.0016$). Kein Unterschied ergibt sich hinsichtlich der unmittelbaren Abrufleistung beim Erlernen der Wortliste oder beim späteren Wiedererkennen des zuvor gelernten anhand von zur Auswahl stehenden Alternativen. Postoperativ finden sich für links temporal operierte Patienten im Gegensatz zu rechts temporal operierten Patienten signifikant verschlechterte Leistungen in allen Aspekten der verbalen Lern- und Merkfähigkeit (F zwischen 12.0-21.9, p zwischen 0.001-0.0001). Standardisiert man die Leistungen anhand eines Normkollektivs ($m=100$, $sd=10$), zeigt sich für links temporal operierte Patienten, daß der Verlust in den Bereichen des Lernens und Wiedererkennens deutlicher ausfällt als hinsichtlich des freien Abrufs ($t=1.7$, $p=0.09$; $t=2.6$, $p=0.01$).

- *Ausgangsleistung*: Für links wie rechts temporal operierte Patienten ergaben sich signifikante negative Korrelationen zwischen der Ausgangsleistung im Verbalgedächtnis und der postoperativen Veränderung. (r zwischen 0.5 - 0.65 mit p jeweils < 0.001)

- *Alter zum Zeitpunkt der Operation*: Bei links temporal operierten, nicht jedoch bei rechts temporal operierten Patienten ergibt sich ein deutlicher Bezug des postoperativen Verlustes in der verbalen Lernleistung zum Alter zum Zeitpunkt der Operation (OP links: $r=-0.41$, $F=13.4$, $p=0.0004$; OP rechts: -0.10 n.s.). Ein

Alter über 30 Jahre erscheint dabei als die kritische Grenze für links temporal Operierte, ab der eher Verluste zu erwarten sind.

- *Ausmaß der Resektion*: Das untersuchte Kollektiv der links und rechts temporal operierten Patienten läßt sich weiterhin danach unterteilen, ob eine restriktive (< 4 cm) oder maximale Resektion (mindestens 4 - max.) des Temporallappens inclusive Anteilen des Hippokampus vorgenommen wurde. Der Vergleich der Gruppen zeigt für links temporal operierte Patienten signifikant größere Verluste in der Lernleistung für die maximal resezierte Gruppe (OP links: $F= 5.3$, $p= 0.02$, bei gleichzeitiger Berücksichtigung der Ausgangsleistung als Kovariate, OP rechts: $F=1.5$, $p=0.21$).

- *Bildhafte Gedächtnisdefizite*
Hierzu zeigte sich, daß links temporal Operierte mit vorbestehenden bildhaften Gedächtnisdefiziten eher in der Lernleistung verloren als diesbezüglich unauffällige Patienten ($F=9.8$, $p<0.01$). Für rechts temporale Patienten galt, daß diejenigen mit bildhaften Defiziten sich eher nicht verbesserten ($F=8.5$, $p<0.01$, jeweils bei gleichzeitiger Berücksichtigung der Ausgangsleistung als Kovariate).

- *Präoperative Anfallsart*
Schließlich zeigte sich für links temporal operierte Patienten mit präoperativ sekundär generalisierten Anfällen ein größerer Verlust in der Lernleistung als für Patienten mit rein komplex-partiellen Anfällen (OP links: $F=4.4$, $p=0.03$; OP rechts: $F=0.7$, $p=0.40$ jeweils bei gleichzeitiger Berücksichtigung der Ausgangsleistung als Covariate). Dieser Prädiktor ging jedoch im Rahmen der multiplen schrittweisen Regression in anderen Faktoren auf.

Relevanz des Outcomes des Verbalgedächtnisses für die prä- und postoperative berufliche Situation
72 der operierten Patienten wurden gebeten, Beweggründe anzugeben, die abgesehen vom Ziel der Anfallsfreiheit dazu führten, eine Operation in Erwägung zu ziehen. Diese sollten entsprechend ihrer Wichtigkeit in eine Rangreihe gebracht werden. Danach rangierten berufliche Gründe und Leistungsaspekte an dritter Stelle nach dem Wunsch nach Unabhängigkeit und dem Wunsch, keine Medikamente mehr einnehmen zu müssen. Objektiv ergaben sich berufliche Verbesserungen bei 14 % der Patienten, Verschlechterungen bei 11 %. Während sich bei links temporalen, nicht jedoch bei rechts temporalen Patienten Bezüge zwischen der präoperativen und postoperativen Position und der verbalen Gedächtnisleistung ergaben (prae: $r=0.34$, $p=0.07$; post: $r=0.55$, $p=0.04$), stand die berufliche Veränderung bei keiner der beiden Gruppen in einer signifikanten Beziehung zur Veränderung der Gedächtnisleistung. Ebenso wenig korrelierten die subjektiven Einschätzungen der Leistungsfähigkeit zur Veränderung der Gedächtnisleistung.

Die nähere Anamnese der Patienten erbrachte, daß sich dann eine verläßliche Brücke zwischen psychometrischen Daten und der Alltagssituation des Patienten schlagen läßt, wenn man die aktuellen postoperativen Anforderungen an den Patienten berücksichtigt und individuell klärt, inwieweit Anforderungen und erfaßte Defizite kollidieren.

Diskussion

Wie die Befragung der Hälfte der untersuchten Patienten zeigt, haben Leistungsaspekte und sozioökonomische Aspekte eine zentrale Stellung in Hinsicht auf die erwarteten Veränderungen nach einem epilepsiechirurgischen Eingriff. Die Ergebnisse der neuropsychologischen Untersuchung belegen dazu zunächst einmal mehr die herausragende Stellung der Gedächtnisfunktionen für die prä- wie postoperative kognitive Situation von Patienten mit Temporallappenepilepsie. Vergleichbar den Ergebnissen vorausgegangener Studien erweist sich auch bei unserem Kollektiv das Verbalgedächtnis als diejenige Leistung, die hinsichtlich möglicher operationsbedingter Verluste als besonders kritisch einzustufen ist. Während sich für das Gesamtkollektiv postoperativ eine allgemeine Leistungssteigerung abzeichnete, verhielt sich von allen geprüften Leistungen allein das Verbalgedächtnis konträr zu dieser Entwicklung. Die präoperative Ausgangsleistung, die Seite der Operation, das Alter zum Zeitpunkt der Operation, das Ausmaß der Resektion und vorbestehende defizitäre bildhafte Gedächtnisleistungen erwiesen sich als die wesentlichen Prädiktoren für die beobachtete Verschlechterung des Verbalgedächtnisses. Die Ergebnisse bestätigen einerseits Befunde aus vorliegenden Studien ([1]), andererseits weisen sie neue ergänzende Gesichtspunkte auf.

Im Unterschied zu anderen Studien zeigt sich beispielsweise, daß eine linksseitige Operation nicht nur vorbestehende Defizite im Bereich des freien Abrufs gelernter Inhalte akzentuiert, sondern offensichtlich auch zu zusätzlichen Störungen im Bereich des unmittelbaren Lernens und des Wiedererkennens führt. Anders als bei Wolf et al. 1993 ([2]) scheint eine maximal ausgedehnte linksseitige 2/3 Standardresektion von mehr als 3 cm doch schwerwiegendere Folgen zu haben als eine schonende Resektion. Die postoperative Anfallssituation ([3]) erschien eher von untergeordneter Bedeutung, ebenso die Unterscheidung von Läsions- und Nichtläsions-Patienten. Daß andere morphologisch strukturelle Befunde, wie die Hippokampussklerose oder präoperative Volumendifferenzen der Hippokampi, einen gewichtigen prädiktiven Wert haben können, haben McMillan et al. 1987 und Trenerry et al. 1993 gezeigt ([4],[5]). Eine wesentliche, bislang eher unbeachtete Prädiktorvariable scheint das Alter zum Zeitpunkt der Operation zu sein, das eine Plastizitätsgrenze um die 30 Jahre nahelegt. Patienten älter als 30 Jahre gehören danach deutlich zur Gruppe derer, die nach linksseitiger Operation mit Verlusten im Verbalgedächtnis rechnen müssen. Die Bedeutung vorbestehender Defizite im bildhaften Gedächtnis wird verständlich, wenn man bedenkt, daß amnestische Syndrome primär bei bilateraler Schädigung des Hippokampus verzeichnet werden. Was nun die Bedeutung vorbestehender Defizite und operationsbedingter Defizite für die Alltagssituation des Patienten anbelangt, ergaben sich zwar Bezüge zwischen der Gedächtnisleistung linkstemporaler Patienten und deren sozioökonomischen Status, die Patienten erscheinen jedoch in der Regel soweit in ihrer Position stabilisiert, daß sich postoperative Gedächtnisdefizite im Mittel nicht in signifikanten Veränderungen niederschlagen. Um die Folgen möglicher zusätzlicher Defizite abschätzen zu können, ist die Erhebung aktueller und zu erwartender Anforderungs-/Defizit-Konstellationen erforderlich.

Tab. 1: Untersuchtes Kollektiv

n = 144	LTLE	RTLE
Alter	29	28
Geschlecht m/w	34/34	31/45
Läsion	31	45
Anfallsfrequenz/Mon.	24	21
Beginn der Epilepsie/Alter	11	12
Dauer der Epilepsie	16	18
Anfallsfreiheit		
3 Monate Follow-Up	55%	55%

Tab. 2: Präoperativer Status und postoperativer Verlauf

	Präoperative Defizite	Postoperative Veränderung		
	%	m	sd	p
Intelligenzniveau (MWT - B)	21%	-	-	-
Aufmerksamkeit				
d2 (GZ-F)	21 %	33.2	66.3	****
Verbalgedächtnis				
VLMT (Lernen)	35 %	- 2.6	10.4	**
VLMT (Merkfähigkeit)	51 %	- 0.8	3.5	*
Figural-bildhaftes Gedächtnis				
DCS (Lernen)	65 %	0.4	5.1	n.s.
BENTON (R & F)	58 %	0.0	2.1	n.s.
Sprachleistungen				
TOKEN TEST (Fehler)	21 %	- 0.6	3.3	n.s.
Wortflüssigkeit	45 %	1.8	6.3	**
Visuell räuml. Vorstellungsvermögen und Visuokonstruktion				
LPS 7	16 %	2.1	6.0	**
LPS 8	18 %	1.5	11.2	n.s.
Mosaik Test	39 %	1.7	6.0	**
Sprachliche Abstraktion				
IST (GE)	50 %	-0.7	3.5	n.s.

Veränderungsmessung (Wert positiv - Wert präoperativ)
* p < 0.05   *** p < 0.01*
*** p < 0.001   ***** p < 0.0001*

Tab. 3: Prädiktoren der postoperativen Entwicklung des Verbalgedächtnisses (n=144)

Zielvariable Verschlechterung in..	Varianzanalyse	Prädiktoren	t-Wert
Lernleistung (total)			
	F=16.2	hohe	
	R-SQ= 0.48	Ausgangsleistung	8.0 ***
		Operaton links	5.9 ***
		höheres Alter	3.5 ***
		extensiv. Resekt.	3.5 ***
		Figural Ged.def.	2.0 *
Lernkapazität			
	F=25.8	hohe	
	R-SQ= 0.50	Ausgangsleistung	8.9 ***
		Operaton links	5.6 ***
		Figural Ged.def.	3.9 ***
		extensiv. Resekt.	3.4 ***
		höheres Alter	2.3 *
Verlust nach Interferenz			
	F=20.3	hohe	
	R-SQ=0.31	Ausgangsleistung	7.5 ***
		Operation links	3.4 ***
		General. Anfälle	1.7 (*)
Verlust nach Delay (1/2 h)			
	F=20.8	hohe	
	R-SQ=0.25	Ausgangsleistung	6.2 ***
		Operation links	3.3 ***
Rekognitionsleistung			
	F=20.1	hohe	
	R-SQ=0.50	Ausgangsleistung	9.5 ***
		Operation links	5.3 ***
		höhers Alter	3.1 ***
		nicht anfallsfrei	2.9 ***
		Läsion	1.9 *

Unabhängige Variablen: Ausgangsleistung, Operationsseite, Ausmaß der Resektion (< 4 cm, > 3 cm), Anfallsfreiheit, präoperative Läsionen, präoperativ bildhafte Gedächtnisdefizite, Beginn der Epilepsie, Dauer der Epilepsie, präoperativ generalisierte Anfälle, Alter, Geschlecht.

* $p < 0.05$
** $p < 0.01$
*** $p < 0.001$

Literatur

(1) Chelune, G.J., Naugle, R.I., Lüders, H., Awad, I.A.: Prediction of cognitive change as a function of preoperative ability status among temporal lobeectomy patients seen at 6-month follow up. Neurology 3, 1991, 399-404

(2) Wolf, R.L., Ivnik, R.J., Hirschorn, K.A. et al.: Neurocognitive efficiency following left temporal lobectomy: standard versus limited resection. J.Neurosurg. 79, 1993, 76-83

(3) Novelly, R.A., Augustine, E.A., Mattson, R.H. et al.: Selective memory improvement and impairment in temporal lobectomy for epilepsy. Ann. Neurol. 15, 1984, 64-67

(4) McMillan, M., Powell, G.E., Janota, I., Polkey, C.E.: Relationships between neuropathology and cognitive functioning in temporal lobectomy patients. J.Neurol.Neurosurg.Psychiatr. 50, 1987, 167-176

(5) Trenerry, M.R., Jack, S.R., Ivnik, R.J. et al.: MRI hippocampal volumes and memory function before and after temporal lobectomy. Neurology 43, 1993, 1800-1805

Posterdemonstrationen

Die Sozialisation schwerst Anfallskranker als Aufgabe eines Epilepsiezentrums

G. *Ziegler*
Epilepsiezentrum Kork, Kehl-Kork

Abstract

There is often disagreement about the necessity for a chronic department in an epilepsy centre. Several examples of epilepsies developing severely show the necessity for close cooperation between acute and long-term departments. The good cooperation and the short ways in the same institution allow fast and uncomplicated admission to the specialized epilepsy clinic. Moreover, sharing the EEG-laboratory and other clinical services brings a high standard in the epileptological welfare of the long-term unit.

A further advantage for the most severely handicapped people is that the social-emotional setting remains stable.

„Unter Epilepsiezentren versteht man überregionale Einrichtungen für Epilepsie, die der ambulanten und stationären Diagnostik und Therapie, der Rehabilitation sowie der Forschung und Lehre dienen. Epilepsiezentren bestehen aus zwei Komponenten: einer Epilepsie-Abteilung (mit Ambulanz und Bettenstation) und einem Rehabilitationsbereich mit Internat." (1) Pflegeheime, Wohnheime und Wohngruppen als dauerhafte Lebensorte für Menschen mit Epilepsie, die selbständig ohne Begleitung bzw. Pflege nicht leben können, gehören nicht (unbedingt) zu einem Epilepsiezentrum.

Diese Aussagen aus dem Epilepsiebericht 1985 (1) stehen in Diskrepanz zu den Gegebenheiten, wie wir sie in den historisch gewachsenen Strukturen des Epilepsiezentrums Kork finden. Schon bei der Gründung der „Korker Anstalten" als „Heil-und Pflegeanstalt für epileptische Kinder" im Jahre 1892 standen rehabilitative Gedanken im Vordergrund. Bereits wenige Jahre später zeigte sich, daß für einen Großteil der epilepsiekranken, in Kork aufgenommenen Menschen die Schwere ihrer Epilepsie einer Entlassung entgegenstand (2). Heute haben wir genau dieselbe Entwicklung, trotz deutlich verbesserter therapeutischer Möglichkeiten und intensiverer Förderung im Rahmen der Heimsonderschule. Heute wie damals ist die Ursache in derselben Problematik zu suchen: schwerste Epilepsien sind therapierefraktär und müssen letztlich zu Dauerhospitalisation in einer spezialisierten Einrichtung führen. - Die Probleme haben sich inzwischen allerdings dahingehend verschärft, daß heute vor allem Epilepsien pharmakotherapieresistent sind, die mit schweren Hirnschäden vergesellschaftet sind und mit schwersten intellektuellen und evtl. motorischen Behinderungen einhergehen (3).

Im Kinderhausbereich des Epilepsiezentrums Kork leben heute 106 Kinder, Jugendliche und junge Erwachsene. Sie sind alle mehrfachbehindert mit intellektuellen Behinderungen, die von schwerster geistiger Behinderung bis zur Lernbehinderung reichen, zum Teil schwer körperbehindert. Alle Patienten leiden an Epilepsie, 40% von ihnen an schwersten Epilepsien mit täglichen Anfällen, Neigung zu Staten oder Serien von Anfällen, und es besteht Therapieresistenz für alle gängigen Antiepileptika.

Vor allem diese schwerst anfallskranken Patienten profitieren von der Nähe des Epilepsiezentrums, besser gesagt von der engen Verbundenheit, da sie unkompliziert und ohne (lange) Wartezeiten zur Diagnostik, Überwachung und Therapie in die Klinik für anfallskranke Kinder und Jugendliche aufgenommen werden können. Die gemeinsame Verantwortung ermöglicht unbürokratische Hilfe in vielen Akutsituationen, die ein Langzeitbereich/ Wohnbereich aufgrund seiner Ausstattung so nicht leisten kann (siehe Abb. 1: Einweisungsstatistik).

Diese Einweisungsstatistik bezieht sich auf den Kinderhausbereich des Epilepsiezentrums Kork. Sie umfaßt 167 stationäre Einweisungen, die in den Jahren 1988 bis 1992 im Rahmen der Langzeitbetreuung notwendig wurden. 147 Einweisungen wurden „intern" vorgenommen: diese Patienten wurden in die Epilepsieklinik zur „Diagnostik" (z.B. zur nächtlichen Anfallsbeobachtung), Therapie (z.B. „notfall"mäßige Aufnahmen wegen Staten oder Serien von Anfällen oder gezielte Aufnahmen zur „Therapie"änderung bzw. medikamentösen Umstellung) oder besseren Beobachtung nach „Traumen" bzw. in Verbindung mit „Infektionen" aufgenommen. Unter die Rubrik „Diverse" fallen Besonderheiten, wie z.B. Einweisungen wegen Shuntfehlfunktion oder auch wegen verschiedenen operativen Eingriffen, die in der Regel in auswärtigen Kliniken durchgeführt werden mußten.

Besonders hervorzuheben sind hier die beiden Gesichtspunkte Beherrschung von Akutsituationen und medikamentöse Umstellung, da sie fast die Hälfte der stationären Einweisungen ausmachen.

Notfallsituationen treten bei der Betreuung schwerst Anfallskranker häufig auf. Sie stellen ganz besondere Anforderungen an das Betreuerteam, da oft innerhalb von kurzer Zeit wichtige Entscheidungen getroffen werden müssen. Für viele Einrichtungen stellt deshalb die Aufnahme von epilepsiekranken Menschen überhaupt ein großes Problem dar, was daraus resultiert, daß bei einem Anfallskranken in gewissem Sinne die Akutsituation bereits eingeplant werden muß. Die gesamte Pädagogik wird zu einem wesentlichen Teil durch die Epilepsie bestimmt (4).

Wie sehr die Epilepsie in den Lebenslauf von Epilepsiekranken eingreift, soll anhand der folgenden fallbezogenen Graphik (Abb. 2: Verweildauer in Epilepsieklinik) gezeigt werden. Sie zeigt die Verweildauer zweier Patienten aus dem

Langzeitbereich in der Epilepsieklinik in den Jahren 1988 bis 1992. Je nach Spontanverlauf der Epilepsie kamen für beide Patienten recht unterschiedliche Aufenthaltszeiten in der Klinik zustande: von wenigen Tagen pro Jahr bis 252 Tage bei Patient 2. - Patient 1 wurde innerhalb der 5 Jahre 9mal stationär eingewiesen, Patient 2 sogar 12 mal. Therapieveränderungen konnten hierbei den Verlauf nur unwesentlich beeinflussen. Sämtliche Einweisungen wurden wegen akuter anfallsbedingter Dekompensation notwendig, z.B. im Rahmen von Serien bzw. Staten, wenn die Flüssigkeitszufuhr nicht mehr sichergestellt werden konnte oder eine Serie von tonisch-klonischen Anfällen nicht mit den im Heimbereich möglichen Mitteln gestoppt werden konnte.

Beide Patienten leben seit Jahren im Kinderbereich des Epilepsiezentrums Kork. Sie stellen auch für diese Einrichtung mit der Aktivität ihrer Epilepsie besondere Problemfälle dar. Bei beiden liegt eine so schwere Mehrfachbehinderung mit schwerster geistiger Behinderung und schweren motorischen Ausfällen (Pat.1: Spastische Teraparese, Pat.2: Schwere hypoton ataktische Bewegungsstörung) vor, daß eine Rehabilitation im eigentlichen Sinne nicht in Frage kommt. Insofern gehören beide eigentlich nicht zu dem typischen Klientel eines Epilepsiezentrums. Aber gerade diese beiden Patienten stehen beispielhaft für die o.g. 40% schwerst Anfallskranken, die aufgrund der Aktivität ihrer Epilepsie so hohe Anforderungen an ihre Betreuungssituation stellen, daß diese nur durch hochspezialisierte Einrichtungen geleistet werden können.
Bei Patient 1 begann die Epilepsie im Alter von 7 Monaten mit einem ersten Grand-Mal-Anfall bei Fieber. Im Laufe der Jahre entwickelte sich dann eine fieberunabhängige hochaktive Grand-Mal-Epilepsie mit der Tendenz zu Serien und Staten von tonisch-klonischen Anfällen. Mit ca. 14 Jahren kamen epileptogene Dämmerzustände hinzu, die teilweise stundenlang dauern können und die Nahrungsaufnahme unmöglich machen.
Bei Patient 2 begann die Epilepsie im Alter von einem halben Jahr mit langen Serien von BNS-Krämpfen. Später kamen tonische und tonisch-klonische Anfälle hinzu. Dieser Patient leidet jetzt vor allem unter stundenlangen Myoklonieschauern, die mit heftiger vegetativer Symptomatik einhergehen (massiver Flüssigkeitsverlust durch heftiges Schwitzen), ohne vollständigen Bewußtseinsverlust. In schlechten Phasen finden sich häufige, tonisch-klonische Anfälle in diese Dämmerzustände eingelagert.
Die enge Zusammenarbeit zwischen Klinik und Heimbereich vergrößert die Lebensqualität dieser beiden Patienten. Während der langen Aufenthaltszeiten bleibt der Kontakt zu Mitbewohnern und Klassenkameraden ebenso erhalten wie zu den vertrauten Mitarbeitern der Wohngruppe. In der Rekonvaleszenzphase ist eine sukzessive Rückkehr in die gewohnte Umgebung möglich, durch regelmäßigen Schulbesuch wie auch Wochenendbesuche auf der Wohngruppe, was gerade für diese schwerst mehrfach behinderten Patienten ein großer Vorteil ist. Denn gerade für sie, die oft aufgrund ihrer schweren intellektuellen Beeinträchtigung nicht in der Lage sind, sich adäquat auszudrücken, bleibt durch

die enge Zusammenarbeit von Klinik und Heimbereich ihr sozial-emotionaler Rahmen relativ stabil.

Zusammenfassung

Die Notwendigkeit eines Langzeitbereichs für ein Epilepsiezentrum wird oft kontrovers diskutiert.

Anhand von problemhaft verlaufenden Epilepsien werden die Vorteile der Anbindung eines Langzeitbereichs an den klinischen Bereich eines Epilepsiezentrums aufgezeigt. Die enge fachliche Zusammenarbeit und räumliche Nähe erlauben kurzfristige notfallmäßige Einweisungen in die Spezialklinik. Günstig wirkt sich für die betroffenen, in der Regel schwerst mehrfachbehinderten Menschen aus, daß der sozial-emotionale Rahmen auf diese Weise relativ stabil gehalten werden kann.

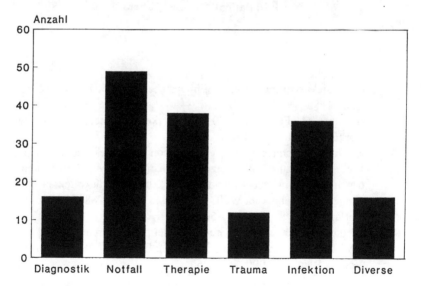

Abb. 1

Verweildauer in Epilepsieklinik
(2 Patienten mit hochaktiver Epilepsie)

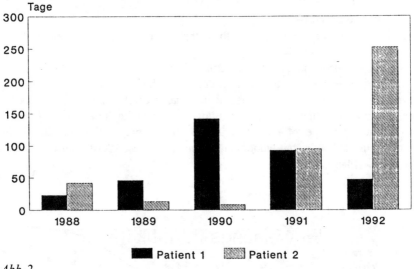

Abb. 2

Literatur

(1) Epilepsiekuratorium (Hrsg.): Epilepsiebericht '85. Rheinland-Verlag, Köln, 1985, 49 - 52

(2) Heinsius, M.: Festschrift - 70 Jahre Korker Anstalten. Selbstverlag der Korker Anstalten, Kehl-Kork, 1962

(3) Ziegler, G., Schneble, H.: Rehabilitation epilepsiekranker Kinder und Jugendlicher am Epilepsiezentrum Kork unter medizinischen und psychosozialen Gesichtspunkten - Ein kritischer Rückblick auf die vergangenen 20 Jahre. In: Wolf, P. (Hrsg.): Epilepsie '88. Einhorn-Presse-Verlag, Reinbek, 1989, 46 - 50

(4) Ziegler, G., Schneble, H.: Grenzen in der pädagogischen Arbeit mit epileptischen Kindern. In: Wolf, P. (Hrsg.): Epilepsie '89. Einhorn-Presse-Verlag, Reinbek, 1990, 257 - 260

Die Validität unterschiedlicher Risikofaktoren für die berufliche Erstintegration Epilepsiekranker

H. Mayer, W. Christ, D. Freudenberg
Epilepsiezentrum Kehl-Kork

Abstract

The vocational integration of epileptic patients is a special challenge for therapists worldwide, especially in view of the high rates of unemployment. Epileptic patients and patients with mental diseases belong to the group of rehabilitants who can only be integrated with difficulty. The importance of seizure control, especially freedom from seizures, as basis of occupational and social integration is often overestimated. In the present study for which the data of 149 patients were sampled, it can be demonstrated, that it is less freedom from seizures and rather the duration of complete seizure control which is an important factor for the occupational education and integration. Moreover, the cognitive-neuropsychological status and a stable development of self-image and personality are valid predictors. For this reason a specialized offer of therapy and counselling is important to complement drug therapy.

Einleitung

Epilepsiekranke gehören mit psychisch Kranken zu der beruflich wohl am schwierigsten zu integrierenden Rehabilitandengruppe unter den chronisch Kranken (1). Verdeutlicht wird dies durch die hohen Arbeitslosen- bzw. Invalidisierungsraten, die international von 15 bis 50% reichen (5).

Deutlich überschätzt wird dabei allerdings die Bedeutung des Anfallsleidens bzw. der Anfallssituation (4,7), was darauf schließen läßt, daß der soziale Durchbruch berufsfähiger Menschen mit Epilepsie trotz erheblicher Fortschritte in medizinischer Diagnostik und Therapie noch nicht gelungen ist (7). Welchen Schwierigkeiten junge Epilepsiekranke bei der beruflichen Erstintegration begegnen und welche Bedeutung dabei krankheits-spezifischen, kognitiv-neuropsychologischen und sozialpsychologischen Faktoren zukommt, wird wissenschaftlich noch kontrovers diskutiert (6,4,2,9). Die vorliegende Studie stellt für diese Diskussion empirische Daten bereit und will gleichzeitig auf aktuelle Defizite der Berufs- und Integrationsberatung hinweisen.

Stichprobe und Methode

In die Untersuchung gingen die klinischen Daten von 149 Patienten ein, die über einen sehr langen Zeitraum am Epilepsiezentrum Kehl-Kork ambulant betreut worden sind. Bei allen Patienten konnte auch auf einen umfassenden psychologischen und neuropsychologischen Datensatz zurückgegriffen werden, der im Verlauf der Betreuung immer wieder aktualisiert wurde. Die aktuelle berufliche und soziale Situation wurde durch einen retrospektiven Fragebogen, der den Patienten bzw. deren Eltern zugeschickt worden war, abgeklärt. Der Rücklauf der Fragebögen betrug ca. 70%.

In die Stichprobe gingen nur Patienten ein, deren kognitive Entwicklung im Normbereich anzusiedeln war. Die Anfallssituation wurde nach dem bestimmenden, herausragenden Anfallstyp differenziert und nicht nach einem bestimmten Syndrom. Wie ersichtlich, waren die meisten Patienten anfallsfrei. Die Anfallssituation wurde entsprechend einer 6stufigen Ratingskala, die von 0 = a'frei, 1 = jährlich, 2 = halbjährlich, 3 = vierteljährlich, 4 = monatlich, 5 = wöchentlich bis 6 = täglich/fast täglich reicht, qualifiziert. Näheres kann Tab.1 entnommen werden.

Tab.1 : Stichprobe

- Kognitive Entwicklung: IQ-MW = 103 (HAWIK), SD =11
- Alter: MW = 23 J., SD= 3,103
- Alter b. Erstuntersuchung: MW = 11,3, SD = 3,6
- Geschlecht: 58% m, 42% w
- Bestimmende Anfallsart: Absencen: 15%, einf.-fok: 6%, komplex-fok.: 24%, tonische A.: 11%, Grand-Mal-A.: 5%, mehr als 1 A'Typ: 19%
- Anfallssituation: 69: a'frei, 11% max. 4 Anfälle/ Jahr, bei 14% monatliche bis tägliche Anfälle (6%)
- Therapie: Ohne Therapie: 45%, Mono: 23%, Zweif.: 20%, Dreif.:12%
- A'freie Zeit: 51% > 5 Jahre, 18% 1-5 Jahre, übrige: nicht a'frei

---

Ergebnisse

Der überwiegende Teil der (ehemaligen) Patienten verfügt über einen Hauptschulabschluß. Im Vergleich zur Normalbevölkerung ist der Anteil mit mittlerem und höherem Abschluß jedoch gering (Abb.1).

Es besteht ein signifikanter Zusammenhang (r=.47) zwischen dem Niveau des Schulabschlusses und den Intelligenztestdaten der Erstuntersuchung (HAWIK, PSB).

Das von den Patienten angestrebte Ausbildungsziel entspricht im wesentlichen dem Niveau des erreichten Schulabschlusses (Kontingenz-Koeffizient, KKcorr. = 0.85).

Zwischen den Ausbildungszielen und dem tatsächlich erreichten Ausbildungsabschlüssen ergeben sich erhebliche, statistisch bedeutsame Diskrepanzen. Während z.B. nur 10% eine „qualifizierte Helferausbildung" anstreben, müssen sich letztendlich 50% mit diesem Ausbildungsniveau begnügen. Von den 68%, die eine Facharbeiterprüfung anstreben, erreichen lediglich 32% dieses Ziel (Abb.2).

21% absolvieren ihre Ausbildung in einem Berufsbildungswerk, 63% in betrieblichen Ausbildungsstätten und 10% an Fachschulen. Nur 6% erhalten keine Berufsausbildung oder werden in der sog. Werkstufe auf Arbeiten in der Werkstatt für Behinderte vorbereitet.

Lediglich knapp 50% der zum Facharbeiter Ausgebildeten finden eine entsprechende Tätigkeit (Abb.2). Die übrigen gut 50% werden unter ihrem Qualitätsniveau beschäftigt. Von den in einem Berufsbildungswerk ausgebildeten Facharbeitern sind sogar nur 9% auf vergleichbarem Niveau tätig.

Epilepsiespezifische Parameter wie Anfallsart und Epilepsiebeginn stehen in keinem signifikanten Zusammenhang mit dem Berufsabschluß und der beruflichen Tätigkeit. Dagegen ist die Dauer der Anfallsfreiheit für die Berufstätigkeit über dem Facharbeiterniveau durchaus relevant (KKcorr.=0.5). Auch die Anfallsfrequenz gewinnt mit steigenden beruflichen Anforderungen an Bedeutung. So haben lediglich 6% der auf Facharbeiter-Niveau Tätigen noch eine aktive Epilepsie (d.h. mindestens monatliche Anfallsereignisse). Dagegen stehen 22% mit einer aktiven Epilepsie, die in einem Helferberuf beschäftigt sind. Nur 12% der Ausgebildeten haben derzeit keine Beschäftigung.

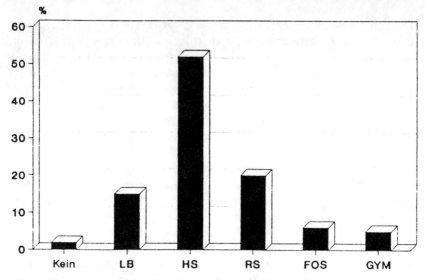

Abb.1: Grad des Schulabschlusses bei der beruflichen Erstintegration (n=149)

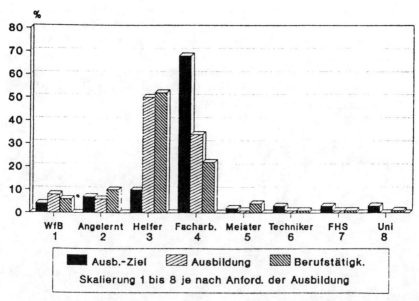

Abb. 2: Ausbild.-Ziel vs. abgeschl. Ausbildung vs. tatsächl. Berufstätigkeit (n=149)

Diskussion

Obwohl die dargestellten Ergebnisse im Gegensatz zu anderen Untersuchungen (4) eine für junge Epilepsiekranke vergleichsweise geringe allgemeine Arbeitslosenrate belegen, haben diese Patienten - trotz überwiegender Anfallsfreiheit - doch erhebliche Probleme, einem ihrem Schulabschluß (und damit letztendlich auch einem ihrem kognitiven Niveau) angemessenen Arbeitsplatz zu finden (1,5,8) (ein Befund, der auch in der Literatur gut belegt ist). Es wird offensichtlich, daß das Niveau des Schulabschlusses Wünsche und Ziele nährt, die trotz vielfältiger berufsvorbereitender und ausbildungsunterstützender Maßnahmen (z.B in Berufsbildungswerken) dann doch nicht erreicht werden. Berufsberatungen orientieren sich demzufolge zu stark an Leistungsparametern, die der Schulabschluß nahelegt.

Im übrigen zeigt sich, daß Maßnahmen zur gezielten Förderung der Berufsreife Defizite in leistungsstützenden Bereichen (u.a. Motivation und Ausdauer) nur unzureichend kompensieren können. Gleiches gilt auch für soziale Defizite bezüglich Kommunikationsfähigkeit, Selbstvertrauen und Selbständigkeit. Mangelhaft entwickelt werden diese Eigenschaften zu Risikofaktoren (3,6). Dies gilt in besonderem Maße auch für die eigentliche Berufstätigkeit. Eine qualifizierte Facharbeiterausbildung prädisponiert so auch nur mit Einschränkungen zu einer entsprechenden Berufstätigkeit. Ein beträchtlicher Teil der Ausgebildeten muß mit einem Arbeitsplatz vorlieb nehmen, der unter dem erzielten Ausbildungsniveau liegt und damit auch geringere soziale Anforderungen stellt (1,5). Krankheitsspezifische Risikofaktoren, z.B. die Anfallsart oder das Alter bei Erkrankungsbeginn, spielen für die berufliche Eingliederung eine eher untergeordnete Rolle (1). Dennoch bleiben Anfallsfreiheit bzw. weitgehende Anfallskontrolle Grundvoraussetzung für eine adäquate berufliche Integration (9).

Literatur

(1)   Bahrs, O.: Empirische Daten zu Verbreitung, Verlauf und Erfolg der beruflichen Eingliederung bei Anfallkranken. In: Wolf, P.: Epilepsie '88. Einhorn, Hamburg, 64-69, 1989

(2)   Bahrs., O.: Rehabilitation oder Rehabilitierung? Konzeptuelle Überlegungen zur beruflichen Eingliederung von Anfallkranken. In: Wolf, P.: Epilepsie '88 Einhorn, Hamburg, 70-76, 1989

(3)   Förster, C.H.: Berufliche Eingliederung jugendlicher Anfallkranker. In: Remschmidt, H., Rentz, R., Jungmann, J. (Hrsg.): Epilepsie '80. Thieme, Stuttgart, 83-87, 1981

(4)   Fraser, R.T.: Vocational Rehabilitation. In: Dam, M., Gram, L.: Comprehensive epileptology. Raven, N.Y., 729-742, 1990

(5)   Fraser, R.T., Clemmons, D., Trejo, W., Temkin, M.: Program evaluation in epilepsy rehabilitation. Epilepsia, 24, 734-746, 1983

(6)   Lipinski, C.: Berufsvorbereitung und Ausbildung bei jugendlichen Anfallkranken. W. Klin. W'schrift, 102, 8, 213-217, 1990

(7)   Penin, H.: Rehabilitationsprognose der Berufstätigen mit Epilepsie. In: Remschmidt, H., Rentz, R., Jungmann, J. (Hrsg.): Epilepsie '80. Thieme, Stuttgart, 1-9, 1981

(8)   Thorbecke, R.: Berufliche Eingliederung von Menschen mit Epilepsie. Die Rehabilitation, 26, 20-27, 1987

(9)   Thorbecke, R.: Die Bedeutung von Anfallart und Anfallhäufigkeit für die Rehabilitation. In: Wolf, P.: Epilepsie '88. Einhorn, Hamburg, 24-31, 1989

Prognostik beruflicher Rehabilitation bei jungen Menschen mit Epilepsie: Der spezifische Beitrag neuropsychologischer Diagnostik

M. Finger
Universität Bielefeld, Abteilung Psychologie,
Arbeitseinheit Rehabilitation I/ Neuropsychologie, Bielefeld

Abstract
American research studies have frequently demonstrated the importance of neuropsychological assessment for the prognosis of vocational rehabilitation of people suffering from epilepsy. The aim of the present study has been the examination of this claim. A systematic prospective evaluation of the specific prognostic validity of neuropsychological vs. medical and psychosocial variables was carried out among 79 young people with epilepsy in a vocational rehabilitation measure. This included a comprehensive collection of neuropsychological and psychosocial data as well as clinical data relevant to the epilepsy at the beginning of such a measure. The vocational recommendation for each person was taken as the test variable. The results of the study confirin the hypothesis that neuropsychological variables show a good prognostic validity for young people with epilepsy in a vocational rehabilitation setting and that they play a far more important role than that attributed to medical and psychosocial variables. Particularly in the neuropsychological function areas of motoric behaviour, attention/concentration and conceptual thinking there were very relevant findings.

Aus verschiedenen amerikanischen Untersuchungen liegen Ergebnisse vor, die auf die Bedeutsamkeit differenzierter neuropsychologischer Faktoren für die Prognose von beruflicher Beschäftigungssituation von Menschen mit Epilepsie hinweisen (vgl. 1,3,4,7,8). Obwohl für die berufliche Eingliederung von anfallskranken Menschen medizinische und psychosoziale Aspekte zugleich als sehr bedeutsam anzusehen sind, finden sie in diesen Untersuchungen nicht gleichzeitig und in einem umfassenden Sinne Mitberücksichtigung. Vor diesem Hintergrund war es das Anliegen dieser Studie, systematisch die spezifisch prognostische Validität von neuropsychologischen gegenüber medizinischen und psychosozialen Faktoren in einem Bereich der beruflichen Rehabilitation bei Menschen mit Epilepsie zu untersuchen. Dafür wurde im Rahmen einer 3monatigen berufsvorbereitenden Bildungsmaßnahme (Berufsfindung) eine Untersuchung in einem Berufsbildungswerk für junge Menschen mit Epilepsie durchgeführt.

Der Untersuchung lag die allgemeine Hypothese zugrunde, daß spezifisch ausgewählte neuropsychologische Testvariablen Prädiktorvalidität zur Vorhersage eines beruflichen Rehabilitationsergebnisses haben, und ihnen dabei eine größere Bedeutung als medizinischen und psychosozialen Variablen zukommt.

Stichprobe und Methode

Es wurden bei einer Stichprobe von 78 jungen Menschen mit Epilepsie, deren wichtigste demographische Angaben sowie Anfallsdaten Tabelle 1 zu entnehmen sind, jeweils mit Beginn einer Berufsfindungsmaßnahme neuropsychologische und psychosoziale Daten erhoben. In Anlehnung an die von Dodrill (5) entwickelte Testbatterie für Epilepsie wurden folgende *neuropsychologische Testverfahren* eingesetzt: Subtests des Reduzierten Wechsler-Intelligenztests, Zahlen-Symbol-Test und Bilderordnen aus dem HAWIE, Wechsler-Gedächtnis-Skala (WMS), 30-Minuten-Aufschubreproduktion der WMS-Subtests, Aufmerk-samkeits- und Konzentrationstest d2, Farbe-Wort-Interferenztest, Wortflüssig-keitstest (Benton/Hamsher), Aphasie-Screening-Test, Trail Making Test, Unterschriftenprobe (Test für sensomotorische Geschwindigkeit), Purdue-Pegboard und Benton Visual Retention Test (Multiple Choice).

Tab. 1: Beschreibung der Stichprobe

Stichprobengröße: 78	
Geschlecht: männlich	70.5%
weiblich	29.5%
Alter: M = 20.25 J., SD = 3.52 J.	
Schulbildung:	
- ohne Abschluß	12.8%
- Sonderschulabschluß	20.5%
- Hauptschulabschluß	51.3%
- mittlere Reife	15.4%
Anfallstypenklassifikation:	
- isoliert GM-Anfälle	37.2%
- isoliert kleine Anfälle (überwiegend Absencen, komplex- und einfache fokale Anfälle)	20.5%
- GM- und kleine Anfälle	38.5%
- unklassifizierte Anfälle	3.8%
Epilepsie-Erkrankungsalter: M = 9.41 J., SD = 5.50 J.	
Dauer der Erkrankung: M = 10.90 J., SD = 6.64 J.	

Für die Erhebung der *medizinischen Daten* wurden jeweils unmittelbar vor der neuropsychologischen Untersuchung eine Blutabnahme zur Serumkonzentrationsbestimmung der antiepileptischen Medikation sowie im Verlauf der Berufsfindungsmaßnahme ein Routine-EEG durchgeführt. Die Angaben über die epilepsiebezogenen Daten sowie auch über zusätzliche Erkrankungen wurden über Befragung bzw. Krankenaktenanalyse erhoben.

Für die Erhebung der *psychosozialen Daten* wurde ein teilstrukturiertes Interview durchgeführt, aufgrund dessen die psychosoziale Situation jedes Probanden in einem Ratingfragebogen beurteilt wurde. Aufgrund von Faktor- und Itemanalysen der Fragen dieses Ratingbogens ergaben sich die Skalen 'Familienintegration', 'soziale Integration', 'Autonomie' und 'Epilepsiecoping' als relevant zur Bestimmung der psychosozialen Situation.

Daneben wurde das Freiburger Persönlichkeitsinventar (Revision) (FPI-R) zur Beurteilung persönlichkeitspsychologischer Merkmale eingesetzt.

Als Kriteriumsvariable wurde erhoben, ob die Maßnahme am Ende mit einer Empfehlung für eine berufsqualifizierende Ausbildung (ohne/mit Berufsausbildungsempfehlung) abgeschlossen werden konnte.

Ergebnisse

Insgesamt erhielten 29.5% der Probanden eine Empfehlung für eine Berufsausbildung. Die Probanden ohne Ausbildungsempfehlung (70.5%) erhielten sehr heterogene Empfehlungen, die von 'Werkstatt für Behinderte' bis 'Förderungslehrgang mit dem Ziel späterer Berufsausbildung' reichten.

Für den Bereich der relevanten *soziodemographischen Variablen* ergaben sich für 'Alter' und 'Geschlecht' keine Effekte, jedoch für die Variablen 'überwiegend besuchte Schulform' und 'soziale Schicht' (jeweils $p \leq .05$), wobei bezüglich Schichtung entgegen der Erwartung die Unterschichtgruppe mehr Ausbildungsempfehlungen als die Mittel-/Oberschichtgruppe aufwies. Hinsichtlich der Analyse der nach Beendigung der Schulzeit weitergehend absolvierten schulischen/berufsbildenden Maßnahmen zeigte sich ein signifikanter Unterschied allein bei der Frage, inwieweit bereits Ausbildungs-/Fachschulerfahrung bei einem Probanden bestand ($p \leq .001$).

Auf den *psychosozialen Skalen* (s.o.) unterschieden sich die Empfehlungsgruppen hinsichtlich der 'Autonomie' ($p \leq .01$), die Selbständigkeit im alltäglichen Leben repräsentiert. Bei den über den FPI-R erhobenen *persönlichkeitspsychologischen Merkmalen* ergaben sich Unterschiede hinsichtlich der 'Offenheit' ($p \leq .05$), die eine Kennzeichnung für normorientiertes Verhalten darstellt.

Für die *epilepsiespezifischen Daten* ergab sich für den Vergleich der klinischen Anfallstypen 'isoliert GM-Anfälle', 'isoliert kleine Anfälle' und 'GM- und zusätzlich kleine Anfälle' ein bedeutsamer Unterschied hinsichtlich des Empfehlungsniveaus ($p \leq .05$). Dieses Ergebnis war aufgrund des eingesetzten statistischen Prüfverfahrens als überschätzt zu beurteilen, da sich in den Einzelkontrasten mit für das Skalenniveau bzw. für die geringen Teilstichprobengrößen angemesseneren Prüfverfahren kein bedeutsamer Unterschied mehr zeigte. Lediglich für den Vergleich 'isoliert GM-' vs. 'isoliert kleine Anfälle' ergab sich ein tendenziell signifikantes, aber entgegen der Erwartung ausfallendes Ergebnis, da 44.8% der Probanden mit GM-Anfällen (n = 29) eine Ausbildungsempfehlung erhielten, dagegen nur 12.5% derjenigen mit kleinen Anfällen (n = 16). Probanden mit GM- und zusätzlich kleinen Anfällen (n = 30) erhielten zu 23.3% eine entsprechende Empfehlung. Für die Auswertung des mindestens einmaligen Auftretens von Status-/Serienanfällen in der gesamten Krankheitsdauer ergab sich für den Vergleich 'GM-' vs. 'kleine bzw. keine Status-/Serienanfälle' ein signifikanter Unterschied (p≤.05). Dabei hatte keiner der Probanden mit GM-Status-/Serienanfällen (n = 10), aber 34.3% der Probanden mit kleinen bzw. keinen Status-/Serienanfällen (n = 67) eine Ausbildungsempfehlung erhalten. Für den Vergleich der Syndrome 'idiopathische generalisierte', 'symptomatische fokale', 'kryptogene fokale' und 'nicht als fokal oder generalisiert bestimmbare Epilepsie' zeigte sich zunächst nur ein der Tendenz nach signifikantes Ergebnis (p≤.10), wohingegen sich in den Einzelkontrasten mit für das Skalenniveau bzw. für die geringen Teilstichprobengrößen angemesseneren Prüfverfahren für den Vergleich 'symptomatische fokale' vs. 'kryptogene fokale Epilepsie' ein signifikanter Unterschied ergab (p≤.05). Die Probanden mit kryptogener fokaler Epilepsie (n = 19) wiesen hierbei zu 47.4%, die mit symptomatischer fokaler Epilepsie (n = 23) zu 13.0% eine Ausbildungsempfehlung auf.

Des weiteren konnte für den medizinischen Untersuchungsbereich das Bestehen einer zusätzlichen psychischen Auffälligkeit (p≤.01) und der Grad der Behinderung (p≤.001) als bedeutsam aufgewiesen werden. Bemerkenswert ist, daß keiner der Probanden mit einer psychischen Auffälligkeit (n = 15) eine Ausbildungsempfehlung erhalten hatte, jedoch 42.9 % der Probanden ohne zusätzliche Erkrankung (n = 35).

Es ergaben sich weitergehend keine signifikanten Ergebnisse für die untersuchten epilepsiespezifischen Variablen 'Anfallsfrequenz', 'Anzahl der Anfälle in den der Untersuchung vorausgehenden 30 Tagen', 'maximale anfallsfreie Zeit vor der Untersuchung', 'Entwicklung der Anfallsfrequenz in den letzten 5 Jahren', 'tageszeitliche Bindung', 'Erkrankungsalter', 'Krankheitsdauer (mit/ohne anfallsfreie Zeiten)', die jeweils bezüglich aller Anfälle und spezifischer für die einzelnen Anfallstypen 'isoliert GM-Anfälle', 'isoliert kleine Anfälle' und 'GM- und zusätzlich kleine Anfälle' analysiert worden waren. Auch die untersuchten Parameter 'Ätiologie', 'rechtzeitiges Bemerken der Anfälle', 'CT/MRT- und EEG-Befunde', 'Dosierungshöhe sowie Nebenwirkungen der antiepileptischen Medikation', 'AED-Einnahme-Compliance' sowie Aspekte des Behandlungssettings und auch andere zusätzliche Erkrankungen außer psychischen hatten keinen bedeutsamen Einfluß auf die Empfehlung.

Bezüglich der *neuropsychologischen Tests/Verfahren* wurden nur solche Maße in die Analysen einbezogen, die als Einzelergebnisse differenzierte Aussagen über bestimmte neuropsychologische Funktionen zulassen. Als Ergebnisse ergaben sich für die Tests Bilderordnen, Zahlen-Symbol-Test, d2 (Gesamttest-wert), Farbe-Wort-Interferenztest/Modus Farbstrichebenennen sowie Modus Interferenz, Wortflüssigkeitstest, Unterschriftentest (dominante Hand), Trail Making Test (B-Teil), Pegboard (dominante Handsteckleistung), Pegboard (beid-händige Steckleistung), Pegboard (Assembly) signifikante Unterschiede bei den Empfehlungsgruppen (jeweils $p \leq .05$, α-adjustiertes-Niveau).

In einer abschließend für eine aus der Gesamtstichprobe zufällig gezogenen Validierungsstichprobe durchgeführten schrittweisen Diskriminanzanalyse mit den aufgefundenen besten neuropsychologischen Testprädiktoren ergab sich, daß allein die Tests Unterschriftentest/dominante Hand (x_1), Pegboard/domi-nante Handsteckleistung (x_2), Bilderordnen (x_3), Wortflüssigkeitstest (x_4) und Farbe-Wort-Interferenztest/Interferenzmodus (x_5) eine optimale Trennung der Gruppen bewirken konnten. Die berechnete Funktion lautete (unstandardisierte Koeffizienten):

$$y = 0.93198 \ x_1 + 0.20987 \ x_2 + 0.13820 \ x_3 +$$
$$0.03465 \ x_4 - 0.01289 \ x_5 - 5.67422$$

Die über die Diskriminanzanalyse erzielten Klassifizierungsraten ergaben für die Validierungsstichprobe 85.7% und für die Kreuzvalidierungsstichprobe 75.0% richtige Klassifizierungen bezüglich der Empfehlungsgruppen.

Da sich für die meisten der neuropsychologischen Testmaße bedeutsame Zu-sammenhänge mit der Bildungsvariablen 'überwiegend besuchte Schulform' ergeben hatten und es gerade ein Ziel der Untersuchung bildete, die spezifisch prognostische Validität neuropsychologischer Variablen festzustellen, wurde über Kovarianzanalysen deren bildungsunabhängiger Einfluß hinsichtlich der Grup-pen analysiert. Die Ergebnisse dieser Auswertung sind im einzelnen Tabelle 2 zu entnehmen. Dabei ergaben sich auf dem α-adjustierten Niveau von p .05 für die Tests Zahlen-Symbol-Test, Farbe-Wort-Interferenztest/Interferenzmodus, Pegboard/beidhändige Steckleistung und Pegboard/Assembly-Steckleistung bedeutsame Gruppenunterschiede. In einer mit diesen Variablen durchgeführ-ten schrittweisen Diskriminanzanalyse für eine Zufallsvalidierungsstichprobe erwiesen sich abschließend allein die Tests Pegboard/Assembly-Steckleistung (x_1), Pegboard/ beidhändige Steckleistung (x_2) und der Farbe-Wort-Interferenz-test/ Interferenzmodus (x_3) als stärkste Variablen für eine optimale Gruppen-trennung. Als Diskriminanzfunktion ergab sich (unstandardisierte Koeffizien-ten): $y = 0.07576 \ x_1 + 0.26545 \ x_2 - 0.02095 \ x_3 - 3.10613$.

Die über diese Funktion erzielten Klassifizierungsergebnisse für die Validierungs-und die Kreuzvalidierungsstichprobe sind im einzelnen Tabelle 3 zu entneh-men.

Diskussion

Die Ergebnisse können als Bestätigung der Arbeitshypothese angesehen wer-den, daß neuropsychologische Variablen eine gute prognostische Validität im Vergleich mit den anderen untersuchten medizinischen und psychosozialen

Variablen im Rahmen einer beruflichen Bildungsmaßnahme bei jungen Menschen mit Epilepsie haben.

Dabei ist zunächst hinsichtlich der untersuchten soziodemographischen Aspekte die aufgewiesene Bedeutsamkeit schulischer und beruflicher Vorbildung als der Erwartung entsprechend zu beurteilen. In bezug auf den Einfluß der sozialen Schicht ist als diesbezüglich maßgeblich intervenierende Variable die Berufsstellung des Vaters anzusehen, nach der die Schichtungsbeurteilung vorgenommen worden war. Dabei scheint im Sinne einer familiären Tradierung beruflicher Orientierungen eine väterliche Berufsstellung im praktisch-manuellen bzw. handwerklichen Bereich eine Ausbildungsempfehlung für Berufe in ähnlich ausgerichteten Bereichen mittelbar zu begünstigen.

Tab. 2: Vergleich der Gruppen ohne/mit Empfehlung für Berufsausbildung bezüglich der neuropsychologischen Testergebnisse über Kovarianzanalyse mit der Kovariablen 'absolvierte Schulform'

Testbereich-/maß	kovarianzbereinigte Mittelwerte für Gruppe ohne Berufsausbildungsempfehlung	mit Berufsausbildungsempfehlung	F (df)
Allgemeines Wissen (Rohwertpunkte)	7.00	7.56	0.39 (1,72)
Gemeinsamkeitenfinden (Rohwertpunkte)	11.56	11.61	0.00 (1,72)
Bilderergänzen (Rohwertpunkte)	9.47	10.84	4.12* (1,73)
Mosaik-Test (Rohwertpunkte)	19.91	22.99	2.64 (1,73)
Bilderordnen (Rohwertpunkte)	10.75	13.35	5.88* (1,73)
Zahlen-Symbol-Test (Rohwertpunkte)	31.77	38.88	9.95** (1,73)
Zahlennachsprechen vorwärts (maximal reproduzierte Ziffern)	5.16	5.33	0.52 (1,73)
Zahlennachsprechen rückwärts (maximal reproduzierte Ziffern)	4.20	4.44	0.71 (1,73)
Logisches Gedächtnis/Sofortwiedergabe (durchschnittlich reproduzierte Sinneinheiten)	9.90	10.53	0.51 (1,72)
Logisches Gedächtnis/Behaltensleistung (%)	80.18	79.20	0.04 (1,72)
Visuelle Reproduktion/Sofortwiedergabe (reproduzierte visuelle Details)	7.96	9.28	3.31 (1,73)
Visuelle Reproduktion/Behaltensleistung (%)	79.40	85.67	0.71 (1,73)
Assoziatives Lernen/Sofortwiedergabe (Gesamtpunktzahl)	16.39	16.73	0.29 (1,73)
Assoziatives Lernen/Behaltensleistung (%)	84.02	81.77	0.33 (1,73)
d2-Test/Gesamttestwert	313.27	369.35	7.94** (1,73)
Farbe-Wort-Interferenztest/FWL-Modus (Sek.)	40.75	37.47	1.30 (1,73)
Farbe-Wort-Interferenztest/FSB-Modus (Sek.)	65.15	54.97	5.55* (1,73)
Farbe-Wort-Interferenztest/INT-Modus (Sek.)	108.17	86.60	11.09*** (1,73)
Wortflüssigkeitstest (Anzahl insgesamt produzierter Wörter)	21.45	26.18	7.04** (1,72)
Unterschriftentest/dominante Hand (Buchstaben/Sek.)	1.77	2.10	8.69** (1,73)
Unterschriftentest/non-dominante Hand (Buchstaben/Sek.)	0.64	0.74	3.08 (1,69)
Unterschriftentest/dominante ÷ non-dominante Hand (Buchstaben/Sek.)	2.99	2.95	0.02 (1,69)
Trail Making Test, Teil A (Sek.)	46.59	41.50	1.60 (1,73)
Trail Making Test, Teil B (Sek.)	112.41	88.31	4.73* (1,72)
Purdue Pegboard/dominante Hand (Stifte)	12.96	14.40	8.67** (1,73)
Purdue Pegboard/non-dominante Hand (Stifte)	12.12	13.63	6.01* (1,69)
Purdue Pegboard/beidhändig (Stiftpaare)	9.61	11.21	10.59** (1,69)
Purdue Pegboard/Assembly (Stifte)	29.20	34.46	12.54*** (1,69)
Aphasie-Screening-Test (Gesamtfehlerzahl)	4.06	3.56	0.26 (1,73)
Benton Visual Retention Test/Multiple Choice (Gesamtpunktzahl)	29.26	29.10	0.06 (1,73)

119

Anmerkung. Aufgrund von Missing Data beziehen sich die Angaben für die einzelnen Testmaße nicht auf die gesamte Stichprobe mit N = 78.

*p≤ .05 **p≤ .01 ***p≤ .001.

Tab. 3: Ergebnis der Klassifizierung von Probanden ohne/mit Berufsausbildungsempfehlung mittels Diskriminanzanalyse mit den stärksten neuropsychologischen Prädiktorvariablen nach Korrektur von bildungsrelevanten Effekten

Gruppe		vorhergesagte Anzahl der Probanden ohne Berufsausbildungsempfehlung	mit Berufsausbildungsempfehlung	Klassifizierungsrate
ohne Berufsausbildungsempfehlung	V 22		8	73.3%
	K 17		4	81.0%
mit Berufsausbildungsempfehlung	V 2		16	88.9%
	K 2		3	60.0%
Gesamtergebnis:			V	79.2%
			K	76.9%

Anmerkungen. V: Validierungsstichprobe, K: Kreuzvalidierungsstichprobe

Die für den psychosozialen Untersuchungsbereich als bedeutsam aufgewiesenen Variablen 'Autonomie' und 'Offenheit' können als relevante Voraussetzungen für eine allgemeine Lebenseinpassung in einer Institution der beruflichen Bildung angesehen werden.

Als epilepsiespezifische Variablen konnten das Bestehen von GM-Status-/Serienanfällen in der gesamten Krankheitsdauer bzw. bei den fokalen Epilepsien das Vorhandensein einer symptomatischen im Vergleich zu einer kryptogenen Ätiologie als prognostisch bedeutsam aufgewiesen werden. Diese Variablen können dabei als relevante, sich direkt auf die Hirnfunktion auswirkende und damit mittelbar auch die neuropsychologischen Leistungen beeinflussende Faktoren angesehen werden (vgl. 2, 6). Trotz dieser nachgewiesenen Effekte ist das prognostische Gewicht der epilepsiespezifischen Variablen insgesamt als gering anzusehen. Es ist zu vermuten, daß sich hier die Rehabilitationsbemühungen einer auf Epilepsie spezialisierten Einrichtung insgesamt moderierend auf den Faktor 'Epilepsie' ausgewirkt haben. Die für diesen Bereich aufgewiesenen Ergebnisse sind aus diesem Grund als nicht grundsätzlich generalisierbar anzusehen.

Mit als ein Hinweis auf die besonderen, auf die Epilepsie bezogenen institutionellen Rahmenbedingungen kann zudem angeführt werden, daß sich die bedeutsamsten Ergebnisse für den medizinischen Bereich bei nicht oder nicht ausschließlich epilepsiespezifischen Variablen, wie dem Vorhandensein einer zusätzlichen psychischen Erkrankung und dem allgemeinen Behinderungsgrad, ergeben hatten. Der bedeutsame Aspekt 'psychische Behinderung' verweist dabei nicht nur auf die hier wesentlich in Frage stehenden individuellen Voraussetzungen eines Probanden, sondern auch generell auf die Möglichkeiten einer Institution, berufliche Rehabilitation für eine Behindertengruppe, in diesem Fall psychisch Behinderte, durchzuführen, die nicht zu deren eigentlicher Zielgruppe gehört.

Diesen Ergebnissen aus dem psychosozialen und medizinischen Bereich gegenüber sind die Befunde der neuropsychologischen Diagnostik hinsichtlich der prognostischen Fragestellung sehr deutlich hervorzuheben. Als Beleg dafür sind die mit der ersten Diskriminanzfunktion erzielten relativ guten Klassifizierungsraten von 85.7% bzw. 75.0% für die Validierungs- und die Kreuzvalidierungsstichprobe anzuführen. Die in die Diskriminanzfunktion eingehenden Testmaße begründen dabei die für eine Empfehlung kritisch anzusehenden Fähigkeitsbereiche: Elementare sensomotorische Leistungen sowie motorische Geschwindigkeit mit der dominanten Hand, wie sie insbesondere in den beiden Tests Unterschriftentest und Pegboard gefordert werden, Informationsverarbeitungsgeschwindigkeit bei selektiver Aufmerksamkeitsausrichtung, wie es sich im Interferenzmodus des Farbe-Wort-Interferenztests ausdrückt, und nicht zuletzt Fähigkeiten in der Ausbildung von überwiegend sprachlichen mehr oder minder abstrakten Konzepten, die als hauptsächliche Anforderungen den Tests Wortflüssigkeit und Bilderordnen zugrunde liegen.

Auch bei Korrektur der mit den neuropsychologischen Variablen in einem bedeutsamen Zusammenhang stehenden Bildungseffekte konnte deren Bedeutung insgesamt als stabil nachgewiesen und letztendlich deren spezifische prognostische Validität gesichert werden. Hierfür können als Beleg die über die zweite, bildungskorrigierte Diskriminanzfunktion erzielten und gegenüber der ersten Analyse nicht wesentlich schwächeren Klassifizierungsergebnisse angeführt werden. Die in die zweite Diskriminanzfunktion eingehenden prognostisch wirksamen Testmaße zeigen eine Betonung von beidhändig durchgeführten einfachen und komplexeren handmotorischen Leistungen, wie sie die beidhändige bzw. die Assembly-Steckleistung beim Pegboard erfordern, sowie auch von über den Interferenzmodus des Farbe-Wort-Interferenztests festgestellten Fähigkeiten in der Informationsverarbeitung bei gleichzeitiger selektiver Aufmerksamkeitsleistung.

Die für die Prognostik beruflicher Rehabilitation bei jungen Menschen mit Epilepsie aufgewiesenen kritischen neuropsychologischen Funktionsbereiche sind in Entsprechung zu Ergebnissen von Batzel et al. (1), Dikmen & Morgan (4) und auch Fraser et al. (7) zu sehen. In deren Untersuchungen zum Beschäftigungsstatus von Menschen mit Epilepsie ergaben sich überwiegend Funktionen der Handmotorik, der Aufmerksamkeit/Konzentration, der kognitiven Umstellfähigkeit sowie auch der Visuokonstruktion als prognostisch bedeutsam. Es scheint sich damit zu bestätigen, daß die aufgewiesenen neuropsychologischen Funktionen generell eine große Bedeutung für Arbeitsleistungen von Menschen mit Epilepsie haben.

Die Ergebnisse erlauben die Schlußfolgerung, spezifisch neuropsychologische Diagnostik im Bereich der beruflichen Rehabilitation von Epilepsiekranken, u.a. in der Beratung und in der Einleitung von Maßnahmen, grundsätzlich mit einzubeziehen. Dabei wäre auch ein direkterer Einsatz der Neuropsychologie in der Rehabilitation selbst denkbar, z.B. über spezifisch neuropsychologische Trainings- bzw. Fördermaßnahmen, die aus der Zustandsdiagnostik abgeleitet werden könnten. Diese Vorschläge würden sich dabei insbesondere in einem Bereich der vorberuflichen Rehabilitation empfehlen, da hier entscheidende Wegweisungen für die berufliche Entwicklung von jungen Menschen gelegt werden.

Literatur

(1)   Batzel, L.W., Dodrill, C.B., Fraser, R.T.: Further validation of the WPSI vocational scale: Comparison with other correlates of employment in epilepsy. Epilepsia 21, 235-242, 1980

(2)   Bennett, T.L.: Cognitive effects of epilepsy and anticonvulsant medications. In: T.L. Bennett (ed.): The neuropsychology of epilepsy (73-95). New York, Plenum Press, 1992

(3)   Dennerll, R.D., Rodin, E.A., Gonzalez, S., Schwartz, M.L., Lin, Y.: Neurological and psychological factors related to employability of persons with epilepsy. Epilepsia 7, 318- 329, 1966

(4)   Dikmen, S., Morgan, S.F.: Neuropsychological factors related to employability and occupational status in persons with epilepsy. J. Nerv. Ment. Dis., 168 (4), 236-240, 1980

(5)   Dodrill, C.B.: A neuropsychological battery for epilepsy. Epilepsia 19, 611-623, 1978

(6)   Dodrill, C.B.: Correlates of generalized tonic-clonic seizures with intellectual, neuropsychological, emotional, and social function in patients with epilepsy. Epilepsia 27 (4), 399-411, 1986

(7)   Fraser, R.T., Clemmons, D.C., Dodrill, C.B., Trejo, W.R., Freelove,C.: The difficult-to-employ in epilepsy rehabilitation: Predictions of response to an intensive intervention. Epilepsia 27 (3), 220-224, 1986

(8)   Schwartz, M.L., Dennerll, R.D., Lin, Y.-G.: Neuropsychological and psychosocial predictors of employability in epilepsy. J. Clin. Psychol., 24, 174-177, 1968

Entwicklung gestufter Versorgungsstrukturen

Unter Berücksichtigung von Behandlungsverläufen an einer Epilepsieambulanz

M. Pfäfflin*, *T. May***, *P. Wolf**
*Epilepsiezentrum Bethel, Bielefeld
**Gesellschaft für Epilepsieforschung, Bielefeld

Abstract
Outpatient clinics play an important role in a multi-level system of care for the diagnosis and treatment of patients with epilepsy. A random sample of patients of an outpatient clinic (N =255) has been evaluated at admission (t1) , up to one year later (t2) and five years later (t3). A significant improvement of seizures was observed, even for an average duration of the condition of seventeen years. For the group of mentally retarded patients, a reduction of the number of drugs prescribed was also obtained. The expertise in a multilevel system of care is often neither used systematically by the responsible physicians nor by the patients. Rather, the tendency is to have the patient oscillate between the various modes of care without obtaining satisfactory treatment results. In North-Rhine-Westfalia, Germany, professional programmes have been set up which intend to survey and develop the opportunities for treatment in the area.

Einleitung und Fragestellung
„Epilepsie-Ambulanzen sind regionale Spezialeinrichtungen, die der Diagnostik, Behandlung und der sozialmedizinischen Betreuung von Problemfällen .....dienen."(1) Die Einschätzung als Problemfall beschränkt sich dabei nicht auf medizinische Fragen, sondern schließt Probleme ein, die im sozialen und beruflichen Umfeld entstehen. Epilepsieambulanzen können daher als ein Angebot in einem gestuften Versorgungssystem gesehen werden, in dem für die Behandlung von Problemfällen entweder der Rat anderer, in der Epilepsiebehandlung erfahrenerer Kollegen eingeholt werden oder der Patient an eine Ambulanz überwiesen werden kann. Anhand der Auswertung einer Patientenstichprobe sollte geprüft werden, inwieweit sich Anspruch und Aufgabenteilung in der Patientenstichprobe widerspiegeln.
Bei der Erhebung spielten folgende Fragen eine Rolle: Wie und woher kommen Patienten in eine Epilepsieambulanz? Nach welchen Kriterien werden sie über-

wiesen? Wie ist der Behandlungsstatus bei Aufnahme, und welche Veränderungen ergeben sich durch die Behandlung?

Gezogen wurde eine Zufallsstichprobe von 255 Patienten einer Ambulanz an einem Epilepsiezentrum. Die Daten wurden retrospektiv zu folgenden Zeitpunkten erfaßt:
t1: bei Aufnahme, N = 255; **t2**: > 6 bis < 12 Monate, N = 199;
t3: > 1 bis < 5 Jahre, N = 112.

Methoden und Stichprobe

Geschlecht:	57% (145) Männer, 43% (110) Frauen
Alter:	4-78 Jahre (M = 29 J., SD = 12,2J.)
Beginn der Anfallserkrankung:	<1-69 Jahre (M = 12 J., SD = 11,8J.)
Familienstand:	67% ledig, 28 % mit (Ehe-)Partner
Behinderung:	59% ohne, 25% mit geistiger Behinderung, 12% lernbehindert
Arbeit:	27% freie Wirtschaft, 24% Ausbildung, 11% Hausfrau, 11% arbeitslos

Ergebnisse und Diskussion

Die Erstbehandlung in einer fachlich versierten Epilepsieambulanz erfolgte im Mittel erst nach 17 Jahren nach Beginn der Anfallserkrankung. Patienten pendelten davor zwischen unterschiedlichen Behandlungs- und Diagnoseangeboten hin und her, ohne daß befriedigende Ergebnisse erreicht wurden. Nur 20% der überweisenden Ärzte waren Neurologen, rund 37% der Patienten kamen auf eigene Initiative, 66% aus dem näheren Umkreis der Ambulanz. In der untersuchten Stichprobe waren 78% Problemfälle, d.h. Patienten, die trotz Behandlung ihre Anfälle behielten und/oder schulische, berufliche, familiäre und psychische Schwierigkeiten im Zusammenhang mit ihrer Epilepsie hatten. 22% der Patienten waren bei Aufnahme anfallsfrei. Sie erhielten jedoch alle Medikamente, z.T. 4-5 unterschiedliche Substanzen. Wodurch sie jedoch als Problempatienten im engeren Sinne gesehen werden können, ist fraglich.
Über die Hälfte der Patienten hatte ein komplexes Anfallsleiden. In der Ambulanzbehandlung stieg der Anteil der Anfallsfreien um mehr als das Doppelte.

Tab. 1: Anfallsentwicklung

Seizures	t	N	Day	Month	Halfyear	Year	>Year	Free	Mean	SD	Test: Mc Nemar 2-tailed
Simpl.focal.	t1	70	32	18	6	0	1	13	2,1	1,7	
	t3	39	11	11	2	0	0	15	1,7	1,6	p=0,0574
Cplx. fokal	t1	95	50	23	5	0	3	14	2,2	1,7	
	t3	44	12	8	5	0	2	16	2,2	2,4	p=0,0005
CF<gen.	t1	51	11	11	14	1	4	8	3,7	2,5	
	t3	20	2	3	2	0	0	12	1,7	2,5	p=0,0117
Absence	t1	30	11	2	1	0	1	15	1,2	1,9	
	t3	12	2	0	1	0	0	9	0,6	1,4	p=0,0313
Myoclon.	t1	44	20	6	7	1	3	6	2,7	2,2	
	t3	17	3	2	3	0	1	8	2,6	1,9	p=0,0215
Tonic	t1	21	11	4	2	0	1	3	2,1	2,1	
	t2	10	8	0	0	0	0	2	1,3	0,8	p=0,3750
Grand mal	t1	109	12	13	22	6	17	35	3,6	3,1	
	t3	42	2	0	1	1	1	37	5,5	1,8	p=0,0000

Bei Aufnahme bekamen geistig behinderte Anfallskranke im Vergleich zu nicht-behinderten hochsignifikant mehr Medikamente, obwohl sich beide Gruppen nicht in der Anfallsart und -häufigkeit unterschieden. Die Medikamente konnten in der Ambulanzbehandlung reduziert werden, der Anteil der Anfallsfreien erhöhte sich.

Tab. 2: Antiepileptika und Anfälle bei behinderten und nicht-behinderten Anfallskranken

		AED Zahl in %					Anfälle Zahl in %				
	N	1	2	3	4	χ2-Test	0	1	2	3	χ2-Test
Nicht-behindert t1	146	59	24	11	6		25	38	30	7	
Geistig-behindert t1	65	25	32	17	26	p=0,001**	17	38	37	8	p=0,699
Nicht-behindert t3	64	58	27	12	3		50	28	20	2	
Geistig-behindert t3	29	35	24	31	10	p=0.120	38	45	17	0	p=0,620

Der Verlauf der medikamentösen Behandlung zeigt zunächst ein weniger deutliches Bild, wie aus dem Vergleich der Serumspiegel zu erkennen ist. Die Zahl der Patienten im mittleren Wirkungsbereich (2) der Spiegel ist besonders bei Phenytoin nicht sehr hoch.

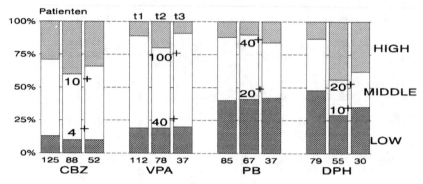

Abb. 1: Veränderungen Serumspiegel

Auf dem Schaubild ist der Anteil der Patienten im unteren, mittleren und oberen Wirkungsbereich der AED-Serum-Konzentration zu sehen (+ Grenzen des mittleren Wirkungsbereiches in µg/ml).
Ein Grund für die signifikanten Verbesserungen der Anfallssituation liegt sicherlich in den Veränderungen bei den Antiepileptika, sowohl was die Dosiserhöhung als auch die Wahl des Medikaments betrifft. Die Serumspiegel weisen höhere Werte auf, dies gilt vor allem für den Neuaufbau von Phenytoin (p = 0,001**). Carbamazepin (p = 0,012*) und Valproat (p = 0,009**) werden weniger verordnet.

Tab. 3: Serumkonzentrationen

| | | Serumkonzentration (mg/ml) | | | | | | Signifikante Unterschiede |
	(N) t1	Mean/SD	(N) t2	Mean	(N) t3	Mean		t-test f. Paare
CBZ	125	7,7±3,2	88	9,0±3,7	52	8,2±3,1		(t1/t2,N=72), p=0,006**
VPA	112	67,8±28,9	78	68,7±33,3	37	62,9±27,1		
PB	85	23,7±13,2	67	22,8±14,5	37	25,0±16,3		(t1/t3, n=26) p=0,069*
DPH	79	11,8±7,3	55	17,5±10,6	30	15,0±0,3		

Ob die veränderte medikamentöse Therapie die günstige Anfallsentwicklung allein erklären kann, ist fraglich. Es ist daher zu vermuten, daß weitere Faktoren in den sozialmedizinischen, rehabilitativen und - durch größere Erfahrung - individuelleren Behandlungsansätzen liegen, die sich zur Zeit noch nicht statistisch auswerten lassen. Eine Basisdokumentation, die solche Faktoren erfassen soll, ist in Vorbereitung.

Schlußfolgerungen

1. Auch nach langer (durchschnittlich 17jähriger) Krankheitsdauer konnte eine wesentliche Besserung der Anfallssituation erreicht werden.
2. Für die Gruppe der geistig behinderten Anfallskranken konnte zusätzlich zur Verbesserung der Anfallssituation eine Reduktion der Medikamentenzahl erreicht werden.
3. Die fachlichen Möglichkeiten in einem gestuften Versorgungssystem werden bislang weder von den Ärzten noch von den Patienten systematisch genutzt. Auch Problempatienten werden nicht systematisch anderen, in der Epilepsiebehandlung erfahreneren Kollegen vorgestellt oder überwiesen.
4. In Nordrhein-Westfalen haben sich **Fachkonferenzen** und **Arbeitsgruppen** gebildet, die die Versorgungslücken und -möglichkeiten erfassen und durch Entwicklung von Kooperationsnetzen verbessern wollen. Die Ergebnisse sollen in einem „Kursbuch Epilepsie" sichtbar werden.

Literatur

(1)   Janz, D. et al.: Epilepsie-Bericht 85. Köln, Rheinland-Verlag, 1985
(2)   Wolf, P.: Antiepileptika haben keinen therapeutischen Bereich. Dtsch.med.Wschr. 116, 1991, 631-633

Anfallshäufigkeit und Verletzungsrisiko am Arbeitsplatz Erfahrungen in metall- und textilverarbeitenden Berufen im BBW Bethel

H. Elsner, R. Thorbecke*
BBW Bethel, * Epilepsiezentrum Bethel

Abstract

Does physical exercise or concentration at the place of work reduce the probability of seizures during working time for people with epilepsy?

In 48 young adults at our vocational training centre being trained in technical engineering or tailoring, frequency of seizures during working time or leisure time was registered over 3 years. There was no difference in the severity of epilepsy between work and leisure time.

46% of the 48 persons with epilepsy had no seizures relevant for working, i.e. being seizure-free, having seizures only during sleep etc. The remaining 26 persons had grand mal or complex partial seizures. 61.5% of these had less than half of the expected number of seizures during working time; 23.1% had less seizures than expected but more than half of the expected number; 15.4% had more seizures during working time than expected.

There were no injuries as a result of seizures at the working place during the 3 years.

Einleitung

Im Berufsbildungswerk Bethel erhalten 126 junge Menschen, die an Epilepsie erkrankt sind, eine berufliche Erstausbildung bzw. Maßnahmen zur Vorbereitung auf eine solche Ausbildung. Der größte Ausbildungsbereich ist hierbei der Fachbereich Metall, in dem 40 Ausbildungsplätze in den folgenden Berufen zur Verfügung stehen:

> Metallbearbeiter,
> Metallfeinbearbeiter,
> Werkzeugmaschinenspaner - Fachrichtung „Drehen",
> Werkzeugmaschinenspaner - Fachrichtung „Fräsen",
> Industriemechaniker - Betriebstechnik,

Zerspanungsmechaniker - Drehtechnik,
Zerspanungsmechaniker - Frästechnik,
Metallbauer - Konstruktionstechnik,
Teilezurichter,
Fräser.

In allen diesen Berufen werden die Jugendlichen und jungen Erwachsenen teilweise oder überwiegend an den in diesen Berufen üblichen Maschinen ausgebildet, besondere Schutzvorrichtungen - über die in den allgemeinen Unfallverhütungsvorschriften vorgesehenen hinaus - existieren nicht.

Wegen des erhöhten Risikos einer Verletzung infolge eines Anfalls erhalten Personen, die an Epilepsie erkrankt sind, in aller Regel bei ihrer Berufswahl und Berufsausübung die Auflage, Tätigkeiten an Maschinen mit offenen, schnell rotierenden Teilen zu meiden. Untersuchungen zum Unfallrisiko am Arbeitsplatz (Selbst- und Fremdgefährdung) zeigen, daß hierfür einerseits die Art der Anfälle, andererseits deren Häufigkeit ausschlaggebend sind (Arbeitskreis 1983). Verschiedene Studien zeigen außerdem, daß sowohl unter körperlicher Belastung als auch unter konzentrativer Anspannung Anfälle jeder Art viel seltener als erwartet auftreten (A. Kuijer, 1978).

Ziel der vorliegenden Studie war, festzustellen, ob sich die Anfallshäufigkeit während der Zeiten konzentrativer Anspannung am Arbeitsplatz tatsächlich unterscheidet von der Häufigkeit auftretender Anfälle außerhalb der Arbeitssituation.

Untersuchungsgruppe und Methoden

Wir haben alle Auszubildenden der letzten vier Entlassungsjahrgänge aus den Fachbereichen Metall (34 Männer) und Bekleidung (3 Männer und 11 Frauen) hinsichtlich der Art ihrer Anfälle, der Zahl der aufgetretenen Anfälle während und außerhalb der Arbeitszeit und der Häufigkeit von Verletzungen, die zu Arbeitsunfähigkeit führten, untersucht.

Die 48 Auszubildenden wurden bezüglich der arbeitsmedizinischen Relevanz der bei ihnen auftretenden Anfallsformen anhand der in Tabelle 1 aufgeführten Kategorien eingeteilt. Es handelt sich bei dieser Kategorisierung um einen Teil der „Empfehlungen zur Beurteilung beruflicher Möglichkeiten von Personen mit Epilepsie" (Neue Fassung 1994), die derzeit von einem Arbeitskreis zur Verbesserung der Eingliederungschancen von Personen mit Epilepsie vorbereitet werden. Personen mit mehreren verschiedenen Anfallsformen werden dabei in die jeweils schwerwiegendere Kategorie eingeordnet (A<B<C<D).

Danach wurden die während der 36 Monate dauernden Ausbildung aufgetretenen Anfälle während und außerhalb der Arbeitszeit ausgezählt. Unter Berücksichtigung der tageszeitlichen Verteilung der Anfälle und der jährlichen Ar beitszeit (gearbeitet wird an 180 Tagen pro Jahr, jeweils 8 Stunden) errechneten wir für jeden einzelnen Probanden anhand der außerhalb der Arbeitszeit beobachteten Anfallszahlen die Anzahl der Anfälle, die während der Arbeitszeit zu erwarten waren. Diese wurden dann mit den tatsächlich aufgetretenen Anfälle während der Arbeitszeit verglichen. Wir haben mit nichtparametrischen Tests für unverbundene/verbundene Stichproben unsere Ergebnisse geprüft (zweiseitige Prüfung).

Tab. 1: Kategorien

A	Anfälle mit Störung der Willkürmotorik (Zuckung, Verkrampfung, Erschlaffen) ohne Bewußtseinsstörung und ohne Sturz. z.B. einfach fokale Anfälle mit motorischer Symptomatik,myklonische Anfälle.
B	Anfälle mit Bewußtseinstörung und Handlungsunterbrechung ohne Sturz und ohne motorische Symptome. z.B. einfache Absencen, kurze komplex fokale Anfälle ohne motorische Symptome
C	Anfälle mit Sturz, mit und ohne Bewußtseinstörung, mit und ohne Störung der Willkürmotorik (Zuckung, Verkrampfung, Erschlaffen). z.B. primär und sekundär generalisierte Grand mal, auf die unteren Gliedmaßen ausgedehnte Jackson - Anfälle.
D	Anfälle mit Bewußtseinstörung und unangemessenen Handlungen, ohne Sturz. z.B. komplex fokale Anfälle.
O	Anfälle ohne Arbeitsmedizinische Relevanz (Kein Sturz, keine Bewußtseinsstörung, keine motorischen Störungen). z.B. einfach fokale Anfälle mit sensomotorischer, sensibler oder psychischer Symptomatik

Ebenfalls als arbeitsmedizinisch nicht relevant wird angesehen:

1. anfallsfrei seit mehr als 2 Jahren
2. Anfälle ausschließlich im Schlaf seit mehr als 3 Jahren
3. Anfälle, die strikt auslösergebunden auftreten seit mehr als 3 Jahren
4. Anfälle, die strikt an die 1. Stunde nach dem Erwachen gebunden auftreten seit mehr als 3 Jahren

Ergebnisse

Die Einteilung in arbeitsmedizinische Risikokategorien (Tab.1) ergab, daß etwas weniger als die Hälfte der untersuchten Personen überhaupt keine oder keine arbeitsmedizinisch relevanten Anfälle (O-Kategorie) über einen mehrjährigen Zeitraum aufwiesen (s. Tab.2). Obwohl bei diesen Personen das Risiko einer Verletzung durch einen auftretenden Anfall am Arbeitsplatz nicht gegeben ist, waren alle zuvor bei der Beurteilung ihrer beruflichen Möglichkeiten als ungeeignet für Tätigkeiten an Maschinen mit offenen, schnell rotierenden Teilen eingestuft worden. Von den verbleibenden Personen traten bei 12 Personen fokal beginnende, bei 6 Personen primär generalisierte Grand mal, bei 7 Personen komplex fokale und bei 1 Person nicht klassifizierte Anfälle auf. Bei 61,5% (16 Personen) betrug die Häufigkeit der am Arbeitsplatz aufgetretenen Anfälle weniger als 50% des erwarteten Wertes. 9 von diesen Personen hatten am Arbeitsplatz während des gesamten Zeitraumes überhaupt keine Anfälle. Bei weiteren 23,1% (6 Personen) lag die Zahl der am Arbeitsplatz aufgetretenen Anfälle ebenfalls unter der erwarteten Zahl, jedoch höher als 50%.

Nur bei 4 Personen (15,4%) überstieg die Zahl der am Arbeitsplatz aufgetretenen Anfälle die erwartete Zahl. Eine stichhaltige Erklärung für diese hohe Anfallszahl am Arbeitsplatz haben wir nicht, bei 2 dieser Personen ist jedoch eine erhebliche Compliance-Problematik bekannt, die anderen beiden zeigen ein clusterartiges Auftreten der Anfälle.

Tab. 2:

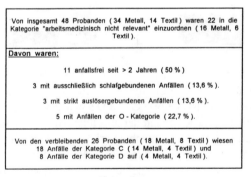

Von insgesamt 48 Probanden (34 Metall, 14 Textil) waren 22 in die Kategorie "arbeitsmedizinisch nicht relevant" einzuordnen (16 Metall, 6 Textil).

Davon waren:

11 anfallsfrei seit > 2 Jahren (50 %)

3 mit ausschließlich schlafgebundenen Anfällen (13,6 %).

3 mit strikt auslösergebundenen Anfällen (13,6 %).

5 mit Anfällen der O - Kategorie (22,7 %).

Von den verbleibenden 26 Probanden (18 Metall, 8 Textil) wiesen 18 Anfälle der Kategorie C (14 Metall, 4 Textil) und 8 Anfälle der Kategorie D auf (4 Metall, 4 Textil).

Kategorien

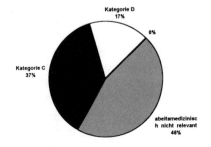

131

Tab. 3

Bereich	n	Art der Anfälle	außerhalb der Arbeit	erwartet am Arbeitsplatz	aufgetreten am Arbeitsplatz	% des erwarteten Wertes	
Metall	18	Kateg. C + D	623	203,9	99	48,55	z= -3,3316 p= 0,0009
Textil	8	Kateg. C + D	342	101,1	43	42,53	z= -2,5205 p= 0,0117
alle	26		965	305,01	142	46,50	z= -4,2288 p= 0,0000

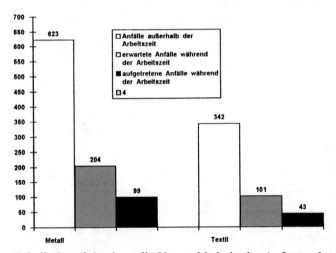

Tabelle 3 und 4 zeigen die Unterschiede in der Auftretenshäufigkeit während und außerhalb der Arbeitszeit aufgeschlüsselt nach Fachbereich Metall und Bekleidung, nach Anfallskategorie C und D sowie der Gesamtgruppe. Die graphische Darstellung wurde anhand der absoluten Anfallszahlen erstellt, die erheblich unterschiedlichen Gesamtzahlen erklären sich durch die unterschiedliche Gruppengröße (18 Auszubildende aus dem Fachbereich Metall, 8 Auszubildende aus dem Fachbereich Bekleidung, bzw. 18 Auszubildende mit Anfällen der Kategorie C, 8 Auszubildende mit Anfällen der Kategorie D). Die Graphik veranschaulicht die große Differenz zwischen den außerhalb der Arbeitszeit aufgetretenen Anfällen und denjenigen, die am Arbeitsplatz beobachtet werden konnten. Ohnehin beträgt in allen Fällen die am Arbeitsplatz zu erwartende Anfallshäufigkeit nur zwischen 25 und 30% der außerhalb der Arbeitszeit aufgetretenen Anfälle, hiervon wiederum sind in allen Fällen nur etwa die Hälfte aufgetreten. Die Unterschiede zwischen Anfallshäufigkeit während und außerhalb der Arbeitszeit waren sowohl beim Vergleich in der Gesamtgruppe als auch bei der getrennten Auswertung für die Gruppen Bekleidung und Metall sowie Anfallskategorie C und D ($< 0,012$) signifikant.

Tab. 4

Kategorie	n	Art der Anfälle	außerhalb der Arbeit	erwartet am Arbeitsplatz	aufgetreten am Arbeitsplatz	% des erwarteten Wertes	
C	18	⊕+△⊕	292	91,13	41	44,99	z= -3,4187 p= 0,0006
D	8	▲+⑦	673	213,88	101	47,22	z= -2,3805 p= 0,017
alle	26		965	305,01	142	46,55	z= -4,2288 p= 0,0000

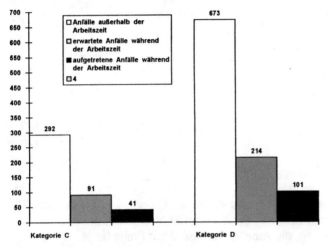

□ Anfälle außerhalb der Arbeitszeit
□ erwartete Anfälle während der Arbeitszeit
■ aufgetretene Anfälle während der Arbeitszeit
□ 4

In Tabelle 5 ist noch einmal graphisch dargestellt, wie sich in unserer Untersuchung die erwartete und tatsächliche Anfallshäufigkeit am Arbeitsplatz zur Gesamthäufigkeit aller aufgetretenen Anfälle (innerhalb und außerhalb der Arbeitszeit) verhält. Wiederum wird deutlich, wie gering der Anteil der am Arbeitsplatz beobachteten Anfälle sich darstellt.

Die in der gleichen Studie gesammelten Informationen über Verletzungen, die im Rahmen von Anfällen innerhalb und außerhalb der Arbeitszeit auftraten, erbrachten so geringfügige Zahlen, daß eine statistische Auswertung nicht möglich war. In Tabelle 6 sind deshalb hierzu die erhobenen Daten als Rohwerte dargelegt.

Tab. 5:

erwartet

aufgetreten

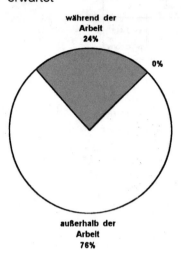

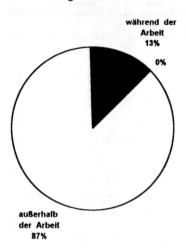

Tab. 6:Verletzungshäufigkeit

Bei insgesamt 41 Anfällen der Kategorie C und 100 Anfällen der Kategorie D, die während der Arbeitszeit auftraten, kam es zu keiner Verletzung, die Arbeitsunfähigkeit zur Folge hatte.
Bei insgesamt 292 Anfällen der Kategorie C und 673 Anfällen der Kategorie D, die außerhalb der Arbeitszeit auftraten, kam es bei 3 Anfällen zu Verletzungen, die Arbeitsunfähigkeit zur Folge hatten.
Bei den Verletzungen handelte es sich um: 1. Platzwunde am Kinn   2. Platzwunde an der Stirn   3. Fraktur des linken Kleinfingers
Alle genannten Verletzungen waren Folge des Sturzes bei einem Anfall der Kategorie C

Zusammenfassung

Unsere Ergebnisse bestätigen die Hypothese, daß konzentrative Anspannung und körperliche Belastung am Arbeitsplatz das Auftreten von Anfällen verhindern können. Diese Ergebnisse sind nicht darauf zurückzuführen, daß in der Gruppe der Auszubildenden im Metallbereich besonders viele Personen mit „leichten" Epilepsien sind. Bekleidungs- und Metallgruppe unterschieden sich hinsichtlich ihrer Anfallshäufigkeit nicht signifikant voneinander. Gleichzeitig würden wir erwarten, daß entsprechende Untersuchungen an Patienten, die an anderen Stellen als in unserem Berufsbildungswerk ausgebildet werden oder arbeiten, zu eher noch günstigeren Ergebnissen führen würden. Aufgrund unseres Charakters als Spezialeinrichtung für Jugendliche mit Epilepsie ist bei uns der Anteil an Personen mit besonders komplizierten Erkrankungen überdurchschnittlich hoch.

Trotz der vielversprechenden Ergebnisse darf nicht vergessen werden, daß im Einzelfall die Häufigkeit der am Arbeitsplatz auftretenden Anfälle erheblich variiert, zum Teil auch deutlich über der erwarteten Anfallszahl liegt. Weiterhin muß also im Einzelfall anhand von Anfallsart, Anfallshäufigkeit, Compliance und Prognose über die berufliche Eignung entschieden werden. Clusterförmiges Auftreten der Anfälle und mangelhafte Compliance scheinen sich hier eher ungünstig auszuwirken.

Die äußerst geringfügige Verletzungshäufigkeit durch Anfälle (bzw. fehlende Verletzungen durch Anfälle am Arbeitsplatz) kann nicht erklärt werden durch besondere technische Schutzmaßnahmen. Als einzigen möglichen schützenden Faktor konnten wir das Wissen der Ausbilder und der direkten Arbeitskollegen über Art und Häufigkeit der bei den einzelnen Auszubildenden auftretenden Anfälle sowie darüber, wie sie sich im Falle eines Anfalles verhalten sollen, ausmachen. Dies sind Voraussetzungen, die zwar nicht an jedem Arbeitsplatz vorhanden sind, die aber mit der entsprechenden Offenheit und Bereitschaft der Beteiligten geschaffen werden können.

Wir danken Herrn Dr. May (Gesellschaft für Epilepsieforschung, Bethel) für die Beratung bei der statistischen Auswertung, Herrn Illner (BBW Bethel) für die umfangreiche Unterstützung bei der Gestaltung des Posters sowie Frau Bornhöft (BBW Bethel) für die Erledigung der Schreibarbeiten.

Berufsvorbereitung für Anfallskranke

C.G.Lipinski, F.Butzke
Rehabilitationszentrum für Kinder und Jugendliche, Neckargemünd

Abstract
Vocational preparation and training for young epileptic people
Adolescents with a long history of epileptic seizures and/or physical impairment are often retarded in psychosocial skills and somatic maturation. Thus, when leaving school, they cannot begin a regular apprenticeship. Furthermore, school progress is delayed. We offer vocational preparation and training for adolescents with epilepsy for 1 or 2 years, with a team of teachers, vocational instructors, psychologists and treatment by the epileptologist.
After 2 years, 17 of 22 patients could start with a regular apprenticeship in our vocational training institute.

Einleitung

Jugendliche Anfallskranke sind häufig in ihrer psychosomatischen Entwicklung verzögert, so daß sie zum Ende der Schulzeit körperlich und sozial noch nicht in der Lage sind, eine Berufsausbildung zu beginnen. Aufgrund ihres Erscheinungsbildes und Verhaltens werden sie meist als viel jünger eingeschätzt. Auch sind die beruflichen Vorstellungen noch nicht klar genug, um eine realistische Lebensplanung zu ermöglichen. Deshalb wurde im Sinne einer **beruflichen Orientierungsstufe** das berufsvorbereitende Jahr (BVJ oder Berufsfachschuljahr, Grundbildungsjahr bzw. Förderlehrgang nach Berufsfeldern) für Jugendliche mit verschiedensten Einschränkungen oder Behinderungen eingerichtet.

Im Rehabilitationszentrum werden unter anderem Kinder und Jugendliche mit Epilepsien in der Körperbehindertenschule, im BVJ oder im Berufsbildungswerk betreut.

Im BVJ stehen für Anfallskranke in der Regel pro Jahr 8 Plätze zur Verfügung. Die Jugendlichen leben in einer Internatswohngruppe und besuchen von dort aus den Unterricht. Sie werden sowohl sozialpädagogisch als auch epileptologisch intensiv betreut. Die Lernziele umfassen soziale Kompetenz, schulische Förderung und Kenntnisse des beruflichen Alltags. Der Unterricht vollzieht sich in Kleingruppen und wird durch Sonderschullehrer, Berufsschullehrer und Berufsausbilder durchgeführt.

Tab. 1:   Lehrplan BVJ

```
- Wirtschaft, Verwaltung, Textverarbeitung
- Elektrotechnik, Metalltechnik, Technisches Zeichnen
- Ernährung und Hauswirtschaft
- Helferberufe, Eigene Haushaltsführung
- Agrarwirtschaft mit Praxis in Garten und Bauernhof
- Textiles Werken
- Projekte: Ferienreise, Wohnungseinrichtung
```

Ergebnisse

Ein berufsvorbereitendes Jahr nahmen zwischen 1983 und 1993 insgesamt
435 Jugendliche in Anspruch. Davon wurden 41 Plätze durch Anfallskranke
besetzt (ca. 10%). Die meisten Auszubildenden nahmen am BVJ während eines
Zeitraums von 2 Jahren teil.

Tab. 2:

Epilepsieverlauf	n	=	22
anfallsfrei bei Eintritt	n	=	5
Anfallsfreiheit erreicht	n	=	5
wesentlich gebessert (>75%)	n	=	3
unverändert	n	=	8
verschlechtert	n	=	1

Vor allem durch eine Verbesserung der Compliance und damit selbständiger
Tabletteneinnahme und regelmäßiger Lebensführung konnte bei 5 Patienten
dauerhaft Anfallsfreiheit erreicht werden.

Im schulischen Bereich schlossen 21 zugewiesene Rehabilitanden doch noch
mit der Hauptschulreife ab. Ein Patient erreichte auch die mittlere Reife.

Aufgrund der engen Zusammenarbeit zwischen Lehrern, Epileptologen, Sozial-
arbeitern und Berufsberatern vom örtlichen Arbeitsamt konnte für die meisten
Rehabilitanden ein Ausbildungsplatz gefunden werden, meist in einem
Berufsbildungswerk für körperbehinderte Jugendliche. Nur 4 Anfallskranke
wurden in eine Werkstatt für Behinderte vermittelt. In einem Fall war eine Heim-
unterbringung notwendig.

Tab. 3:

Ausbildungvermittlung	n = 22
Berufsbildungswerk	n = 17
Werkstatt für Behinderte	n = 4
Heimunterbringung	n = 1

Empfehlungen

Für jugendliche Anfallskranke bietet sich die Vermittlung in ein berufsvorbereitendes Jahr an, wenn nach Abschluß der regulären Schulzeit mindestens einer der folgenden Faktoren zutrifft:

1. Reifungsverzögerung
2. Unvollständiger Hauptschulabschluß
3. Unausgeschöpfte Therapiemöglichkeiten
4. Verzögerte Sozialkompetenz
5. Fehlende Berufsorientierung

Literatur

(1)   Lipinski, C.G.: Berufsvorbereitung und Ausbildung bei jugendlichen Anfallskranken. Wien, Klini.Wschr. 102, 1990, 213-217

138

Empirische Daten zur sozialen Integration von epilepsiekranken Kindern im Vorschulalter

H. Mayer
Epilepsiezentrum Kehl-Kork

Abstract

Psychological problems and behaviour disorders are over-represented among epileptic children and adolescents. In most cases these problems have a social origin. They develop gradually with the onset of epilepsy. The extent of these disorders in future can be diminished by early integration in pre-school institutions, especially of children with early age of onset. The findings of this study show that for the great majority of 208 children the pre-school institutions can master this task in as appropriate manner. Also unspecialized nursery schools offer handicapped children with various seizures and epileptic syndromes a social environment for learning. Institutions of early intervention support the social process of integration. Difficulties in integrating epileptic children were overestimated by parents. In the most cases prejudices and rejection can be diminished by appropriate counselling.

Einleitung

Psychosoziale Schwierigkeiten und Verhaltensauffälligkeiten sind unter chronisch kranken und damit auch epilepsiekranken Kindern und Jugendlichen deutlich überrepräsentiert (1,6). Meist haben diese Probleme eine soziale Genese, die mit dem Beginn der Epilepsie ihren Ausgang nimmt (2). Bei der Prävention solcher Probleme im Rahmen chronischer Erkrankungen, und nicht nur hier, kommt den verschiedenen vorschulischen Institutionen, einschließlich Frühfördereinrichtungen, eine besondere Bedeutung zu (3). Vorschulische soziale Integration ist zudem ein wesentlicher Beitrag zur emotionalen Entlastung entsprechender Familien und Bezugspersonen (7). Ob nun epilepsiekranke Kinder und deren Eltern und Bezugspersonen durch vorschulische Institutionen angemessen erreicht werden, welche Eingliederungsprobleme im Vordergrund stehen und wie Eltern die vorschulischen Integrationsbemühungen bewerten, wird in der vorliegenden Untersuchung aufgrund empirischer Daten diskutiert.

Stichprobe und Methode

Dazu wurden die Krankengeschichten von 208 kleinen Patienten, die seit 1985 am Epilepsiezentrum Kork stationär betreut worden sind, retrospektiv ausgewertet. In die Analyse gingen auch die Daten aus Befragungen von Eltern und betreuenden Erzieher/innen und Therapeuten/innen ein, die während des stationären Aufenthalts erhoben werden konnten. Bei allen Kindern konnte auf eine umfassende psychologische/ neuropsychologische Begutachtung zurückgegriffen werden.

Der Altersdurchschnitt betrug 4,5 Jahre (s = 1,5; 48% w /52% m).

Bei 87% der Kinder lag der Beginn der Epilepsie vor dem 3. Lj.

Die Zuordnung zu einzelnen Epilepsiearten wurde wie folgt vorgenommen: 1% Epilepsien mit einfach fokalen Anfällen, 11% Epilepsien mit komplexfokalen Anfällen, 15 % fokale Epilepsien mit sek. Generalisierung, 31% frühkindliche Grand-Mal-Epilepsien, 8% myoklonische Epilepsien, 18% myoklonisch-astatische Epilepsien, 6% Lennox-Gastaut-Syndrome, 1% Pyknolepsien, 2% Landau-Kleffner-Syndrome, 7% andere, meist entdifferenzierte multifok. Epilepsien.

Die Anfallsfrequenz war zum Zeitpunkt der Entlassung aus der stationären Betreuung bei den meisten Kindern hoch. Lediglich 12% waren anfallsfrei, bei über 50% wurden noch mehrmals pro Woche, z.T. täglich, Anfallsereignisse registriert. Bei 22% war von einer monatlichen Anfallsfrequenz auszugehen. Die übrigen waren zwar nicht anfallsfrei, waren aber nach Aussagen der Eltern in einer befriedigenden Anfallssituation, die die Teilnahme am sozialen Leben nicht wesentlich beeinträchtigte.

Lediglich 17% der Kinder zeigten einen altersgemäßen Entwicklungsstand, bei 18% lag eine leichte Entwicklungsverzögerung vor (EQ 85-70), bei 22% eine deutliche (70-55), bei 21% eine schwere (< 55) und bei 24% eine schwerst Mehrfachbehinderung.

Ergebnisse

Die weitüberwiegende Zahl der Patienten ist in Kindergärten integriert, d.h. besucht regelmäßig einen Kindergarten. Lediglich 20% werden noch nicht entsprechend betreut, wobei hiervon 33% erst 3 Jahre alt sind, 15% sind 4 Jahre alt, der Rest ist 5 Jahre und älter. Bedeutsam ist in diesem Zusammenhang, daß ca 50% der noch nicht integrierten Kinder ausländische Eltern haben. **Die Zuordnung zu den einzelnen Kindergärten entspricht den Entwicklungsstanddiagnosen.** Die meisten altersgemäß entwickelten Kinder sowie die leicht entwicklungsverzögerten besuchen Regelkindergärten. 6% werden im Verlauf von einem Sonderkindergarten in einen Regelkindergarten hochgestuft. Für 10% der Kinder sind die Anforderungen des Regelkindergartens zu hoch. Hier erfolgt eine Rückstufung, die im übrigen meist den Willen der Eltern trifft. Nur in ganz seltenen Fällen setzt der Kindergartenträger seinen Willen gegen den ausdrücklichen Elternwunsch durch.

Die Epilepsiediagnose spielt nur bei den Integrationsvorbereitungen eine wesentliche Rolle. Mitarbeiter/innen erbitten medizinische und psychologische Beratung, suchen sich zu informieren. Für die sich anschließende Betreuung und Förderung hat die Epilepsiediagnose keine wesentliche Bedeutung, entscheidend ist der Entwicklungsstand.

Wichtig und bedeutsam in diesem Zusammenhang ist die Tatsache, daß es bei 74% der Kinder keinerlei Integrationsprobleme gab, es genügten meistens einfache Absprachen bzw. Informationen über die Krankheit. Den Angaben der Eltern wurde vertraut. In 15% wurden ausführliche medizinische und psychologische Berichte eingefordert, d.h. es wurden Vorbehalte deutlich, die in den seltensten Fällen lediglich auf Vorurteile zurückzuführen waren. Sehr häufig gründeten diese Vorbehalte in Ängsten vor „juristischen „ Komplikationen („Verantwortung bei Anfällen kann nicht übernommen werden"). In 9% der Fälle waren dadurch intensive Gespräche mit dem Träger bzw. den Verantwortlichen des Trägers notwendig. **Bei lediglich 2% der Kinder hatte sich letztlich eine Einrichtung geweigert**, ein epilepsiekrankes Kind aufzunehmen.

Den Integrationsproblemen auf Seiten der Institutionen stehen die gegenüber, die bei den betroffenen Familien anzutreffen sind. 58% der Eltern haben keinerlei Bedenken gegen eine Integration, bei 13% bestanden einfache Bedenken, die durch beratende und informative Gespräche beseitigt werden konnten. 17% der Eltern hatten erhebliche Bedenken gegen eine Integration, die erst nach und nach beseitigt werden konnten, was aber die Regelmäßigkeit des Kindergartenbesuchs gefährdete. **12% haben so schwerwiegende Bedenken, daß sie bisher keiner Integration zugestimmt haben.**

Fast 86% der Kinder gewöhnen sich nach Aussagen der Eltern ohne nachhaltige Verhaltensprobleme ein. Bei 12% dauert die Eingewöhnung länger als ein halbes Jahr. Nur 2% der Kinder zeigten schwerwiegende Eingewöhnungsschwierigkeiten, die sich meist in dauernder Verweigerungshaltung manifestierten.

Neben der Kindergartenintegration kommt der Frühförderung eine wesentliche präventive Aufgabe zu. So erhalten 51% (N=87) der Kinder Frühförderung. Es handelt sich in der Regel um Kinder mit einem EQ von unter 85. Der Anteil dieser Kinder betrug 83% (N=172). Damit werden 85 Kinder (49%) mit einem IQ <85 von Frühfördermaßnahmen nicht erreicht bzw solche werden nicht in Anspruch genommen. 78 (92%) dieser Kinder sind mindestens 4 Jahre alt. 13% dieser Gruppe sind aber auch noch nicht in einen Kindergarten integriert. Auch hier sind Kinder ausländischer Eltern deutlich überrepräsentiert. **D.h. 10 Kinder werden im Alter von 4 Jahren weder durch einen Kindergarten noch durch eine Frühförderstelle betreut.** Daneben dominieren Kinder aus sozial schwachen Milieus.

Im einzelnen erhalten 41% regelmäßig Beschäftigungstherapie, 20% Krankengymnastik, 4% Logopädie. 20% erhalten mehr als eine Therapie pro Woche unterschiedlichster Art, 10% mehr als 2 Therapieformen. Bei 5% kommen mehr als 3 verschiedene Therapieformen zum Einsatz.

Für die überwiegende Mehrzahl (72%) der untersuchten Kinder (außer den schwerst Mehrfachbehinderten) sind Kindergarten und Frühförderung die einzigen und damit bedeutsamsten Möglichkeiten der sozialen Integration. Außerinstitutionelle Begegnungen mit Kindern spielen demgegenüber eine völlig untergeordnete Rolle. Teilnahme an freien Spiel- und Beschäftigungsgruppen (in oder außerhalb von Vereinen), an Eltern-Kind-Gruppen, Kindergeburtstagen oder ähnlichen Veranstaltungen sind seltene Ausnahmen.

Diskussion und Zusammenfassung

Die vorliegenden Daten zeigen, daß die Frühintegration epilepsiekranker Kinder weit weniger problembeladen ist als vielfach Klagen von Eltern und Betreuern nahelegen. Meist sind Vorurteile und Ängste auf Seiten der Vorschulerzieher/innen ohne großen Aufwand zu beseitigen, selbst bei Epilepsien mit hoher Anfallsfrequenz. Nur in ganz wenigen Fällen wird das Anfallsleiden zum entscheidenden Integrationshindernis. In welchen Kindergarten ein epilepsiekrankes Kind eingegliedert wird ist i.d.R. von seinem Entwicklungsstand abhängig. Integrationsprobleme sind zum Teil durch Eltern mitverursacht (5). Zumindest kann entsprechenden Institutionen nicht die alleinige Verantwortung für Integrationsprobleme überantwortet werden.

Auch die Einrichtungen der Frühförderung werden ihren Aufgaben gegenüber epilepsiekranken Kindern vielfach gerecht. Der überwiegende Teil wird entsprechend versorgt, wenn auch die Regelmäßigkeit nicht gewährleistet ist. An dieser Stelle kann natürlich nicht über die Qualität dieser Betreuung gesprochen werden. Die hohe Frequentierung der verschiedenen Angebote läßt aber den Schluß zu, daß Eltern den Nutzen solcher Maßnahmen zu schätzen wissen.

Entscheidende Hindernisse erfahren epilepsiekranke Kinder wohl weniger durch institutionelle Integrationseinrichtungen denn durch informelle soziale Netze wie freie Kindergruppen, Eltern-Kind-Gruppen u.ä. (4). Hier zeigen sich bereits frühzeitig Grenzen der Eingliederung bzw. Selbst- und Fremdausgrenzungen, die dann im Verlauf der Erkrankung mehr und mehr verhaltenswirksam werden. Dies gilt vor allem für Kinder ausländischer Eltern und solche aus sozial schwachen Milieus (8).

Literatur

(1) Bagley, Ch.: Children with epilepsy as a minority group. In: Whitman, S., Herman, B.P. (eds.): Psychopathology in epilepsy. N.Y, 1986

(2) Mayer, H., Christ, W.: Auswirkungen kindlicher Epilepsien auf Selbstbild- und Persönlichkeitsentwicklung. In: Poutska, H. (Hrsg.): Neuropädiatrie, Basel, 1992 (im Druck)

(3) Nickel, H.: Sozialisation im Vorschulalter. Edition Psychologie, Weinheim, 1985

(4) Ritchie, K.: Interaction in the families of epileptic children. J. Child Psychol. Psychiat., 22, 65-71, 1981

(5) Samrinski, K.: Interaktion mit behinderten Kleinkindern. München, 1986.

(6) Steinhausen, H.Ch.: Chronisch kranke Kinder und Jugendliche. In: Steinhausen, H.Ch.: Risikokinder. Stuttgart, 55-73, 1984

(7) Thurmaier, M.: Die Familie mit einem behinderten Kleinkind. Frühförderung interdisz., 9, 2, 49-62, 1990

(8) Steinhausen, H.Ch.: Migrantenkinder. In: Steinhausen, H.Ch.: Risikokinder. Stuttgart, 137-155, 1984

Muster bilateraler Sprachrepräsentation im intrakarotidalen Amobarbital-Test bei Patienten mit komplex-partieller Epilepsie

M. Kurthen, C. Helmstaedter, D.B. Linke, C.E. Elger*,
J. Schramm, L. Solymosi°*
Neurochirurgische Klinik, *Epileptologische Klinik,
°Radiologische Klinik/Neuroradiologie, Universität Bonn

Abstract

In presurgical diagnostics of epilepsy, the intracarotid amobarbital test (IAT) is used for the determination of cerebral language dominance. The present study evaluates various patterns of bilateral language representation (BR).

Method: Bilateral IAT with seven language subtests were applied in 173 presurgical patients. On the basis of a score for performance in each IAT, a lateralization index (L) was computed with ranges from 1 (complete left dominance, CLD) and -1 (complete right dominance, CRD).

Results: In the total group, CLD occurred in 56% (n=96), CRD in 8% (n=14), and BR in 36% (n=63). The most frequent patterns of pronounced bilaterality (L-ranges between 0.85 and -0.85; total: n=38) were relative left hemisphere superiority (n=25, 66%) and extreme BR (n=12, 32%). Qualitatively, three kinds of BR were distinguished: positive bilaterality with double representation of subfunctions (n=6, 16%), negative bilaterality with participation of both hemispheres in certain subfunctions (n=13, 34%), and genuine bilaterality (n=19, 50%) with interhemispheric dissociations.

Conclusion: Extensive language testing in the IAT permits the determination of the degree of bilaterality as well as a differentiation of three patterns of BR. The clinical relevance of this data lies mainly in the evaluation of presurgical patients with extratemporal or posterior temporal foci.

Fragestellung

Der intrakarotidale Amobarbital-Test (IAT) dient vor allem der Bestimmung der zerebralen Sprachdominanz im Rahmen der prächirurgischen Epilepsiediagnostik. Üblicherweise werden auf der Basis recht einfacher Sprachtests als Sprachdominanzmuster die links- und rechtshemisphärische Dominanz und die bilaterale Sprachrepräsentation (BR) unterschieden. Das globale Kriterium für Bilateralität ist dabei meist das Vorkommen von Sprachstörungen in beiden IAT´s

(Hart et al., 1991). Es gibt jedoch Hinweise darauf, daß weder die simple Dreifachklassifizierung noch das einfache Bilateralitätskriterium der Heterogenität der tatsächlich vorkommenden Dominanzmuster gerecht wird (Loring et al., 1990). Daher wurde von einigen Gruppen noch zwischen relativer Dominanz einer Hemisphäre und starker Bilateralität unterschieden (Loring et al., 1990; Kurthen, Linke et al., 1992). Die vorliegende Studie präsentiert weitergehende Differenzierungen von BR-Mustern durch eine quantifizierende Auswertung von IAT-Sprachdaten.

Patienten und Methoden

Patienten: Bei 173 Patienten (84 Frauen, 89 Männer, Alter 7-56 Jahre, Mittel: 28,6 Jahre) wurde der IAT im Rahmen der prächirurgischen Diagnostik durchgeführt. 142 Patienten (82%) waren Rechtshänder, 25 (14%) Linkshänder und 6 (4%) ambidexter. Der primäre epileptische Fokus fand sich rechts temporal bei 46 (27%) Patienten, links temporal bei 45 (26%); extratemporale, bilaterale oder multiple Foci wiesen 84 (47%) Patienten auf.

IAT: IAT's mit standardisierter Sprach- und Gedächtnisprüfung wurden rechts und links an unterschiedlichen Tagen durchgeführt (200mg Amobarbital). Die Sprachprüfung umfaßte sieben Aufgaben: Reihensprechen, Satzverständnis, Verständnis für Körperbewegungsaufforderungen, Benennen, Nachsprechen, Lesen, Spontansprache. Die Leistungen in jeder Aufgabe wurden mit maximal zwei Punkten bewertet (2 Punkte für eine fehlerfreie Leistung, 1 Punkt für eine fehlerhafte Leistung und kein Punkt für einen kompletten Ausfall). Die Teilscores wurden für jeden IAT zu einem Gesamtscore von maximal 14 Punkten addiert; aus diesen Gesamtscores wurde der Lateralisationsindex L errechnet (s. Abb. 1), der kontinuierlich Werte zwischen +1 (komplett linkshemisphärische Dominanz) und -1 (komplett rechtshemisphärische Dominanz) annehmen kann.

Zur Klassifikation der Dominanzmuster wurden eine klinisch orientierte und eine indexorientierte Klassifikation angewandt (s. Abb. 2). In der klinisch orientierten Klassifikation wird für die einseitige Dominanz ein Toleranzbereich bis zu L=0,85 (oder -0,85) zugelassen, und starke Bilateralität (L zwischen 0,5 und -0,5) wird von inkompletter Dominanz einer Hemisphäre unterschieden. Diese Klassifikation trägt der klinischen Intuition Rechnung, daß Bilateralität weitgehend symmetrisch oder asymmetrisch mit relativer Überlegenheit einer Hemisphäre auftreten kann (s. o. Fragestellung). Auch wird berücksichtigt, daß minimale vermeintliche Sprachstörungen nicht zur formalen Diagnose von Bilateralität führen sollten (Kurthen, Linke et al., 1992). In der indexorientierten Klassifikation gelten alle Patienten mit Indizes ungleich +1 oder -1 als "bilateral". Hier wird die heterogene Untergruppe der BR-Patienten gemäß einem Vergleich der Gesamtscores im IAT links und rechts weiter differenziert (s.u.).

Ergebnisse

Komplett linkshemisphärische Dominanz (CLD) fand sich bei 56% (n=96) der Patienten, komplett rechtshemisphärische Dominanz (CRD) bei 8% (n=14), BR bei 36% (n=63). Abbildung 3a/b zeigt die Verteilung von Lateralisationsindizes in der Gesamtgruppe und bei den BR-Patienten. Dabei zeigen sich im wesentlichen ein kontinuierlich, aber abnehmend besetztes Lateralisationsspektrum zwischen +1 und +0,5, zwei weitere Clusterbildungen bei -1 und Null sowie teils ausgeprägte Lücken im Spektrum zwischen diesen Werten.

In der Gesamtgruppe ergibt sich nach der klinischen Klassifikation folgende Verteilung: LD 68% (n=117), ILD 16% (n=28), RD 9% (n=15), SB 7% (n=13). 25 der BR-Patienten (40%) zeigten nach der klinischen Klassifikation noch einseitige Dominanz (LD bzw. RD). Die übrigen, also stärker bilateralen Patienten (n=38, 60%) zeigten meist Muster relativ überwiegender linkshemisphärischer Dominanz (n=25, 66%) oder extreme BR mit Indizes nahe Null (n=12, 32%). Nach der Verteilung der Ausfälle in beiden IAT's lassen sich drei BR-Varianten unterscheiden (Tab. 1):

1. positiv bilaterale Repräsentation mit Doppelrepräsentationen von Teilfunktionen (Kriterium: Index von 14 in einem IAT plus Index kleiner 14 im anderen IAT) (n=6, 16%);

2. negativ bilaterale Repräsentation mit Beteiligung beider Hemisphären an einzelnen Teilfunktionen (Kriterium: Index von Null in einem IAT plus Index kleiner 14 im anderen IAT) (n=13, 34%);

3. genuin bilaterale Repräsentation mit interhemisphärischen Dissoziationen von Teilfunktionen als typischem Merkmal (Kriterium: Index weder Null noch 14 in beiden IAT's) (n=19, 50%).

Konklusionen

1. Die quantifizierende Bestimmung der Sprachdominanz auf der Basis einer ausführlichen IAT-Sprachtestung erlaubt eine Einschätzung des Grades der Bilateralität und eine Differenzierung verschiedener BR-Muster.
2. In einer klinisch orientierten Klassifikation sind ILD/IRD-Patienten von SB-Patienten und von CLD/CRD-Mustern zu unterscheiden. Die größte Untergruppe der "Bilateralen" ist die der ILD-Patienten, während IRD gar nicht vorkommt.
3. Nach der Verteilung der Ausfälle in beiden IAT's sind als qualitativ verschiedene BR-Muster die positive, negative und genuine Bilateralität zu unterscheiden. Dabei ist die positive Bilateralität bei den stärker bilateralen Patienten am häufigsten.
4. Diese Differenzierung von BR-Mustern wird in der Operationsplanung vor allem bei Patienten mit extratemporalen oder temporoposterioren Foci klinisch relevant (Kurthen, Helmstaedter et al., 1992).

$$L = \left(\frac{\text{Score IAT re} - \text{Score IAT li}}{\text{Score IAT re} + \text{Score IAT li}} \right) \cdot \frac{n}{m}$$

für: n = Score re, wenn Score re größer als Score li,
sonst n = Score li
m = Score max

Abb.1:Berechnung des Lateralisationsindex L

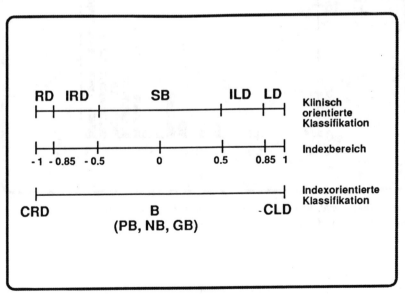

*Abb. 2: Zwei Klassifikationen der Sprachdominanz. Abkürzungen: RD/LD:
Rechts-/Linkshemisphärische Sprachdominanz; IRD/ILD: Inkomplett rechts-/
linkshemisphärische Dominanz; SB: Stark bilaterale Sprachrepräsentation; CRD/
CLD: Komplett rechts-/linkshemisphärische Dominanz; B: Bilaterale Sprachrepräsentation (positiv, negativ, genuin).*

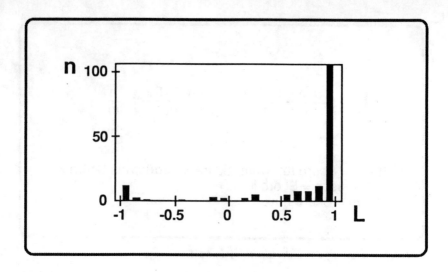

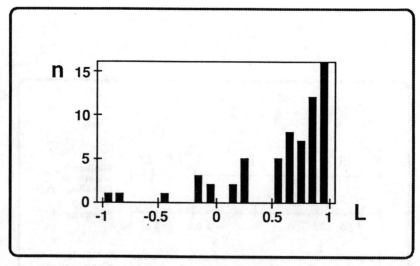

Abb. 3a/b: Verteilung von Lateralisationsindizes in der Gesamtgruppe (a) und bei Patienten mit bilateraler Sprachrepräsentation (b).

Tab. 1: Häufigkeit der verschiedenen Muster bilateraler Sprachrepräsentation.

Untergruppe	Anzahl Gesamt	Anzahl ohne LD/RD-Patienten
Positiv bilateral	12	6
Negativ bilateral	32	13
Genuin bilateral	19	19
Gesamt	63	38

Literatur

(1)   Hart, J., Lesser, P., Fisher, R.S., Schwerdt, P., Nicholas, B.R., Gordon, B.: Dominant-side intracarotid amobarbital spares comprehension of word meaning. Archives of Neurology 48, 1991, 55-58

(2)   Kurthen, M., Helmstaedter, C., Linke, D.B., Solymosi, L., Elger, C.E., Schramm, J.: Interhemispheric dissociation of expressive and receptive language functions in patients with complex-partial seizures: an amobarbital study. Brain and Language 43, 1992, 694-712

(3)   Kurthen, M., Linke, D.B., Elger, C.E., Schramm, J.: Linguistic perseveration in dominant-side intracarotid amobarbital tests. Cortex 28, 1992, 209-219

(4)   Loring, D.W., Meador, K.J., Lee, G.P., Murro, A.M., Smith, J.R., Flanigin, H.F., Gallagher, B.B., King, D.W.: Cerebral language lateralization: evidence from intracarotid amobarbital testing. Neuropsychologia 28, 1990, 831-838

Figuren-Wiedererkennen und Figuren-Reproduzieren bei Patienten mit Temporallappen-Epilepsien

H. Hättig, H. Straub, F. Wörmann, H.-J. Meencke
Universitätsklinikum Rudof Virchow, FU Berlin, Abt. Neurologie,
Prächirurgisches Epilepsie-Monitoring, Berlin

Abstract

The assessment of verbal and figural memory should belong to the standard of every neuropsychological evaluation in patients with temporal lobe epilepsy. Verbal and figural memory can be examined by recall and recognition, but free recall in figural memory means to reproduce or reconstruct complex graphic displays (DCS, Complex Figure Test, Benton Test). In doing so, other neuropsychological abilities, especially constructional abilities, come into play and increase measurement errors of nonverbal memory. In order to analyse possible differences of figure recognition and figure reproduction a newly designed test was applied (Non Verbal Learning Test, NVLT). The procedure examines recognition and reproduction (free recall) of the same 10 abstract figures.

The results show the expected memory deficits in patients with temporal lobe epilepsy. In patients with a right sided temporal focus, the scores in the time consuming free recall part of the NVLT (free reconstruction of all figures, part 4) are strongly associated with the simple recognition part (part 1) of the NVLT figures.
While the ability to comunicate depends on our undisturbed recollection and production of words, under natural condition we only need to compare figural items with given patterns to recognize them. It is therefore suggested to examine nonverbal memory only with special recognition tests without reproduction (e.g. recognition tests of figures, faces, trees, landscapes etc.).

Zusammenfassung

Die Erfassung von verbalen und figuralen Gedächtnisleistungen sollten zum Standard jeder neuropsychologischen Untersuchung eines Patienten mit einer Temporallappen-Epilepsie gehören. Sowohl das sprachliche als auch das figurale Gedächtnis können mit den Methoden des Wiedererkennens und der freien

Wiedergabe untersucht werden, jedoch bedeutet die freie Wiedergabe beim figuralen Gedächtnis, daß ein komplexes graphisches Muster reproduziert oder rekonstruiert werden muß (DCS, Complex Figure Test, Benton Test u. a.). Bei diesem Vorgehen kommen andere, insbesondere konstruktive neuropsychologische Funktionen ins Spiel, die in die Bestimmung der nonverbalen Gedächtnisleistung zusätzliche Fehlervarianz einbringen. Um mögliche Leistungsunterschiede beim Figuren-Wiedererkennen und bei der Figuren-Wiedergabe zu analysieren, wurde ein neu gestalteter Test angewendet (Non-Verbaler-Lerntest, NVLT). Die Prozedur prüft Wiedererkennen und Wiedergabe an den identischen 10 abstrakten Figuren.

Die Ergebnisse zeigen die erwarteten Defizite in den Gedächtnisleistungen bei den Patienten mit Temporallappen- Epilepsien. Darüberhinaus konnten die Werte aus dem zeitaufwendigen Wiedergabe-Teil des NVLT (Abschnitt 4) aus dem einfachen Wiedererkennens-Teil (Abschnitt 1) gut vorher gesagt werden.

Während die Fähigkeit zur sprachlichen Kommunikation von unserer ungestörten Wiedergabe von Wörtern abhängt, brauchen wir die Inhalte aus unserem figuralen Gedächtnis unter natürlichen Bedingungen nur mit einem von außen gegebenen Muster zu vergleichen. Zur Überprüfung des figuralen Gedächtnisses wird daher empfohlen, nur auf spezielle Wiedererkennenstests zurückzugreifen, die keine Reproduktionen erfordern (Wiedererkennen von Figuren, Gesichtern, Bäumen, Landschaften usw.).

Einleitung

Um die Aspekte der Wahrnehmung, der Konstruktion und des Gedächtnisses voneinander abzugrenzen, wurde eine nicht-sprachliche Lernaufgabe entworfen, die sich gegenwärtig in der Entwicklung befindet (Arbeitstitel Non-Verbaler-Lern-Test, NVLT).

Die Aufgabe ähnelt dem Diagnosticum für Cerebralschädigung (DCS) von Weidlich & Lamberti (1980) und erfordert die Rekonstruktion von Figuren. Im NVLT wird jedoch die korrekte Rekonstruktion jeder einzelnen Figur (kriteriumsorientiert) erworben, bevor die Wiedergabe der gesamten Serie gefordert wird.

Die Rekonstruktion von 10 abstrakten Figuren sollen erlernt werden. Alle 10 Figuren bestehen aus 5 Strichen, die mit 5 Stäbchen rekonstruiert werden können. Jeweils 5 Figuren sind punktsymmetrisch, 5 Figuren sind nicht symmetrisch (Abb. 5).

Abfolge der Aufgaben - Darbietung (NVLT)
1. Abschnitt: Darbietung der 10 Figuren in Serie, je 10 sek. mit anschließendem Wiedererkennen (10 aus 20, Recognition 1).

2. Abschnitt: Darbietung jeder einzelnen Figur (10 sek.) mit sofortiger freier Rekonstruktion der einzelnen Figur durch den Probanden (Vorlage ist dabei nicht zu sehen). Falls die Rekonstruktion fehlerhaft ist, wird die Darbietung des Items wiederholt, bis die Figur frei rekonstruiert werden kann (kriteriumsorientiertes Lernen). Die Summe der Darbietungen für alle 10 Items stellt die Variable lsum10 dar.

3. Abschnitt: Darbietung der Figuren wie unter 1. mit anderen Distraktoren (Recognition 2).

4. Abschnitt: Darbietung der Figuren in Serie (je 5 sek.) mit Rekonstruktion der Gesamtserie. Die Reihenfolge der Rekonstruktionen ist frei. Gezählt werden die richtigen Reproduktionen aus 3 Durchgängen mit jeweils vorheriger Darbietung (Variable fmean10).

Fragestellung und Versuchspersonen

Die Zusammenhänge der Leistungen beim NVLT zum sprachlichen und figuralen Wiedererkennen wurden analysiert (Recurring Words Test RWTa, Recurring Figures Test RWTb, Dr. Walter Sturm RWTH Aachen). Die Aufgaben wurden N=39 Kontrollen und Patienten mit Temporallappen-Epilepsien vorgegeben (N=30 ohne Fokus, N=18 Fokus links, N=25 Fokus rechts).

Ergebnisse

1. NVLT: Patienten mit einem Fokus machen bereits bei Rec1 mehr Fehler als Kontrollpersonen (Abb 1.). Sie benötigen signifikant mehr Lerndurchgänge bei der Reproduktion der einzelnen Figuren (lsum10) als die Kontrollen (Abb 2.). Patienten der Gruppe mit einem Fokus der rechten Seite benötigen auch signifikant mehr Lerndurchgänge als Patienten ohne Fokus. Beim 2. Wiedererkennen (Rec2) machen die Patienten mit einem rechtsseitigen Fokus die meisten Fehler (Abb 3). Die Patienten mit einem Fokus (links oder rechts) haben die wenigsten richtigen Reproduktionen bei der Wiedergabe in Serie (Abb 4.).

In der Gruppe der Patienten mit rechtsseitigem Fokus besteht eine signifikante Korrelation zwischen der Anzahl der Fehler bei Recognition 1 und der Anzahl der Lerndurchgänge (corr= .75 zu 2.) bzw. der Anzahl der richtigen Reproduktionen in Serie (corr=-.60 zu 4.).

2. NVLT und Recurring Figures Test (RFT): Nur in der Gruppe der Patienten mit einem rechtsseitigen Fokus bestehen signifikante Korrelationen zwischen RFT und allen 4 Abschnitten des NVLT (Rec1=.52, Lsum10=.58, Rec2=.61, Fmean10= -.59). Die Fehlerzahl dieser Patientengruppe beim RFT konstituiert sich hauptsächlich aus falsch positiven Fehlern. Korrelationen des NVLT zum Recurring Words Test bestanden in keiner Gruppe.

Interpretation

Aufgrund der Korrelation zwischen Recognition 1 und dem Lern- und Wiedergabe-Abschnitt bei rechtsseitigem Fokus ist davon auszugehen, daß bereits Defizite der elementaren figuralen Wahrnehmungsleistungen zu den Minderleistungen beim Lernen und Wiedergeben beitragen.

Defizite der figuralen Wahrnehmung zeigen sich bei dieser Gruppe mit den Defiziten des nicht-sprachlichen Gedächtnisses konfundiert. Nach den bisherigen Analysen erscheint es angemessen, figurale Tests zum Wiedererkennen darzubieten (z.B. RFT). Bei Patienten mit einem rechtsseitigen Fokus sind jedoch die Defizite beim Wiedererkennen von Figuren nicht ausschließlich als Defizite des nicht-sprachlichen Gedächtnisses zu interpretieren.

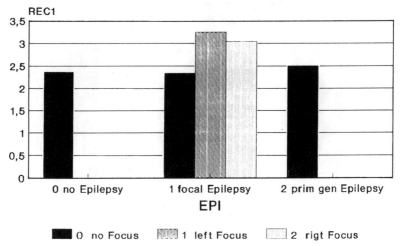

Errors on Recognition 1
rec1 by Epi by side of Focus

10 out of 20

Abb. 1

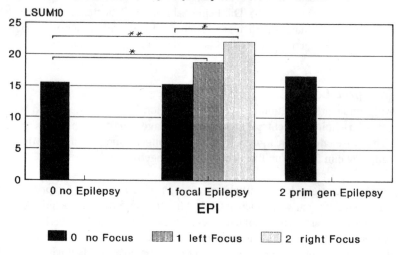

Sum of Presentations single Fig.
lsum10, by Epi by side of Focus

min of presentation ▪ 10, max ▪ 60

Abb. 2

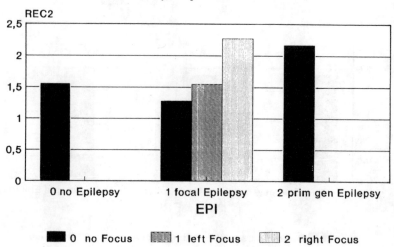

Errors on Recogition 2
rec2, Epi by side of Focus

10 out of 20

Abb. 3

N long term free reconstruction
fmean10 by Epi by side of Focus

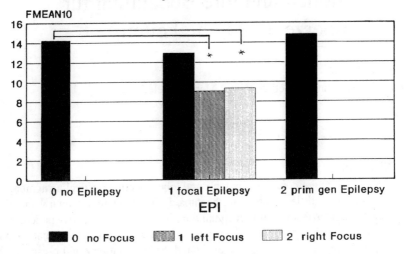

3 trials, of all 10 figures max=30

Abb. 4

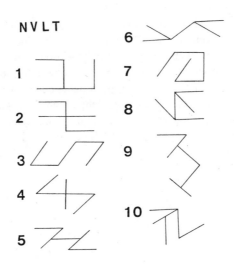

Abb. 5

Literatur

(1)   Weidlich, S., Lamberti, G.: DCS, Diagnosticum für Cerebral-
        schädigung. Verlag Hans Huber, Bern, 1980

Gesichtsfeldausfälle nach Temporallappen-resektionen und ihre Bedeutung für visuo-perzeptive Fähigkeiten

H. Niemann
Epilepsie-Zentrum Bethel, Klinik Mara I. Bielefeld

Abstract

In the past a major concern after temporal lobe resection is a decline in memory, but so far very little attention has been paid to the extent to which visual field defects might affect visual-perceptual functions. In 26 consecutive patients after TL-resection the frequency of visual field defects and their association with visual-perceptual functions was evaluated. Side of surgery and presence of a visual field cut were related to a decline in visual search. Consequences for rehabilitation planning are discussed.

Problemstellung

Bei Temporallappenresektionen kommt es relativ häufig zu Quadrantenanopsien. Tecoma et al. (1993) konnten bei 52% ihrer Stichprobe einen solchen Gesichts-feldausfall nachweisen, unabhängig von der Resektionsseite. Im Gegensatz zu Gedächtnisstörungen ist die Bedeutung dieser Gesichtsfeldausfälle für visuo-perzeptive Fähigkeiten bei neurochirurgisch behandelten Anfallskranken bis-her in der Literatur kaum thematisiert worden, obwohl die Auswirkungen von Gesichtsfeldausfällen infolge von kriegsbedingten Hirnverletzungen auf andere visuelle Funktionen seit Poppelreuter (1917) bekannt sind.

Fragestellung

Gibt es einen Zusammenhang zwischen Resektionsseite und Gesichtsfeldaus-fall einerseits und visuellen Funktionsbeeinträchtigungen andererseits? Welche Bedeutung haben die Ergebnisse für das neurochirurgische Vorgehen und für die Rehabilitationsplanung?

Methode

Patienten: Follow-up-Ergebnisse lagen von 30 Patienten vor, die 16 Jahre oder älter waren. Vier Patienten mit einem IQ unter 70 wurden von der Studie ausgeschlossen. Die Stichprobe setzte sich aus 22 Männern (84.6%) und 4 Frauen (15.4%) mit einem Durchschnittsalter von 31.1 Jahren (SD 11.3) zusammen. Nach dem modifizierten Edinburgh Handedness Questionnaire von Salmaso und Longoni (1985) waren 24 Probanden Rechtshänder (92.3%) und zwei Linkshänder (7.7%). Das mittlere Alter bei Anfallsbeginn lag bei 12.2 Jahren (SD 9.8). Das Anfallsleiden bestand durchschnittlich seit 18.9 Jahren (SD 10.9). Zum Zeitpunkt der Follow-up-Untersuchung waren 20 Patienten (76.9%) anfallsfrei. Bei den übrigen kam es zu einer etwa 90%igen Reduktion der Anfallshäufigkeit gegenüber dem präoperativen Status. Zwischen Operation und Nachuntersuchung waren durchschnittlich 6.6 Monate (SD 1.4) verstrichen. Bei 9 Patienten war eine linksseitige und bei 17 eine rechtsseitige Temporallappenresektion durchgeführt worden. Beide Gruppen unterschieden sich nicht in Bezug auf ihr Alter und ihr Intelligenzniveau (Tab.1). Das Intelligenzniveau war mit dem HAWIE (Hardesty und Lauber, 1964) bzw. HAWIE-R (Tewes, 1991) bestimmt worden (Tab. 1).

Tab. 1: Alter und Intelligenzniveau zum Zeitpunkt der präoperativen Untersuchung

	links temporal (n=9)		rechts temporal (n=17)		t-Test
	M	SD	M	SD	t-Wert
Alter	30.1	11.6	31.6	11.5	-.32 (n.s.)
HAWIE / HAWIE-R GIQ	100.6	13.4	101.7	10.4	-.22 (n.s.)
VIQ	101.8	13.3	104.5	9.4	-.55 (n.s.)
HIQ	101.2	20.3	98.0	16.5	-.41 (n.s.)

Untersuchungsmethoden und Testverfahren

1.Gesichtsfeldausfall (GFA): Vor der Operation und zum Zeitpunkt der Follow-up-Untersuchung wurde eine finger-perimetrische Gesichtsfeldüberprüfung durchgeführt.

2. Trail Making Test Part A (TMT A): Der TMT A (Army Individual Test Battery, 1944) ist ein Verfahren zur Erfassung von visuellen Suchprozessen. Dabei muß der Patient auf einem Blatt verstreute Zahlen in der richtigen Reihenfolge verbinden.

3. Ruff Figural Fluency Test (RFFT): Der RFFT (Ruff, 1988) ist ein Test, bei dem der Proband fünfunddreißig 5-Punkt-Muster in einer 5x7 Matrix nutzen muß, um möglichst viele verschiedene Designs herzustellen. Neben anderen Faktoren ist die Fähigkeit zum visuellen Suchen wichtig, um bei den Lösungen den Überblick zu behalten.

4. Bilderergänzen (BE): Der BE ist ein Untertest aus dem HAWIE bzw. HAWIE- R, bei dem Bildvorlagen nach fehlenden Details abgesucht werden müssen.

5. Aufmerksamkeits-Belastungs-Test d2: Der Test d2 (Brickenkamp, 1972) ist eine Durchstreichaufgabe, bei der zeilenweise nach Zielreizen gesucht werden muß. Für die Analyse wurden die Standardwerte für die Variable 'Gesamtwert minus Fehler' (GZ-F) verwendet.

6. Kontrollvariablen: Die Verhältniswerte zwischen TMT A und TMT B und die Anzahl perseverativer Fehler beim RFFT wurden in die Analyse mit einbezogen, um den Einfluß anderer Variablen, wie reduzierte Flexibilität bzw. perseverative Tendenzen, auf die Leistungsveränderungen im TMT A bzw. RFFT zu überprüfen.

Datenanalyse

Die Fragestellung wurde mit einer 2x2x2 multivariaten Varianzanalyse (MANOVA) für Wiederholungsmessungen untersucht. Die beiden unabhängigen Faktoren waren 'Resektionsseite' (liTL bzw. reTL) und 'Gesichtsfeldausfall' (mit GFA bzw. ohne GFA). Der abhängige Faktor war 'Testzeitpunkt' (Prä-Op und Follow-up).

Ergebnisse

Gesichtsfeldausfall: Nach linksseitiger Resektion hatten 4 Patienten (44.4%) einen Quadrantenausfall rechts oben, während es nach rechtsseitiger Resektion 12 Patienten (70.6%) mit einem Quadrantenausfall links oben waren. Zwei weitere Patienten (11.8%) hatten eine vollständige linksseitige homonyme Hemianopsie. Trail Making Test A (Fig. 1): Die MANOVA ergab für den TMT A eine signifikante dreifache Interaktion zwischen dem Faktor 'Resektion', 'Gesichtsfeldausfall' und 'Testzeitpunkt' ($F(1,22) = 4.35$; $p < .05$). Danach verschlechterte sich die Leistung der rechten TL-Gruppe mit GFA im Vergleich zu den anderen Gruppen deutlich, während sich die Leistung der linken TL-Gruppe mit GFA verbesserte. Beide Gruppen mit GFA benötigten bereits präoperativ mehr Zeit zur Bearbeitung der Aufgabe als die anderen beiden Gruppen. A posteriori wurde die Analyse ohne Einbeziehung der beiden hemianopsischen Patienten wiederholt. Die dreifache Interaktion verfehlte das Signifikanzniveau mit einem $p < .07$ ($F(1,20) = 3.93$) nur knapp. Ruff Figural Fluency Test (Fig. 2): Für die Variable 'Anzahl richtiger Designs' des RFFT ergab sich eine signifikante dreifache Interaktion (F(1,22) = 7.64; p <.01). Mit Ausnahme der rechten TL-Gruppe mit GFA verbesserten sich alle anderen Gruppen gegen- über dem prä-operativen Status. Außerdem war die Leistung der linken TL-Gruppe ohne GFA bereits präoperativ besser als die der anderen Gruppen. Die a posteriori Analyse der Daten unter Ausschluß der Patienten mit Hemianopsie bestätigte die dreifache Interaktion (F(1,20) = 10.7, p <.005). Bilderergänzen und Test d2: Die Analysen des BE und Test d2 ergaben mit einer Ausnahme weder signifikante Haupteffekte noch signifikante Interaktionen (p >.10). Für den Test d2 fand sich ein signifikanter Haupteffekt für den Faktor 'Testzeitpunkt' (F(1,21) = 7.0; p <.02), danach verbesserten sich alle Patienten gegenüber der Voruntersuchung. Kontrollvariablen: Sowohl für die Verhältniswerte von TMT A zu TMT B, wie auch für die Anzahl der perseverativen Fehler beim RFFT fanden sich keine signifikanten Interaktionen (p >.10).

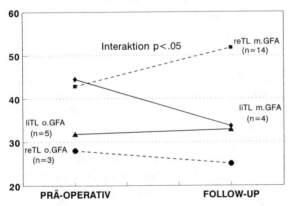

Abb.1: Trail Making Test Part A
Bearbeitungszeit in Sekunden

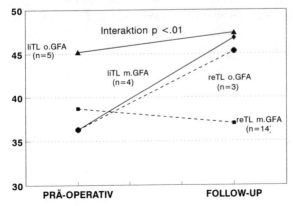

Abb. 2: Ruff Figural Fluency Test
T-Werte für richtige Werte

Diskussion

Gesichtsfeldausfälle: Mit 70,6 % lag der Anteil von Patienten mit Quadranten-ausfällen nach rechtsseitigen TL-Resektionen in unserer Studie deutlich höher als die von Tecoma et al. (1993) berichteten 52,9%, während der Anteil von Quadrantenausfällen nach linksseitigen Resektionen vergleichbar war (44.4% versus 50.0%). Zusätzlich führten peri-operative Komplikationen bei zwei Patienten zu vollständigen Hemianopsien.

Visuell-perzeptive Störungen: Bei rechtsseitigen TL-Resektionen mit Quadrantenausfällen besteht ein erhöhtes Risiko, daß es zu einer Beeinträchtigung visueller Suchprozesse kommt. Diese werden von den Patienten wahrscheinlich um so weniger kompensiert, je weniger die Aufgaben Hilfsstrategien zulassen, wie z.B. zeilenweises Suchen beim Test d2 oder die Einbeziehung von 'Weltwissen' bei der Lösung des Untertests Bilderergänzen aus dem HAWIE/HAWIE-R. Andere Faktoren, wie reduzierte Flexibilität oder perseverative Tendenzen, scheinen bei den Leistungsverschlechterungen keine entscheidende Rolle gespielt zu haben [1].

Konsequenzen: Da visuo-perzeptive und visuo-konstruktive Beeinträchtigungen die berufliche Wiedereingliederung erschweren können (Augustine et al., 1984; Fraser et al., 1986), müssen wir unser Augenmerk außer auf postoperative Gedächtnisstörungen auch auf visuo-perzeptive Beeinträchtigungen im Zusammenhang mit Gesichtsfeldausfällen richten. Wenn aus epileptologischer Sicht keine Gründe dagegen sprechen, sollte neurochirurgisch so restriktiv wie möglich vorgegangen werden, dabei ist immer zwischen möglicher Anfallsfreiheit und der Setzung eines Defizits abzuwägen. Ein Zusammenhang zwischen Ausmaß der Resektion und Gesichtsfeldausfall einerseits und Anfallsfreiheit andererseits, wie er von Tecoma et al. nahegelegt wird, konnte nicht bestätigt werden. Nur einer unserer nicht-anfallsfreien Patienten gehört zur Gruppe ohne Gesichtsfeldausfälle. Bei Beeinträchtigungen durch Gesichtsfeldausfälle im Alltagsleben kann Patienten durch fachliche Beratung, aber auch mit systematischen visuellen Explorationstrainings geholfen werden (z.B. Zihl, 1990).

[1] Über die anderen Gruppen können aufgrund der wenigen Patienten keine sicheren Aussagen getroffen werden. Warum die Patienten mit Gesichtsfeldausfall im TMT A schon vor der Operation schlechter abschnitten als die ohne Gesichtsfeldausfall, hängt wahrscheinlich damit zusammen, daß die Patienten ohne Gesichtsfeldausfall jünger waren und damit auch noch nicht solange an ihrer Epilepsie litten wie die Gruppe mit Gesichtsfeldausfall.

Literatur

(1)   Army Individual Test Battery: Manual of directions and scoring. Washington: War Department, Adjutant General's Office, 1944

(2)   Augustine, E.A., Novelly, R.A., Mattson, R.H., Glaser, G.H., Williamson, P.D., Spencer, D.D., Spencer, S.: Occupational adjustment following neurosurgical treatment of epilepsy. Annals of Neurology, 15, 1984, 68-72

(3)   Brickenkamp, R.: Aufmerksamkeits-Belastungs-Test d2. Göttingen, Hogrefe, 1972

(4)   Fraser, R.T., Clemmons, D.C., Dodrill, C.B., Trejo, W.R., Freelove, C.: The difficult-to-employ in epilepsy rehabilitation: Predictions of response to an intensive intervention. Epilepsia 27, 1986, 220-224

(5)   Hardesty, A., Lauber, H.: Hamburg-Wechsler-Intelligenz-Test für Erwachsene (HAWIE). Bern und Stuttgart, Hans Huber Verlag, 1964

(6)   Poppelreuter W.: Die psychischen Schädigungen durch Kopfschuß im Kriege 1914/16 (Bd.1). Leipzig, Verlag von Leopold Voss, 1917

(7)   Ruff, R.: Ruff Figural Fluency Test: Administration manual. San Diego, Neuropsychological Resources, 1988

(8)   Salmaso, D., Longoni, A.M.: Problems in the assessment of hand preference. Cortex, 21, 1985, 533-549

(9)   Tecoma, E.S., Laxer, K.D., Barbaro, N.M., Plant, G.T.: Frequency and characteristics of visual field deficits after surgery for mesial temporal sclerosis. Neurology 43, 1993, 1235-1238

(10)   Tewes, U.: Hamburg-Wechsler-Intelligenztest für Erwachsene - Revision 1991. Bern, Hans Huber Verlag, 1991

(11)   Zihl, J.: Zur Behandlung von Patienten mit homonymen Gesichtsfeldstörungen. Zeitschrift für Neuropsychologie 2, 1990, 95-101

Die prognostische Bedeutung postoperativer Auren nach Temporallappenresektion

*I. Tuxhorn, °N. So, °*H. Lüders*
° Cleveland Clinic Foundation, USA
* Epilepsiezentrum Bethel, Bielefeld

Abstract

The prognostic significance of isolated auras for seizure outcome after temporal lobe resection is not well known and has not been studied systematically in various patient series looking at postoperative outcome.

Method: We retrospectively examined 79 consecutive patients with medically refractory temporal lobe epilepsy who had a temporal lobe resection. The information about aura type, time of aura and psychomotor seizure relapse were obtained retrospectively from questionnaires, telephone interviews and medical records.

Results: Postoperative auras were frequent after temporal lobe resection (58%). Isolated auras represented a statistically significant risk factor for relapse of complex partial seizures (p<0.001). Of the 79 patients 33 (42 %) were seizure and aura free, 28 patients (35 %) had only isolated auras and 18 patients (23 %) had a relapse of auras and complex partial seizures. Isolated auras appeared early within the first six months of operation, persisted in 90 % after three years without significant running down phenomenon. The latency between aura and seizure relapse varied from 3 to 21 months in 25 % and was simultaneous in most cases (75 %). These results suggest that after temporal lobe resection isolated auras are frequent and represent a risk factor for complex partial seizure relapse.

Einleitung

Über die prognostische Beziehung von isolierten Auren und dem Risiko eines Rezidivs komplex-partieller Anfälle nach Temporallappenresektion ist wenig bekannt. Isolierte Auren mögen postoperativ ein Risikofaktor für das Rezidiv von komplex-partiellen Anfällen bedeuten. Wir unternahmen eine detaillierte retrospektive Analyse von postoperativen Auren und psychomotorischen Anfällen bei Patienten mit Temporallappenepilepsien, die chirurgisch behandelt wurden, um den Bezug von residuellen Auren und postoperativem Anfalls-Outcome besser zu verstehen.

162

Patienten und Methode

79 konsekutive Patienten mit der Diagnose einer unilateralen Temporallappen-epilepsie, präoperativer Auren und komplex-partieller Anfälle wurden in die Studie aufgenommen. Die Diagnose wurde mit intensivem Video-EEG-Monitoring im Rahmen der prächirurgischen Diagnostik gesichert. Das Mindest-Follow-up nach Operationen betrug zwei Jahre. Retrospektive Informationen über die Art der Auren, Zeitpunkt des Auftretens der Auren und komplex-partieller Anfälle wurden aus den Krankengeschichten, per Fragebogen und Telefoninterviews zusammengestellt. Die Daten wurden qualitativ ausgewertet. Eine non-parametrische Statistik mit Chi-Quadrat wurde zur Korrelation zwischen postoperativem Rezidiv der Auren und Anfälle angewandt.

Ergebnisse

Von 79 Patienten waren 33 (42 %) auren- und anfallsfrei, 28 Patienten (35 %) hatten nur isolierte Auren, und 18 Patienten (23 %) hatten weitere PSM-Anfälle und Auren.

Residuelle postoperative Auren sind häufig nach Temporallappenresektion und traten bei 58 % der Patienten auf. Sie stellten ein statistisch signifikantes Risiko (p<0.001) für ein Anfallsrezidiv auf. Die Auren traten bereits früh, in den ersten 6 Monaten, nach der Operation auf, und das Anfallsrezidiv war simultan mit den isolierten Auren in 75% der Fälle. Die Latenz zwischen Auren-Onset und Anfallsrezidiv betrug 3 bis 21 Monate bei den restlichen 25 % der Patienten. Residuelle Auren persistierten in über 90 % der Patienten nach 2 Jahren, so daß ein sog. Running-down-Effekt nicht beobachtet wurde. Ein links- oder rechts-seitiger Anfallsbeginn korrelierte nicht mit postoperativen Auren oder Anfalls-freiheit (p=.5). Die Lokalisation interiktaler Spikes bezüglich der Seite, mesial versus lateral oder auch bitemporal, war ebenfalls nicht prognostisch für den Outcome nach der Operation. Die häufigsten Auren waren epigastrisch, gefolgt von multiplen Auren und unspezifischen Auren. Auch visuelle, auditive und olfaktorische sowie psychische Auren traten auf. Postoperativ traten keine neu-en Auren auf, wobei eine qualitative Änderung oft beschrieben wurde.

Diskussion

Die Ergebnisse unserer Untersuchung stützen die Vermutung, daß persistierende isolierte Auren ein Rezidivrisiko für komplex-partielle Anfälle nach Temporallap-penresektion darstellen. Obwohl die Latenz zwischen 3 und 21 Monaten vari-ierte, traten sie bei 75 % der Patienten relativ simultan auf. Nach Temporal-lappenresektion sollte die antikonvulsive Therapie bei Patienten mit weiterhin isolierten Auren modifiziert werden, um möglichst Aura- und Anfallsfreiheit zu erzielen. Die antikonvulsive Medikation sollte bei dieser Patientengruppe auch sicherlich nicht reduziert oder abgesetzt werden.

Literatur

(1)   Sperling, M.R., Lieb, J.P., Engel, J.Jr., Crandall, P.H.: Prognostic significance of independent auras in temporal lobe seizures. Epilepsia 30 (3), 1989, 322-331

Neuropsychologische Veränderungen nach selektiver Amygdalo-Hippokampektomie

R. Wohlfarth, J. Saar, G. Reinshagen
Epilepsiezentrum Kork - Klinik für Erwachsene S IV, Kehl

Abstract

We examined 19 inpatients before, 3 and 12 months after left- or right-sided selective Amygdalo-Hippocampectomy (L-AHE: N=12; R-AHE: N=7) using a variety of neuropsychological tests. The results revealed: 1. Most cognitive functions showed no relevant variations. 2. Attention & concentration improved for both groups after AHE. 3. Verbal memory was impaired 3 months post-operative in L-AHE, visual memory in R-AHE. 4. Memory deficits resolved completely over time; memory scores in both groups tended to be better one year after AHE compared to pre-operative scores.

Memory deficits 3 months after operation are comparable with those after partial temporal lobectomy. One year after operation memory performance seemed to be better in patients with AHE compared to patients with partial temporal lobectomy.

Eineitung

Neuropsychologische Untersuchungen bei Patienten vor und nach Temporallappenresektion (TLE) zeigen, daß Aufmerksamkeit und Konzentration nach rechts- als auch linksseitiger Operation unverändert sind. Merk- und Gedächtnisleistungen sind abhängig von der Lateralität und Lokalisation der Resektionsstelle reduziert (1,4). Ähnliche Befunde werden nach selektiver Amygdalo-Hippocampektomie (AHE) berichtet (3,5). Nur vereinzelte Untersuchungen liegen bisher zur Frage vor, ob die spezifischen neuropsychologischen Defizite sich im Alltag der Patienten bemerkbar machen.

Fragestellung

1.) Wie verändern sich die Profile der mnestischen und konzentrativen Leistungen bei Patienten nach links- oder rechtsseitiger AHE?
2.) Sind auftretende neuropsychologische Defizite alltagsrelevant?

Methodik

Es wurden von 1988 bis 1993 insgesamt 12 Patienten mit therapieresistentem Anfallsleiden links und 7 Patienten rechts temporalen Ursprungs untersucht. Alle Patienten hatten sich nach eingehender Abklärung einer AHE unterzogen. Präoperativ sowie drei und zwölf Monate postoperativ wurden die Patienten mit den gleichen neuropsychologischen Testverfahren soweit möglich unter Verwendung von Paralleltests untersucht. Die Herdlokalisation wurde mittels der Diagnostik iktaler und interiktaler Aktivität in einer Gehirnregion, bildgebender Verfahren und neuropsychologischer Tests festgelegt. Die Sprachdominanz aller Patienten war aufgrund des WADA-Tests linkshemisphärisch zu lokalisieren.

Ergebnisse

Aufmerksamkeit und Konzentration

L-AHE und R-AHE führen zu einer Steigerung der konzentrativen Leistungen, erfaßt durch das Arbeitstempo im d2-Aufmerksamkeitsbelastungstest und das kognitive Tempo im Zahlenverbindungstest (ZVT). Abb.1 zeigt beispielhaft die prä- und postoperativen Leistungen im 'd2'.

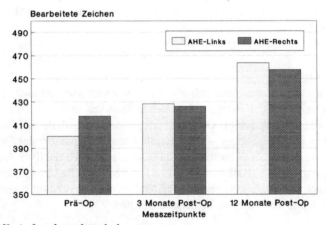

Abb.1: d2-Aufmerksamkeitsbelastungstest
Wilcoxon-Test: L-AHE: prä-op < post2 (p<.01); R-AHE: prä-op < post2 (p<.04)

Verbale Gedächtnisleistungen

L-AHE vermindert drei Monate postoperativ die mittel- und längerfristigen verbalen Gedächtnisleistungen und verstärkt die Interferenzbildung. Ein Jahr postoperativ zeigen sich diese Defizite im verbalen Gedächtnis nicht mehr. Abb. 2 stellt beispielhaft die mittelfristige Gedächtnisleistung dar.

166

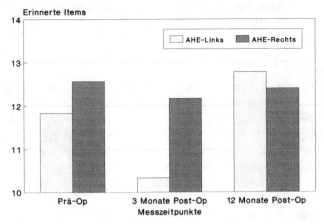

Mittelfristige verbale Merkfähigkeit
Münchener-Verbal-Gedächtnis-Test (MVGT)

Abb. 2: MVGT: Free Recall I
Wilcoxon-Test: L-AHE: prä-op > post 1 (p<.08); post 1 < post 2 (p<.04)

Visuelle Gedächtnisleistungen

R-AHE führt drei Monate postoperativ zu Defiziten im visuellen Gedächtnis, erfaßt durch den Lern- & Gedächtnis-Test (LGT). Dieses Defizit ist ein Jahr postoperativ wieder ausgeglichen.

Alltagsrelevanz der Gedächtnisdefizite

Die Verschlechterung im sprachgebundenen Gedächtnis macht sich nur bei zwei unserer 19 Patienten auch im Alltag bemerkbar (10,53 %). Dies konnte jedoch durch spezifisches Hirnleistungstraining und Alltagsübungen weitgehend kompensiert werden.

Diskussion

Mittelwertsunterschiede bei kleinen Stichproben können häufig aufgrund von Extremwerten Artefakte darstellen. Vergleicht man jedoch die Zahl der Patienten, die nach L-AHE verbessert/gleich bzw. verschlechtert sind, zeigen sich auch hier eindeutige Veränderungen. Die dargestellten mnestischen Einschränkungen drei Monate nach AHE entsprechen Befunden anderer Untersuchungen (3,5). Ähnliche Resultate werden auch nach Temporallappenresektion (TLE) berichtet (1,2,4). Allerdings zeigt sich über diese Befunde hinausgehend eine Rückbildung der Defizite innerhalb eines Jahres nach der Operation. Die Patienten weisen dann tendenziell sogar bessere Leistungen auf. Dies gibt für die Information der Patienten vor und den Rehabilitationsprozeß nach AHE wichtige Hinweise.

Im Unterschied zu Studien mit Patienten nach TLE (2) bessern sich bei AHE unabhängig von der Operationsseite kognitives Tempo und Informationsverarbeitung. Gründe hierfür dürften medikamentöse Entlastung und Reduktion epileptischer Aktivität sein.

Literatur

(1)   Brown, E.R., Gershengorn, J., Perrine, K.: Neuropsychological changes following temporal lobectomy. In: Devinsky, O., Theodore, W.H. (eds.): Epilepsy and behavior. Wiley-Liss, New York, 1992, 195-201

(2)   Durwen, H.F., Reuter, B.M., Elger, C.E.: Vergleich der Verbalgedächtnisfunktionen vor und nach linksseitiger Temporallappenresektion bei therapieresistenten Patienten mit links temporalem Epilepsieherd und strenger Lateralisation der Verbalfunktionen. In: Scheffer, D. (Hrsg.): Epilepsie 1991. Einhorn Press, Reinbek, 1992, 339-344

(3)   Nadig, T., Wieser, H.G.: Problems of learning and memory: Comparison of performance before and after surgical therapy. In: Wieser, H.G., Elger, C.E. (eds.): Presurgical evaluation of epileptics. Springer, Berlin, Heidelberg, 1987, 91-93

(4)   Rausch, R.: Effects of temporal lobe surgery on behavior. In: Smith, D., Treisman, D., Trimble, M. (eds.): Advances in Neurology, Vol. 55, Raven-Press, New York, 1991, 279-292

(5)   Wieser, H.G.: Selective Amygdalo-Hippocampectomy for temporal lobe epilepsy. Epilepsia 29 (suppl. 2), 1988, 100-113

Postoperative verbale Gedächtnisdefizite: Durch quantitative MRI (qMRI) nicht vorhersehbar

*P. Schüler, E. Pauli, C. Lang, *H. Schulemann, H. Stefan*
ZEE (Zentrum Epilepsie Erlangen),
Neurologische und *Neurochirurgische Universitätsklinik Erlangen

Abstract

In 30 patients, memory was tested (Wechsler Memory Scale-R) pre- and post-surgically (temporal resection), and a quantitative MR-analysis of the mesial and neocortical temporal structures (qMRI) was performed.

In 5 cases we found a postsurgical decline in verbal memory for at least 1 standard deviation (16 items). In these five cases, qMRI had revealed a significantly atrophic hippocampus on focus-side. In four of these patients, hippocampus of contralateral side was intact. In four of these patients, resection was performed on the dominant side. Two of them suffered from post-surgical seizures.

On the other hand, in two other patients with significant bihippocampal sclerosis, no significant postsurgical verbal memory deficit appeared. One of these cases was resected on the left side. Both stayed seizure-free after surgery.

Thus, bilateral hippocampal (as well as temporal neocortical) atrophies are no single risk factor for postsurgical memory deficits. The absence of such abnormalities are no positive prognostic factor. Other risk-factors are more relevant (side of resection, postsurgical seizure-outcome).

Einleitung

Bei epilepsiechirurgischen Eingriffen soll neben postoperativer Anfallsfreiheit eine unbeeinträchtigte Sprach- und Gedächtnisleistung gewährleistet werden. Um dies dem Patienten präoperativ zusichern zu können, gilt es, entsprechende Prädiktoren zu erarbeiten.

Bilaterale Schädigungen der temporo-mesialen Strukturen führen zu ausgeprägten Kurzzeit-Gedächtnisstörungen [Milner et al, 1968].

Eine mögliche Ursache postoperativer Gedächtnisdefizite kann daher eine bereits präoperativ bestehende bilaterale strukturelle und/oder funktionelle Schädigung der temporo-mesialen (hippocampalen) Strukturen sein. Postoperativ würde diese Läsion auf der nur vermeintlich intakten Seite demaskiert und würde das Defizit erklären.

Im Rahmen dieser Studie wurde der Frage nachgegangen, ob mittels quantitativer MR-Analysen erfaßte bitemporale Strukturanomalien tatsächlich einen Hinweis auf postoperative Defizite geben können.

Methodik

Bei 30 temporal resezierten Epilepsiepatienten wurde prä- und ein Jahr postoperativ (unter anderem) das verbale Gedächtnis (Wechsler Memory Scale-R) überprüft. Zusätzlich wurde eine quantitative Kernspin-Analyse (qMRI) der mesialen und temporal-neocorticalen Strukturen präoperativ durchgeführt [Schüler et al., 1991]. Die Daten der Patienten wurden mit geschlechts- und altersspezifischen Normwerten verglichen. Als signifikant wurde eine mindestens eine Standardabweichung überschreitende Verschmächtigung gewertet.

Ergebnis

In fünf Fällen zeigte sich postoperativ ein Abfall im verbalen Gedächtnis von mindestens einer Standardabweichung (16 Rangpunkte), im Mittel von 26 Punkten (Abb.1). In diesen fünf Fällen zeigte die qMRI einen deutlich verschmächtigten Hippocampus auf der Fokusseite. Bei vier dieser Patienten war der Hippocampus der Gegenseite jedoch auch in der qMRI weitgehend unauffällig, d.h. nicht über eine Standardabweichung verschmächtigt (Abb.2). Vier der fünf Patienten wurden linksseitig reseziert. Zwei hatten auch postoperativ weiter Anfälle.

Die deutlichsten Ausfälle traten jedoch bei der Kombination einer beidseitigen Verschmächtigung mit fortbestehenden Anfällen auf (Pat.1).

Demgegenüber traten bei zwei anderen Patienten mit deutlicher beidseitiger hippocampaler und temporal-neocorticaler Atrophie (Abb.4) keine bzw. nur leichte verbale Gedächtnisdefizite auf (Abb.3). In einem dieser Fälle wurde ebenfalls linksseitig reseziert. Beide sind postoperativ anfallsfrei geblieben.

Diskussion

Beidseitige hippocampale als auch temporal-neocorticale Atrophien sind kein alleiniger Risikofaktor für postoperative verbale Gedächtnisdefizite. Demgegenüber stehen andere Risikofaktoren im Vordergrund. Hierbei bestätigen unsere Daten bereits bekannte Risikofaktoren wie die OP auf der Seite der dominanten Hemisphäre und fehlende postoperative Anfallsfreiheit.

Das Zusammentreffen einer bilateralen strukturellen Anomalie mit gleichzeitiger funktioneller Störung (weiterbestehende Anfälle) scheint jedoch ein besonders hohes Risiko für postoperative verbale Defizite darzustellen.

Das Fehlen einer bilateralen Atrophie kann allerdings nicht als positiver Prädiktor gewertet werden, d.h. es können dennoch Defizite postoperativ auftreten.

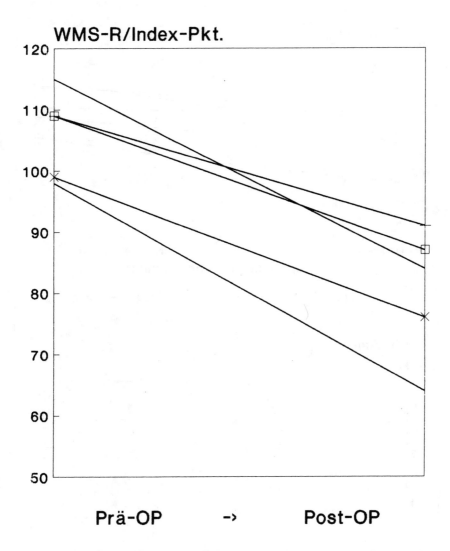

WMS-R/Index-Pkt.

Prä-OP → Post-OP

Abb.1: Verbale Gedächtnisleistung (WMS-R) prä- und 1 Jahr postoperativ bei 5 (von 30) Patienten, welche ein signifikantes (>16 Indices) postoperatives Defizit erlitten. Maximales Defizit bei Pat.1 mit auch deutlichster bilateraler hippocampaler Atrophie und postoperativ fortdauernden komplex fokalen Anfällen.

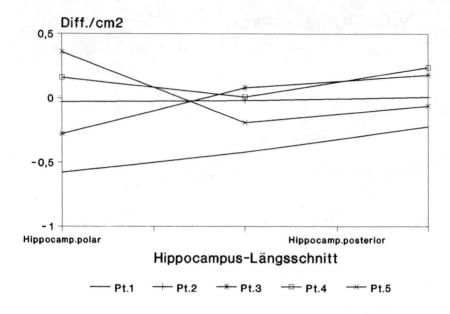

Hippocampus-Längsschnitt

—— Pt.1   —+— Pt.2   —*— Pt.3   —□— Pt.4   —×— Pt.5

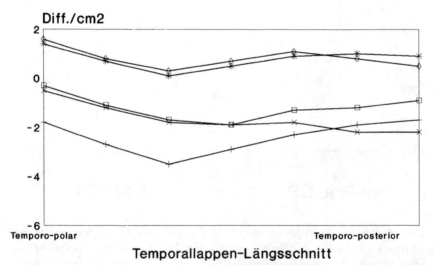

Temporallappen-Längsschnitt

—◇— Pt.1   —+— Pt.2   —*— Pt.3   —□— Pt.4   —×— Pt.5

Abb.2: Planimetrisch mittels qMRI erfaßte hippocampale und temporo-neocorticale Atrophien der nicht-operierten Gegenseite der 5 Patienten mit postoperativem Gedächtnisdefizit. Nur Patient 1 zeigt im Vergleich zum Normwert (Differenz=0) eine signifikante Verschmächtigung hippocampal, drei andere Pat. eine solche temporo-neocortical.

172

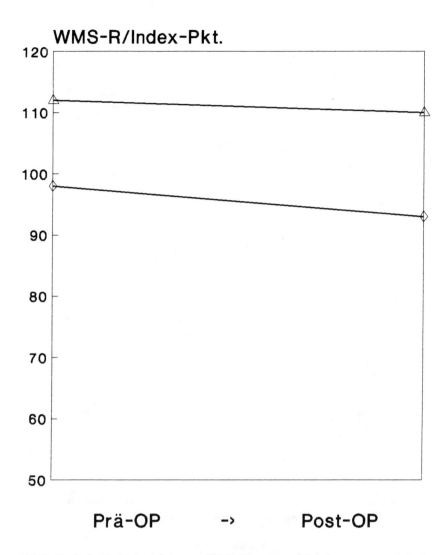

Abb.3: Verbale Gedächtnisleistung (WMS-R) prä- und 1 Jahr postoperativ bei 2 der 30 Patienten, welche kein signifikantes postoperatives Defizit erlitten, die aber dennoch Veränderungen in der qMRI kontralateral zur OP-Seite zeigten.

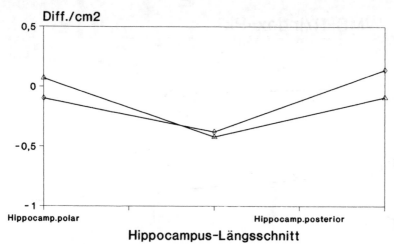

Hippocampus-Längsschnitt

⧫ Pt.6   △ Pt.7

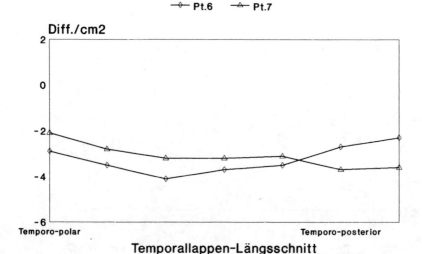

Temporallappen-Längsschnitt

⧫ Pt.6   △ Pt.7

Abb.4: Planimetrisch mittels qMRI erfaßte kontralaterale hippocampale und neocorticale Atrophien der 2 Patienten ohne postoperatives Gedächtnisdefizit.

Literatur

(1)   Milner, B., Corkin, S., Teubner, H.L.: Further Analysis of the Hippocampal Amnestic syndrome: 14 year follow-up of HM. Neuropsychologia, 1968, 6, 215-234

(2)   Schüler, P., Hahn, G., Huk, W., Bauer, J., Neubauer, U., Stefan, H.: Quantitative and qualitative MRI abnormalities in temporal lobe epilepsy. Der Nervenarzt, 1991, 62, 232-236

Aggression bei Epilepsie

T. Steinert [1], W. Fröscher [2]
Psychiatrisches Landeskrankenhaus Weissenau,
(1) Abt. Psychiatrie I der Univ. Ulm, (2) Neurologische Abt., Ravensburg

Abstract

The occurrence of aggressive and autoaggressive behaviour and the causal correlation of this behaviour to epilepsy has been studied in two different groups. One group consisted of 87 epileptic patients admitted consecutively to a neurological department with epileptological priority, the other group included all patients with epilepsy who were being treated in the psychiatric department on a fixed date (n = 26; 4.5 per cent of the psychiatric patients). Aggressive behaviour against others was recorded in the history of 62 per cent of the psychiatric patients, auto-destructive behaviour in 46 per cent. In the neurological group, 31 per cent of the patients disclosed some form of aggressive behaviour in the history. Autodestructive and suicidal actions were found in 11.5 per cent of the cases, active agressions against persons in 13.8 per cent. While no significant sex differences were noted in the psychiatric group, male patients were significantly more aggressive against others in the neurological group. There was no correlation observed between the occurrence of the aggressive behaviour and the type of seizures. A significant correlation could, however, be conformed in the neurological group between the occurrence of aggressive behaviour and the presence of an additional psychiatric diagnosis. Regarding the causal correlation between epilepsy and aggression, it could be demonstrated that the behaviour disorders described had unspecific causes in the great majority of cases and no correlation existed to the ictal phenomena.

Einleitung

Das Vorkommen aggressiver Handlungen bei Epilepsiekranken war Gegenstand zahlreicher empirischer Untersuchungen, die jedoch auf eine Erfassung der psychiatrischen Begleiterkrankungen in den jeweils hochselektierten Patientenkollektiven verzichteten und unterschiedliche Bedingungen der Entstehung aggressiven Verhaltens nicht differenzierten.

In der vorliegenden Untersuchung sollte versucht werden, das Vorkommen aggressiver und autoaggressiver Handlungen bei Epilepsiepatienten nicht nur quantitativ zu erfassen, sondern auch hinsichtlich der Assoziation dieser Verhaltensweisen mit der epileptischen Erkrankung oder anderen psychischen Störungen zu beschreiben.

Patienten und Methode

Wir untersuchten unter Auswertung aller verfügbaren Dokumente zwei unterschiedliche Patientengruppen hinsichtlich des Auftretens auffälliger aggressiver/autoaggressiver Verhaltensweisen:

1. alle innerhalb von 16 Monaten auf unserer neurologischen Abteilung aufgenommenen Patienten mit der Diagnose einer gesicherten Epilepsie,

2. alle an einem Stichtag in der psychiatrischen Abteilung des Hauses behandelten Patienten mit einer Epilepsie.

Stichprobe

Psychiatrische Gruppe
n = 26 (4,5 % der psychiat. Pat.)
14 Frauen, 12 Männer
Alter $\bar{x}$ = 48,1 (10 bis 85)
Anfallstyp

Grand mal	21
komplex fokal	6
Absencen	4
einfach fokal	2
myoklonische	4
andere	1

Neurologische Gruppe
n = 87
37 Frauen, 50 Männer
Alter $\bar{x}$ =35,6 (15 bis 81)
Anfallstyp

Grand mal	63
komplex fokal	58
Absencen	5
einfach fokal	6
andere	8

Ergebnisse

Die gefundene Häufigkeit fremd-/autoaggressiven Verhaltens in beiden Gruppen zeigt Abb. 1.

HÄUFIGKEIT
aggressiven Verhaltens

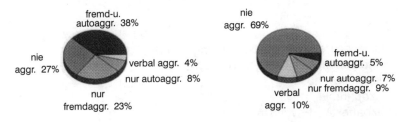

fremd-u. autoaggr. 38%

nie aggr. 27%

verbal aggr. 4%

nur autoaggr. 8%

nur fremdaggr. 23%

psych. Gruppe

nie aggr. 69%

fremd-u. autoaggr. 5%

nur autoaggr. 7%

nur fremdaggr. 9%

verbal aggr. 10%

neurol. Gruppe

Abb. 1

In beiden Gruppen unterschieden sich fremdaggressive und nicht-fremd-aggressive Patienten nicht signifikant hinsichtlich Alter, Krankheitsdauer und Anfallstyp.

Die Häufigkeit psychiatrischer Begleiterkrankungen in beiden Gruppen zeigen die Tabellen 1 und 2.

Tab. 1:

NEUROLOGISCHE GRUPPE, PSYCHIATRISCHE DIAGNOSEN (ICD-10)		
(N = 87, teilweise Mehrfachdiagnosen)		
organische Persönlichkeitsänderung	(F 07.0, F 07.2)	45
epileptische Psychosen	(F 06.2)	3
schizophrene Psychosen	(F 20)	4
andere nicht-psychotische hirnorganische Störung	(F 06)	3
leichte und mittelgradige Intelligenzminderung	(F 70 - F 71)	23
bipolare affektive Störung	(F 31)	1
depressive Episode	(F 33)	1
generalisierte Angststörung	(F 41.1)	1
Alkoholabhängigkeit	(F 10)	2
Zwangsstörung	(F 42)	1
unklar		1

Tab. 2:

PSYCHIATRISCHE GRUPPE, DIAGNOSEN (ICD-10)		
(N = 26, teilweise Mehrfachdiagnosen)		
Demenzen	(F 00 - F 02)	4
organische Persönlichkeitsänderung	(F 07.0)	7
Alkoholabhängigkeit, Polytoxikomanie	(F 10, F 19)	4
Epilepsiepsychose	(F 06.2)	3
Schizophrenie,		
schizoaffektive Psychose	(F 20, F 25)	10
Depression	(F 32)	1
Persönlichkeitsstörung	(F 60)	1
Leichte und mittelgradige		
Intelligenzminderung	(F 70 - F 71)	9
Hyperkinetisches Syndrom	(F 90)	1

Eine Gegenüberstellung der Diagnosen in den beiden Gruppen zeigt die Abbildung 2.

PSYCHIATRISCHE DIAGNOSEN

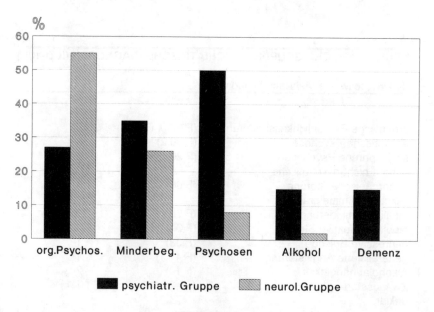

Abb. 2

Eine eindeutige Korrelation zeigte sich zwischen den Diagnosen Intelligenz-minderung und/oder organische Persönlichkeitsänderung und dem Auftreten von fremdaggressivem Verhalten. Dieser Zusammenhang war sowohl in der neuro-logischen als auch in der psychiatrischen Gruppe hoch signifikant ($p < 0,01$). In der neurologischen Gruppe bestand weiterhin ein signifikanter Zusammenhang zwischen dem Vorliegen einer psychiatrischen Begleiterkrankung generell und dem Auftreten von fremdaggressivem Verhalten ($p < 0,05$).

Eine Zuordnung des aggressiven Verhaltens hinsichtlich des kausalen Zusam-menhangs mit dem Anfallsleiden war in fast allen Fällen möglich (Tabellen 3 und 4).

Tab. 3:

BEZUG VON AGGRESSIVEM VERHALTEN UND ANFALLS-LEIDEN	
PSYCHIATRISCHE Gruppe (N = 26, Mehrfachzuordnungen)	
situativ-reaktive Aggression bei Frustration und organischer Persönlichkeitsänderung	10
Aggression bei epileptischer Psychose	6
Aggression in postiktaler Umdämmerung	1
pharmakogene Aggression	0
Aggression in periiktalem gereiztem Verstimmungszustand	2, 1 fragl.
Aggression in psychogenem Anfall	1 fragl.
simulierte Anfälle zur Kaschierung von Aggression	2 fragl.
Aggression aufgrund anderer psychischer Erkrankung ohne Zusammenhang mit Epilepsie	10

BEZUG VON AGGRESSIVEM VERHALTEN UND ANFALLS-LEIDEN
NEUROLOGISCHE Gruppe (N = 87, Mehrfachzuordnungen)

situativ-reaktive Aggression bei Frustration und organischer Persönlichkeitsänderung	17
Aggression bei epileptischer Psychose	7
Aggression in postiktaler Umdämmerung	3
pharmakogene Aggression	2, 3 fragl.
Aggression in periiktalem gereiztem Verstimmungszustand	1, 3 fragl.
Aggression in psychogenem Anfall	1 fragl.
Aggression aufgrund anderer psychischer Erkrankung ohne Zusammenhang mit Epilepsie	0
nicht klassifizierbar	1

Diskussion

Die Ergebnisse zeigen, daß pathologisch-aggressives Verhalten bei Epilepsiekranken häufig in Zusammenhang mit zusätzlichen psychiatrischen Störungen steht, nur selten jedoch in einem engen zeitlichen Zusammenhang mit Anfällen. Unter den insgesamt 113 untersuchten Patienten fanden sich nur eine fragliche autoaggressive Reaktion im Anfall und viermal aggressive Verhaltensweisen in postiktaler Umdämmerung; sehr häufig war hingegen situativ-reaktives aggressives Verhalten bei Intelligenzminderung und/oder organischer Persönlichkeitsänderung als inadäquate Reaktion auf erlebte Frustrationen. In der überwiegenden Mehrzahl der Fälle steht das Anfallsleiden nicht in kausalem Zusammenhang mit aggressivem Verhalten; Ursache für letzteres ist hingegen die ggf. zugrundeliegende zerebrale Schädigung mit den daraus resultierenden verminderten Konfliktverarbeitungsmöglichkeiten.

Rollenveränderungen und Konflikte zwischen operierten Epilepsiepatienten und ihren Partnern: Erfahrungen eines Workshops

H. Niemann, S. Koch-Stoecker, A. Moch, R. Thorbecke
Epilepsie-Zentrum Bethel, Klinik Mara I, Bielefeld

Abstract
After epilepsy surgery, marriages with an epileptic partner often experience conflicts due to role changes and new responsibilities. We offered a programme aiming to help couples during this difficult phase of their lives. Five couples participated in the weekend workshop. All except one patient were seizure-free. During the workshop psycho-educational methods including role play were employed. Typical conflicts as well as solutions are described.

Fragestellung
Sehr wenige Arbeiten haben sich bisher mit der Frage beschäftigt, wie sich Partnerschaften nach einem epilepsie-chirurgischen Eingriff verändern.

In zwei Studien wurde nur untersucht, ob und in welche Richtung sich die Familienbeziehungen nach der Operation verändert hatten. Während Rausch und Crandall (1982) fanden, daß die Familienbeziehungen ein Jahr nach der Operation im wesentlichen stabil geblieben waren, berichteten Taylor und Falconer (1968) bei einem mittleren Follow-up-Zeitraum von mehr als fünf Jahren über eine Verbesserung bei 28% ihrer Stichprobe. Nur bei 8% war es zu einer Verschlechterung gekommen. Bei 34% waren die Beziehungen unverändert gut und bei 30% unverändert schlecht geblieben. Rausch und Crandall (1985) betonten, daß die Unterstützung durch die Familie eine wichtige Voraussetzung für die psychosoziale Reintegration der Patienten war. Horowitz et al. (1968, 1970) haben versucht, die Anpassungsprobleme von Anfallskranken nach der Operation zu klassifizieren. Dabei kamen sie zu dem Ergebnis, daß die psychosoziale Reintegration kein automatischer Prozeß ist, sondern häufig psychotherapeutisch begleitet werden müßte. Schließlich konnte Powell (1991) zeigen, daß Anfallsfreiheit nach der Operation von den Betroffenen ganz anders wahrgenommen wurde als von Familienangehörigen. Die Patienten gaben an, endlich wieder sie selber zu sein, während die Angehörigen sie als verändert beschrieben.

Keiner dieser Autoren äußert sich dazu, welche adaptiven bzw. dysfunktionalen familiendynamischen Prozesse nun tatsächlich ablaufen. Im wesentlichen sind es Beobachtungen aus der klinischen Arbeit, die uns bisher dazu Hinweise gegeben haben. So können veränderte Selbst- und Fremdwahrnehmung, neue Rollenerwartungen, fortbestehende Abhängigkeiten oder das Streben nach mehr Autonomie zu verstärkten Konflikten in der Partnerschaft nach der Operation führen. Sie können von Aggressionen, Ängsten, Depression und beeinträchtigtem Selbstwertgefühl begleitet werden. Neben Persönlichkeitsfaktoren und der spezifischen Lebensgeschichte der Partner sind es oft ungeeignete Kommunikationsformen, die der Konfliktlösung im Wege stehen.

In der klinischen Arbeit wurden wir bald nach dem Beginn unseres epilepsiechirurgischen Programms mit Problemen der Patienten und ihrer Partner konfrontiert. Die Frage nach typischen Problemkonstellationen, den ihnen zugrundeliegenden Faktoren und nicht zuletzt unser Wunsch, den Betroffenen bei ihren Schwierigkeiten Hilfestellung zu geben, führte dazu, daß wir Patienten und Partnern die Teilnahme an einem Wochenendworkshop anboten, der einen stark problemlöseorientierten Charakter haben sollte.

Methode

Patienten: Bis zum Zeitpunkt unseres Wochenendworkshops waren 10 Patienten mit einem festen Partner bei uns operiert worden. Von diesen wurden sieben Paare eingeladen. Nicht berücksichtigt wurden ein Patient, bei dem berufliche und nicht partnerschaftliche Probleme im Vordergrund standen, und eine Patientin, die sich gerade von ihrem Partner getrennt hatte. Ein Patient konnte nicht teilnehmen, da der Zeitraum zwischen Operation und Workshop zu kurz war. Drei Patienten lehnten von sich aus eine Teilnahme ab. Zusätzlich wurde eine Patientin eingeladen, die an einem anderen Epilepsie-Zentrum operiert worden war, so daß schließlich insgesamt fünf Paare am Workshop teilnahmen. Das durchschnittliche Alter der Patienten lag bei 48.4 Jahren. Die Partnerschaften bestanden im Durchschnitt seit 20.3 Jahren (Tab. 1). Mit einer Ausnahme waren alle Patienten bereits anfallskrank als sie ihre/n Partner/in kennenlernten. Alle Patienten hatten sich einer Temporallappenresektion unterzogen. Nur bei einer Teilnehmerin hat der Eingriff nicht zur gewünschten Anfallsfreiheit geführt. Der Nachuntersuchungszeitraum betrug im Mittel 17.6 Monate (Tab. 2).

Tab. 1: Demographische Daten

Pat. Nr.	Alter (J.)	Ehe (J.)	Epilepsie bei Ehe bekannt	Kinder (Anzahl)	Schul-abschluß	Erlernter Beruf	Berufstätig Prä-op	Berufstätig Post-op
A	47	24	ja	2	HS*	Handwerks-meister	Selbständig eingeschränkt	nein
B	50	12	ja?	1	HS	Radio- u. Fernseh-techniker	arbeitslos	Umschulung
C	52	25	nein	1	HS	Maler-geselle	Jusitzbeamter arbeitsunfähig	zurück an alten Arbeitsplatz
D	41	11	ja	0	HS	Lehre abgebrochen	seit 1972 Sozialhilfe	nein
E	52	29	ja	0	HS	Industrie-kauffrau	seit 1980 berentet	nein

HS = Hauptschulabschluß

Tab. 2: Medizinisch-Psychologische Daten

Pat. Nr.	Epilepsie	Ätiologie	Beginn (Alter)	Dauer (Jahre)	Follow-up (Monate)	Anfalls-freiheit
A	rechts TL*	Meningitis	14	33	8	ja
B	links TL	unbekannt	0;9	51**	11	ja
C	rechts TL	Hämangiom	43	8	21	ja
D	rechts TL	unbekannt	12	29	11	ja
E	kortikal li. temp.-okzip.	unbekannt	15	37	47	nein

* TL: Temporallappenepilepsie
** dazwischen insgesamt 25 anfallsfreie Jahre

Vorgehen: Der zweitägige Workshop begann mit einem gemeinsamen Mittagessen und gliederte sich in fünf zwei- bis dreistündige Blöcke mit informativ-didaktischen und rollenspielerischen Anteilen (Tab.3). Im ersten Veranstaltungsblock wurden von Mitarbeitern zwei typische Konfliktkonstellationen im Rollenspiel dargestellt. Im Vordergrund standen einerseits Unabhängigkeitsbestrebungen, andererseits fortbestehende Abhängigkeitswünsche. Nach den Rollenspielen erfolgte ein Blitzlicht, d.h. alle Teilnehmer teilten kurz mit, wie sie die Situationen erlebt hatten. Daran anschließend wurden einige Kommunikationsregeln für den Umgang in der Gruppe, wie sie von Cohn (1980) im Rahmen der Themenzentrierten Interaktion entwickelt wurden, vorgestellt. Die erste Sitzung wurde mit einem gegenseitigen Bekanntmachen und einer Erläuterung des Programmablaufs beendet. Im zweiten Block kamen Patienten und Partner zunächst getrennt in zwei Kleingruppen zusammen. Die Themen waren Veränderungen und Konflikte in der Zeit nach der Operation und zukünftige Wünsche an den Partner. Für jeden Teilnehmer wurden dazu „Problem-" und „Wunschzettel" angefertigt, die dann später in der Gesamtgruppe diskutiert wurden. Ziel der Übung war, Patienten und Partner für die ähnlichen, aber auch für die unterschiedlichen Sichtweisen im Hinblick auf Veränderungen, Konflikte und Wünsche zu sensibilisieren. Schwerpunkt der dritten Sitzung war die Bearbeitung einer Konfliktsituation durch eine Patientin im Rahmen eines Rollenspiels. Im vierten Veranstaltungsblock wurden die Teilnehmer gefragt, eines der beiden Rollenspiele vom Vortag auszuwählen, um dazu verschiedene Lösungsmöglichkeiten durchzuspielen. Sie entschieden sich für das Rollenspiel mit der Unabhängigkeitsthematik. Anhand der gewonnenen Erfahrungen während des Rollenspiels wurden einige Kommunikationsregeln zum Mitteilen von Ärger und für Konfliktgespräche erarbeitet (Mandel et al., 1971; Anneken et al., kein Datum). Der letzte Block diente einem allgemeinen Informationsaustausch. Im Zentrum standen dabei Probleme der Angehörigenbetreuung und -beratung in Krisensituationen nach der Operation sowie medizinische Fragen.

Tab. 3:

Tabelle 3   Programm des Workshops

SONNABEND	SONNTAG
Block 1 (Gesamtgruppe)	**Block 4 (Gesamtgruppe)**
o Rollenspiel: zwei typische Konfliktsituationen (dargestellt von Mitarbeitern) o Blitzlicht zum Rollenspiel o Vorstellen der Gruppenregeln o Vorstellen der Teilnehmer	o Erarbeiten von Konfliktlösungen anhand eines Rollenspiels aus Block 1 o Vorstellen von Kommunikationsregeln anhand der Erfahrungen aus diesem Workshop
Block 2 (Kleingruppen mit Patienten/Partnern)	**Block 5 (Gesamtgruppe)**
o Was hat sich seit der Operation verändert? o Welche Probleme gibt es zur Zeit? o Was wünsche ich mir von meinem Partner?	o Wie kann die Beratung vor und nach der Operation verbessert werden? o Offene Fragen o Rückmeldung zur Veranstaltung
Block 3 (Gesamtgruppe)	
o Zusammentragen der Ergebnisse (Probleme und Konflikte aus den Kleingruppen) o Darstellung und Bearbeitung eines Problems/Konflikts im Rollenspiel	

Veränderungen, Konflikte und Wünsche in der Partnerschaft nach der operativen Behandlung

Die positiven Veränderungen aus der Sicht der Patienten lassen sich folgendermaßen zusammenfassen: Keine Angst mehr vor Anfällen; größeres Selbstwertgefühl; selbständiger, aktiver und interessierter geworden; neue Freunde gefunden. Spiegelbildlich fanden sich bei den Partnern ähnliche Feststellungen: Der Patient habe mehr Lebensmut, sei aktiver und selbständiger geworden, die Spontanität für gemeinsame Unternehmungen habe zugenommen. Es fiel allerdings auf, daß die Partner bei der Beschreibung positiver Veränderungen fast ausschließlich den Patienten im Blick hatten, für sie selbst hatten diese Veränderungen eher zu Anpassungsschwierigkeiten geführt.

Im Hinblick auf negative Veränderungen wurde von Patienten genannt: Schlechteres Gedächtnis, stärkere Gefühlsschwankungen, Angst vor neuen Anforderungen. Partner berichteten dagegen über ein Fortbestehen der alten Ängste, daß es doch wieder zu Anfällen kommen könnte. Sie beklagten eine Zunahme von Meinungsverschiedenheiten. Nur ein Partner beklagte sich darüber, daß der Patient nach Operation noch ängstlicher, abhängiger und unselbständiger geworden sei.

Im Gegensatz zu den Partnern wurden Konflikte oder Probleme von den Patienten kaum wahrgenommen oder thematisiert. Zwei der Patienten beschäftigte die Frage nach dem eigenen Wert. Sie wünschten sich außerdem, daß der Partner sich nicht mehr so fürsorglich verhält. Die Partner sahen sich dagegen durch neue Aufgaben stärker gefordert und häufigeren Konflikten ausgesetzt. Eine Ehefrau empfand es als besonders belastend, daß ihr Mann emotional labiler und sein Verhalten unvorhersehbarer geworden sei. Gemeinsam war Patienten und Partnern die Erfahrung, über Probleme und Meinungsverschiedenheiten nicht so miteinander sprechen zu können, daß es zu akzeptablen Lösungen kam. Die gescheiterten Versuche hatten mittlerweile bei einigen Teilnehmern zu einer Art Sprachlosigkeit geführt. In einigen Fällen war es durch die Probleme nach der Operation sogar zu Situationen gekommen, in denen einer der Partner 'die Koffer packen' wollte.

Die Hoffnungen und Wünsche der Patienten richteten sich auf ein besseres Umgehen mit den Gedächtnisstörungen, auf eine berufliche Reintegration, auf ein partnerschaftlicheres Umgehen miteinander und auf ein Fortbestehen der Partnerschaft. Zwei waren mit dem Ist-Zustand zufrieden. Die Partner wünschten sich mehr gemeinsame Unternehmungen, mehr Austausch, mehr Akzeptanz durch den Patienten auch bei Meinungsverschiedenheiten. Sie erhofften sich von den Patienten größere Selbständigkeit und dadurch mehr Zeit für sich selbst.

Hilfestellung durch psychologisch-pädagogische Interventionen

Die von den beiden Mitarbeitern dargestellten Konfliktkonstellationen waren den meisten aus eigener Erfahrung vertraut und halfen ihnen bei aller Unterschiedlichkeit ihrer jeweiligen Lebensgeschichte, das Gemeinsame aller Teilnehmer zu sehen. Mit Hilfe des Rollenspiels konnte zumindest ansatzweise erfahren werden, daß Konfliktlösungen möglich, aber nicht immer leicht umzusetzen sind. Alle Paare fühlten sich durch die Erfahrungen mit dem Rollenspiel zusammen mit den gemeinsam erarbeiteten Kommunikationsregeln ermutigt, zu Hause neue Umgangsformen auszuprobieren. Die Teilnehmer beurteilten den Workshop positiv und erhofften sich eine Wiederholung. Aufgrund der eigenen Erfahrungen, aber auch im Hinblick auf andere operierte Patienten wurde dafür ein möglichst früher Zeitpunkt innerhalb des ersten post-operativen Jahres für sinnvoll erachtet.

Darüber hinaus wurde deutlich, daß sich die Partner eine stärkere Einbeziehung in die Beratung und Aufklärung vor und nach der Operation gewünscht hätten und sich vor allem nach der Operation in Krisensituationen allein gelassen fühlten. Für solche Krisen wurde eine Hotline vorgeschlagen.

Literatur

(1)   Anneken, R., Echelmeyer, L., Kaluza, K., Klein, H., Klockgeter-Kelle, A., Zimmer, D.: Kommunikationstraining für Paare: Handanweisung für Therapeuten. Tübingen, Deutsche Gesellschaft für Verhaltenstherapie

(2)   Cohn, R.C.: Von der Psychoanalyse zur themenzentrierten Interaktion. Stuttgart, Verlagsgemeinschaft Ernst Klett, 1980

(3)   Horowitz, M.J., Cohen, F.M.: Temporal lobe epilepsy: Effect of lobectomy on psychosocial functioning. Epilepsia 9, 1968, 23-41

(4)   Horowitz, M.J., Cohen, F.M., Skolnokoff, A.Z., Saunders, F.A.: Psychomotor epilepsy: Rehabilitation after surgical treatment. Journal of Nervous and Mental Disease, 150, 1970, 273-290

(5)   Mandel, A. et al.: Einübung in die Partnerschaft durch Kommunikationstherapie und Verhaltenstherapie. München, Pfeiffer, 1971

(6)   Powell, G.E.: Welche Veränderungen ihrer Lebenssituation erwarten Epilepsiepatienten von einer epilepsiechirurgischen Behandlung. Erwartungen zu den tatsächlichen Ergebnissen. Vortrag auf dem 2. Fortbildungs-Workshop der v. BA Bethel: Psychosoziale und neuropsychologische Aspekte der neurochirurgischen Epilepsie-Behandlung, Bielefeld, 1991

(7)   Rausch, R., Crandall, P.H.: Psychological status related to surgical control of temporal lobe seizures. Epilepsia, 23, 1982, 191-202

(8)   Taylor, D.C., Falconer, M.A.: Clinical, socio-economic, and psychological changes after temporal lobectomy for epilepsy. British Journal of Psychiatry, 114, 1968, 1247-1261

Präoperative Lokalisation fokaler Epilepsien mit der Positronen-Emissions-Tomographie (PET)

G. Schlaug[1], O. W. Witte[1], S. Arnold[1,2], A. Ebner[2], H. Holthausen[2], H. Lüders[2], R. J. Seitz[1]
[1]Neurologische Klinik der Heinrich-Heine-Universität Düsseldorf
[2]Epilepsie-Zentrum Bethel, Bielefeld

Abstract
The sensitivity and inter-observer reliability of PET measurements with FDG-PET for the localization of an epileptic focus was investigated. In 21 patients with temporal lobe epilepsy (of which 20 were seizure free after operation or had a markedly reduced seizure frequency) PET detected a hypometabolism on the side of the focus. The blind analysis coincided with the quantitative results in 19 of 21 investigations. In 20 out of 22 patients with presumed frontal lobe epilepsy, quantitative PET analysis detected a focal hypometabolism. Thirteen of these patients showed no lateralizing structural abnormalities in the MRI.

Fragestellung
In dieser Studie sollte der Frage nachgegangen werden, wie hoch die Sensitivität und Inter-Observer-Reliabilität des interiktalen FDG-PET in der Detektion eines epileptischen Herdes bei fokalen Epilepsien temporalen (TLE) als auch frontalen (FLE) Ursprungs ist.

Methodik
Es wurden 150 medikamentös therapierefraktäre Patienten, die sich in der prächirurgischen Abklärung befanden, untersucht. Diese Patienten wurden einer stationären Monitoringphase mit interiktalen und iktalen nicht-invasiven EEG-Ableitungen zugeführt. Etwa zwei Drittel der Patienten hatten eine Epilepsie temporalen (TLE), etwa ein Drittel extratemporalen Ursprungs. Von den Patienten mit TLE haben sich bisher 21 Patienten einer anterioren Temporallappenresektion und einer mindestens 6monatigen postoperativen Verlaufskontrolle unterzogen. Es wurden nur solche Patienten mit FLE in die Analyse aufgenommen, bei denen aufgrund des nicht-invasiven Monitorings der frontale Ursprung der Anfälle sicher erschien, wenngleich die Seite und exakte Loka-

lisation des frontalen epileptischen Herdes unklar war. Von den 22 Patienten mit FLE bzw. fokaler Epilepsie frontalen Ursprungs wurden bisher 7 Patienten operiert. Im Rahmen der Phase I der prächirurgischen Abklärung wurden sowohl kernspintomographische Untersuchungen als auch interiktale FDG-PET-Untersuchungen durchgeführt. Der regionale zerebrale Glukosestoffwechsel (rCMRGlc) wurde mit $[^{18}F]$-2-deoxy-D-Glukose und der SCX PC4096-WB PET-Kamera gemessen und nach dem autoradiographischen Modell (Phelps et al., 1979) mit einer lumped constant von 0,52 quantifiziert. Die Auswertung erfolgte sowohl visuell semiquantitativ von zwei unabhängigen erfahrenen Untersuchern, die hinsichtlich der Identifikation jeglicher klinischer und elektrophysiologischer Information geblindet waren, als auch quantitativ semigeblindet, in Anlehnung an Hajek et al. (1993) anhand von anatomisch orientierten „regions of interest" (ROIs).

Ergebnisse

Bei allen operierten Patienten mit TLE konnte bei der quantitativen PET-Analyse ein fokaler temporaler Hypometabolismus festgestellt werden, der in allen Fällen mit der endgültigen EEG-Klassifikation bzw. der Seite der anterioren Temporallappenresektion übereinstimmte (Tabelle 1). Die Asymmetrieindices für die temporomesiale bzw. temporolaterale Region waren jeweils signifikant unterschiedlich zu den sehr geringen Seitenunterschieden in einem gesunden Normalkollektiv (gepaarter t-Test; $p<0,05$). Invasive EEG-Ableitungen, die bei 7 Fällen wegen diskrepanter Befunde der funktionellen Bildgebung und der nicht-invasiven EEG-Diagnostik durchgeführt wurden, bestätigten den in der quantitativen FDG-PET-Analyse beschriebenen Herd. Die geblindete visuelle Auswertung ergab für den Untersucher mit dem besten Ergebnis eine Übereinstimmung mit der endgültigen EEG-Klassifikation in 19 von 21 Fällen; einmal konnte kein fokaler Hypometabolismus erkannt werden, und einmal wurde bei bitemporaler, aber unilateral betonter Minderung des rCMRGlc eine inkorrekte Lateralisation vorgenommen. Die Reliabilität zwischen den beiden Untersuchern lag bei 0,86. Da von den 21 operierten Patienten 20 bisher anfallsfrei sind bzw. eine mehr als 90%ige Reduktion ihrer Anfälle haben, erreichte in dieser Patientengruppe die semigeblindete quantitative Auswertung der FDG-PET-Daten einen positiv prädiktiven Wert hinsichtlich der Vorhersagbarkeit der Anfallsfreiheit bzw. signifikanten Anfallsreduktion von 100%, gefolgt von der geblindeten semiquantitativen FDG-PET-Analyse (90%) und der nicht-invasiven iktalen EEG-Diagnostik (80%).

Die Identifizierung der epileptischen Zone bei fokalen Epilepsien frontalen Ursprungs ist im Vergleich mit den TLE schwieriger, und in nur einem wesentlich geringeren Prozentsatz wird eine signifikante Reduktion der Anfälle erreicht (Swartz et al., 1989; Salanova et al., 1993). Bisher wurden 22 Patienten mit der auf nicht-invasiver Diagnostik basierenden Epilepsieklassifikation „fokale Epilepsie frontalen Ursprungs" untersucht. Das interiktale FDG-PET konnte zusätzlich zu den 14 durch nicht-invasive EEG-Untersuchungen bereits lateralisierten und zum Teil lokalisierten epileptischen Herden bei weiteren 8 Patienten Hinweise zur Lokalisation geben (Tabelle 2). Die semigeblindete quantitative FDG-PET-Analyse hatte mit 91% eine hohe Sensitivität in der Detektion eines Herdes. Die MRT zeigte in 7 Fällen einen lateralisierten, auffälligen Befund. Bisher wurden 7 Patienten operiert, wobei das interiktale FDG-PET in 5 Fällen durch Überlagerung mit strukturellen Bilddaten einen Herd lokalisieren konnte. In einem Fall ergab die PET-Bild-Analyse keinen Hinweis auf einen fokalen Hypometabolismus. In einem weiteren Fall konnte ein mittelliniennaher Herd in der supplementärmotorischen Region (SMA) nicht eindeutig nach rechts oder links lateralisiert werden. Nach Resektion der rechten frontomesialen Region war dieser Patient anfallsfrei.

Konklusion

Die Sensitivität der PET-Messungen in den hier vorgestellten Untersuchungen (vgl. Swartz et al., 1989) ist möglicherweise dadurch so hoch, weil das PET in die Operationsentscheidung zunehmend einbezogen wurde. Neben der hohen Sensitivität ist jedoch besonders die hohe Inter-Observer-Reliabilität der geblindeten qualitativen Analyse hervorzuheben. Auch bei frontalen Epilepsien ohne umschriebene Läsion gab das FDG-PET Hinweise auf einen Herd, die bei der gezielten invasiven EEG-Diagnostik hilfreich sein können.

Tab. 1: Lateralisierung des epileptischen Herdes bei 21 operierten Patienten mit medikamentös therapierefraktärer TLE

	Klassifikation Phase I	EEG interiktal	iktal	MRT qual	PET qual	quant
Lateralisierung						
korrekt	9	8	16	11	19	21
inkorrekt			1	1	1	
keine	12	13	4	9	1	
Anfallsfrei oder > 90% reduziert (n = 20)						
Positiv prädik. Wert	9	8	16	11	18	20

Tab. 2: Lateralisation des epileptischen Herdes bei 22 Patienten mit medikamentös therapierefraktärer FLE

	EEG interiktal	EEG iktal	EEG ii+i	MRT qual	qual	PET quant
Lateralisierung						
korrekt	12	12	14	7	12	20
keine	10	10	8	15	10	2
Konkordant mit EEG (ii+i)			14	5	8	12
Zusätzlich lateralisierend zu EEG (ii+i)				1	5	8

Literatur

(1)   Engel, J.Jr., Henry, T.R., Risinger, M.W., Mazziotta, J.C., Sutherling, W.W., Levesque, M.F., Phelps, M.E.: Presurgical evaluation for partial epilepsy: relative contributions of chronic depth-electrode recordings versus FDG-PET and scalp-sphenoidal ictal EEG. Neurology 40, 1990, 1670-1677

(2)   Hajek, M., Antonini, A., Leenders, K.L., Wieser, H.G.: Mesiobasal versus lateral temporal lobe epilepsy: Metabolic differences in the temporal lobe shown by interictal ^{18}F-FDG positron emission tomography. Neurology 43, 1993, 79-86

(3)   Phelps, M.E., Huang, S.C., Hoffman, E.J., Selin, C., Sokoloff, L., Kuhl, D.E.: Tomographic measurement of local cerebral glucose metabolic rate in humans with (F-18)2-fluoro-2-deoxy-D-glucose: validation of method. Ann Neurol 6, 1979, 371-388

(4)   Salanova, V., Morris, H.H. III, Van Ness, P.C., Lüders, H., Dinner, D., Wyllie, E.: Comparison of scalp electroencephalogram with subdural electrocorticogram recordings and functional mapping in frontal lobe epilepsy. Arch Neurol 50, 1993, 294-299

(5)   Swartz, B.E., Halgren, E., Delgado-Escueta, A.V., Mandelkern, M., Gee, M., Quinones, N., Blahd, W.H., Repchan, J.: Neuroimaging in patients with seizures of probable frontal lobe origin. Epilepsia 30, 1989, 547-558

Durchblutung und Stoffwechsel in funktionsgestörten Arealen bei Temporallappenepilepsie

G.R. Fink[1], G. Pawlik[1], B. Szelies[1], D.B. Duncan[1], K. Wienhard[1], H. Stefan[2], W.-D. Heiss[1]
[1] Klinik für Neurologie der Universität zu Köln und Max-Planck-Institut für neurologische Forschung, Köln
[2] Neurologische Klinik der Universität Erlangen-Nürnberg, Erlangen

Abstract
In presurgical epilepsy evaluation, SPECT or PET are used to localize dysfunctional tissue. They often produce discrepant findings, which may be explained by focal uncoupling of metabolism and haemodynamics. We investigated 13 patients with unilateral mesiolimbic temporal lobe epilepsy (TLE), using PET to measure regional cerebral blood flow (rCBF) and glucose metabolism (rCMRGlc). Statistical analyses used Wilcoxon tests (Bonferroni corrected). On the side of the EEG-focus temporomesial rCMRGlc was decreased in each patient. Group $rCMRGlc_{focus}$ was lower (p<0.001) than in the homotopic reference region. By contrast, hypoperfusion ipsilateral to the EEG-focus was found in only 9 cases. Group $rCBF_{focus}$ did not differ significantly from $rCBF_{ref}$ This demonstrates differential behaviour of focal haemodynamics and metabolism in mesiolimbic TLE. Interictal perfusion measurements seem to be less sensitive for focus localization than measurements of glucose metabolism. This has considerable bearing on evaluation of interictal SPECT-perfusion studies in presurgical epilepsy evaluation.

Einleitung
Der Erfolg individuell zugeschnittener epilepsiechirurgischer Eingriffe („taylored resection") hängt wesentlich von der Genauigkeit der prächirurgischen Lokalisation sogenannter „epileptogener" Zonen ab. In der prächirurgischen Epilepsiediagnostik werden zahlreiche Verfahren eingesetzt, die eine Fülle unterschiedlicher morphologischer und pathophysiologischer Informationen liefern. Intrakraniell plazierte EEG-Elektroden zeigen oft epileptisch aktive Hirnregionen an, die jedoch nicht unbedingt mit dem epileptogen wirkenden Gewebe identisch sein müssen. Um eine eventuell epileptogene morphologische Läsion festzustellen, wird heutzutage die Kernspintomographie der Computertomographie

vorgezogen. Demgegenüber zeigen SPECT und PET dysfunktionelle Zonen interiktual geminderter Hirndurchblutung (rCBF) und erniedrigten Hirnglukose-stoffwechsels (rCMRGlc). Ihr Einsatz wird meist als austauschbar betrachtet, obwohl die zugrundeliegende Annahme einer erhaltenen Koppelung von Stoffwechsel und Durchblutung fraglich ist (Leiderman et al., 1992). Ziel unserer Arbeit war es deshalb, bei TLE mesiolimbischen Ursprungs den Zusammenhang zwischen Herdstoffwechsel und -durchblutung zu untersuchen.

Methodik

Dreizehn Patienten (11 m, 2 w; Alter: 22-56 Jahre; unauffälliges MRI (n=7), temporale Atrophie (n=2), temporaler Kalkherd (n=1), Subarachnoidalzyste (n=1), alter Kontusionsherd (n=2)) mit einseitiger TLE (ILAE-Klassifikation) mesiolimbischen Ursprungs (definiert durch EEG-Intensiv-Monitoring einschließlich Tiefen- und Subduralelektroden) wurden interiktual untersucht. Alle Patienten hatten komplex-partielle Anfälle, 4 zusätzlich tonisch-klonische Anfälle. Bei 8 Patienten war der Fokus rechts, bei 5 links.

Mit einer PET-Kamera (Scanditronix PC384-7B) wurden rCBF (mit ^{15}O-Butanol) und rCMRGlc (mit ^{18}FDG) dynamisch gemessen. Glukoseextraktionsfraktion (rGEF) und kinetische Konstanten für ^{18}FDG (K_1, k_2 und k_3 für Blut-Hirn-, Hirn-Blut-Transport sowie FDG-Phosphorylierung) wurden berechnet. Die Bilder wurden visuell und quantitativ mittels Regions-of-Interest (ROIs) ausgewertet. Absolutwerte für rCMRGlc, rCBF, rGEF und die kinetischen Konstanten wurden im Seitenvergleich mittels Bonferroni-korrigierter Wilcoxon-Teste und multivariater Varianzanalyse auf Unterschiede geprüft.

Ergebnisse

EEG: Unmittelbar vor oder während der PET-Untersuchungen fanden sich weder klinisch noch elektroenzephalographisch Hinweise auf epileptiforme Aktivität.

Visuelle Auswertung: Die Inspektion der rCMRGlc-Bilder ermöglichte bei allen Patienten eine eindeutige Angabe des betroffenen Temporallappens. In 11 der 13 Fälle war ein umschriebener Hypometabolismus in temporobasalen mesiolimbischen Strukturen im Vergleich zur homotopen kontralateralen Referenzregion erkennbar. EEG und rCMRGlc-PET stimmten bezüglich der Herdlateralisation stets überein. Die visuelle Auswertung der rCBF-Bilder zeigte in 6 Fällen eine ipsilaterale Hypoperfusion, 3 Fälle waren nicht sicher pathologisch, und 4 Patienten zeigten sogar eine kontralaterale Hypoperfusion.

Quantitative Auswertung: In den temporomesialen Strukturen auf der Seite des EEG-Herdes hatten alle Patienten einen erniedrigten Glukosestoffwechsel im Vergleich zur homotopen kontralateralen Referenzregion (p<0.001). Eine relative Hypoperfusion wurde ipsilateral in 9 Fällen gemessen, bei 4 Patienten fand sich auf der Herdseite eine relative Steigerungen der Durchblutung. Entsprechend war die Differenz zwischen ipsi- und kontralateralem rCBF im Gruppenmittel nicht signifikant, während die temporomesiale rGEF ipsilateral erniedrigt ($p<0.05$) war. Die Analyse der kinetischen Konstanten zeigte einen im Schnitt unveränderten Blut-Hirn-Transport (K_1), einen leicht gesteigerten Hirn-Blut-Transport (k_2) sowie eine stark erniedrigte Glukosephosphorylierung (k_3) ($p<0.0001$).

Diskussion

Glukosestoffwechselmessungen eignen sich zur Prognose der Anfallskontrolle nach Temporolobektomie (Radtke et al., 1993) sowie zur Differentialdiagnose mesialer bzw. lateraler Anfallsursprünge bei TLE (Hajek et al., 1993). Dagegen können interiktuale Durchblutungsuntersuchungen Probleme mit der Lateralisation eines Fokus haben und korrelieren nicht oder nur schlecht mit den EEG-Befunden oder dem postoperativen Verlauf (Leiderman et al., 1992; Rowe et al., 1991).

In dieser Studie fand sich eine interiktuale Entkopplung von Hämodynamik und Stoffwechsel in den temporomesialen Strukturen ipsilateral zum EEG-Fokus. Demnach sind PET-Glukosestoffwechseluntersuchungen in Bezug auf Lateralisation und Präzision der intralobären Herddarstellung selbst den mit gleichem Gerät durchgeführten Durchblutungsuntersuchungen überlegen. Darüber hinaus zeigte eine Analyse der kinetischen Daten, daß der Transport von Glukose in das Hirngewebe im Mittel unbeeinträchtigt, die Glukoseutilisation jedoch vermindert ist.

Ein umschriebener Hypometabolismus im PET bei TLE wird meist durch Neuronenverlust mit fokaler Gliose verursacht. Unsere Beobachtungen legen die Hypothese nahe, daß dysfunktionelle Zonen bei TLE nach Abschluß der postnatalen Ausdifferenzierung des Kapillarsystems entstehen.

Diese Ergebnisse sind auch für interiktuale SPECT-Untersuchungen von Bedeutung. Sie bieten eine mögliche pathophysiologische Erklärung für die durchschnittlich geringere Sensitivität dieser Methode - unabhängig von technischen Faktoren, wie dem schlechteren räumlichen Auflösungsvermögen.

Literatur

(1)   Hajek, M., Antonini, A., Leenders, K.L., Wieser, H.G.: Mesiobasal versus lateral temporal lobe epilepsy: metabolic differences in the temporal lobe shown by interictal ^{18}F-FDG positron emission tomography. Neurology, 43, 1993, 79-86

(2)   Leiderman, D.B., Balish, M., Sato, S., Kufta, C., Reeves, P., Gaillard, W.D., Theodore, W.H.: Comparison of PET measurements of cerebral blood flow and glucose metabolism for the localization of human epileptic foci. Epilepsy Research, 13, 1992, 153-157

(3)   Radtke, R.A., Hanson, M.W., Hoffman, J.M., Crain, B.J., Walczak, T.S., Lewis, D.V., Beam, C., Colemane, R.E., Friedman, A.H.: Temporal lobe hypometabolism on PET: predictor of seizure control after temporal lobectomy. Neurology, 43, 1993, 1088-1092

(4)   Rowe, C.C., Berkovic, S.F., Austin, M.C., Saling, M., Kalnius, R.M., McKay, W.J., Bladin, P.F.: Visual and quantitative analysis of interictal SPECT with technetium-99-m-HMPAO in temporal lobe epilepsy. J Nucl Med, 32(9), 1991, 1688-1694

Vergleich von 18-FDG-PET, Videometrie und Neuropsychologie bei Patienten mit therapieresistenten komplex-fokalen Anfällen

J. Reeß, W. Reiche*, R. Weber, K.P. Westphal, D. Bechinger,
H.H. Kornhuber, S.N. Reske*
Neurologische Abteilung der Universität Ulm,
* Abt. Nuklearmedizin der Universität Ulm

Abstract

Six patients with therapy-resistant complex partial seizures (CPS) (4 female; 2 male), underwent a presurgical evaluation using MRT, ^{18}FDG-PET, videometry (EEG and simultaneous video recording) and were given a neuropsychological examination. 4 patients had strip electrodes 2 patients had sphenoidal, foramen ovale and surface electrodes.
Three patients showed a temporal lesion in MRT (2 glioses, 2 cysts). The PET and the EEG showed the epileptic focus to be on the same side. The neuropsychological deficit was also on the same side as the lesion. No bihemispheric neuropsychological deficits were found. Three patients showed no lesion in MRT. The EEG showed signs of bitemporal epileptic focus (2 right more then left, 1 left more then right). The PET showed the epileptic focus in all cases to be on the side of the main epileptic focus as revealed by EEG. No bitemporal focus was found in PET. The neuropsychological deficit in all these patients was bitemporal, the main deficit being on the side where the main epileptic focus in the EEG was found. Our hypothesis is that in patients with bitemporal CPS who have no lesion when subjected to MRT, the neuropsychological deficits correlate exactly with the results of the EEG. With ^{18}FDG-PET we were able to find the main epileptic focus. Further investigations are necessary to confirm these results.

Einleitung

Die operative Behandlung von Patienten mit therapieresistenten komplex-fokalen Anfällen hat bei strenger Indikationsstellung und einem eindeutig unilateralen Anfallsbeginn eine sehr gute Prognose bezüglich der postoperativen Anfalls-freiheit (1).
Obwohl die Prognose hinsichtlich der postoperativen Anfallsfreiheit schlechter

195

ist als bei Patienten mit unilateralem temporalem Fokus, werden zunehmend auch Patienten mit einem bitemporalen Anfallsleiden prächirurgisch abgeklärt und - wenn möglich - operiert (3,4).

Bei diesen Patienten stellt sich immer die Frage, welche Seite einer Operation unterzogen werden soll, um beim jeweiligen Patienten das bestmögliche postoperative Ergebnis zu erzielen.

Diese Patienten waren bisher klassische Fälle für die EEG-Diagnostik mit subduralen Elektroden oder Tiefenelektroden, denn nur so konnte zuverlässig nachgewiesen werden, daß Anfälle bitemporalen Ursprungs waren, und es konnte auch abgeschätzt werden, ob einer der beiden Temporallappen die überwiegende Anzahl der Anfälle generiert. Ein weiteres Kriterium stellte die MRT dar, denn ein pathologisches Korrelat in der Bildgebung ist ein weiteres, relativ hartes Kriterium hinsichtlich der zu operierenden Seite. Schwierig gestaltete sich diese Entscheidung bei Patienten, die Hinweise auf ein bitemporales Anfallsgeschehen boten, aber ein unauffälliges MRT hatten.

Anhand von 6 Patienten, die in unserer Klinik prächirurgisch abgeklärt wurden, möchten wir aufzeigen, welchen Stellenwert die neuropsychologische Diagnostik und die PET gemeinsam in der Abklärung solcher Patienten hat und daß sich hier unter Umständen eine Abklärung dieser Patienten mit invasiver EEG-Ableitung erübrigen kann.

Methode

Von den 6 Patienten (4 Frauen, 2 Männer) wurden 4 mit subduralen Elektroden abgeleitet, zwei mit Sphenoidal-, Foramen ovale- und Oberflächenelektroden. Alle wurden neuropsychologisch untersucht in Anlehnung an die Testbatterie der Bonner Arbeitsgruppe von Helmstaedter (2). Bei allen wurden ein MRT und ein interiktuales PET angefertigt. Das PET wurde optisch ausgewertet, und vor und während der Untersuchung wurde ein Langzeit-EEG abgeleitet.

Ein intrakarotidaler Amobarbital-Test wurde bei allen durchgeführt.

Ergebnisse

Bei den drei Patienten, die im MRT einen pathologischen Befund aufwiesen, zeigte sich in zwei Fällen eine temporale Gliose, in einem Fall eine Zyste.

Alle Patienten hatten ein neuropsychologisches Defizit auf der Seite der Läsion im MRT, ispilateral eine hypometabole Zone im PET, und das EEG zeigte einen ipsilateralen Anfallsbeginn.

Exemplarisch ein Fall :

Kind F, 12 Jahre, seit dem 9. Lebensmonat komplex-fokale Anfälle.

Aktuell zwischen 2 und 4 Anfälle pro Monat. Im MRT zeigte sich rechts temporal eine haselnußgroße, rundliche Struktur, am ehesten einer Zyste entsprechend, das PET zeigte einen Hypometabolismus im anterioren Anteil des rechten Temporallappens. Im iktualen EEG mit Foramen-ovale-Elektroden wurden 9 Anfälle registriert, die alle rechts temporal begannen. In der Zwischenzeit operiert, anfallsfrei.

3 Patienten boten ein unauffälliges MRT. Neuropsychologisch zeigten sich bitemporale Defizite, im EEG konnte in allen Fällen ein bitemporaler Anfallsbeginn diagnostiziert werden, wobei in allen Fällen eine Seitenbetonung bezüglich der Frequenz der ausgelösten Anfälle zu beobachten war. Im PET konnte nur in einem Temporallappen eine hypometabole Zone gefunden werden, es war in allen Fällen die Seite, die im EEG die häufigeren Anfälle gezeigt hatte. Exemplarisch wiederum ein Fall:

Fr. E., 43 Jahre, komplex-fokale Anfälle seit dem 13. Lebensjahr. Aktuell bis zu 20 Anfälle im Monat. Neuropsychologisch bitemporale Defizite, unauffälliges MRT. Im EEG mit subduralen Elektroden nachgewiesene bitemporale Anfälle mit Seitenbetonung rechts. Das PET zeigte eine hypometabole Zone rechts temporal, also auf der Seite, die im EEG den häufigeren Anfallsbeginn zeigte. In der Zwischenzeit operiert mit einer Anfallsreduktion von über 70%.

Diskussion

Waren Läsionen im MRT nachweisbar, so zeigte die PET in allen Fällen den interiktualen Hypometabolismus auf der ipsilateralen Seite der Läsion, das neuropsychologische Defizit war ebenfalls ipsilateral. Dies waren Patienten mit unilateralen komplex-fokalen Anfällen.

Bei Patienten mit unauffälligem MRT und bitemporalen neuropsychologischen Defiziten zeigte sich auf der im EEG führenden Seite im PET eine hypometabole Zone temporal.

Die Tatsache, daß im PET kein bitemporaler Herd nachweisbar war, könnte darauf beruhen, daß der auf der zellulären Ebene schwerer geschädigte Neuronenverband einen ausgeprägten Hypometabolismus aufweist, der mit einem zwar pathologischen, aber im direkten Vergleich noch als unauffällig erscheinenden Zellverband verglichen wird. Die hypometabole Seite im PET könnte also die schwerer geschädigte Seite darstellen und damit ein wichtiges Kriterium für die Entscheidung sein, welche Seite operiert wird.

Schlußfolgerung

Ein unilateraler, interiktual temporaler Hypometabolismus im PET bei Patienten mit bitemporalen komplex-fokalen Anfällen, neuropsychologisch bitemporalen Defiziten und unauffälligem MRT könnte möglicherweise, insbesondere wenn eine anteriore Temporallappenresektion geplant ist, die zu operierende Seite festlegen, ohne daß eine invasive EEG-Abklärung erfolgen muß.

Literatur

(1)   Engel, J.Jr.: Surgical treatment of epilepsy. Raven Press, New York, 1987

(2)   Helmstaedter, C., Elger, C.E., Hufnagel, A. et al.: Drei Jahre Epilepsie-chirurgie Bonn: Neuropsychologische Diagnostik. In: Epilepsie 91, Einhorn Presse-Verlag, Reinbek, 204-214

(3)   Hirsch, L.J., Spencer, S.S., Spencer, D.D. et al.: Temporal lobectomy in patients with bitemporal epilepsy defined by depth electroencephalography. Ann.Neurol. 30, 347-356, 1991 b

(4)   So, N., Olivier, A., Andermann, F. et al.: Results of surgical treatment in patients with bitemporal epileptiform abnormalities. Ann.Neurol. 25, 432-439, 1989

Vergleich von 18-FDG-PET-Studien und simultaner EEG-Doppelbildaufzeichnung bei Patienten mit therapierefraktären Anfallsleiden

J. Reeß, W. Reiche, R. Weber, K.P. Westphal, D. Bechinger,
H.H. Kornhuber, S.N. Reske**
Neurologische Abteilung der Universität Ulm
* Abteilung Nuklearmedizin der Universität Ulm

Abstract

The exact localisation of the epileptic focus for surgical treatment in patients with therapy-resistant epilepsy is very important. The metabolism of an epileptic focus is different from that of normal brain tissue. Interictually, the epileptic focus (EF) has a reduced glucose metabolism. The question was, if the 18-FDG-PET is a useful tool in the localisation of such EF. We examined 16 patients (mean age 26±13.3; 11 female, 5 male), 11 with complex partial seizures (CPS), and 5 with generalized seizures (GS). The PET was done after the injection of 185-250 MBq 18-FDG with continuous long term EEG recording. The PET results were compared with the results of the videometry (4 patients with strips, 8 with sphenoidal, foramen ovale and surface electrodes and 5 with surface electrodes only). In 10/11 patients with CPS, the 18-FDG uptake in the temporal epileptic focus was reduced (7 mesial and neocortical, 3 mesial). The PET focus correlated well with the EEG focus. In MRT 4/11 showed a temporal lesion (2 glioses and 2 cysts). In the 5 patients with GS there was no focus either in PET or in MRT. So it was possible to localize epileptic foci in CPS by 18-FDG-PET. PET can be a useful tool in non-invasive presurgical evaluation of the epileptic focus in patients with therapy resistant CPS.

Einleitung

Die prächirurgische Epilepsiediagnostik bei therapieresistenten Anfallsleiden verfolgt das Ziel, den epileptischen Fokus möglichst genau zu lokalisieren. Zur Zeit wird in den meisten Epilepsiezentren dazu eine invasive EEG-Diagnostik mit Subdural- und Tiefenelektroden oder Grids durchgeführt.

Da diese diagnostischen Verfahren für den Patienten sehr belastend sind und auch mit dem Risiko einer Blutung bzw. einer Infektion verbunden sind, sucht man nach alternativen diagnostischen Möglichkeiten zur Fokuslokalisation. Die 18-FDG-Positronen-Emissions-Tomographie ist ein Verfahren mit dem der Glukosemetabolismus des Gehirns erfasst werden kann. In epileptischen Herden wurde interiktual ein Hypometabolismus gefunden (1), bei im Vergleich dazu unauffälligen metabolischen Verhältnissen des übrigen Hirngewebes. Iktual kommt es zu einem Hypermetabolismus des epileptischen Areals (2). Aus untersuchungstechnischen Gründen sind iktuale PET-Untersuchungen aber sehr schwer zu erhalten, so daß sich die überwiegenden Untersuchungen mit dem interiktualen PET befaßen.

Methode

Wir untersuchten 16 Pat. (26 ± 13,3 Jahre; 11 Frauen, 5 Männer), 11 mit fokaler Temporallappenepilepsie und 5 mit primär generalisierten Anfallsleiden.
Die zerebrale PET (Ecat 931,Siemens) wurde nach Injektion von 185-250 MBq 18-FDG unter Langzeit-EEG-Kontrolle durchgeführt.
Die PET-Aufnahmen wurden visuel ausgewertet und die Befunde wurden mit den Ergebnissen der simultanen EEG-Doppelbildaufzeichnung (4 Pat. Subdural, 8 Sphenoidal- oder Foramen ovale Elektroden, 4 Oberflächen-EEG) und MRT verglichen.

Ergebnisse

Bei 10 von 11 Patienten mit fokalem Anfallsleiden fand sich eine verminderte 18-FDG Aufnahme im temporalen epileptischen Focus (7 temporal, 3 mesial). Die PET-Fokuslokalisationen korrelierten mit den EEG-Herdbefunden. 4 der 11 Patienten mit den fokalen Anfällen zeigten im MRT Zeichen einer temporalen Läsion, 2 eine Gliose, 2 eine Zyste.
Bei den Patienten mit einem primär generalisierten Anfallsleiden konnte weder im PET noch im MRT ein eindeutiger Herdbefund nachgewiesen werden.

Diskussion

Bei Patienten mit komplex-fokalem Anfallsleiden korrelierte die Seite des epileptischen Herdes im EEG in 90% mit einem ipsilateralen temporalen Fokus im PET, unabhängig davon, ob im MRT ein pathologischer Befund zu erheben war oder nicht. Nach den Untersuchungen von Stefan et al.(3) und unseren eigenen Ergebnissen, korrelieren pathologische Befunde im MRT gut mit den PET-Befunden, Sperling et al. (2) dagegen fanden Diskrepanzen zwischen den beiden Untersuchungsmethoden.
Die im Vergleich zu anderen Untersuchern sehr hohe Sensitivität unserer PET-Ergebnisse ist wahrscheinlich auf die relativ kleine Patientenzahl zurückzuführen. Andererseits bestätigt auch unsere Untersuchung die Bedeutung des

18-FDG-PET bei der Focussuche im Rahmen der prächirurgischen Diagnostik. Übereinstimmend mit anderen Untersuchern fanden wir bei Patienten mit primär generalisierten Anfallsleiden keine Herdbefunde im PET.

Schlußfolgerung

Unsere Untersuchung bestätigt, daß die PET in der prächirurgischen Abklärung von Patienten mit komplex-fokalen Anfällen ein wichtiges diagnostisches Mittel mit großer Zuverlässigkeit hinsichtlich des Nachweises eines epileptischen Focus ist.

Literatur

(1)   Engel, J.Jr., Henry, Th., Risinger, M.W.: The Role of PET in presurgical evaluation of temporal lobe epilepsy. In: Lüders, H.: Epilepsy surgery. Raven Press, New York, 1991, 231-244

(2)   Sperling, M.R., Wilson, G., Engel, J.Jr. et al.: Magnetic resonance imaging in intractable partial epilepsy: correlative studies. Ann.Neurol.20, 1986, 57-62

(3)   Stefan, H., Pawlik, G., Böcher-Schwarz, H.G. et al.: Functional and morphological abnormalities in temporal lobe epilepsy: a comparison of interictal and ictal EEG, CT, MRI, SPECT and PET. J. Neurol. 234, 1987, 377-384

Die Bedeutung bildgebender Methoden und des EEG-Video-Monitoring in der epilepsiechirurgischen Diagnostik von Patienten mit Temporallappenepilepsien

S. Noachtar, H. Holthausen°, H. Pannek*, R.J. Seitz**,
G. Schlaug**, R. Lahl***, O.W. Witte**
Neurologische Klinik und Poliklinik, Klinikum Großhadern, München
°Epilepsie-Zentrum Bethel, Bielefeld
* Neurochirurgische Klinik Gilead, Bielefeld
** Neurologische Universitätsklinik, Düsseldorf
*** Neuropathologisches Institut Gilead, Bielefeld

Abstract

In a considerable number of patients with medically refractory temporal lobe epilepsies surgical treatment can be performed on the basis of clinical and non-invasive EEG- and imaging data. There is, however, no generally accepted protocol to identify these cases.

We studied the diagnostic and predicitive value of MRI, interictal FDG-PET, interictal and ictal EEG-video-monitoring in 44 consecutive patients. In 64% epilepsy surgery was based exclusively on non-invasive studies. 86% were rendered seizure free. When MRI and interictal EEG were pointing to the same temporal lobe, only those cases continued to have seizures in whom a lesion could not be resected totally (3 out of 29). The most important factor in the non-invasive evaluation of temporal lobe patients is the congruence of studies. High congruence was correlated with a excellent outcome (89% seizure free), whereas low congruence showed poorer results (66% seizure free).

Einleitung

Während noch vor einigen Jahren in den meisten epilepsiechirurgischen Zentren eine invasive EEG-Diagnostik Grundlage zur Indikationsstellung für eine Temporallappenresektion war, hat sich aufgrund der Erfahrungen der letzten Jahre nach dem ersten Palm-Desert-Meeting (4) die Situation deutlich geändert. Inzwischen besteht Einigkeit darüber, daß für einen beträchtlichen Teil dieser Patienten invasive EEG-Untersuchungen nicht erforderlich sind. Es wurden Kriterien zur Identifizierung dieser Patienten vorgestellt (3, 6). Es gibt deutliche

Hinweise dafür, daß insbesondere jene Patienten von einer Temporallappen-resektion profitieren werden, bei denen die verschiedenen Untersuchungs-methoden übereinstimmende Befunde ergeben. Bislang gibt es allerdings keine allgemein anerkannten Richtlinien für die Gewichtung der einzelnen Methoden. Wir haben deshalb den diagnostischen und prognostischen Stellenwert von Magnet-Resonanz-Tomographie (MRT), interiktaler FDG-Positronen-Emissions-Tomographie (PET) und EEG-Video-Monitoring bei Temporal-lappenepilepsien untersucht.

Methode

Alle 44 konsekutiven, medikamentös therapieresistenten Patienten, die seit Be-stehen des Epilepsie-Chirurgie-Programms im Epilepsie-Zentrum Bethel aus epilepsiechirurgischer Indikation temporal reseziert wurden und bei denen eine mindestens 6monatige postoperative Nachbeobachtung vorlag, wurden in die Untersuchung einbezogen. Alter und Erkrankungsdauer sind der Tabelle 1 zu entnehmen. Die Tabelle 2 zeigt die durchgeführten Untersuchungen. Neuro-psychologische Befunde und die Ergebnisse der WADA-Tests sind in diese Untersuchung nicht eingegangen.

Alle Patienten wurden für mindestens 5 Tage mit Oberflächen- und Sphenoidal-elektroden im kontinuierlichen EEG-Video-Monitoring untersucht. Von allen Patienten liegen MRT (1,5 Tesla) in tranversalen, sagittalen und koronaren Schichten vor. Bei 25 Patienten wurden zusätzlich interiktale FDG-PET durch-geführt. Wegen diagnostisch nicht ausreichenden oder divergierenden Ergeb-nissen der nicht-invasiven Diagnostik wurden bei 11 Patienten zusätzlich Foramen-Ovale- und epidurale Elektroden (5) und bei 5 Patienten stereotaktisch bitemporale Tiefenelektroden implantiert. Bis auf 2 Patienten, bei denen zu-sätzlich Hinweise für eine extratemporale Anfallsgenese bestanden, hatten kli-nisch alle Patienten Temporallappenepilepsien.

Ergebnisse

Insgesamt wurden 82% der Patienten nach Temporallappenresektion anfalls-frei. Ein Teil dieser Patienten hatte noch Auren, die nur subjektiv empfunden wurden und nicht als behindert erlebt wurden. Bei 28 von 44 (64%) Patienten wurde die Entscheidung zur epilepsiechirurgischen Temporallappenresektion allein auf der Grundlage nicht-invasiver Untersuchungen getroffen. 86% dieser Patienten wurden anfallsfrei. Von den 16 Patienten, bei denen semi-invasive (4) bzw. invasive Elektroden eingesetzt wurden, waren 75% postoperativ an-fallsfrei. 85% der Patienten mit einem interiktalen PET-Hypometabolismus von über 15%, was sich bei 20 von 25 untersuchten Patienten zeigte, wurden anfalls-frei. Ähnlich lagen die Verhältnisse beim EEG. Interiktale EEG-Befunde lateralisierten in 37 von 44 Fällen zur OP-Seite (84%) und zweimal nach kontralateral. 32 von diesen 37 „lateralisierten" Patienten (86%) wurden anfallsfrei. Das iktale Oberflächen-EEG zeigte einen temporalen Fokus bei 86% der Patienten (38/44). 84% dieser Patienten wurden anfallsfrei. Das MRT lateralisierte in 77%, d.h. in 34 Fällen, zur OP-Seite. 88% dieser Patienten waren postoperativ anfallsfrei.

Die Anfallsfreiheit steigt mit zunehmender Übereinstimmung der Befunde. Bei 29 Patienten waren die MRT- und interiktalen EEG-Befunde kongruent. 3 dieser Patienten hatten Läsionen, die nicht vollständig reseziert werden konnten. Alle anderen wurden anfallsfrei (90%). Die Anfallsfreiheit stieg mit Zunahme der Übereinstimmung von MRT, interiktalem und iktalem EEG von 66% auf 89% (Abb. 1). Wenn das MRT nicht lateralisierte, was bei 10 Patienten der Fall war, konnte mittels iktalem Oberflächen-EEG in 8 und mittels PET in 7 Fällen ein lateralisierter Befund erhoben werden.

Histologisch hatten 22 Patienten mesiale temporale Sklerosen, 18 benigne tumoröse Läsionen, und in 4 Fällen stellte sich kein pathologischer Befund dar.

Diskussion

Bei ca. 2/3 unserer konsekutiven Patienten, bei denen wir Temporallappenresektionen durchführten, konnte die Diagnostik auf nicht-invasive Methoden beschränkt bleiben. Dies ist etwas mehr als in der Patientengruppe von Sperling (6), die etwa die Hälfte ihrer Patienten auf dieser Grundlage operierten. Das Risiko invasiver EEG-Untersuchungen konnte diesen Patienten somit erspart werden (7). Im gleichen Zeitraum lehnten wir bei 4 Patienten (9%) wegen bilateraler Temporallappenepilepsie ein epilepsiechirurgisches Vorgehen ab, d.h. die operierten Patienten stellten keine hochselektierte Gruppe dar. Die Verteilung der histologischen Diagnosen ist vergleichbar mit anderen Kollektiven operierter Temporallappenpatienten (1).

Die Rate lateralisierter Befunde lag für das interiktale EEG, das iktale EEG, das MRT und PET zwischen 77 und 86%, wobei bei einzelnen Patienten zwischen den verschiedenen Untersuchungsmethoden Diskrepanzen bestehen konnten. Im Vergleich zu den anderen Methoden war das MRT am häufigsten nicht-lateralisierend (23%).

Gute Kandidaten für eine epilepsiechirurgische Temporallappenresektion scheinen jene Patienten zu sein, deren Anfälle klinisch auf die Temporalregion weisen und deren MRT und interiktales EEG unitemporale Befunde zeigten. Diese Konstellation bot sich bei einem Großteil unserer Patienten (66%). Nur drei Patienten dieser Gruppe wurden nicht anfallsfrei. Sie hatten Läsionen, die neurochirurgischerseits nicht vollständig entfernt werden konnten. Alle anderen Patienten wurden anfallsfrei. Bei diesen Patienten kann auf invasive EEG-Diagnostik verzichtet werden (5,7). Wenn sich mittels MRT und interiktalem EEG kein eindeutiger Befund zeigt, bietet sich mit iktalen EEG-Video-Aufzeichnungen und dem interiktalen PET (2) die Möglichkeit weiterer nicht-invasiver Untersuchungen. In diesen Fällen konnte mittels iktalem EEG bzw.

interiktalem PET in 80 bzw. 70% eine Lateralisierung erfolgen. Der Anteil der anfallsfreien Patienten dieser Gruppe lag allerdings niedriger (66%). Wichtig für die Beschränkung auf nicht-invasive Methoden ist die Übereinstimmung der Befunde. Je höher die Übereinstimmung zwischen interiktalem EEG, iktalem EEG und MRT, desto besser waren die Ergebnisse der Temporallappenresektion (Abb.1).

Tab.1:

- Konsekutive, temporalresezierte Patienten	n=44
- Alter	31(5-60) Jahre
- Erkrankungsdauer	19(2-49) Jahre
- post-op. Verlauf	> 6 Monate

Tab.2:

- MRT und EEG-Video-Monitoring	n=44
- interiktales FDG-PET	n=25
- *zusätzlich:*	
Foramen-ovale- und epidurale Elektroden	n=11
- *zusätzlich:*	
bitemporale Tiefenelektroden	n=5

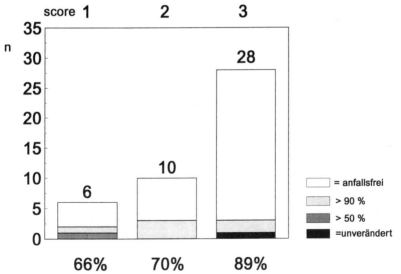

Abb.1:Übereinstimmung der Befunde von interiktalem EEG, iktalem EEG und MRT. Je höher die Übereinstimmung auf einen Temporallappen (score 1 = niedrig, score 3 = hoch), desto mehr anfallsfreie Patienten (66-89%).

Literatur

(1)   Babb, T.L., Pretorius, J.K.: Pathological substrates of epilepsy. In: Wyllie, E. (ed.): The Treatmen of the Epilepsies: Principles and Practice. Lea & Febiger, Philadelphia, 55-70, 1993

(2)   Chee, M.W.L., Morris, H.H. III, Antar, M.A., Van Ness, P.C., Dinner, D.S., Rehm P., Salanova, V.: Presurgical evaluation of temporal lobe epilepsy using interictal temporal spikes and Positron Emission Tomography. Arch. Neurol. 50, 45-48, 1993

(3)   Engel, J.Jr., Rausch, R., Lieb, J.P., Kuhl, D.E., Crandall, P.H.: Correlation of criteria used for localizing epileptic foci in patients for surgical therapy of epilepsy. Ann. Neurol. 9, 215-224, 1981

(4)   Engel, J.Jr.: Surgical Treatment of the Epilepsies. Raven Press, New York, 1987

(5)   Noachtar, S., Holthausen, H., Sakamoto, A., Pannek, H., Wolf, P.: Semiinvasive Elektroden in der epilepsiechirurgischen Diagnostik. In: Stefan, H. (Hrsg.): Epilepsie 92. Einhorn-Presse, Reinbek, 148-152, 1993

(6)   Sperling, M.R., O'Connor, M.J., Saykin, A.J., Phillips, C.A., Morell, M.J., Bridgman, P.A., French, J.A., Gonatas, N.: A non-invasive protocol for anterior temporal lobectomy. Neurology 42, 416-422, 1992

(7)   van Buren, J.M.: Complications of surgical procedures in the diagnosis and treatment of epilepsy. In: Engel, J. (ed.): Surgical Treatment of the Epilepsies. Raven Press, New York, 465-475, 1987

MR-Protonenspektroskopie mit kurzen Echozeiten bei Patienten mit Temporallappenepilepsie

U. Jahnke, M. Schneider*, H. Stefan, P. Schüler
Neurologische Klinik der Universität Erlangen-Nürnberg/
Zentrum Epilepsie, Erlangen
*Siemens AG Bereich Medizin Technik, Erlangen

Abstract

In a pilot study with 7 patients suffering from drug resistant temporal lobe epilepsy, single volume MR proton spectroscopy using single volume sequences with different echo times (SE TE= 135 ms and Steam TE=20 ms) have been applied. In order to detect local differences a hybrid CSI sequence has also been used. As shown in other studies (1, 2) spectra obtained with the SE TE=135 show a decrease of the ratio NAA/(Cr+Cho) on the focus side. For some patients a bilateral decrease was found. The additional information obtained with the short echo time sequence showed no significant results. An increase in the glutamate region of the spectra could be found for only 2 patients without showing any significant side difference. This study shows that sequences using long echo times seem to be the appropriate technique for the determination of the focus side in temporal lope epilepsy with MR proton spectroscopy.

Einleitung

Die lokalisierte NMR-Protonen-Spektroskopie bei 1,5 Tesla an Patienten mit Temporallappenepilepsie zeigt eine Erniedrigung des Verhältnisses N-Acetylaspartat zu Cholin, Kreatin und Phosphokreatin unter Verwendung relativ langer Echozeiten (1, 2).

Die Verwendung kürzerer Echozeiten eröffnet die Möglichkeit einer Erfassung weiterer stark gekoppelter Metaboliten. Bei Epilepsiepatienten ist insbesondere ein spektroskopischer Nachweis von Glutamatveränderungen von Interesse. Glutamat wird als exzitatorischer Neurotransmitter eine entscheidende Bedeutung in der Epileptogenese zugewiesen (3).

Von Bedeutung könnten auch regionär unterschiedliche Veränderungen im Temporallappen sein. Hier eröffnen CSI-Sequenzen die Möglichkeit, Unterschiede in verschiedenen Regionen des Temporallappens (mesiale und laterale Strukturen) zu erfassen.

Ziel der Pilotstudie war es, den Nutzen unterschiedlicher Echozeiten in der MR-Spektroskopie bei Patienten mit Temporallappenepilepsien zu untersuchen.

Patienten und Methodik

Im Rahmen einer Pilotstudie wurden an 7 Patienten mit einer gesicherten Temporallappenepilepsie sowie an 7 Probanden spektroskopische Untersuchungen an einem Siemens Magneton (1,5 Tesla) durchgeführt. Hierbei wurden Einzelvolumensequenzen mit Echozeiten von 135 msek (SE-Technik) und 20 msek (STEAM Technik) eingesetzt (Meßzeit: 6-12 min, TR: 1,5 sek, Vol: 2-7 ml). Um regionale Unterschiede zu erfassen, fand eine CSI-Sequenz mit einer Echozeit von 20 msek Verwendung. Ein Volumen mit einer Größe von 35mm x 40mm x 13 mm wurde im Bereich des Temporallappens unter Einschluß der mesialen Strukturen vorselektiert, eine weitere räumliche Unterteilung erfolgte durch zweidimensionale Phasenkodiergradienten (Matrix: 16x16; Meßzeit: 12min; TR: 1,5 sek; resultierendes Vol.: 2-3ml).

Tab.1: Patienten

Patient		Epilepsie	EEG-Fokus	
			interiktual	iktual
SCJ,	28 J, w.	EPA, KPA, GM	L temp	L temp
FRH,	42 J, w.	EPA, KPA	R temp	R temp/mes
EIA,	36 J, m.	EPA, KPA	L temp	L temp
LIS,	29 J, w.	EPA, KPA, GM	L temp	L temp
FAD,	21 J, m.	EPA, KPA, GM	L temp	L temp/mes
WOF,	30 J, m.	EPA, KPA, GM	R temp	R temp
BLG,	25 J, m.	EPA, KPA, GM	R temp	R temp

Ergebnisse

Die Auswertung ergab mit allen verwendeten Sequenzen nur bei einzelnen Patienten eine Erniedrigung des Verhältnisses NAA / (Cho, Cr) auf der Fokusseite, vereinzelt auch bitemporal gegenüber dem Normalkollektiv (7 Probanden). Schwierigkeiten bereitete die Auswertung der Spektren aufgenommen mit kurzen Echozeiten. Die große Anzahl überlappender Peaks macht eine genaue Bestimmung der Peakflächen unmöglich. Zudem liegt im Temporallappen im allgemeinen ein schlechterer Shimzustand als z.B. okzipital vor. Lediglich bei 2 Patienten zeigten die Spektren bei TE=20 ms eine bitemporale Erhöhung im Glutamatbereich im Vergleich zum Normkollektiv. Die Daten wurden bisher nur vorläufig ausgewertet. Eine quantitative Auswertung ist bisher noch nicht erfolgt. Ähnliches galt auch für die Auswertung der mit CSI-Sequenzen aufgenommenen Spektren (ebenfalls kurze Echozeiten), auch hier wurde bisher noch keine quantitative Bestimmung vorgenommen. Sowohl bei den Probanden als auch bei den Patienten zeigte sich eine Tendenz zu einem erniedrigten NAA Peak im Bereich der mesialen Strukturen im Vergleich zu den lateralen Anteilen des Temporallappens.

Diskussion und Schlußfolgerungen

In der NMR-Spektroskopie mit langen Echozeiten findet sich bei Temporallappenepilepsien eine Erniedrigung des Verhältnisses NAA /(Cho,Cr) (1, 2). Im Glutamatbereich ist die Abgrenzung der Spektren bei Verwendung dieser Echozeiten jedoch schwierig. In unserer Pilotstudie weisen erste Untersuchungen mit kurzen Echozeiten bei einzelnen Patienten auf eine Erhöhung des Glutamatpeaks im Vergleich zum Normkollektiv hin. Diese ist jedoch bilateral und liefert nach den bisherigen Ergebnissen der Pilotstudie keine sicheren Hinweise für die Fokuslokalisation. Eine mögliche Ursache könnte die wahrscheinlich relativ geringe Erhöhung von Glutamat im Fokusgebiet sein (etwa Faktor 1,25 im operativ gewonnenen epileptogenen Fokusgewebe (4)). Gleiches gilt für die CSI-Sequenzen mit kurzen Echozeiten. Hier fällt jedoch auf, daß der NAA Peak sowohl bei Probanden wie auch bei Patienten im mesialen Anteil des Temporallappens im Vergleich zum lateralen erniedrigt zu sein scheint. Diese Beobachtung bedarf jedoch der Überprüfung an einer größeren Fallzahl. Grundsätzlich bleibt festzuhalten, daß nach den Ergebnissen dieser Pilotstudie die MR-Protonen-Spektroskopie unter Verwendung kurzer Echozeiten zum jetzigen Zeitpunkt keine sinnvolle Alternative zu den bisher bei Patienten mit Temporallappenepilepsie verwendeten langen Echozeiten darstellt.

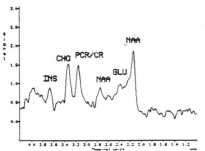

1H-SVS (Steam 20, Vol 1,5 x 1,5 x 1,5 ccm,
TR=1,5 sec, TA=12,8 min, AC=512)

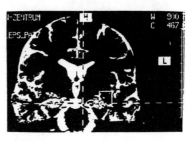

Voxelposition
(Vol 1,5 x 1,5 x 1,5 ccm)

Abb. 1: Probandenspektren

Abb.2 Patientenspektren

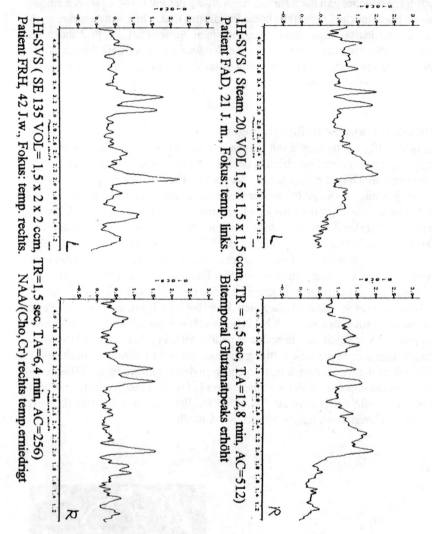

1H-SVS (Steam 20, VOL 1,5 x 1,5 x 1,5 ccm, TR = 1,5 sec, TA=12,8 min, AC=512)
Patient FAD, 21 J. m., Fokus: temp. links. Bitemporal Glutamatpeaks erhöht

1H-SVS (SE 135 VOL= 1,5 x 2 x 2 ccm, TR=1,5 sec, TA=6,4 min, AC=256)
Patient FRH, 42 J.w., Fokus: temp. rechts. NAA/(Cho,Cr) rechts temp.erniedrigt

Abb. 2: Patientenspektren

Literatur

(1)   Connelly, A. et al.: SMRM Book of Abstracts, 234, 1992
(2)   Comair, Y.G. et al.: SMRM Book of Abstracts, 1945, 1992
(3)   Coutinho-Netto, J. et al.: Epilepsia 22, 289-296, 1981
(4)   Perry, T.L. et al.: Neurology 31, 872-876, 1981

Intrakarotidale HMPAO-Applikation während Amobarbitalgabe (Wada-Test)

H.-J.Meencke[1], H.-B. Straub[1], H. Hättig[1], R. Siekmann[2], W. Richter[2]
Universitätsklinikum Rudolf Virchow, FU Berlin,
[1] Abteilung für Neurologie, [2] Abteilung für Radiologie

Abstract
In five patients with temporal lobe epilepsy we injected (^{99m}Tc)Hexamethyl-Propylenaminoxim (HM-PAO) intraarterially during WADA-test. After three minutes there was a maximal reduction of HM-PAO-uptake with 77% in comparison to the contralateral side. The time course of the HM-PAO-uptake was measured during different intervals to the injection of Amobarbital. The uptake was back to normal values after 7.5 minutes. There was a close correlation between decrease of HM-PAO-uptake, grade of focal slowing in the EEG and grade of hemiparesis. The demonstration of the vascular territory of the posterior cerbral artery was much better with the DSA than with SPECT.

Einleitung und Fragestellung

In der präoperativen Epilepsiediagnostik ist der intrakarotidale Amobarbitaltest eine wichtige Methode zur Einschätzung der Lateralisation neuropsychologischer Leistungen, besonders der Sprach- und Gedächtnisfunktionen. Bei der Variabilität in der Gefäßversorgung des Temporallappens läßt sich nicht sicher einschätzen, welche mesialen und lateralen Strukturen des Temporallappens erreicht werden. Die Gefäßversorgung der meistens besonders interessierenden Hippocampus-Region stellt sich durch die cerebrale digitale Subtraktionsangiographie (DSA) nicht direkt dar, insbesondere läßt sich der Versorgungsanteil über die A. cerebri posterior (ACP) nur durch die Darstellung der A. communicans posterior (ACoP) abschätzen. Durch die Single-Photon-Emissionscomputertomographie (SPECT) nach i.v.-Applikation von Hexamethyl-Propylenaminoxin (HMPAO) ist die Differenzierung nicht möglich.
Wir wollten untersuchen, ob sich die Ausdehnung des beim Wada-Test perfundierten Gewebes besser bestimmen läßt, wenn die Amobarbitalgabe mit der intrakarotidalen HMPAO-Applikation während des Testes kombiniert wird.

Wir haben dazu
1.) das Ausmaß der HMPAO-Aufnahme in Korrelation zur Injektionszeit von Amobarbital bestimmt,

2.) durch Vergleich von intravenöser und intrakarotidaler HMPAO-Injektion das beim Wada-Test perfundierte Hirngewebe bestimmt und mit den Ergebnissen der DSA verglichen.

Methode

5 Patienten mit einer Temporallappen-Epilepsie, bei denen im Rahmen des präoperativen Monitoring ein Wada-Test durchgeführt wurde, wurden in die Untersuchung einbezogen. Nach Abschluß der DSA über die A. Carotis interna (ACI) wurde auf der Seite kontralateral zum epileptogenen Herd bei je einem Patienten unmittelbar vor und ½, 3, 5 und 8 Min. nach Gabe von 125 mg Amobarbital 70-90 MBq 99-TM-HMPAO über die ACI injiziert. Ipsilateral wurde 5 Min. vor Beginn des Wada-Testes injiziert.

Die durch Amobarbital bewirkte Funktionsstörung wurde klinisch neurologisch anhand der Hemiparese und elektroencephalographisch anhand der regionalen Verlangsamung bestimmt. Die üblicherweise nach dem prächirurgischen Protokoll angesetzte SPECT-Untersuchung nach intravenöser Injektion von 760 MBq HMPAO wurde zum Vergleich 24 Stunden vor dem Wada-Test durchgeführt.

Die Aquisition der Daten erfolgte nach Abschluß der Testung mit einer rotierenden Einzelkopfkamera (Elscint) über 30 Minuten. Aus den Daten wurden axiale, parallel zur sylvischen Fissur ausgerichtete sowie dazu rechtswinklige koronare Schichten von 12 mm rekonstruiert.

Ergebnisse

Zu 1.) Die 1. Abbildung zeigt den Zusammenhang von HMPAO-Aufnahme und Injektionszeit von Amobarbital. Schon 30 sec. nach Amobarbitalgabe ist die HMPAO-Aufnahme erheblich reduziert, um nach ungefähr 3 Minuten das Minimum zu erreichen. Dabei ist der Paresegrad noch 0 - 2 und das EEG maximal verlangsamt (Abb. 2). Nach 5 Minuten kommt es zu einem Anstieg der Aufnahme mit Rückbildung der Parese (3-5) und Abnahme der Verlangsamung im EEG (Abb. 3). 8 Minuten nach Amobarbitalgabe hat sich die HMPAO-Aufnahme bei voller Kraft (5) und weitgehend normalisiertem EEG normalisiert (Abb. 4). Zu 2.) In 3 von 5 Fällen zeigt die DSA über die ACI nur eine Darstellung der A. cerebri anterior (ACA) und media (ACM) (Abb. 5). In einem Fall kam auch die A. cerebri posterior (ACP) zur Darstellung (Abb. 6) und in einem Fall darüber hinaus auch noch die A. basilaris (Abb.7). In der intrakarotidalen HMPAO-SPECT-Untersuchung erfolgte in allen Fällen nur eine Aufnahme in den Versorgungsgebieten der ACA und ACM. Im Versorgungsgebiet der ACP war auch bei angiographischer Darstellung der Posterior keine Aufnahme des HMPAO zu beobachten (Abb. 8).

Anmerkungen

1.) Der Zeitverlauf der HMPAO-Aufnahme in Abhängigkeit vom Abstand zur Amobarbitalgabe zeigt eine enge Korrelation von neuronaler Funktionsstörung (Paresegrad, regionale Verlangsamung im EEG) und HMPAO-Belegung. Ob eine Differenz besteht zwischen der Ausdehnung des in seiner Funktion gestörten Gewebes (Amobarbitalareal) und dem durch die Perfusion erreichten Areal (HMPAO-Areal) wird von uns weiter untersucht.

2.) In unserer Untersuchung hat die angiographische Darstellung des ACP über die ACI keine funktionelle Bedeutung, da bei der intrakarotidalen HMPAO-Injektion nur die Versorgungsgebiete der ACA und ACM erreicht werden. Ob für diese Differenz technische Faktoren wie

-Injektionsvolumen,

-Injektionsdruck

eine Rolle spielen, wird von uns weiter untersucht.

Um die klinisch besonders interessierende Differenzierung nach temporo mesialen und lateralen Strukturen sicher vornehmen zu können, müssen die Daten-Aquisition und -Rekonstruktion verbessert werden.

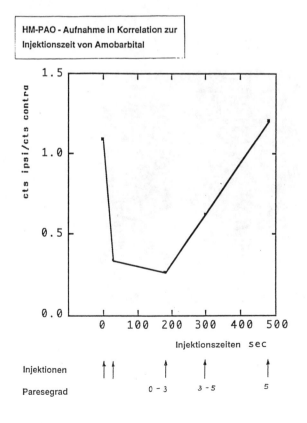

Abb. 1:

213

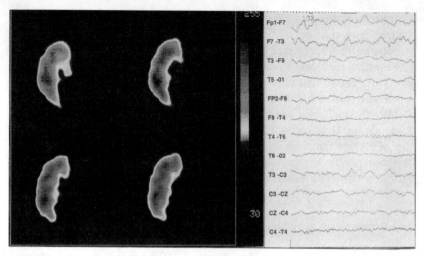

Abb. 2:

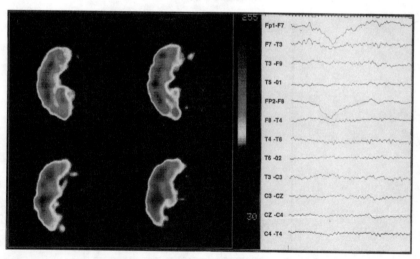

Abb. 3:

214

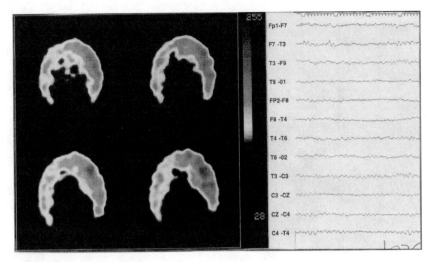

Abb. 4:

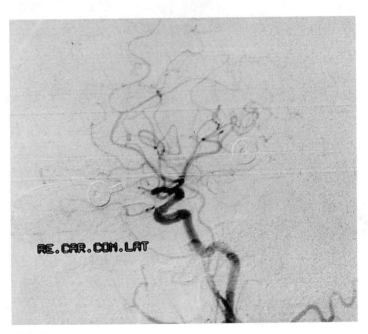

Abb. 5:

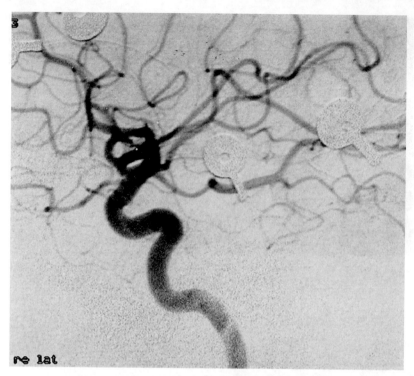

Abb. 6:

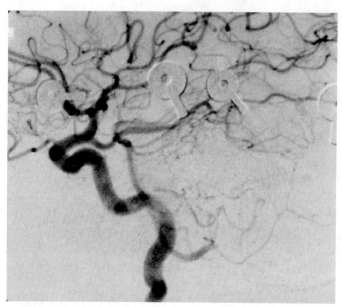

Abb. 7:

216

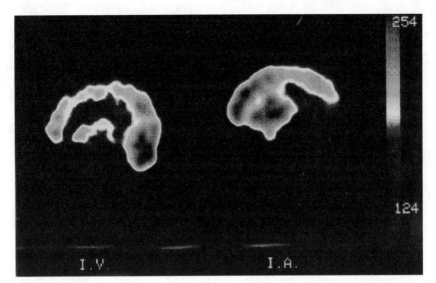

Abb. 8:

EEG und SPECT-Untersuchung bei Anfällen mit negativ motorischer Symptomatik

C. Baumgartner, I. Podreka, G. Lindinger, S. Lurger, S. Aull,
G. Wiest, S. Wenger, T. Brücke, B. Kremser, K. Novak, L. Deecke
Universitätsklinik für Neurologie, Wien, Österreich

Abstract

Whereas direct cortical stimulations of the precentral gyrus elicit positive motor responses, i.e. clonic contraction of corresponding contralateral body parts, stimulations of the premotor cortex result in so-called negative motor responses, which are characterized by cessation of rapid alternating movements without any effect during rest. Accordingly, seizures originating in precentral gyrus cause focal clonic motor activity. Seizures from the premotor cortex on the other hand are a less well-defined electro-clinical syndrome. We therefore report a patient with so-called negative motor seizures which consisted of semi-rhythmic, intermittent loss of tone of the right upper extremity without any motor effect during rest. In the ictal EEG, repetitive spikes with a maximum at electrode FC1 were recorded. Ictal SPECT showed a regional hyperperfusion in the left premotor cortex. Our results suggest that negative motor seizures represent a seldom recognized electro-clinical syndrome arising from premotor cortex.

Einleitung

Während direkte kortikale Stimulationen des Gyrus präcentralis klonische Aktivität der kontralateralen Körperhälfte - sog. positive motorische Antworten - hervorrufen, bewirken Stimulationen des prämotorischen frontalen Kortex sog. negative motorische Antworten. Diese sind durch einen fehlenden positiven Bewegungseffekt in Ruhestellung gekennzeichnet, hingegen können einfache, alternierende Bewegungen nicht fortgesetzt ausgeführt werden. In Analogie dazu erzeugen epileptische Entladungen im primär motorischen Kortex fokale klonische Anfälle. Anfälle mit negativen motorischen Effekten aus dem prämotorischen Kortex stellen hingegen ein wenig beschriebenes elektroklinisches Syndrom dar. Wir berichten deshalb über eine Patientin mit Anfällen mit negativ motorischer Symptomatik aus dem prämotorischen Kortex. Die Ergebnisse von EEG und SPECT-Untersuchungen werden vorgestellt.

Kasuistik

Die 17jährige Patienten litt seit dem Alter von 8 Monaten an epileptischen Anfällen. Die Ätiologie des Anfallsleidens war unbekannt, der neurologische Status war unauffällig. Die Patientin wurde einem prolongiertem Video-EEG-
Monitoring unterzogen. Die EEG-Ableitung erfolgte dabei von einem erweiter-
ten 10-20 System. Klinisch hatte die Patientin zwei unterschiedliche Anfallstypen. Einerseits bestanden Anfälle mit negativ motorischer Symptomatik, die
durch langdauernde Zustände mit kurzzeitigem, Bruchteile von Sekunden dau-
erndem, repetitivem Tonusverlust im Bereich der rechten oberen und seltener
auch der unteren Extremität bei voll erhaltenem Bewußtsein charakterisiert
waren. Die Anfallsfrequenz betrug 1-2/Woche. Andererseits traten sekundär
generalisierte tonisch klonische Anfälle ohne klinisch faßbare initiale fokale
Phase mit einer Frequenz von 1/Woche auf. Im interiktalen EEG zeigten sich
häufige Spikes links hochfrontal mit einem Maximum an der Elektrode FC1. Im
iktalen EEG waren die Anfälle mit negativ motorischer Symptomatik durch
repetitive Spikes ebenfalls links hochfrontal gekennzeichnet. Da auch im interiktalen EEG nahezu ständig Spikes zu beobachten waren, war eine klare Differenzierung zwischen interiktalem und iktalem Zustand für diesen Anfallstyp
nicht eindeutig möglich. Bei den sekundär generalisierten tonisch klonischen
Anfälle war auf Grund einer starken Artefaktüberlagerung eine Lokalisation
des EEG-Anfallsbeginns nicht möglich. Postiktal zeigte sich eine Unterdrük-
kung der Hintergrundaktivität über der gesamten linken Hemisphäre. Techneti-
um-HMPAO-SPECT-Studien wurden interiktal, iktal und postiktal durchgeführt.
Während sich interiktal ein unauffälliger Befund ergab, zeigte sich während der
negativ motorischen Anfälle eine erhöhte HMPAO-Speicherung links hoch-fron-
tal, links parieto-occipital, im linken Putamen und im linken Thalamus. Der
postiktale SPECT nach einem sekundär generalisierten Anfall zeigte eine erniedrigte HMPAO-Speicherung links frontal, parietal, occipital und latero-tempo-
ral. Die strukturelle Abklärung mittels Kernspintomographie ergab einen unauffälligen Befund.

Diskussion

Unsere Ergebnisse dokumentieren, daß epileptische Aktivität im prämotorischen
Kortex zu sog. Anfällen mit negativ motorischer Symptomatik führen kann, die
durch einen repetitiven, kurzzeitigen Tonusverlust bei fehlendem positivem
Bewegungseffekt gekennzeichnet sind. Entscheidend für die eindeutige Differentialdiagnose zwischen interiktalem und iktalem Zustandsbild bei diesem
Anfallstyp war die Kombination aus klinischer Anfallsbeobachtung, EEG und
iktalem SPECT. Aus dem Video-EEG allein war diese Unterscheidung nicht
eindeutig möglich, da auch im interiktalen EEG nahezu ständig Spikes zu beo-
achten waren. Eine Kombination aus funktionellen (negativ motorischen) und
epileptischen (sekundär generalisierten) Anfällen wurde deshalb bei unserer

Patientin mehrfach diskutiert. Die SPECT-Untersuchung ermöglichte eine klare Unterscheidung zwischen interiktalem und iktalem Zustand, da sich interiktal ein unauffälliger Befund ergab, während sich iktal eine erhöhte Technetium-HMPAO-Speicherung links hochfrontal, aber auch links parieto-occipital, im linken Putamen und im linken Thalamus zeigte. Sowohl das EEG als auch der SPECT weisen auf eine Aktivierung des prämotorischen Kortex hin, obwohl eine eindeutige Zuordnung der epileptischen Aktivität zu anatomischen Strukturen aus unseren Daten nur eingeschränkt möglich ist und definitiv wohl nur durch invasive EEG-Ableitungen mit subduralen Plattenelektroden gelingt. Unsere Ergebnisse stehen in guter Übereinstimmung mit den Resultaten von direkten Stimulationen der Hirnoberfläche, bei denen vom motorischen Kortex positive motorische Reizantworten und vom prämotorischen Kortex negativ motorische Effekte bewirkt werden. Anfälle mit negativ motorischer Symptomatik stellen ein bisher wenig beschriebenes elektroklinisches Syndrom dar, da sie nur durch neurologische Testung während des Anfalls klinisch erfaßt werden können. Unsere Ergebnisse könnten auch für die operative Epilepsiebehandlung von Bedeutung sein, da Resektionen im Bereich des prämotorischen Kortex - im Gegensatz zu Operationen im Bereich des Gyrus präcentralis - zu keinen bleibenden neurologischen Ausfallserscheinungen führen.

Benigne Partialepilepsien des Kindesalters - Stellenwert verschiedener EEG-Charakteristika in der nosologischen Abgrenzung

M. Feucht, F. Benninger, F. Uhl[+], M. Kutzer
Universitätsklinik für Neuropsychiatrie des Kindes- und Jugendalters,
[+]Universitätsklinik für Neurologie, Universität Wien, AKH

Abstract

Benign epilepsy of childhood with centrotemporal spikes (BECCT) is an electroclinical syndrome of childhood included in the revised classification of the epilepsies and epileptic syndromes proposed by the Commission on Classification and Terminology of the ILAE (1989). Electroencephalography was essential for the delineation of this syndrome, location of the spikes in the centrotemporal region being the essential characteristic. Recent evidence suggests that other characteristics such as waveform and field of distribution should be the essential features to define BECCT. The authors of the present study examined the EEGs and case histories of 48 children with focal hypersynchronous EEG-abnormalities. The results obtained suggest that the determining factor is neither the location in the centrotemporal region nor special dipole characteristics, but the typical morphology of the sharp waves, normal background features and absence of focal slowing.

Einleitung

Die nosologische Abgrenzung des Syndroms der benignen Partialepilepsie mit centrotemporalem Spitzenherd (BECT) basiert vorwiegend auf electroklinischen Kriterien. Besondere Bedeutung kommt hiebei den charakteristischen EEG-Veränderungen zu. Speziell Morphologie und Topik der hypersynchronen Veränderungen sowie ihre Äquipotentialverteilung werden als spezifisch angesehen (1,2).
Die vorliegende Studie untersucht die räumlich-zeitlichen Eigenschaften (speziell auch die von verschiedenen Autoren als geradezu pathognomisch beschriebenen Dipolcharakteristika) in Hinblick auf ihre Wertigkeit bei der Syndromabgrenzung.

Methodik

Aus allen Routine-EEGs (entspannter Wachzustand, übliche Provokations-
methoden, 10-20 System, Referenzableitung gegen die gemittelten Ohren,
Digitalisierung der Rohdaten mit einer Abtastrate von 2ms, Möglichkeit der
computer-assistierten Weiterverarbeitung der gespeicherten Daten), die im Zeitraum Jänner - Dezember 1992 an der Klinik für Neuropsychiatrie des Kindes-
und Jugendalters abgeleitet wurden, wurden nach visueller Analyse und ohne
Wissen des Zuweisungsgrundes bzw. der klinischen Daten der Kinder jene ausgewählt, die die folgenden Kriterien erfüllten:

a)   altersentsprechende bis leichtgradig verlangsamte Hintergrundaktivität,

b)   kein Hinweis auf eine lokalisierte Hirnfunktionsstörung im Sinne ei-
        nes Herdes langsamer Wellen,

c)   lokalisierte Zeichen erhöhter cerebraler Erregungsbereitschaft in Form
        von bi- oder triphasischen Spitzen oder steilen Wellen, uni- oder bila-
        teral ausgeprägt. Topische Kriterien wurden nicht berücksichtigt.

Alle verfügbaren EEGs der auf diese Weise ausgewählten Kinder (mindestens
5 mußten vorhanden sein) wurden visuell und mittels computerassistierter Verfahren in Hinblick auf räumlich-zeitliche Charakteristika der hypersynchronen
Veränderungen und die Konstanz der Befunde untersucht. Folgende Strategien
aus einem an der Klinik entwickelten, flexiblen Software-Paket gelangten zur
Anwendung (3,4):

Dehnung bzw. Kompression der Zeitachse und der Amplitude,

topische Darstellung einzelner Kurvenabschnitte,

Reformatierung,

Darstellung der Äquipotentialverteilungen in Form von Farbmaps,

Kreuzkorrelationsfunktionsanalyse und Darstellung der Ergebnisse
mittels Farbmaps.

Von einem zweiten Untersucher, dem die EEGs nicht bekannt waren, wurden
die klinischen Daten der Kinder dokumentiert. Kinder mit einer Verlaufs-
dokumentation kürzer als ein Jahr wurden ausgeschlossen.

In der Folge wurden Zusammenhänge zwischen bestimmten EEG-Charakteri-
stika und gleichartiger bzw. ähnlicher klinischer Symptomkonstellation gesucht.

Ergebnisse

Stichprobe:

48 Kinder, 35 Knaben und 13 Mädchen im Alter von 4 - 13 Jahren, wurden
entsprechend den Einschlußkriterien in die Untersuchung aufgenommen. In
22 Fällen bestand ein cerebrales Anfallsleiden, in 26 Fällen war der Zuweisungs-
grund das Vorliegen von Cephalea und/oder Migräne (6 Kinder) bzw. Lern-
störungen (20 Kinder). Nur in drei Fällen (Kinder mit therapierefraktären fokalen
Anfällen) fanden sich entsprechend der klinisch neurologischen Untersuchung

222

und anhand der Ergebnisse von CT/MRI Hinweise auf eine zugrundeliegende ZNS-Läsion.

Bei den restlichen 19 Kindern mit cerebralen Anfällen waren 13 Fälle anhand der klinischen Phänomenologie, des Erkrankungsalters und aufgrund von Verlaufskriterien dem Syndrom der „Rolandischen Epilepsie" zuzuordnen. In zwei Fällen bestand eine Pyknolepsie (anfallsfrei unter medikamentöser Einstellung), in einem Fall bestanden partiell komplexe Anfälle mit Anfallsfreiheit unter Medikation, in drei weiteren Fällen fanden sich in der Anamnese Gelegenheitskrämpfe.

EEG - Analyse:

1.) Topik:

In allen Fällen fand sich das Maximum der hypersynchronen Veränderungen über der Mediotemporal-, Zentral-, aber auch Parietal- und Occipitalregion. Konstanz bezüglich einer bestimmten Lokalisation bei ein und demselben Kind war nach Durchsicht aller verfügbaren EEGs nicht nachzuweisen. Allerdings ergab sich ein Trend, daß, je jünger die Kinder waren, desto eher das Maximum der Veränderungen parietal und occipital zur Darstellung kam.

Eindeutige Unterschiede bezüglich bevorzugter Lokalisation der Spitzen und klinischer Symptomatik ergaben sich nicht.

2.) Dipolcharakteristika:

Die vielfach in der Literatur als pathognomisch angesehene Dipollokalisation (5) fand sich zwar häufig, jedoch weder konstant bei ein und demselben Kind noch pathognomisch für eine bestimmte klinische Symptomkonstellation.

Diskussion

Die Ergebnisse der durchgeführten Untersuchung zeigen, daß die primären Selektionskriterien in der überwiegenden Mehrzahl der Fälle eine Zuordnung idiopathisch versus symptomatisch ermöglichten.

Topographische Charakteristika, d.h. die ausschließliche Berücksichtigung von Spitzen in der Centrotemporalregion sowie spezifische Dipolcharakteristika, waren als Unterscheidungsmerkmal unzureichend.

Literatur

(1)   Roger, J., Bureau, M., Dravet, Ch., Dreifuss, F.E., Perret, A., Wolf, P.: Epilepitic Syndromes in Infancy, Childhood and Adolescence (Second Edition). John Libbey&Company Ltd. 1992, 189-199

(2)   Lüders, H. et al: Benign Focal Epilepsy of Childhood in Epilepsy - Electroclinical Syndromes. Edited by H. Lüders and R.P. Lesser, Springer Verlag, 1987

(3)   Spiel, G., Benninger, F.: Strategien der computerassistierten EEG (ERP)-Analyse; EEG 88 - Klinische Neuro-Elektrodiagnostik. Edited by K.H. Daute und St. Wässer, Friedrich Schiller Universtät Jena, 1990, 67-74

(4)   Feucht, M., Spiel, G., Benninger, F.: Computerassistierte Analyse paroxysmaler EEG-Veränderungen bei Kindern mit fokalen ZNS-Läsionen. In: Scheffner, D.: Epilepsie 90. Einhorn-Presse Verlag, 1990, 348-355

(5)   Gregory, D.L., Wong, P.K.: Topographical Analysis of Centrotemporal Discharges in Benign Rolandic Epilepsy of Childhood. Epilepsia 25 (6), 1984, 705-711

Invasive Epilepsiediagnostik aus neurochirurgischer Sicht

E. Behrens, D. van Roost, A. Hufnagel*, J. Zentner
Neurochirurgische und Epileptologische* Klinik
der Rheinischen Friedrich-Wilhelms-Universität, Bonn

Abstract

For pre-surgical evaluation of complex-partial epilepsies, subdural strip electrodes, grid electrodes, and hippocampal depth electrodes were implanted in a total of 173 patients. On the basis of visual and computerized EEG-analysis, invasive recordings allowed definition of a resectable epileptogenic focus in 162 patients (93.6%) who were subsequently referred for surgery, whereas in 11 patients (6.4%) surgery had to be refused. Surgical complications were encountered in 10 patients (5.8%). However, there was neither a permanent morbidity nor mortality in our series. In our experience, combined subdural and hippocampal depth electrodes are useful in the presurgical evaluation of temporal lobe epilepsies, allowing individually tailored resections. Grid electrodes, as frequently used in extratemporal epilepsies, are valuable both for localization of the epileptogenic area and for functional topographic mapping, thus facilitating circumscribed resections in areas of high functionality.

Einleitung

Bei Patienten mit pharmakoresistenter komplex-partieller Epilepsie sind nichtinvasive Methoden zur exakten Fokuslokalisation häufig unzureichend (2,3,4). Von zusätzlicher Bedeutung ist die Identifikation wichtiger Hirnareale (funktionell-topographisches Mapping) in Fokusnähe (1). Wir berichten über unsere Erfahrungen mit der extraoperativen elektrophysiologischen Diagnostik unter Verwendung chronisch implantierter Elektroden.

Patienten und Methoden

Bei 173 Patienten mit pharmakoresistenter komplex-partieller Epilepsie wurden insgesamt 249 Implantationen von subduralen Streifen-, Gitter- und Tiefenelektroden durchgeführt. 170 Patienten erhielten Streifenelektroden mit 4-16 Kontakten, die über eine erweiterte Bohrlochtrepanation eingelegt wurden. Bei 25 Patienten erfolgte die Implantation von Gitterelektroden (Grids).

Hierzu war jeweils eine großflächige Trepanation erforderlich. Die Implantation von Tiefenelektroden (54 Patienten) erfolgte CT-gesteuert stereotaktisch über parietale Bohrlöcher in die Längsachse des Hippocampus. Mit Ausnahme von Gitterelektroden erfolgte die Implantation grundsätzlich symmetrisch und unter Einbeziehung morphologischer Läsionen. Die durchschnittliche Liegedauer der Elektroden betrug 12 Tage.

Ergebnisse

Unter Verwendung einer visuellen und rechnergestützten Analyse gelang die Lokalisation des epileptogenen Fokus bei 162 (93,6%) der 173 abgeklärten Patienten. Diese konnten im Anschluß einer operativen Resektion zugeführt werden, während 11 Patienten (6,4%) abgewiesen werden mußten. Kombinierte Streifen- und Tiefenelektroden ermöglichten bei temporalen Epilepsien individuell angepaßte Resektionen anstelle von standardisierten Eingriffen. Gitterelektroden schufen die Voraussetzung für umschriebene corticale Resektionen i.S. einer Topektomie bzw. Resektion eines funktionell-läsionellen epileptogenen Komplexes. Darüber hinaus ermöglichten sie nach extraoperativer funktioneller Testung Eingriffe im Bereich wichtiger Hirnareale wie der Sprach-, Zentral- und Angularisregion. Komplikationen traten bei 10 Patienten (5,8%) auf. In 2 Fällen eines symptomatischen Subduralhämatomes nach Implantation einer Gitterelektrode mußte die Diagnostik verfrüht abgebrochen werden. Keine der Komplikationen war mit einer permanenten Morbidität oder Letalität verbunden.

Schlußfolgerungen

Die invasive prächirurgische Epilepsiediagnostik mittels chronisch implantierter Elektroden hat nach unseren Erfahrungen einen hohen Stellenwert in der exakten Evaluierung von Operationskandidaten. Sie ermöglicht individuell angepaßte Resektionen, auch in funktionell wichtigen Hirnarealen. Ausgedehnte Implantationen, insbesondere mit großflächigen Gitterelektroden, sind nach unseren Erfahrungen besonders komplikationsträchtig, so daß die Indikationsstellung unter sorgfältiger Abwägung von Nutzen und Risiko erfolgen sollte.

Literatur

(1)   Barry, E., Wolf, A.L., Huhn, S.L. et al.: Simultaneous subdural grid and depth electrodes in patients with refractory complex partial seizures. J Epilepsy 5, 111-118, 1992

(2)   Blom, S., Flink, R., Haetta, J. et al.: Interictal and ictal activity recorded with subdural electrodes during preoperative evaluation for surgical treatment of epilepsy. J Epilepsy 2, 9-20, 1989

(3)   Spencer, S.S.: Depth versus subdural electodes studies for unlocalized epilepsy. J Epilepsy 2, ,123-127, 1989

(4)   Van Velen, C.W.M., Debetz, R.M.C., van Huffelen, A.C. et al.: Combined use of subdural and intracerebral electrodes in preoperative evaluation of epilepsy. Neurosurg 26, 93-101, 1990

Intrahippokampale Korrelate der P300

K. Lehnertz[1], C.E. Elger[1], Th. Grunwald[1], H.J. Heinze[2]
[1] Universitätsklinik für Epileptologie, Bonn
[2] Neurologische Klinik mit klinischer Neurophysiologie, Hannover

Abstract

In 25 patients suffering from left (9) and right (16) temporal lobe epilepsy and subject to presurgical evaluation, a visual oddball, a word recognition paradigm and a combination of both were used to differentiate intrahippocampal event related potentials (ERP). In all paradigms in anterior hippocampal areas an early negativation was elicited that seems to be related to more unspecific information processing. Since later negativations could only be evoked in either the word recognition or the oddball paradigm and are located in different posterior parts of the hippocampal formation, these potentials seem to refer to more specific subroutines of cognitive processing. Thus, the later oddball negativation seems to reflect an intrahippocampal correlate of the P300. Since ERP components are affected by epileptogenic foci to different degrees, a lateralization of the primary epileptogenic area was possible in all investigated patients by relating interhemispherical amplitude differences of ERP components to each other.

Einleitung

Bei Ableitungen ereigniskorrelierter Potentiale von der Schädeloberfläche läßt sich beim Auftreten eines unerwarteten bzw. beim Ausbleiben eines erwarteten Stimulus (Oddball-Paradigma) eine Positivierung mit einer Latenz von ca. 300 ms (P300) nachweisen (1,2). Sowohl invasive Ableitungen mit Hilfe von intrahippokampalen Tiefenelektroden (3) als auch nichtinvasive magneto-enzephalographische Registrierungen (4) haben gezeigt, daß die Hippokampus-formation als ein möglicher Generator der P300 angesehen werden kann. Untersuchungen an Patienten mit Temporallappenepilepsien im Rahmen einer invasiven prächirurgischen Diagnostik haben ergeben, daß ein einseitiges Fehlen des intrahippokampalen Korrelates der P300 zur Seitenlateralisation des primären epileptogenen Areals herangezogen werden kann. Im Einzelfall ergaben sich jedoch widersprüchliche Ergebnisse (5,6).

Ziel der vorliegenden Studie was es daher, spezifische Merkmale intrahippo-kampaler ereigniskorrelierter Potentiale zu identifizieren, die deren Wertigkeit als seitenlokalisatorisches Kriterium verbessern können.

Patienten und Methodik

Im Rahmen der prächirurgischen Epilepsiediagnostik wurden 16 Patienten mit Temporallappenepilepsie und rechtsseitigem Fokus sowie 9 mit linksseitigem Fokus untersucht. Dabei wurden von stereotaktisch in der Längsachse der Hippocampi implantierten Tiefenelektroden ereigniskorrelierte Potentiale mit Hilfe eines visuellen Oddball-Paradigmas, eines Wort-Wiedererkennungs-Paradigmas und einer Kombination der beiden Paradigmata abgeleitet. Bei dem Oddball-Paradigma wurden der Buchstabe <o> als seltener und der Buchstabe <x> als häufiger Stimulus in einer randomisierten Stimulusfolge mit einem Verhältnis von 1:5 verwendet. Seltene Stimuli sollten durch das Drücken einer Taste beantwortet werden. Das Wort-Wiedererkennungs-Paradigma bestand aus einer visuellen Präsentation einzelner Wörter, wobei 50 % im Verlaufe der Darbietung wiederholt wurden. Sowohl Erstpräsentationen als auch Wiederholungen sollten durch das Drücken einer von zwei Tasten bewertet werden. Bei dem kombinierten Paradigma wurden innerhalb der Wortpräsentationsfolge zusätzliche non-verbale Oddball-Stimuli randomisiert dargeboten, die nicht durch Tastendruck beantwortet werden sollten. Dieses Paradigma wurde bisher bei 8 Patienten durchgeführt.

Ergebnisse

Seltene Oddball-Stimuli evozierten in mehr anterioren amygdalo-hippokampalen Strukturen eine negative Komponente mit einer mittleren Latenz von 300 ms (EN_0), während sich in weiter posterioren Arealen eine ausgeprägte Negativierung mit einer mittleren Latenz von 500 ms nachweisen ließ (LN_0).

In anterioren Hippokampusarealen evozierten sowohl erstdargebotene als auch wiederholte Wörter eine frühere, meist doppelgipflige Negativierung (EN_W) mit einer maximalen Amplitude bei ca. 400 ms. Weiterhin konnte eine spätere Negativierung mit einer mittleren Latenz von 750 ms in posterioren Hippokampusarealen (LN_W) für beide Stimuli nachgewiesen werden. Alle Komponenten zeigten einen „recognition effect", wobei wiederholte Worte zu einer Amplitudenreduktion der früheren und einem Amplitudenanstieg der späteren Komponente führten.

Ein Vergleich der im kombinierten Paradigma durch Wörter und non-verbale Oddball-Stimuli evozierten Potentiale zeigte eine Überlappung der Kurvenverläufe im Bereich der früheren Negativierung EN_0 sowie des ersten Gipfels der EN_W (Abb. 1).

Die beobachteten Seitendifferenzen aller hier beschriebenen Potentialkomponenten sind nicht auf Sprachdominanzeffekte zurückzuführen. Vielmehr ergab sich für drei der vier beschriebenen Potentialkomponenten eine enge Korrelation zwischen der Amplitudenreduktion und der Seite des primären epileptogenen Areals (LN_0: $p=0,002$; EN_W: $p=0,001$; LN_W: $p=0,005$). Eine Erhöhung der seitenlokalisatorischen Wertigkeit dieser Potentialkomponenten konnte erreicht werden, indem die Differenzen der links- und rechtshemisphärisch gemessenen Amplituden für Oddball-Stimuli (LN_O) und Wort-Erstpräsentationen (EN_W) in Bezug gesetzt wurden (Abb. 2). Damit konnte eine eindeutige Klassifizierung der Patientengruppe in links- und rechtslateralisierte Temporallappenepilepsien vorgenommen werden.

Diskussion

In einem visuellen Oddball- und in einem Wort-Wiedererkennungs-Paradigma konnten jeweils zwei hippokampale Potentialkomponenten nachgewiesen werden, die anatomisch verschiedenen Regionen der Hippokampusformation zuzuordnen sind. Die in beiden Paradigmata evozierte, nahezu deckungsgleiche frühe Komponente (EN_O und erster Gipfel der EN_W) in anterioren Hippokampusarealen scheint eine eher unspezifische Reizverarbeitung darzustellen. Mit Hilfe einer Kombination beider Paradigmata konnte gezeigt werden, daß die in mittleren bis posterioren Hippokampusarealen nachweisbare späte Negativierung LN_O eine für das Oddball-Paradigma spezifische Komponente und somit ein intrahippokampales Korrelat der P300 darstellt. Für das Wort-Wiedererkennungs-Paradigma ist sowohl der weitere Potentialverlauf der frühen Negativierung (zweiter Gipfel der EN_W) als auch die späte Negativierung LN_W spezifisch.

Sowohl die im Oddball-Paradigma evozierte späte Negativierung als auch die im Wort-Wiedererkennungs-Paradigma evozierte frühe Negativierung sind durch epileptogene Foci unterschiedlich stark beeinflußbar. Durch die Analyse beider Komponenten konnte bisher in allen untersuchten Fällen die Seitenlokalisation des primären epileptogenen Areals korrekt vorgenommen und somit die Wertigkeit dieser Methode entschieden verbessert werden.

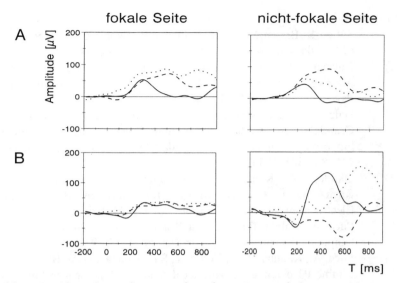

Abb. 1: *Intrahippokampale ereigniskorrelierte Potentiale bei einem Patienten mit Temporallappenepilepsie evoziert durch: erstdargebotene Wörter (gestrichelte Linie), Wortwiederholungen (gepunktete Linie) und non-verbale Oddball-Stimuli (durchgezogene Linie). A:anteriorer Hippokampusabschnitt, B:posteriorer Hippokampusabschnitt. Negativität nach oben.*

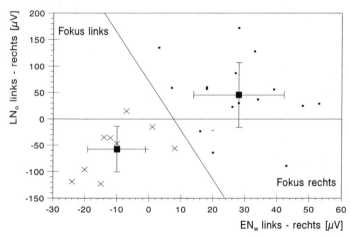

Abb. 2: *Seitenlokalisation epileptogener Foci mit Hilfe intrahippokampaler ereigniskorrelierter Potentiale. Kreuze: Patientengruppe mit linksseitigem primären epileptogenen Areal; Vierecke: Patientengruppe mit rechtsseitigem primären epileptogenen Areal entsprechend der prächirurgischen Abklärung. Interhemisphärische Amplitudendifferenzen der durch Oddball-Stimuli evozierten späten Negativierung (LN_o) und der durch erstpräsentierte Wörter evozierten frühen Komponente (EN_w) erlauben eine eindeutige Lateralisation.*

Literatur

(1)   Sutton, S., Braren, M., Zubin, J., John, E.R.: Evoked potential correlates of stimulus uncertainty. Science 150, 1187-1188, 1965

(2)   Duncan-Johnson, C., Donchin, E.: On quantifying surprise: the variation of event related potentials with subjective probability. Psychophysiology, 14, 456-467, 1977

(3)   Halgren, E., Squires, N.K., Wilson, C.L., Rohrbaugh, J.W., Babb,T.L., Crandell, P.H.: Endogenous potentials generated in the human hippocampal formation and amygdala by infrequent events. Science 210, 803-805, 1980

(4)   Okada, Y.C., Kaufman, L., Williamson, S.J.: The hippocampal formation as a source of the slow endogenous potentials. Electroencepaholgr Clin Neurophysiol 55, 417-426, 1983

(5)   Puce, A., Baldin, P.F.: Scalp and intracerebral P300 in surgery for temporal lobe epilepsy. Clin Exp Neurol 24, 85-89, 1987

(6)   Puce, A., Kalnins, R.M., Berkovic, S.F., Donnan, G.A., Bladin, P.F.: Limbic P3 potentials seizure localization, and surgical pathology in temporal lobe epilepsy. Ann Neurol 26, 377-385, 1989

Chemosensorisch evozierte Potentiale bei Patienten mit Temporallappenepilepsie

E. Pauli[1], T. Hummel[2], H. Stefan[1], P. Schüler[1], G. Kobal[2]
[1] Neurologische Klinik der Universität Erlangen-Nürnberg, Erlangen
[2] Institut für experimentelle und klinische Pharmakologie und Toxikologie,
Universität Erlangen-Nürnberg, Erlangen

Abstract
Chemosensory event-related potentials in temporal lobe epilepsy
The aim of the study was to investigate chemosensory functions in patients with temporal lobe epilepsy, to establish if olfactory and trigeminal stimuli applied ipsylaterally or contralaterally to the focus are processed differently.
Methods: Twenty-two patients suffering from pharmacoresistent TLE were investigated (left-sided focus: n = 12, right-sided focus: n = 10). As a stimulant of the trigeminal system we used CO_2, the olfactory nerve was stimulated by vanillin and H_2S. Chemosensory functions were assesssed by means of chemosensory event-related potentials and a odour identification test.
Results: In both groups of patients CSERP-latencies were prolonged after left-sided stimulation with CO_2 when compared to stimulation of the right nostril. In contrast, prolonged latencies were found in patients with left-sided foci after left-sided olfactory stimulation, and, in patients with right sided foci after stimulation of the right nostril. Analyses revealed non-overlapping 95%-confidence intervals for latency N1 when vanillin was applied to the right nostril. Moreover, after olfactory stimulation in patients with a right-sided focus the distribution of amplitudes was different from normal.
Thus, it may be assumed that the neocortical processing of olfactory (not trigeminally) mediated information is affected by temporal lobe dysfunctions. These results indicate that the right temporal lobe possibly plays a different role in the processing of olfactory information.

Einleitung
Sowohl in den Temporal- als auch in den Frontallappen konnten neocorticale Gebiete identifiziert werden, die in der Wahrnehmung von Gerüchen eine bedeutsame Rolle spielen.
In Untersuchungen an Patienten mit Läsionen im Bereich der Temporallappen zeigten sich Beeinträchtigungen verschiedener olfaktorischer Funktionen, so etwa des Wiedererkennens von Gerüchen, der Geruchsidentifikation und Geruchs-

diskrimination (1,2,3,4,5).

Diese Veränderungen schienen allerdings nicht auf einer insgesamt verringerten olfaktorischen Sensitivität dieser Patienten zu basieren. Da die meisten Geruchsreize sowohl Rezeptoren des N.olfactorius als auch des N.trigeminus erregen (6), blieb insgesamt in diesen Untersuchungen unklar, in welchem Umfang die beobachteten Dysfunktionen einer Beeinträchtigung der trigeminalen oder olfaktorischen Informationsverarbeitung zuzuschreiben sind.

Es war das Anliegen dieser Studie zu untersuchen, ob sich bei Patienten mit Temporallappenepilepsie fokusabhängige Veränderungen in den chemosensorischen Funktionen zeigen und ob diese Veränderungen selektiv die Verarbeitung von olfaktorischer und/oder auch von trigeminaler Information betreffen. Unsere Arbeitshypothese war dabei, daß bei getrennter Stimulation der beiden Nasenhöhlen die olfaktorische Information primär von der zur stimulierten Nasenhöhle ipsilateralen Hemisphäre verarbeitet wird.

Methoden

Untersucht wurden zweiundzwanzig Patienten mit pharmakoresistenter Temporallappenepilepsie (TLE). Zwölf Patienten hatten einen linksseitigen, 10 Patienten einen rechtsseitigen Fokus.

Das chemosensorische Funktionssystem wurde mittels chemosensorisch evozierter (ereigniskorrelierter) Potentiale (6,7) und eines Geruchsidentifikationstests untersucht. Zur Untersuchung des trigeminalen Systems wurde der Reizstoff CO_2 benützt, der spezifisch selektiv den N.trigeminus aktiviert. Das olfaktorische System wurde mit Hilfe der Stimulantien Vanillin und H_2S untersucht, die beide selektiv Rezeptoren des N.olfactorius erregen. Die Reizstoffe wurden in randomisierter Folge und, wiederum randomisiert, auf das olfaktorische Epithel der linken und rechten Nasenhöhle appliziert.

Zur Aufzeichnung der chemosensorisch ereigniskorrelierten Potentiale (CSERP) wurde das EEG (Bandbreite 0.2-30 Hz) an 5 Positions (Fz, C3, Cz, C4 und Pz, Referenz: linked earlobes) des internationalen 10/20 Schemas abgeleitet. EEG-Abschnitte von 2048 ms (sampling frequency 250 Hz) Dauer wurden digitalisiert und in 6 Gruppen, entsprechend den 3 Stimulantien und den 2 Stimulationsseiten, gemittelt. Ausgemessen wurden die Amplituden P1, N1 und P2 sowie die zugehörigen Latenzzeiten.

Zur subjektiven Prüfung der chemosensorischen Funktionen wurden die Patienten zusätzlich mit einem Geruchsidentifikationstest untersucht, der auf einfache und schnelle Weise eine separate Einschätzung der olfaktorischen Funktionstüchtigkeit jeder Nasenhöhle erlaubt.

Statistische Analysen

Die CSERP-Daten wurden einer Varianzanalyse („MANOVA, Analysis of variances for repeated measures" mit Reizstoff (df 20/2), Ableiteposition (df 40/2) und stimulierter Nasenseite (df 10/2) als „within-subject-factors", Seite des epileptogenen Fokus als „between-subject-factor" und den Potentialamplituden und Latenzzeiten als abhängige Variablen) unterworfen. Zur Prüfung der Modellvoraussetzungen wurde „Mauchly's test of sphericity" durchgeführt. Die Auswertung wurde auf den „averaged F-test" gegründet. Im Falle signifikanter Resultate wurde die Greenhouse-Geisser-Korrektur durchgeführt.

Ergebnisse

Geruchsidentifikations-Test:
Die subjektive Geruchsprüfung zeigte keine signifikanten Unterschiede zwischen den beiden Fokusgruppen.

CSERP-Amplituden:
Für die olfaktorischen Reizstoffe Vanillin und H_2S ergab die statistische Analyse einen signifikanten Interaktionseffekt zwischen Ableiteposition und Fokusseite (CSERP-amplitude P2: $F=4.14$, $p<0.01$). In diesem Effekt zeigte sich, daß die topographische Verteilung der Amplitudenmaxima nach olfaktorischer Reizung von der Fokusseite abhängig ist. Das Amplitudenmaximum findet sich bei Patienten mit linksseitigem Fokus - wie auch bei Normalpersonen - in Pz, während das Amplitudenmaximum bei Patienten mit rechtsseitigem Fokus vom Normkollektiv abweichend nach Cz verschoben erscheint.

CSERP-Latenzzeiten:
Bei trigeminaler Stimulation fanden sich signifikant kürzere Latenzzeiten nach Reizung der linken im Vergleich zur Reizung der rechten Nasenhöhle (siehe Abb. 1), ein Ergebnis, das exakt unseren Messungen an Normalpersonen entsprach (P2: $F = 6.24$, $p < 0.01$).
Im Kontrast dazu zeigte sich im Falle olfaktorischer Reizung ein signifikanter Interaktionseffekt zwischen Fokusseite und stimulierter Nasenseite ($F=7.58$, $p<0.05$), worin zum Ausdruck kam, daß nach olfaktorischer Stimulation ipsilateral zur Fokusseite signifikant verlängerte Latenzzeiten gemessen wurden (siehe Abb. 1). Patienten mit linkstemporalem Fokus zeigten nach olfaktorischer Reizung der linken Nasenhöhle verlängerte Latenzzeiten im Vergleich zur Reizung der rechten Nasenhöhle. Umgekehrt fanden sich bei Patienten mit rechtstemporalem Fokus verlängerte Latenzzeiten nach olfaktorischer Reizung der rechten Nasenhöhle.
Die Berechnung der Konfidenzintervalle ergab für die Latenz N1 und Stimulation der rechten Nasenhöhle mit Vanillin vollständig distinkte Konfidenzintervalle für Fokusseite links und Fokusseite rechts (siehe Abb. 2).

Diskussion

Wie unsere elektrophysiologischen Daten zeigten, alteriert Temporallappen-epilepsie den Prozeß der olfaktorischen, nicht aber der trigeminalen Informations-verarbeitung. Wurden olfaktorische Reize ipsilateral zum epileptogenen Fokus angeboten, so resultierten signifikant verlängerte Latenzzeiten des evozierten Potentials. Die für das olfaktorisch evozierte Potential gefundenen Latenzzeit-differenzen zwischen den Patientengruppen mit links- und rechtstemporalem Fokus waren nach Stimulation der rechten Nasenhöhle, also primär der rechten Hemisphäre, größer.

Bei Patienten mit rechtstemporalem Fokus fanden wir ein vom Normkollektiv abweichendes Muster der topographischen Amplitudenverteilung. Wieweit sich hier eine Veränderung in der Struktur der Generatoren des olfaktorisch evozierten Potentials abzeichnet, ist u.a. Gegenstand der magnetenzephalographischen Forschungsarbeit.

Die hier vorgelegten Ergebnisse stehen in Einklang mit Untersuchungen ande-rer Arbeitsgruppen (1,2,3,4,5), die fanden, daß Temporallappenepilepsie zu ei-ner Beeinträchtigung von Teilfunktionen des Geruchssinns führt. Auch die in unserer Untersuchung aufgezeigte prominente Rolle des rechten Temporallappens korrespondiert mit den in einigen dieser Untersuchungen (1,4,5) gefundenen schwerwiegenderen Defiziten des Geruchssinns bei rechtstemporalem Fokus.

Zur Klärung, ob und in welchem Umfang olfaktorisch evozierte Potentiale ei-nen Beitrag zur Lokalisation epileptogener Foci leisten können, sind weitere Untersuchungen geplant.

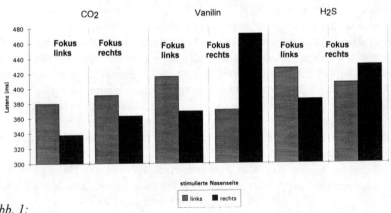

Chemosensorisch evozierte Potentiale bei Patienten mit Temporallappenepilepsie

Latenzzeit N1, Ableiteposition Pz

Abb. 1:

95% Konfidenzintervall für Latenzzeit N1, Ableiteposition Pz

Stimulation mit Vanilin

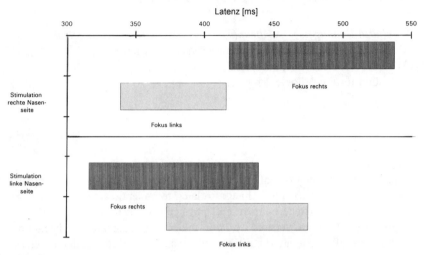

Abb. 2:

Literatur

(1)   Abraham, A., Mathai, K.V.: The effect of right temporal lobe lesions on matching of smells. Neuropsychologia, 1985, 21, 277-281

(2)   Eskenazi, B., Cain, W.S., Novelly, R.A., Mattson, R.: Odor perception in temporal lobe epilepsy patients with and without temporal lobectomy. Neuropsychologia, 1986, 24, 533-562

(3)   Jones-Gotman, M., Zatorre, R.J.: Olfactory identification deficits in patients with focal cerebral excisions. Neuropsychologia, 1988a, 26, 387-400

(4)   Jones-Gotman, M., Zatorre, R.J.: Contribution of the right temporal lobe to odor memory. Epilepsia, 1988b, 29, 661

(5)   Rausch, R., Serafetinides, E.A., Crandal, P.H.: Olfactory memory in patients with anterior temporal lobectomy. Cortex, 1977, 13, 445-452

(6)   Kobal, G., Hummel, C.: Cerebral chemosensory evoked potentials elicited by chemical stimulation of the human olfactory and respiratory nasal mucosa. Electroenceph Clin Neurophysiol, 1988, 71, 241-250

(7)   Kobal, G.: Electrophysiologische Untersuchungen des menschlichen Geruchssinns. Thieme, Stuttgart, 1981

237

Ultrastrukturelle Veränderungen in Gliazellen nach epileptischer Aktivität (Buccalganglien, Helix pomatia)

A. Schulze-Bonhage(1), U. Altrup(1) W. Wittkowski(2), E.-J. Speckmann(1,3)
(1) Institut für Experimentelle Epilepsieforschung, Münster
(2) Institut für Anatomie, Münster
(3) Institut für Physiologie, Münster

Abstract

Glial cells from the neuropil of buccal ganglia of *Helix pomatia* were investigated with regard to ultrastructural changes related to epileptic activity induced by pentylenetetrazol. After 5 hours of epileptic activity, the mean area of glial cell profiles was 72 ± 9 μm^2 versus 43 ± 9 μm^2 under control conditions. The number of inclusions of degenerated neuritic profiles was 4.7 ± 2.9 after epileptic activity vs. 1.3 ± 0.5 under control conditions. After epileptic activity, glial cells also contained more lysosomes and vacuoles compared to cells maintained under control conditions. These morphological changes may indicate enhanced glial activity especially concerning phagocytosis of degenerating nerve fibre.

Einleitung

Epileptische Aktivität kann morphologische Veränderungen in Neuronenverbänden auslösen (cf. 1). Am Modell der Buccalganglien der Weinbergschnecke konnte gezeigt werden, daß es nach epileptischer Aktivität zu Degenerationserscheinungen im Bereich des Soma und Initialsegments epileptisch aktiver Riesenneurone, vor allem aber kleiner neuronaler Fortsätze im Neuropil der Ganglien kommt (2,3). In der vorliegenden Arbeit wird die Auswirkung epileptischer Aktivität auf die Ultrastruktur protoplasmatischer Gliazellen im Neuropil beschrieben.

Methodik

Buccalganglien von *Helix pomatia* wurden isoliert, die äußeren Schichten des Perineurium mechanisch entfernt und die bioelektrische Aktivität des Neurons B3 intrazellulär registriert. Bei 5 Ganglien wurde durch Zugabe der epileptogenen Substanz Pentylentetrazol (PTZ, 40 mmol/l) zur Badlösung für eine Dauer von 5 Stunden epileptische Aktivität ausgelöst, die in Form paroxysmaler Depolarisationen des Neuron B3 intrazellulär registriert wurde. Eine Kontrollgruppe von 5 Ganglien verblieb für die gleiche Zeitdauer in unveränderter physiologischer Badlösung. Anschließend wurden die Ganglien beider Gruppen fixiert (Abb. 1). Pro Ganglion wurden je 5 kernhaltige Profile protoplasmatischer Gliazellen aus 5 Schnittebenen durch das Neuropil elektronenmikroskopisch untersucht. Daten werden im folgenden als Mittelwert ± Standardabweichung angegeben. Statistische Analyse erfolgte durch den t-Test; Unterschiede wurden bei $p < 0.05$ als signifikant betrachtet.

Ergebnisse

Nach epileptischer Aktivität war die durchschnittliche Fläche kernhaltiger Gliazellanschnitte mit 72 ±9 μm^2 gegenüber der Kontrollgruppe (43 ±9 μm^2) signifikant erhöht (Abb. 3a). Während Gliazellen, die ohne Inkubation fixiert werden, praktisch keine neuritischen Einschlüsse in ihrem Zytoplasma enthalten, waren in beiden Gruppen Neuriten ohne Mesaxon in Gliazellsoma und -fortsätzen nachweisbar. Nach epileptischer Aktivität zeigten 83 % dieser Einschlüsse Degenerationszeichen, die den bei Neuriten im Neuropil beschriebenen (2) ähneln. Die Zahl solcher degenerierter neuritischer Einschlüsse pro Gliazellprofil war mit 4,7 ±2,9 nach epileptischer Aktivität signifikant höher als bei Kontrollpräparaten (1,3 ±0,5; Abb. 2, 3b). Gelegentlich wurde die Fusion von primären Lysosomen mit phagozytierten, degenerierten Neuriten sowie verschiedenen Stadien lysosomalen Abbaus beobachtet. Nach epileptischer Aktivität enthielten Gliazellen eine signifikant höhere Zahl von Vakuolen (4,8 ±2,8 pro Gliazellprofil vs. 0,7 ±0,4 in der Kontrollgruppe) und eine signifikant höhere Zahl von Lysosomen (3,2 ±1,6 pro Gliazellprofil vs. 1,1 ±0,2 in der Kontrollgruppe). Im Gegensatz zu Degenerationen der Neuriten wurden keine Degenerationserscheinungen der Gliazellen selbst beobachtet.

Diskussion

Nach epileptischer Aktivität kam es zu einer Anschwellung protoplasmatischer Gliazellen im Neuropil. Die Gliazellen enthielten eine höhere Zahl degenerierter neuronaler Fortsätze sowie mehr Lysosomen und Vakuolen. Diese Veränderungen der Gliazellmorphologie können Ausdruck einer phagozytotischen Aktivität sein. Eine phagozytotische Aktivierung von Gliazellen wurde auch nach exzitotoxischer Läsion von CA1-Pyramidenzellen der Ratte durch intraventrikuläre Gabe des Glutamat-Subrezeptoragonisten Kainat beschrieben (4). Es ist anzunehmen, daß auch die hier beschriebenen, nach epileptischer Aktivität aufgetretenen Strukturveränderungen Ausdruck einer Gliazell-Reaktion auf die Degeneration neuronaler Fortsätze sind.

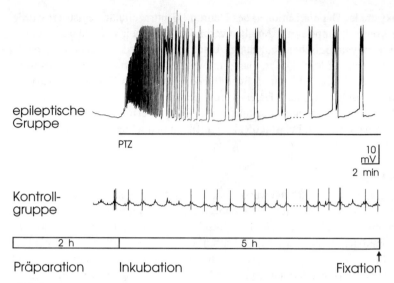

epileptische
Gruppe

PTZ

10 |
mV |

2 min

Kontroll-
gruppe

| 2 h | 5 h |

Präparation   Inkubation   Fixation

Abb.1:
*Schema des Versuchsprotokolls. In präparierten Ganglien der „epileptischen
Gruppe" wird für eine Dauer von 5 h durch Zugabe von 40 mmol/l Pentylentetrazol epileptische Aktivität (paroxysmale Depolarisationen) ausgelöst.
Neuron B3, Buccalganglien, Helix pomatia. Ganglien der „Kontrollgruppe"
verbleiben für eine gleich lange Zeit in der physiologischen Lösung ohne Zu-
satz.*

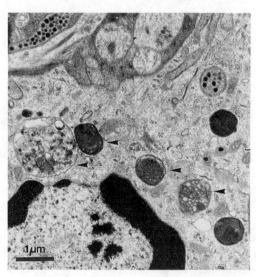

1 μm

Abb.2:
*Degenerierende Nervenfasern oder Nervenfaserbruchstücke (Pfeile) eingeschlos-
sen in einer protoplasmatischen Gliazelle (nach epileptischer Aktivität).*

240

a 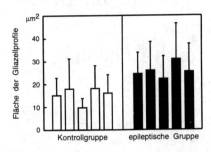 b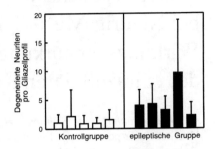

Abb.3:
Mittelwerte und Standardabweichungen der Flächen von Anschnitten protoplasmatischer Gliazellen (a) und Anzahl degenerierter neuritischer Einschlüsse pro Gliazellprofil (b).

Literatur

(1) Ribak, C.E.: Contemporary methods in neurocytology and their application to the study of epilepsy. In: Delgado-Excueta, A.V., Ward Jr., A.A., Woodbury, D.M., Porter, R.J. (eds.): Advances in Neurology Vol. 44. Raven Press, New York, 739-764, 1986

(2) Altrup, U., Speckmann, E.-J.: Epileptic discharges induced by pentylenetetrazol: changes in the shape of dendrites. Brain Research 456, 401-405, 1988

(3) Schulze-Bonhage, A., Altrup, U., Wittkowski, W., Speckmann, E.-J.: Ultrastrukturelle Veränderungen an identifizierten Neuronen nach epileptischer Aktivität (Buccalganglien, Helix pomatia). In: Stefan, H. (Hrsg.): Epilepsie 92. Einhorn Presse Verlag, Reinbek, 366-371, 1993

(4) Phelps, S., Michchell, J., Wheal, H.V.: Changes to synaptic ultrastructure in field CA1 of the rat hippocampus following intracerebroventricular injection of kainic acid. Neuroscience 40, 3, 687-699, 1991

Antiepileptische Wirkung von Flunarizin bei Niedrig-Mg^{2+}-Epilepsie: Wirkungsverstärkung durch Anhebung des extrazellulären K$^+$-Spiegels

A. Schulze-Bonhage[1], R. Köhling[2], H. Straub[2], E.-J. Speckmann[1,2]
[1]Institut für Experimentelle Epilepsieforschung, Universität Münster
[2]Institut für Physiologie, Universität Münster

Abstract

The organic calcium antagonist flunarizin was studied regarding its efficacy in suppressing epileptic activity induced in neocortical slices by lowering the extracellular Mg^{2+} concentration. Flunarizin did abolish epileptic activity in all experiments in a dose-dependent way. Latency of suppression was dependent on the extracellular K$^+$ concentration. With normal (4 mmol/l) extracellular K$^+$ concentration, the frequency of occurrence of epileptic field potentials was reduced by 90 % after 374 ± 27 min with 3 µmol/l flunarizin and after 194 ± 27 min with 18 µmol/l flunarizin, respectively. With elevated K$^+$ concentration, this reduction took place after 165 ± 37 min with 3 µmol/l flunarizin and after 67 ± 14 min with 18 µmol/l flunarizin. This means a significant increase in the antiepileptic efficacy of flunarizin with elevation of extracellular K$^+$. This effect is not due to use-dependency since the rate of occurrence of epileptiform field potentials was similar with both K$^+$ concentrations.

Einleitung

In verschiedenen Modellen epileptischer Aktivität weisen organische Calcium-Antagonisten eine antiepileptische Wirksamkeit auf (cf. 1). Unter *in vitro*-Bedingungen zeigte der Calcium-Antagonist Verapamil bei Erhöhung der extrazellulären K$^+$-Konzentration einen beschleunigten Eintritt der antiepileptischen Wirkung (2). In der vorliegenden Arbeit wird der antiepileptische Effekt des Piperazin-Derivates Flunarizin und der Einfluß erhöhter extrazellulärer K$^+$-Konzentration auf den Wirkungseintritt am Modell der Niedrig-Mg^{2+}-Epilepsie (3) an neocortikalen Schnittpräparaten beschrieben.

Methodik

Die Experimente wurden an 24 neocortikalen Schnittpräparaten von Meerschweinchen durchgeführt. Nach Hemisphärektomie anästhesierter Versuchstiere wurden 400 µm dicke, frontale Necortex-Schnittpräparate angefertigt und in einer Experimentierkammer mit künstlicher Cerebrospinalflüssigkeit (CSF; 4 mmol/l KCl, 1,3 mmol/l Mg^{2+}) überspült. Feldpotentiale wurden aus Schicht III oder V mit konventionellen elektrophysiologischen Methoden registriert. Die Versuche wurden in 5 Perioden unterteilt und analysiert:

Periode 1: Überspülung mit CSF für 30 min.

(Ausschluß spontaner epileptischer Aktivität);

Periode 2: Überspülen mit Mg^{2+}-freier CSF mit

4 mmol/l K^+ (normale Konz.) bzw. mit

8 mmol/l K^+ (erhöhte Konz.; Auslösung epileptischer Aktivität);

Periode 3: Hinzugabe von Flunarizin (3 oder 18 µmol/l;

Unterdrückung der epileptischen Aktivität);

Periode 4: Auswaschen von Flunarizin;

Periode 5: Überspülung mit Mg^{2+}-haltiger CSF.

Zusätzlich wurden Kontrollexperimente durchgeführt, in denen über eine Dauer von 10 Stunden Feldpotentiale in Magnesium-freier CSF registriert wurden. Ausgewertet wurden der Zeitpunkt der Auslösung epileptiformer Feldpotentiale und die Dauer bis zu ihrer Unterdrückung um 50 % bzw. 90 %. Alle Daten werden als Mittelwert ± Standardabweichung angegeben. Statistische Analyse erfolgte mit dem Student t-Test; Unterschiede wurden als signifikant angesehen bei $p<0,05$.

Ergebnisse

Bei allen Präparaten konnten durch Senkung des Mg^{2+}-Gehaltes der CSF epileptiforme Feldpotentiale (EFP) ausgelöst werden. Die Latenz bis zum Auftreten und die Wiederholungsrate der EFP zeigten keine signifikanten Unterschiede bei 4 und 8 mmol/l K^+-Gehalt der CSF. Die Kontrollexperimente (n=4) zeigten keinerlei spontane Abnahme der Repetitionsrate innerhalb von 10 Stunden. Flunarizin in Konzentrationen von 3 und 18 µmol/l unterdrückte die EFP bei allen Präparaten.

Bei normaler (4 mmol/l) K^+-Konzentration wurde eine 90%ige Reduktion der EFP-Wiederholungsrate bei einer Flunarizinkonzentration von 3 µmol/l nach 374 min ± 27 min und bei einer Flunarizinkonzentration von 18 µmol/l nach 194 ± 27 min erreicht. Bei erhöhter (8 mmol/l) K^+-Konzentration wurde eine 90%ige Reduktion der EFP-Wiederholungsrate bei einer Flunarizinkonzentration von 3,2 µmol/l nach 165 min ± 37 min und bei einer Flunarizinkonzentration von 18 µmol/l nach 67 ± 14 min errreicht. Der Wirkungseintritt von Flunarizin war unter 18 µmol/l signifikant schneller als unter 3 µmol/l. Erhöhung der extrazellulären K^+-Konzentration bewirkte eine signifikante Beschleunigung des

243

Wirkungseintrittes von Flunarizin. Innerhalb der Auswaschzeit von 360 min trat nur in einem Versuch wieder epileptische Aktivität auf.

Diskussion

Der organische Calcium-Antagonist Flunarizin unterdrückte an allen neocortikalen Schnittpräparaten die durch Niedrig-Mg^{2+} ausgelöste epileptische Aktivität. Der Eintritt der antiepileptischen Wirkung war dosisabhängig. Erhöhung der extrazellulären K^+-Konzentration bewirkte eine Beschleunigung des Wirkungseintrittes von Flunarizin. Da die initiale EFP-Rate von der K^+-Konzentration unabhängig war, handelt es sich nicht um einen Einfluß durch unterschiedliche Intensität der epileptischen Aktivität. Es erscheint möglich, daß die erhöhte extrazelluläre K^+- Konzentration durch eine Membrandepolarisation die Wirkung von Flunarizin verstärkt.

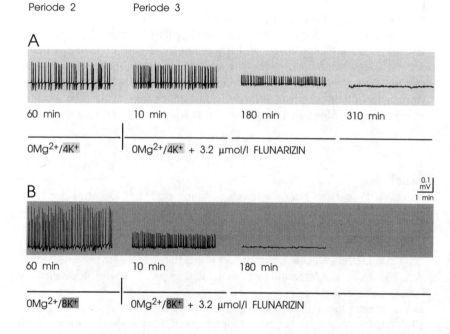

Abb. 1: Unterdrückung epileptiformer Feldpotentiale durch 3,2 µmol/l Flunarizin unter normaler extrazellulärer K^+-Konzentration (4 mmol/l, A) und bei erhöhter extrazellulärer K^+-Konzentration (8 mmol/l, B). Bei erhöhter K^+-Konzentration ist die epileptische Aktivität nach 180 min, unter normaler K^+-Konzentration nach 310 min erloschen.

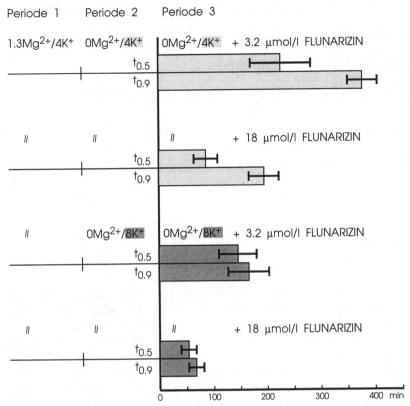

Periode 1   Periode 2   Periode 3

1.3Mg^{2+}/4K^+ 0Mg^{2+}/4K^+ 0Mg^{2+}/4K^+ + 3.2 µmol/l FLUNARIZIN

$t_{0.5}$
$t_{0.9}$

//   //   //   + 18 µmol/l FLUNARIZIN

$t_{0.5}$
$t_{0.9}$

//   0Mg^{2+}/8K^+ 0Mg^{2+}/8K^+ + 3.2 µmol/l FLUNARIZIN

$t_{0.5}$
$t_{0.9}$

//   //   //   + 18 µmol/l FLUNARIZIN

$t_{0.5}$
$t_{0.9}$

0   100   200   300   400 min

*Abb.2: Dauer bis zur Reduktion der Wiederholungsrate epileptiformer Feld-
potentiale um 50 % ($t_{0.5}$) bzw. um 90 % ($t_{0.9}$) in Abhängigkeit von der
Flunarizinkonzentration und von der extrazellulären K^+-Konzentration; Mittelwerte mit Standardabweichungen.*

Literatur

(1)   Speckmann, E.-J., Walden, J.: Anti-epileptic effects of organic calcium
       channel blockers in animal experiments. In: Schwartzkroin, P.A. (ed.):
       Epilepsy. Models, mechanisms and concepts. Cambridge University
       Press, Cambridge, 462-486, 1993

(2)   Straub, H., Köhling, R., Speckmann, E.-J.: Low magnesium induced
       epileptiform discharges in neocortical slices (guinea pig): increased
       antiepileptic efficacy of organic calcium antagonist verapamil with
       elevation of extracellular K^+ concentration. Comp. Biochem. Physiol.
       103 C, 57-63, 1992

(3)   Mody, I., Lambert, J.D.C., Heinemann, U.: Low extracellular
       magnesium induces epileptiform activity and spreading depression in
       rat hippocampal slices. J. Neurophysiol. 57, 869-888, 1987

Beziehungen zwischen physiologischen und epileptischen Oszillationen in einem Modellnervensystem (Buccalganglien von Helix pomatia)

U. Altrup(1), M. Wiemann(1), E.-J. Speckmann(1,2)
(1) Institut für Experimentelle Epilepsieforschung, Münster
(2) Institut für Physiologie, Münster

Abstract

Mutual influences between physiological and epileptic oscillations of bioelectric activity are studied in a neuronal network (buccal ganglia of *Helix pomatia*). Epileptic activity was induced by the epileptogenic drugs pentylenetetrazol or etomidate. Several identified neuronal individuals were recorded simultaneously. *Physiological* oscillations known to be linked to food intake appeared simultaneously in the neurons. With application of increasing concentrations of an epileptogenic drug, duration of physiological oscillations decreased and frequency increased. *Epileptic* oscillations showed a threshold characteristic. The typical epileptic depolarizations could be triggered by all types of reductions of resting membrane potentials. Threshold was differential with respect to the identified neurons and it decreased with concentration of the epileptogenic drug. At high concentrations of the drug, the epileptic activity became independent from other activities in the network. The observations are in agreement with the idea that voltage sensitive channels contribute essentially to the epileptic activity in neuronal networks.

Einleitung

Es kann zur Zeit nicht abschließend beantwortet werden, ob epileptische Depolarisationen der Nervenzellen sich aus physiologischen Aktivitätsrhythmen entwickeln oder ob sie primär auf extrasynaptischen Prozessen beruhen. Als extrasynaptische Prozesse kommen insbesondere die Aktivierungen von spannungsabhängigen Calciumkanälen in Betracht (6). Physiologische und epileptische Oszillationen können in den Buccalganglien der Weinbergschnecke voneinander unterschieden werden. So sind die physiologischen Aktivitätsoszillationen der Nervenzellen die Grundlagen für die motorische Aktivität bei der Nahrungsaufnahme (2). Typische epileptische Aktivität entsteht während der Gabe von epileptogenen Substanzen wie Pentylentetrazol oder Etomidat (3,5). In der vorliegenden Arbeit wurden mögliche wechselseitige Beeinflussungen von physiologischer und epileptischer Aktivität an dem Modellnervensystem studiert.

Methode

Die Untersuchungen wurden an den identifizierten Neuronen (B1, B2, B3 und B4) in den isolierten Buccalganglien der Weinbergschnecke (Helix pomatia) durchgeführt. Die Aktivitäten mehrerer Zellen wurden gleichzeitig mit intrazellulären Mikroelektroden abgeleitet. Die physiologische Funktion des Zellverbandes bleibt auch unter in-vitro Bedingungen erhalten. Oszillationen der neuronalen Membranpotentiale, die spontan auftraten, die durch elektrische Reizung synaptischer Eingänge ausgelöst wurden oder die nach Gabe von Pharmaka entstanden, wurden registriert. Epileptische Aktivität wurde durch Zugabe von Pentylentetrazol (1-50 mmol/l) oder Etomidat (0,1 bis 1 mmol/l) zur Badlösung induziert.

Ergebnisse

Physiologische Oszillationen des Membranpotentials bilden die neuronale Grundlage für die motorische Aktivität bei der Nahrungsaufnahme. Es handelt sich um Transmitter-vermittelte Depolarisationen, deren Amplituden mit 5 bis 10 mV in der B4-Zelle besonders groß sind. Alle Neurone in den Buccalganglien zeigen etwa gleichzeitig diese Membranpotentialfluktuationen. Sie können durch elektrische Reizung peripherer Nerven angestoßen und ihre Häufigkeit kann bei einer andauernden elektrischen Reizung eines Nerven erhöht werden. Dabei nehmen die Dauer und Amplitude der einzelnen Fluktuationen des Membranpotentials ab. Durch elektrische Reizung von Faserverbindungen zwischen den Buccalganglien und den übergeordneten Zerebralganglien kommt es im Sinne einer Neuromodulation zu lang andauernden Verstärkungen der physiologischen Oszillationen.

Epileptische Oszillationen des Membranpotentials konnten nur registriert werden, wenn der Badlösung eine epileptogene Substanz (Pentylentetrazol, Etomidat) zugefügt wurde. Bei einer steigenden Konzentration der epileptogenen Substanz entwickelte sich die epileptische Aktivität nicht aus den physiologischen Oszillationen. Im unteren Konzentrationsbereich nahm die Amplitude und Dauer der physiologischen Oszillationen ab und ihre Frequenz zu. Die ersten epileptischen Oszillationen traten in der B3-Zelle auf, deren synaptische Aktivierung vergleichsweise gering war. Für die Entstehung der epileptischen Aktivität gibt es in den verschiedenen identifizierten Zellen charakteristische Schwellenkonzentrationen der epileptogenen Substanzen. Die Schwellenkonzentration war in der

B3-Zelle besonders niedrig und in der B4-Zelle besonders hoch (Abb. 1). Im hohen Konzentrationsbereich einer epileptogenen Substanz wurde die epileptische Aktivität zunehmend unabhängig von der physiologischen Aktivität und war als Phänomen der Aktivität im Sinusknoten des Herzmuskels ähnlich. Die epileptischen Depolarisationen konnten durch elektrische Reizung von Nerven angestoßen werden. Bei einer Dauerreizung entstand in epileptisch nicht aktiven Zellen für die Dauer der Reizung epileptische Aktivität (Abb. 2). Neuromodulatorische Pharmaka induzierten lang andauernde epileptische Aktivität.

Insgesamt zeigen die Untersuchungen an dem Modellnervensystem, daß epileptische Depolarisationen primär extrasynaptischer Natur sind. Synaptische Potentiale können die paroxysmalen Potentiale zwar anstoßen (vgl. Abb. 1), sie sind dafür aber nicht essentiell. Diese Beobachtungen entsprechen früheren Befunden, daß auch isolierte Neurone der Weinbergschnecke epileptische Aktivität generieren können (5). Dieses Ergebnis ist an isolierten Neuronen des Hippocampus bestätigt worden (4).

Diskussion

Untersuchungen an den Buccalganglien der Weinbergschnecke als einem Modellnervensystem werfen die Frage auf, in welchem Umfang die Beobachtungen auf das menschliche Nervensystem übertragen werden können. Allgemein kann man feststellen, daß Prinzipien der Informationsverarbeitung in den Nervensystemen im Verlauf der Phylogenese konservativ erhalten sind. So werden wohl alle Transmittersysteme, die im menschlichen Nervensystem vorkommen, auch von Invertebraten verwendet. Es ist daher auch nicht erstaunlich, daß dieselben Pharmaka, die beim Menschen epileptische Aktivität auslösen können, auch im Nervensystem der Schnecke epileptogen wirken und daß dieselben Antiepileptika im Menschen und in der Schnecke epileptische Aktivität blockieren (1,2).

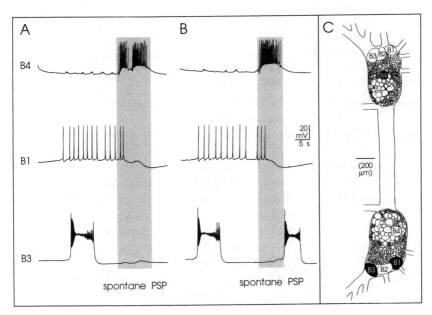

Abb. 1: Synchrone synaptische Aktivität (Rastermarkierung) in den Neuronen B4, B1 und B3 (A, B) der Buccalganglien von Helix pomatia (C), die in der B3-Zelle unterschwellig ist (A) oder eine epileptische Depolarisation auslöst (B). Der Badlösung ist die epileptogene Substanz Etomidat (0,5 mmol/l) zugesetzt. Die synaptischen Potentiale in den Zellen haben funktionelle Bedeutung bei der Nahrungsaufnahme. In der schematischen Darstellung der Buccalganglien in C sind die Somata der abgeleiteten Neurone schwarz markiert.

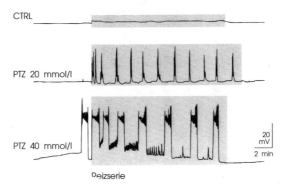

Abb. 2: Effekte der Reizung eines peripheren Nerven (Pharynxnerven) auf das Membranpotential einer B3-Zelle in den Buccalganglien von Helix pomatia unter Kontrollbedingungen (CTRL) und während Zugabe der epileptogenen Substanz Pentylentetrazol (PTZ, 20 mmol/l; PTZ, 40 mmol/l). Die Dauer der Reizserie (10 Reize in der Sekunde, doppelte Schwellenintensität, Pulsdauer: 1,5 ms) ist jeweils durch Rasterung markiert.

Literatur

(1)   Altrup, U., Gerlach, G., Reith, H., Said, M.N., Speckmann, E.-J.: Effects of valproate in a model nervous system (buccal ganglia of Helix pomatia): I. Antiepileptic actions. Epilepsia, 33, 1992, 743-752

(2)   Altrup, U., Lehmenkühler, A., Lücke, A., Madeja, M., Speckmann, E.-J.: Epileptic activity as a tool in neurobiology. Acta Biol. Hung. 43, 1992, 79-88

(3)   Altrup, U., Lehmenkühler, A., Speckmann, E.-J.: Effects of the hypnotic drug etomidate in a model nervous system (buccal ganglia, Helix pomatia). Comp. Biochem. Physiol., 99C, 1991, 579-587

(4)   Segal, M.M., Furshpan, E.J.: Epileptiform activity in microcultures containing small numbers of hippocampal neurons. J. Neurophysiol., 64, 1990, 1390-1399

(5)   Speckmann, E.-J., Caspers, H.: Paroxysmal depolarization and changes in action potentials induced by pentylenetetrazol in isolated neurons of Helix pomatia. Epilepsia, 14, 1973, 397-408

(6)   Speckmann, E.-J., Schulze, H., Walden, J. (eds.): Epilepsy and Calcium. Urban und Schwarzenberg, München, 1986

Zeitverlauf metabolischer Änderungen in der Umgebung ischämischer corticaler Infarkte

M. Kraemer, G. Hagemann, H.-J. Freund, O.W. Witte
Neurologische Klinik, Heinrich-Heine-Universität, Düsseldorf

Abstract

The effect of small photochemically induced brain infarctions on the metabolism of the surrounding brain tissue was investigated.

Infarctions were induced stereotactically on male Wistar rats using the rose bengal technique. After infarct induction rats survived 4 hours to 60 days. Brain metabolism was investigated using the ^{14}C-deoxyglucose method.

The infarctions were 1.92 ± 0.67 mm in diameter. Within the lesion cortical metabolism was strongly reduced. A hypermetabolic region was detectable at the border of the lesion between 4 hours and 7 days. Adjacent to the hypermetabolic border zone, a hypometabolic area extended up to the rhinal fissure ipsilaterally. In some cases a hypometabolism homotopic to the lesion was detectable on the contralateral hemisphere.

The results show metabolic changes in the vicinity and remote from focal cortical infarctions which may be initiated by alterations of neuronal activity causing remote functional changes.

Fragestellung

Die Größe corticaler Infarkte korreliert häufig nur schlecht mit den resultierenden funktionellen Ausfällen (Freund, 1987). Neuronen bzw. Gliazellen in der unmittelbaren Umgebung eines ischämischen Insultes, die durch die Ischämie in ihrer Funktion beeinträchtigt, jedoch nicht untergegangen sind, könnten hierzu durch Weitergabe „falscher" Informationen an mit ihnen verbundene und z. T. weit entfernte Zellen beitragen. Diese neurophysiologischen Änderungen zeigen eine möglicherweise langandauernde zeitliche Dynamik (Domann et al., 1993), die damit auch über einen längeren Zeitraum therapeutische Interventionen ermöglichen würde. Ein wesentlicher Indikator für den Funktionszustand corticaler Neuronen ist deren Metabolismus, der durch autoradiographische Methoden direkt dargestellt werden kann.

In der vorliegenden Untersuchung haben wir uns deshalb mit dem corticalen Metabolismus und seiner zeitlichen Dynamik nach Induktion eines experimentellen cerebralen ischämischen Insultes bei der Ratte beschäftigt.

Methodik

Die Induktion der Photothrombosen ist in der Arbeit von Domann et al. (dieser Band) beschrieben. Der Metabolismus wurde quantitativ mit der ^{14}C-Desoxyglucosemethode (Sokoloff et al., 1977) gemessen.

Ergebnisse

Die photothrombotisch induzierte Ischämie resultierte in klar begrenzten Läsionen von 1,9 ±0,6 mm Durchmesser. Die histologischen Färbungen zeigten eine scharfe Grenze zwischen infarziertem und morphologisch unverändertem Gewebe. Bei den infarzierten Ratten waren nach Photothrombose gegenüber Kontrollen keine Verhaltensauffälligkeiten oder Paresen erkennbar.

^{14}C-Desoxyglucoseautoradiographien wurden 4 Stunden, 1, 5, 7 und 30 Tage nach Infarktinduktion durchgeführt. Vier Stunden nach Infarktinduktion zeigte sich im Bereich der Läsion zentral eine Auslöschung des corticalen Metabolismus, die von einem deutlich hypermetabolen Randsaum umgeben war. Lateral der Läsion war ein ca. 4-5 mm messender Bereich mit einem erniedrigten Metabolismus zu erkennen. Sowohl im Bereich der Läsion selbst als auch rostral und caudal davon zeigte sich in der ipsilateralen Hemisphäre ein im Vergleich zur Gegenseite markanter Hypermetabolismus im Cortex und im Hippocampus.

Einen Tag nach Infarktinduktion war der hypermetabole Randsaum des Insultes noch erhalten. Die ipsilaterale Hemisphäre stellte sich nun jedoch gegenüber der Gegenseite deutlich hypometabol dar. Auch im Bereich insbesondere des dorsalen Caudatum-Putamen war der Metabolismus in der infarzierten Hemisphäre herabgesetzt.

Fünf bis sieben Tage nach Photothrombose war der hypermetabole Randsaum um das Läsionszentrum herum noch erkennbar (siehe Bild 1). Die Läsion war von einem ca. 1 mm nach medial und 4-5 mm nach lateral reichenden hypometabolen Bereich umgeben, während sich keine ausgeprägten Seitenunterschiede in subcorticalen Strukturen fanden. Auf der kontralateralen Seite zeigte sich homotop zum ipsilateralen ebenfalls ein hypometaboles Areal.

Dreißig Tage nach Photothrombose war der hypermetabole Randsaum um das Läsionszentrum herum nicht mehr vorhanden. Der hypometabole Bereich lateral der Läsion war noch erkennbar, jedoch wesentlich weniger ausgeprägt als zu früheren Untersuchungszeitpunkten. Deutliche Seitenunterschiede im Bereich subcorticaler Strukturen ließen sich nicht mehr erkennen.

Diskussion

Die Infarktinduktion hat massive Veränderungen des corticalen Metabolismus zur Folge, die vier Stunden nach Insult bereits deutlich erkennbar sind und während des gesamten Untersuchungszeitraumes von 30 Tagen persistieren. Der ipsilaterale corticale Hypermetabolismus vier Stunden nach Infarktinduktion, der die gesamte ipsilaterale Rinde betrifft, wurde in vergleichbaren früheren Untersuchungen nicht beschrieben (Dietrich et al., 1986) und könnte durch 'spreading depressions' (Iijima et al., 1992) erklärt werden. Dies würde auch zu dem nach einem Tag feststellbaren ipsilateralen Hypometabolismus passen. Nach ca. 5-7 Tagen wird deutlich eine 4-5 mm messende hypometabole Zone ipsilateral erkennbar, die bei einem großen Teil der untersuchten Tiere eine kontralaterale Entsprechung zeigte. Die räumliche Ausdehnung dieses Hypometabolismus paßt gut zu der in früheren Untersuchungen festgestellten verminderten neuronalen Inhibition in einem Bereich ca. 4-5 mm lateral der Läsion (Domann et al., 1993) und kann 30 Tage nach Infarktinduktion noch in vermindertem Ausmaß beobachtet werden. Der kolokalisierte hypometabole Bereich auf der kontralateralen Cortexseite legt die Vermutung nahe, daß Veränderungen im Bereich der Läsion über transkallosale komissurale Fasern auch Effekte auf der gegenüberliegenden Hemisphäre zur Folge haben.

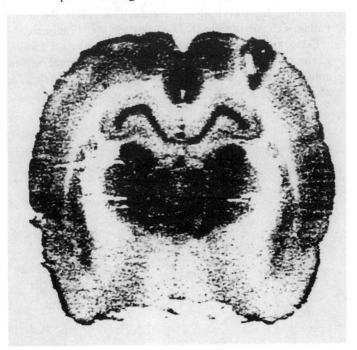

Abb. 1: Coronaler Schnitt durch ein Rattenhirn 5 Tage nach Photothromboseinduktion. Helle Grautöne stehen für niedrigen, dunkle für hohen Metabolismus. Deutlich zu sehen ist der Läsionsrand mit einem ausgeprägten Hypermetabolismus sowie eine hypometabole Zone von ca. 4-5 mm Ausdehnung lateral und ca. 0,5-1 mm medial. Homotop zum ipsilateralen Hypometabolismus findet sich eine hypometabole Zone auf der kontralateralen Seite. Hippocampus und Thalamus lassen keine signifikanten Seitenunterschiede erkennen.

Literatur

(1) Dietrich, W.D., Ginsberg, M.D., Busto, P., Watson, B.D.: Photochemically induced cortical infarction in the rat. 2. Acute and subacute alterations in local glucose utilization. J. Cereb. Blood Flow Metab. 6 , 1986, 195-202

(2) Domann, R., Hagemann, G., Kraemer, M., Freund, H.-J., Witte O.W.: Electrophysiological changes in the surrounding brain tissue of photochemically induced cortical infarcts in the rat. Neurosci. Lett. 155, 1993, 69-72

(3) Freund, H.-J.: Differential effects of cortical lesions in humans. Ciba Found Symp. 132, 1987, 269-281

(4) Ijima, T., Mies, G., Hossmann, K.-A.: Repeated negative DC deflections in rat cortex following middle cerebral artery occlusion are abolished by MK-801: Effect on volume of ischemic injury. J. Cereb. Blood Flow Metab. 12 , 1992, 727-733

(5) Sokoloff, L., Reivich, M., Kennedy, C., Des Rosiers, M.H., Patlak, C.S., Pettigrew, K.D., Sakurada, O., Shinohara, M.: The ^{14}C-Deoxyglucose method for the measurement of local cerebral glucose utilization: theory, procedure, and normal values in the conscious and anesthetized albino rat. J. Neurochem. 28, 1977, 897-916

Hirninsult und Epilepsie: Veränderungen von neuronalen Hemmungen in der Umgebung corticaler Infarkte

R. Domann[1], M. Kraemer[1], K. Zilles[2], H.-J. Freund[1], O.W. Witte[1]
[1] Neurologische Klinik und [2] C.&O. Vogt-Institut für Hirnforschung
der Heinrich-Heine-Universität Düsseldorf

Abstract
About 15 % of stroke patients develop epileptic disorders. To investigate which electrophysiological changes occur in the surrounding of infarcted brain tissue, focal cortical infarctions were induced photochemically in male Wistar rats. Field potential recordings of coronal brain slices were taken in cortical layer II/III. Within an area extending up to 5 mm laterally from the infarction (which had a diameter of 1.92 ± 0.67 mm) the strength of the paired-pulse inhibition was diminished. The maximal changes appeared 3.5 to 4 mm laterally from the lesion. In the same area double and multiple discharges occurred. These changes were already present on the first day and persisted more than 60 days. Receptor-autoradiographic studies showed that within this area the density of $GABA_A$ receptors was diminished. The observed local reductions in $GABA_A$ receptor density and in strength of inhibition may promote the development of epileptic foci.

Einleitung
Zu den Ursachen, die einem symptomatischen Anfallsleiden zu Grunde liegen können, gehören Schädelverletzungen und Hirntraumata, Hirninfektionen, Tumoren und Hirninfarkte. So treten nach corticalen Infarkten bei 5 bis 17 % der Patienten epileptische Anfälle auf, die ihren Herd in der Umgebung des Infarktbereiches haben (1, 8, 9). Der Mechanismus, der der Epileptogenese in der Umgebung eines Hirninfarktes zu Grunde liegt, ist noch unbekannt. In dieser Studie wurden daher funktionale Veränderungen von Neuronen in der Umgebung kleiner Infarkte im Neocortex von Ratten untersucht. Als Infarktmodell wurde das Photothrombose-Modell von Watson et al. (10) verwendet.

Induktion der Photothrombosen

Die Untersuchungen wurden am Neocortex von adulten Wistar-Ratten (250-300 g) durchgeführt. Den Ratten wurde unter Halothan-Narkose die Kopfhaut aufgetrennt und auf der Kalotte 3,5 mm hinter dem Bregma und 3,5 mm rechts der Sagittalnaht ein Kaltlichtleiter positioniert. Dann wurde der Cortex durch die Kalotte für 20 min punktuell (1,5 mm Aperturblende) belichtet. Zu Beginn der Belichtung wurde der photosensitive Farbstoff Bengal Rosa (1,3 mg/100 mg Körpergewicht, 10 mg/ml in 0,9 % NaCl-Lösung) intravenös injiziert. Nach der Belichtung wurden die Wunden vernäht und die Narkose ausgeleitet.

Die Photothrombose erzeugte eine zylindrische Läsion mit einem Durchmesser von $1,92 \pm 0,67$ mm (n=12). Die Läsion erstreckte sich durch alle corticalen Laminae bis zur weißen Substanz. Subcorticale Strukturen blieben stets unbeschädigt. Innerhalb von 4 Tagen nach Induktion der Photothrombose kam es innerhalb der Läsion zum Verlust von Neuronen. Die Läsion wurde mit Gliazellen aufgefüllt.

Elektrophysiologische Untersuchungen

Elektrophysiologische Untersuchungen wurden zu verschiedenen Zeiten nach Induktion der Photothrombose (zwischen 1 und 60 Tagen) vorgenommen. Dazu wurden die Ratten dekapitiert, das Gehirn entnommen und coronale Hirnschnitte (400 µm) angefertigt. Diese wurden in einer Meßkammer bei 31°C kontinuierlich mit artifizieller Cerebrospinalflüssigkeit überspült (124 mM NaCl, 26 mM $NaHCO_3$, 5 mM KCl, 2 mM $CaCl_2$, 2 mM $MgSO_4$, 1,25 mM NaH_2PO_4 und 10 mM Glucose, equilibriert mit 95% O_2 und 5% CO_2). Lateral der Photothrombose wurden Feldpotentiale mit Glaskapillarelektroden aus der Lamina II/III bei elektrischer Reizung in der darunterliegenden Lamina VI abgeleitet. Um ein räumliches Profil der elektrophysiologischen Antworten zu erhalten, wurden die Elektroden ausgehend vom Ort der Photothrombose in 500 µm Abständen nach lateral gesetzt und an jedem Ort die Antwort auf elektrische Reizung ermittelt. Zur Überprüfung der neuronalen Hemmung wurden Doppelreize mit 20 ms Abstand appliziert.

Ein einzelner Reiz in Lamina VI rief in Lamina II/III eine negativ gerichtete Feldantwort (fEPSP) hervor, die im Mittel eine Amplitude von $1,17 \pm 0,78$ mV (n=78) und eine Dauer von $10,5 \pm 2,5$ ms (n=78) besaß. Beim Doppelreizparadigma wurde 20 ms nach Applikation des ersten Reizes ein weiterer Reiz gleicher Reizstärke appliziert. Bei Kontrolltieren (5 Tiere ohne Belichtung und 2 sham-operierte Tiere) war die Amplitude der Antwort auf den zweiten Reiz ($fEPSP_2$) stets kleiner als die Amplitude der ersten Reizantwort ($fEPSP_1$), während die Dauer der beiden Reizantworten sich nicht signikant unterschieden (s. Abb. 1). Das Verhältnis der Amplituden fEPSP$_2$/fEPSP$_1$ war über den gesamten Neocortex im Mittel 0,37 ± 0,15 (n=78). Diese Daten zeigen die im Neocortex bestehende Doppelpulshemmung an (4).

Bei Tieren mit Photothrombose traten in der Umgebung der Läsion Änderungen in den elektrophysiologischen Antworten auf. In einem Bereich bis zu 5 mm lateral des Läsionzentrums war die Amplitudenrate fEPSP$_2$/fEPSP$_1$ signifikant erhöht (s. Tabelle 1), d.h. die Amplitude der Antwort auf den zweiten Reiz war deutlich größer als unter Kontrollbedingungen. Teilweise übertraf die Amplitude der zweiten Reizantwort sogar die der ersten. Das Maximum trat bei allen Tieren in einem Abstand zwischen 3 und 4,5 mm vom Läsionzentrum entfernt auf. Bei Entfernungen von mehr als 5 mm lateral des Läsionzentrums unterschieden sich die Reizantworten nicht signifikant von denen in Kontrolltieren. Die Änderungen in der Amplitudenrate traten bereits am Tag 1 nach Induktion der Photothrombose auf und konnten über den gesamten Untersuchungszeitraum nachgewiesen werden.

In 18 von 39 Hirnschnitten (46%) traten in der Umgebung der Photothrombose an einzelnen Positionen als Antwort auf einen Reiz Doppel- oder Mehrfachentladungen auf (Abb. 2). Die Positionen, an denen Doppel- und Mehrfachentladungen auftraten, waren nicht streng mit den Positionen der Maxima in der Amplitudenrate fEPSP$_2$/fEPSP$_1$ korreliert, denn auch bei Doppel- und Mehrfachentladungen konnten die Amplituden der Antworten auf den zweiten Reiz des Doppelreizparadigmas geringer sein als bei den Antworten des ersten Reizes.

Rezeptorautoradiographische Untersuchungen

Für rezeptorautoradiographische Untersuchungen wurden die Ratten dekapitiert, das Gehirn entnommen, bei -50 °C in Isopentan eingefroren und bei -70 °C gelagert. Dann wurden mit einem Kryostat-Mikrotom bei -15 °C coronale Schnitte (20 μm) angefertigt und auf mit Gelatine beschichtete Objektträger aufgeschmolzen. Nach Trocknung wurden die Schnitte mit [^{3}H]-Muscimol inkubiert (vgl. 12) und anschließend auf Autoradiographiefilmen für 6 bis 8 Wochen exponiert. Zur quantitativen Bestimmung der Rezeptordichten wurden Standards bekannter Radioaktivität auf denselben Filmen mit exponiert. Die so erhaltenen Autoradiogramme wurden mit einer CCD-Kamera in ein Bildanalysesystem eingelesen und analysiert (11, 12).

Die Rezeptorautoradiographien ergaben, daß die Dichte der GABA$_A$-Rezeptoren in der Umgebung der Photothrombose verringert war. Die Zone mit der verringerten Rezeptordichte erstreckte sich bis 5 mm lateral des Läsionzentrums. Diese Ausdehnung entsprach dem Bereich, in dem die elektrophysiologischen Veränderungen registriert werden konnten.

Diskussion

Die Ergebnisse zeigen, daß in der Umgebung einer Photothrombose elektrophysiologische und membranstrukturelle Änderungen auftreten. In einer Region, die sich bis zu 5 mm lateral der Läsion erstreckt, ist die Stärke der Doppelpulshemmung verringert. In dieser Region treten auch Doppel- und Mehrfachentladungen auf. Weiterhin ist in dieser Region die Dichte der GABA$_A$-Rezeptoren verringert. Diese Ergebnisse weisen darauf hin, daß die Ursache für die verringerten Inhibitionen und die erhöhte Erregbarkeit in der Umgebung der Läsion eine verringerte Dichte der GABA$_A$-Rezeptoren ist, was gleichzeitig auch eine verringerte Anzahl an inhibitorischen Cl⁻-Kanälen bedeutet (2).

Es ist bekannt, daß durch eine Verringerung neuronaler Hemmungen, wie z.B. durch Applikation der GABA$_A$-Antagonisten Bicucullin und Picrotoxin (3,6), epileptiforme Entladungen evoziert werden können. Auch sind bei Patienten, die an einer Epilepsie erkrankt sind, Verringerungen im GABAergen System festgestellt worden (5,7). Die hier vorgestellten Experimente weisen darauf hin, daß die Verringerung der GABA$_A$-Rezeptordichte und die daraus resultierende Verminderung neuronaler Inhibitionen einen wesentlichen Beitrag zur Epileptogenese nach Ischämien leisten.

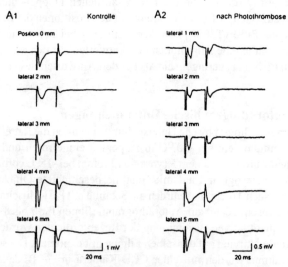

Abb. 1.: Feldpotentialregistrierungen im Neocortex in der coronalen Ebene der Photothrombose.
A: Antworten auf Doppelreize (Reizabstand 20 ms) in einem Kontrolltier (A$_1$) und einem Tier mit Photothrombose (A$_2$), Feldpotentialregistrierungen aus Lamina II/III, Reizelektrode in Lamina VI senkrecht unter der Ableitelektrode. Die Feldpotentiale sind in einer coronalen Schnittebene durch den Läsionsort lateral der Läsion registriert worden; Position 0 mm ist das Zentrum der Läsion.

258

B

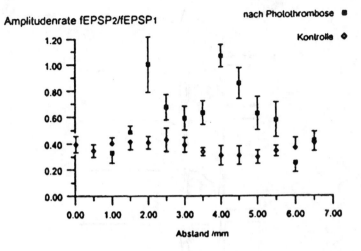

B: *Räumliches Profil der Mittelwerte der Amplitudenrate fEPSP$_2$/fEPSP$_1$ von Kontrolltieren (Rhomben) und Tieren am Tag 30 nach Induktion der Photothrombose (Quadrate). Die Balken zeigen den mittleren Standardfehler. Amplitudenraten < 1 zeigen Doppelpulshemmung an, Amplitudenraten > 1 Doppelpulsfascilitation. Nach einer Photothrombose tritt in einem Bereich, der sich bis 5 mm lateral des Läsionszentrums erstreckt, eine permanente Verringerung der Doppelpulshemmung auf.*

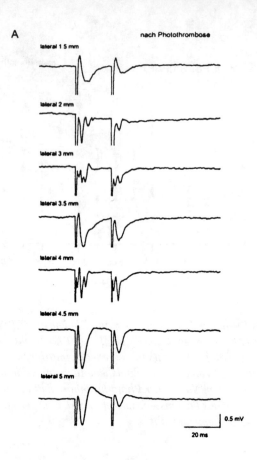

A   nach Photothrombose

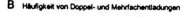

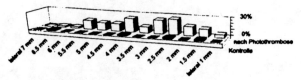

B   Häufigkeit von Doppel- und Mehrfachentladungen

Abb. 2.: *Doppel- und Mehrfachentladungen in der Umgebung der Photothrombose.*
A: Feldpotentialregistrierungen im Neocortex in der coronalen Ebene der Photothrombose, Antworten auf Doppelreize (Reizabstand 20 ms) in einem Tier mit Photothrombose, Feldpotentialregistrierungen aus Lamina II/III, Reizelektrode in Lamina VI senkrecht unter der Ableitelektrode. Die Feldpotentiale sind in einer coronalen Schnittebene durch den Läsionsort lateral der Läsion registriert worden; Position 0 mm ist das Zentrum der Läsion.
B: Räumliches Profil der Häufigkeit von Doppel- und Mehrfachentladungen in Kontrolltieren und Tieren mit Photothrombose.

Die Tabelle gibt die Mittelwerte ± Standardabweichung an. Statistische Analysen wurden mittels ANOVA und Scheffes Test durchgeführt. Werte, die von der Kontrollgruppe signifikant verschieden sind, sind mit * gekennzeichnet (p=0,01).
A = Abstand vom Zentrum der Läsion in mm, n = Anzahl der untersuchten Hirnschnitte.

A	Kontrolle n = 13	Tag 1 n = 7	Tag 8 n = 6	Tag 30 n = 4	Tag 60 n = 5
0	0,40 ±0,19	-	-	-	-
0,5	0,35 ±0,13	-	-	-	1,11 ±0,24 *
1	0,40 ±0,14	0,73 ±0,26 *	0,53 ±0,20	0,33 ±0,16	0,46 ±0,24
1,5	0,41 ±0,14	0,50 ±0,24	0,46 ±0,14	0,49 ±0,09	0,46 ±0,20
2	0,41 ±0,14	0,63 ±0,16 *	0,64 ±0,34 *	1,00 ±0,43 *	0,56 ±0,22 *
2,5	0,43 ±0,20	0,64 ±0,19 *	0,79 ±0,30 *	0,68 ±0,19 *	0,61 ±0,25 *
3	0,39 ±0,15	0,55 ±0,25 *	0,92 ±0,20 *	0,59 ±0,18 *	0,42 ±0,18
3,5	0,34 ±0,09	0,86 ±0,38 *	0,82 ±0,20 *	0,63 ±0,17 *	0,60 ±0,19 *
4	0,31 ±0,18	0,60 ±0,31 *	0,78 ±0,27 *	1,06 ±0,17 *	1,07 ±0,10 *
4,5	0,30 ±0,16	0,51 ±0,21	0,59 ±0,35 *	0,85 ±0,23 *	0,55 ±0,17
5	0,29 ±0,12	0,54 ±0,16	0,48 ±0,17	0,62 ±0,21 *	0,53 ±0,16
5,5	0,34 ±0,09	0,38 ±0,09	0,58 ±0,19	0,58 ±0,23	0,44 ±0,14
6	0,36 ±0,14	0,41 ±0,08	0,61 ±0,14	0,25 ±0,10	0,56 ±0,13
6,5	0,41 ±0,12	0,36 ±0,08	0,50 ±0,14	0,42 ±0,10	

Literatur

(1) Engel, J.: Seizures and Epilepsy. Davis Comp., Philadelphia, 536, 1989

(2) Harris, R.A., Allen, A.M.: Functional coupling of gamma-aminobutyric acid receptors to chloride channels in brain membranes. Science 228, 1108-1110, 1985

(3) Hwa, G.G.C., Avoli, M., Olivier, A., Villemure, J.G.: Bicuculline-induced epileptogenesis in the human neocortex maintained in vitro. Exp. Brain Res. 83, 329-339, 1991

(4) Lighthall, J.W., Kitai, S.T.: A short duration GABAergic inhibition in identified neostriatal medium spiny neurons: in vitro slice study. Brain Res. Bull. 11, 103-110, 1983

(5) Lloyd, K.G., Bossi, L., Morselli, P.L., Munari, C., Rougier, M., Loiseau, H.: Alterations of GABA-mediated synaptic transmission in human epilepsy. Adv. Neurol. 44, 1033-1044, 1986

(6) Macdonald, R.L., Barker, J.L.: Specific antagonism of GABA-mediated postsynaptic inhibition in cultured mammalian spinal cord neurons: a common mode of convulsant action. Neurology 28, 325-330, 1978

(7) Masukawa, L.M., Higashima, M., Kim, J.H., Spencer, D.D.: Epileptiform discharges evoked in hippocampal brain slices from epileptic patients. Brain Res. 493, 168-174, 1989

(8) Kotila, M., Waltimo, O.: Epilepsy after stroke. Epilepsia 33, 495-498, 1992

(9) Pach, A., Schupp, W., Stodieck, S.R.G.: Prospektive Untersuchung zur Inzidenz von Epilepsie nach cerebrovaskulären Läsionen. In: Scheffner, D. (Hrsg.): Epilepsie 91. Einhorn-Presse Verlag, Reinbek, 132-138, 1992

(10) Watson, B.D., Dietrich, W.D., Busto, R., Wachtel, M.S., Ginsberg, M.D.: Introduction of reproducible brain infarction by photochemically initiated thrombosis. Ann. Neurol. 17, 497-504, 1985

(11) Zilles, K., Schleicher, A., Rath, M., Glaser, T., Traber, J.: Quantitative autoradiography of transmitter binding sites with an image analyser. J. Neurosci. Meth. 18, 207-220, 1986

(12) Zilles, K., Schleicher, A., Rath, M., Bauer, A.: Quantitative receptor autoradiography in the human brain. Methodological aspects. Histochemistry 94, 569-578, 1988

Aktivität von Neuronen und Gliazellen bei Hirnstoffwechseländerungen aufgrund fokaler epileptischer Aktivität

C. Bruehl[1], O.W. Witte[1],K.A. Hossmann[2]
[1] Neurologische Klinik, Heinrich Heine Universität, Düsseldorf
[2] Max-Planck Institut für Neurologische Forschung, Köln

Abstract

The activity of neurons and glial cells underlying metabolic changes induced by focal epileptic activity was measured. Focal epileptic activity was induced in the motor cortex of anesthetized and relaxed rats by epicortical application of penicillin. In the focus the metabolism measured by deoxyglucose uptake was strongly increased, in a homotopic area lateral to the focus a moderate increase of metabolism was found and in a large area surrounding the focus the metabolism was decreased. Recordings from neurons and glial cells revealed that the activity and membrane potential of the cells was correlated to the metabolism, though inhibitions concomitant with the spike in the EEG wave were found both in the hypermetabolic contralateral and the hypometabolic ipsilateral area.

Einleitung

Die neuronalen und glialen Mechanismen, die den metabolischen Veränderungen während eines fokalen und interiktalen epileptischen Geschehens zugrunde liegen, sind nur unzureichend beschrieben. In der vorliegenden Untersuchung sollte durch parallel durchgeführte Messungen der regionalen cerebralen Glukoseaufnahmeraten (rCMRGlu) und Einzelzellableitungen von Neuronen und Gliazellen aus fokalen und perifokalen Gebieten eine direkte Beziehung zwischen den beiden untersuchten Parametern hergestellt werden.

Methodik

Die Untersuchung wurde an narkotisierten (0.4% Halothan) und relaxierten (0.1ml/h d-Tubocurarin) adulten männlichen Wistar-Ratten (280-320g) durchgeführt. Zur Auslösung der interiktalen epileptischen Entladungen wurden auf den freigelegten Cortex (Area: FR1/Fr2/Fl) 50.000 IU/ml Penicillin mit Hilfe einer ACSF-gefüllten EEG-Elektrode kontinuierlich aufgegeben. Die epileptischen Entladungen konnten über die Applikationselektrode registriert werden.

263

Unter diesen Bedingungen konnten nach einer Einstellungsphase von ca. 20 Minuten über Stunden hinweg regelmäßig (alle 1-3 Sekunden) auftretende epileptische Entladungen beobachtet werden. Für die Registrierung von Neuronen und Gliazellen wurde zusätzlich ein zweiter kortikaler Bereich temporal basal kontralateral oder caudal zum primär epileptischen Gebiet freigelegt. Die Ableitungen wurden in allen Fällen mit Hilfe von Glasmikroelektroden (gefüllt mit 3 M $K(CH_3)SO_4$) durchgeführt. Nach dem Abschluß einiger erfolgreicher Einzelzellableitungen wurden den Tieren $40 \mu Ci$ ^{14}C-Desoxyglukose (0.2-0.4 ml ACSF) über einen Venenkatheter injiziert und in der Folge über einen Zeitraum von 45 Minuten mehrere arterielle Blutproben zur quantitativen Bestimmung der Blutglukose und der verbliebenen ^{14}C-Desoxyglukose abgenommen. Die ins Hirngewebe aufgenommenen Desoxyglukosemengen wurden anschließend photografisch anhand von 20 µm dicken Kryotomschnitten sichtbar gemacht und über den Algoritmus nach Sokoloff (1) quantifiziert.

Ergebnisse

Metabolische Veränderungen:
Im Bereich der Penicillinapplikation und somit im Bereich des epileptischen Fokus wies das Gewebe eine bis 3-fache Zunahme der Glukoseaufnahmerate auf. Dieses hypermetabole Areal hatte im Mittel einen Durchmesser von 3 mm. Im lateral zum Fokus gelegenen Bereich fand sich eine deutliche Abnahme (bis 60 %) des Metabolismus gegenüber Kontrollwerten. Dieser Hypometabolismus wies eine weitaus größere örtliche Ausdehnung als der Fokus auf. Das homotop und kontralateral zum Fokus liegende motorische Hirngewebe zeigte eine moderate Steigerung (bis 45 %) des lokalen cerebralen Glukosemetabolismus.

Elektrophysiologische Veränderungen:
Intrazelluläre Registrierungen von Neuronen im Bereich des epileptischen Fokus zeigten typische paroxysmale Depolarisationen (PDS) mit einer Dauer der Depolarisation von 40 bis 80 ms und einer Amplitude von bis zu 80 mV. Beendet wurden diese PDS stets von langanhaltenden (1-2 Sekunden) Hemmungen. Gliazellen aus dem gleichen Areal wiesen in zeitlicher Assoziation mit den neuronalen Entladungen große Depolarisationen (bis 40 mV) auf, die innerhalb von wenigen Millisekunden ihr Maximum erreichten und von einer Repolarisationsphase im Sekundenbereich gefolgt wurden.
Neuronen des hypometabolen Areals lateral des Fokus zeigten zwei Erregungszustände. Zum einen wurden Neuronen gefunden, bei denen die spontane Aktionspotentialabfolge während der Entladung im epileptischen Gebiet durch eine 200-300 ms lange Inhibition unterbrochen wurde, zum anderen wies eine zweite Gruppe der Neuronen anstelle von Aktionspotentialen lediglich kleine EPSPs (excitatorische postsynaptische Potentiale) auf, die die Aktionspotential-Feuerschwelle nicht überschritten. Die Neuronen im hypermetabolen Areal hatten im Durchschnitt ein höheres Membranpotential als die in den anderen

kortikalen Arealen. Die Gliazellen in diesem Areal zeigten im Unterschied zu denen im Fokus keine oder nur sehr kleine Depolarisationen (bis 1 mV) parallel zu den epileptischen Entladungen.

In den kontralateralen und leicht hypermetabolen Kortexarealen wurden drei Entladungsmodi gefunden. So wurden Neuronen abgeleitet, die die bereits beschriebenen Inhibitionen aufwiesen. Darüber hinaus zeigte eine zweite Gruppe der Neuronen eine erhöhte Tendenz zu gruppierten Entladungen („Bursts"), die teilweise auch von Inhibitionen unterbrochen wurden. In einigen Neuronen fanden sich auch paroxysmale Depolarisationen. Die Gliazellen dieses Areals antworteten während der epileptischen Entladung der Gegenseite mit Depolarisationen, die eine Amplitude von 10 mV erreichten.

Diskussion

Mit Hilfe der vorgestellten neuronalen und glialen Verhaltensweisen lassen sich die in jedem Areal nachgewiesenen metabolischen Veränderungen erklären. So zeigte sich in dem metabolisch stark aktiven epileptischen Fokus eine starke Zunahme der Erregung in allen Neuronen und eine höhere Aktivität der Gliazellen. Das metabolisch moderat erhöhte kontralaterale und spiegelbildlich zum Fokus gelegene Areal wies auch bei den neuronalen Entladungsmustern eine mäßige Tendenz zu einer erhöhten Erregung auf. Dementsprechend zeigten sich auch bei den Gliazellen nur mittlere Depolarisationsamplituden. Im hypometabolen Areal zeigten die Neuronen in Analogie zum deutlich reduzierten Metabolismus auch eine deutlich reduzierte Erregung, die sich in einem erhöhten Membranpotential äußerte. Parallel zu dieser tonischen Disfaszilitierung der Neuronen zeigten auch die Gliazellen dieses Areals ein erhöhtes Ruhepotential. Die vorliegenden Ergebnisse weisen auch darauf hin, daß Inhibitionen der spontanen neuronalen Entladungsrate sowohl in Arealen mit erhöhtem Metabolismus als auch in hypometabolen Arealen auftreten können.

Literatur

(1)   Sokoloff, L., Reivich, M., Kennedy, C., Des Rosiers, M.H., Patlak, C.S., Pettigrew, K.D., Sakurada, O., Shinohara, M.: The (14-C)Deoxyglucose Method for the Measurement of Local Cerebral Glucose Utilization: Theory, Procedure and Normal Values in the Conscious and Anestetized Albino Rat. J.Neurochem 28, 1977, 897

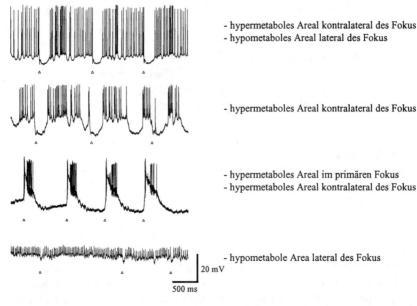

- hypermetaboles Areal kontralateral des Fokus
- hypometaboles Areal lateral des Fokus

- hypermetaboles Areal kontralateral des Fokus

- hypermetaboles Areal im primären Fokus
- hypermetaboles Areal kontralateral des Fokus

- hypometabole Area lateral des Fokus

20 mV

500 ms

Abb. 1: Darstellung der vier möglichen Entladungsmodi einzelner Neuronen und ihre Zuordnung zu den metabolisch veränderten Arealen. Die Dreiecke markieren das Auftreten einer epileptischen Entladung im EEG.

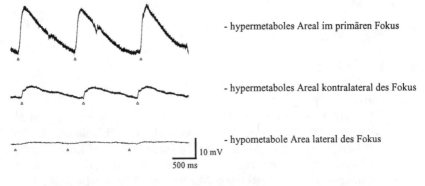

- hypermetaboles Areal im primären Fokus

- hypermetaboles Areal kontralateral des Fokus

- hypometabole Area lateral des Fokus

10 mV

500 ms

Abb. 2: Darstellung der drei möglichen Gliazellantworten und ihr Vorkommen in den metabolisch veränderten Arealen.

266

Picrotoxin induzierte epileptische Aktivität in hippocampalen Neuronen: Unterdrückung durch organische Calcium-Kanal-Blocker

H. Straub[1], R. Köhling[1], E.-J. Speckmann[1,2]
(1) Institut für Physiologie, Universität Münster
(2) Institut für Experimentelle Epilepsieforschung, Universität Münster

Abstract

The antiepileptic effect of the organic calcium channel blockers verapamil and flunarizine on epileptic activity induced by the $GABA_A$-channel blocker picrotoxin (PTX) was tested. The experiments were carried out on hippocampal slices (CA3) of guinea pigs. Application of PTX-containing artificial cerebrospinal fluid (CSF) induced epileptic field potentials (EFP) and paroxysmal depolarization shifts (PDS) in 80 out of 130 slices, without electrical stimulation. EFP and PDS occurred within 27 ± 3 min (n = 68) with a mean frequency of occurrence of 5/min (n = 64). Addition of verapamil in concentrations of 40 and 60 µmol/l suppressed epileptic activity after 70 ± 16 min (n = 12) and after 39 ± 5 min (n = 16), respectively. Application of flunarizine suppressed epileptic activity after 108 ± 14 min (n = 13). Washout of 40 µmol/l verapamil led to reappearence of EFP/PDS in all slices within 37 ± 7 min. With washout of 60 µmol/l verapamil, EFP/PDS reappeared in 9 out of 16 slices within 44 ± 6 min. During flunarizine washout epileptic activity reappeared in only 2 of 13 experiments within 15 ± 5 min.
The investigations indicate that also in epileptic activity induced by the $GABA_A$-channel blocker picrotoxin calcium currents are essentially involved.

Einleitung

In zahlreichen tierexperimentellen Modellen läßt sich epileptische Aktivität durch organische Calcium-Kanal-Blocker unterdrücken. So konnte eine antiepileptische Wirkung organischer Calciumantagonisten auch in der Gruppe von Epilepsie-modellen gezeigt werden, in der epileptische Aktivität durch Applikation epileptogener Substanzen ausgelöst wurde (1, 2, 3, 5). In der vorliegenden Untersuchung wird aus diesen Substanzen der $GABA_A$-Kanal-Blocker Picrotoxin

(PTX, 4) zur Auslösung epileptischer Aktivität herangezogen und die anti-epileptische Wirksamkeit des Phenylalkylaminderivats Verapamil und des Piperazinderivats Flunarizin untersucht.

Methodik

Die Untersuchungen wurden an hippocampalen Gewebeschnitten (350 - 500 µm) des Meerschweinchens durchgeführt. Zusammensetzung der Badflüssigkeit (CSF) in mmol/l: NaCl 124, KCl 4, $CaCl_2$ 2, NaH_2PO_4 1,24, $MgSO_4$ 1,3, $NaHCO_3$ 26, Glucose 10; pH 7,4. Äquilibrierung mit 95% O_2 5% CO_2. Das Membranpotential einzelner Neurone und extrazelluläre Feldpotentiale wurden mit konventionellen Methoden aus der CA3-Region des Hippocampus registriert. Das experimentelle Protokoll bestand aus 5 Perioden: Periode 1: Kontrolle 1; Überspülen mit CSF. Periode 2: Auslösung epileptischer Aktivität; Überspülen mit PTX-haltiger CSF (100 µmol/l). Periode 3: Test des antiepileptischen Calciumantagonismus: Zugabe der organischen Calciumantagonisten Verapamil (40 oder 60 µmol/l) oder Flunarizin (18 µmol/l) zur Lösung von Periode 2. Periode 4: Auswaschen des organischen Calciumantagonisten mit PTX-haltiger Lösung. Periode 5: Kontrolle 2; Überspülen mit CSF.

Überspülen mit PTX-haltiger CSF (Periode 2) löste innerhalb von 27 ± 3 min in 80 von 130 Gewebeschnitten spontane epileptische Feldpotentiale (EFP) bzw. paroxysmale Depolarisationen (PDS) aus. Simultane intra- und extrazelluläre Ableitungen zeigten keine Diskrepanz in der Latenz des Auftretens epileptischer Aktivität. Die mittlere Wiederholungsrate der EFP/PDS betrug 5/min. Während der Zugabe der Calciumantagonisten (Periode 3) nahm die Repetitionsrate der EFP und PDS bis zur vollständigen Auslöschung ab (Abb. 1). In einigen Experimenten ging der Unterdrückung eine transiente Zunahme der Repetitionsrate voraus.

Die Latenz der Unterdrückung der EFP/PDS durch organische Calciumantagonisten hing von der jeweiligen Substanz und von ihrer Konzentration ab. Bei Applikation von Verapamil in einer Konzentration von 60 µmol/l ergab sich nach 26 ± 4 min (n = 16) eine Reduktion der Wiederholungsrate der EFP/PDS auf 50 % (50 %ige Unterdrückung; $t_{0.5}$) und nach 39 ± 5 min (n = 16) auf 10 % des Ausgangswertes (90 %ige Unterdrückung; $t_{0.9}$; Abb. 2). Bei Applikation von Verapamil in einer Konzentration von 40 µmol/l wurde $t_{0.5}$ nach 45 ± 8 min und $t_{0.9}$ nach 70 ± 10 min (n = 12) erreicht (Abb. 2). Bei Applikation von Flunarizin in einer Konzentration von 18 µmol/l wurde $t_{0.5}$ nach 87 ± 14 min (n = 13) und $t_{0.9}$ nach 108 ± 14 min (n = 13) erreicht (Abb. 1B, 2). Auswaschen von 60 µmol/l Verapamil führte in 9 von 16 Schnitten mit einer Latenz von 44 ± 6 min erneut zum Auftreten von EFP/PDS. Der $t_{0.5}$-Wert (50 % Wiederauftreten) betrug 110 ± 16 min (n = 5) und der $t_{0.9}$-Wert 142 ± 16 min (n = 3).

Auswaschen von 40 µmol/l Verapamil führte in allen Experimenten mit einer Latenz von 37 ± 7 min (n = 12) zum Wiederauftreten epileptischer Aktivität. Der $t_{0.5}$-Wert betrug 103 ± 16 min (n = 6) und der $t_{0.9}$-Wert 123 ± 19 min (n=3). Auswaschen von Flunarizin führte in 4 von 13 Experimenten nach 15 ± 5 min zu einem Wiederauftreten von EFP/PDS, das jedoch trotz gleicher Versuchsbedingungen nur über einen kleinen Zeitraum bestehen blieb.

Die Untersuchungen zeigen, daß auch bei epileptischer Aktivität, die durch den GABA$_A$-Kanal-Blocker Picrotoxin ausgelöst wurde, Calciumströme essentiell beteiligt sind.

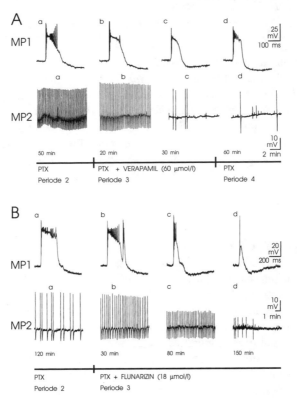

Abb. 1: Unterdrückung paroxysmaler Depolarisationen (PDS) durch die organischen Calcium-Kanal-Blocker Verapamil und Flunarizin. Schnittpräparat, Meerschweinchen. Auslösung von PDS durch Überspülen mit Picrotoxin(PTX)-haltiger Badlösung (100 µmol/l). Unterdrückung der PDS durch 60 µmol/l Verapamil (A) bzw. durch 18 µmol/l Flunarizin (B) und Wiederauftreten nach Auswaschen von Verapamil. MP1 und MP2: Registrierungen des Membranpotentials mit einem Speicheroszillographen bzw. mit einem Tintenschreiber. Die Registrierungen sind durch Buchstaben einander zugeordnet. Die Zeitangaben beziehen sich jeweils auf den Beginn der verschiedenen Versuchsperioden.

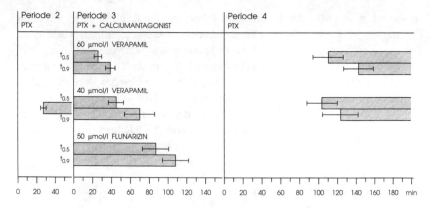

| Periode 2 | Periode 3 | Periode 4 |
| PTX | PTX + CALCIUMANTAGONIST | PTX |

Abb. 2: Latenz des Auftretens (Periode 2), der Unterdrückung durch die organischen Calcium-Kanal-Blocker Verapamil (40 und 60 µmol/l) und Flunarizin
(18 µmol/l, Periode 3) und des Wiederauftretens (Periode 4) epileptischer Aktivität (EFP/PDS). Balken: Vorhandensein von EFP/PDS. $t_{0.5}$ und $t_{0.9}$: Zeitpunkte, zu denen die Wiederholungsrate der EFP/PDS in Periode 2 um 50% und
90% abgefallen (Periode 3) bzw. auf 50% und 90% wieder angestiegen war
(Periode 4).

Literatur

(1)   Aicardi, G., Schwartzkroin, P.A.: Suppression of epileptiform burst
        discharges in CA3 neurons of rat hippocampal slices by the organic
        calcium channel blocker, verapamil. Exp.Brain.Res. 81, 288-296, 1990

(2)   Bingmann, D., Speckmann, E.-J.: Specific supression of pentylene-
        tetrazol-induced epileptiform discharges in CA3 neurons (hippocampal
        slice, guinea pig) by organic calcium antagonists flunarizine and
        verapamil. Exp.Brain.Res. 74, 239-248, 189

(3)   Bingmann, D., Speckmann, E.-J., Baker, R.E., Ruijter, J.,
        De Jong, B.M.: Differential antiepileptic effects of the organic calcium
        antagonists verapamil and flunarizine in neurons of organotypic
        neocortical explants from newborn rats. Exp.Brain.Res. 72, 439-442,
        1988

(4)   Hablitz, J.J.: Picrotoxin-induced epileptiform activity in hippocampus:
        role of endogenous versus synaptic factors. J. Neurophysiol. 51,
        1011-1027, 1984

(5)   Straub, H., Speckmann, E.-J., Bingmann, D., Walden, J.: Paroxysmal
        depolarization shifts induced by bicuculline in CA3 neurons of
        hippocampal slices: suppression by the organic calcium antagonist
        verapamil. Neurosci. Lett. 111, 99-101, 1990

Extrazelluläre Calciumionenkonzentration ([Ca^{2+}]$_o$) nach Applikation exzitatorischer Aminosäuren im Neocortex des Menschen in vitro

A. Lücke, C. Beimfohr, R. Köhling, H. Straub, D. Moskopp*,
H. Wassmann*, E.-J. Speckmann**
  Institut für Physiologie der Universität Münster
* Klinik und Poliklinik für Neurochirurgie der Universität Münster
** Institut für Physiologie und Institut für Experimentelle Epilepsie-
  forschung der Universität Münster

Abstract
The influence of the glutamate subreceptor agonists NMDA and AMPA on cortical field potentials (CFP) and on changes in [Ca^{2+}]$_o$ were tested in human neocortical slices. Tissue used was a small portion of that which is normally removed for the treatment of brain tumour. Local pressure-microejection of NMDA and AMPA induced negative CFP changes. The negative CFP evoked by NMDA went in parallel with monophasic decreases of [Ca^{2+}]$_o$ (0.6 ± 0.2 mmol/l, n = 7). AMPA elicited no or only minor decreases of [Ca^{2+}]$_o$ (0.2 ± 0.08 mmol/l, mean ± S.E.M., n = 5). The responses to the glutamate subreceptor agonists NMDA and AMPA were reversibly depressed by adding their specific antagonists APV (100 µmol/l) and CNQX (5 µmol/l), respectively, to the bath solution. The results show that also in the human neocortex the Ca^{2+}-permeability of channels operated by NMDA is higher than those operated by AMPA.

Einleitung
Glutamat ist ein exzitatorischer Neurotransmitter im Zentralen Nervensystem. In vielen Tierexperimenten wurde gezeigt, daß Glutamat über verschiedene Rezeptoren wirkt, die in ionotrope (direkte Steuerung von Ionenkanälen) und metabotrope (Steuerung von metabolischen Prozessen) unterteilt werden (6). Die ionotropen Rezeptoren sind durch N-methyl-D-aspartat (NMDA), alpha-amino-3-hydroxy-5-methyl-4-isoxazolpropionat (AMPA) und Kainat aktivier-bar. Insgesamt werden die ionotropen Rezeptoren in NMDA- und non-NMDA-Rezeptoren unterteilt. Es wird angenommen, daß diese beiden Typen von Glutamatsubrezeptoren bei der Epileptogenese eine wichtige Rolle spielen (2).

Für das menschliche Hirngewebe existieren nur wenige Daten über pharmako-
logische und physiologische Eigenschaften von Glutamat-Rezeptoren (cf. 3).
Die bisher vorliegenden Untersuchungen im menschlichen Hirngewebe wurden fast ausschließlich an Geweben durchgeführt, die während eines epilepsiechirurgischen Eingriffs gewonnen wurden. Aus Tierexperimenten ist bekannt,
daß der wichtigste funktionelle Unterschied zwischen NMDA- und non-NMDA-
Rezeptoren die hohe Permeabilität des NMDA-Rezeptor-Kanalkomplexes für
Calciumionen ist (1). Dieser Calciumioneneinstrom durch den NMDA-Rezep-
tor-Kanalkomplex hat für die Epileptogenese vermutlich eine besondere Bedeutung (4). Das Ziel der vorliegenden Untersuchung war, Änderungen der
extrazellulären corticalen Feldpotentiale (CFP) und der extrazellulären Calcium-
ionenkonzentration $[Ca^{2+}]_0$, die durch NMDA und den non-NMDA-Rezeptor-
agonisten AMPA im menschlichen Hirngewebe ausgelöst werden, zu vergleichen. Darüberhinaus sollte geprüft werden, ob diese Reaktionen durch die aus
den Tierexperimenten bekannten Antagonisten unterdrückt werden können.
Letzteres ist insofern von besonderer Bedeutung, als kürzlich gezeigt werden
konnte, daß ein non-NMDA-Antagonist epileptische Anfälle derselben Modell-
epilepsie in neocorticalen Hirnschnitten von Ratten aber nicht von Meerschweinchen unterdrücken kann (5). Im Gegensatz zu den in der Literatur vorliegenden
Untersuchungen wurden die Experimente dieser Studie an menschlichem Hirngewebe durchgeführt, das bei Tumorextirpationen entfernt werden mußte und
nicht epileptisch war.

Methode

Die Untersuchungen wurden an 12 Hirnschnitten des Neocortex des Menschen
durchgeführt. Das Hirngewebe mußte im Rahmen tumorchirurgischer Eingriffe
unabdingbar entnommen werden. Die Experimente wurden von der örtlichen
Ethikkommission genehmigt. Die Patienten stimmten den wissenschaftlichen
Untersuchungen zu. Von dem Gewebe wurden Schnitte von 350-500 µm Dicke
angefertigt, die in mit 5 % CO_2 in O_2 äquilibrierter künstlicher Cerebrospinalflüssigkeit (CSF) gehalten wurden. Die CSF bestand aus: NaCl 124, KCl 4,
NaH_2PO_4 1,24, $MgSO_4$ 1,3, $NaHCO_3$ 26, Glucose 10, $CaCl_2$ 2 mmol/l; Tempe-
ratur : 32 °C, pH: 7,4. $[Ca^{2+}]_0$ und CFP wurden durch Mikroelektroden in den
Schichten II und III registriert. NMDA (100 µmol/l) und AMPA (1 mmol/l)
wurden lokal über Mikropipetten durch Druck in einer Entfernung von 70 µm
von der Ableitelektrode appliziert. Der NMDA-Antagonist 2-Amino-5-Phos-
phonovalerate (APV, 100 µmol/l) und der non-NMDA-Antagonist 6-Cyano-7-
Nitroquinoxalin-2,3-Dion (CNQX, 5 µmol/l) wurden der Badlösung zugegeben. Alle Werte sind als Mittelwert ± Standardabweichung des Mittelwertes
angegeben.

Ergebnisse und Diskussion

Die Applikation von NMDA und AMPA evozierte negative CFP (Abb. 1). Die Amplituden der CFP hingen von der applizierten Menge ab. Ihre Maximalwerte betrugen für NMDA $1{,}2 \pm 0{,}2$ mV (n = 11) und für AMPA $1{,}5 \pm 0{,}08$ mV (n = 7). Die durch NMDA induzierten negativen CFP gingen mit monophasischen Abnahmen der $[Ca^{2+}]_0$ einher (Abb. 1A). Das Ausmaß der $[Ca^{2+}]_0$-Änderung korrelierte wiederum mit der applizierten Menge. Die Maximalwerte betrugen $0{,}6 \pm 0{,}2$ mmol/l (n = 7). Die Applikation von AMPA ergab keine oder nur geringe Abnahmen der $[Ca^{2+}]_0$, wobei die maximalen Abnahmen $0{,}2 \pm 0{,}08$ mmol/l betrugen (Abb. 1B). Die Reaktionen, die durch NMDA und AMPA hervorgerufen wurden, konnten durch APV (100 µmol/l; Abb. 1A) beziehungsweise durch CNQX (5 µmol/l; Abb. 1B) unterdrückt werden.

Die Ergebnisse an menschlichem Hirngewebe zeigen, daß 1.) im menschlichen Neocortex AMPA und NMDA ebenfalls negative corticale Feldpotentiale hervorrufen, 2.) die Ca^{2+}-Permeabilität von Kanälen, die durch NMDA gesteuert werden, höher ist als die von AMPA-gesteuerten Ionenkanälen und 3.) daß AMPA- und NMDA-Reaktionen durch ihre spezifischen Antagonisten APV beziehungsweise CNQX unterdrückt werden. Damit stimmen die Resultate, die im menschlichen Hirngewebe erhoben wurden, mit denen überein, die im Tierexperiment erarbeitet wurden.

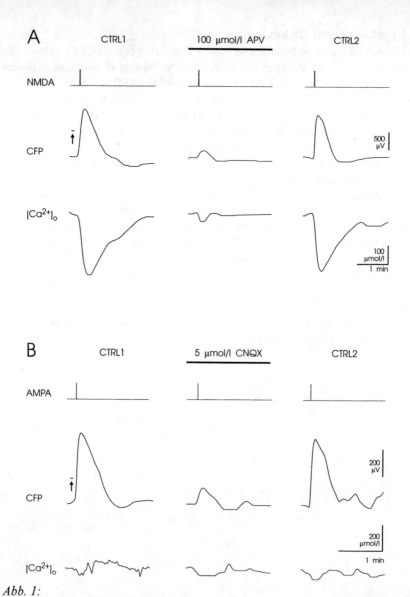

Abb. 1:

Simultane Änderungen der $[Ca^{2+}]_o$ und des corticalen Feldpotentials (CFP) induziert nach lokaler Applikation der Glutamatsubrezeptoragonisten N-methyl-D-aspartat (NMDA, 100 μmol/l, Teil A) und alpha-amino-3-hydroxy-5-methyl—4-isoxazolpropionat (AMPA, 1 mmol/l, Teil B). Die Substanzen wurden über eine Mikropipette durch Druckerhöhung in das Gewebe injiziert. Die spezifischen Glutamatsubrezeptorantagonisten 2-Amino-5-phosphonovalerate (APV, 100 μmol/l) und 6-Cyano-7-Nitroquinoxalin-2,3-Dion (CNQX, 5 μmol/l) wurden der Badlösung zugefügt.

274

Literatur

(1)   Arens, J., Stabel, J., Heinemann, U.: Pharmacological properties of excitatory amino acid induced changes in extracellular calcium concentration in rat hippocampal slices. Can. J. Physiol. Pharmacol., 70, 194-205, 1992

(2)   Croucher, M.J., Collins, J. F., Meldrum, B.S.: Anticonvulsant action of excitatory amino acid antagonists. Science, 216, 899-901, 1982

(3)   Köhling, R., Lücke, A.: Neurophysiologische Untersuchungen an Hirngewebsschnitten des Menschen. Epilepsie-Blätter 6, 29-36, 1993

(4)   Lambert, J.D.C., Heinemann, U.: Extracellular calcium changes accompanying the action of excitatory amino acids in area CA1 of the hippocampus, possible implications for the initiation and spread of epileptic discharges. In: Speckmann, E.-J., Schulze, H., Walden, J. (eds.): Epilepsy and Calcium. Urban & Schwarzenberg, München-Wien-Baltimore, 35-61, 1986

(5)   Mattia, D., Hwa, G.G.C., Avoli, M.: Epileptiform activity induced by 4-aminopyridine in guinea-pig and rat neocortices. Neurosci. Lett., 154, 157-160, 1993

(6)   Mayer, M.L., Westbrook, G.L.: The physiology of excitatory amino acids in the vertebrate central nervous system. Prog. Neurobiol., 28, 1987, 197-276

Langzeit Überwachungssystem für die prächirurgische Epilepsiediagnostik

G. Lindinger, F. Benninger[1], C. Baumgartner, M. Feucht[1], L. Deecke
Universitätsklinik für Neurologie, Wien
[1]Universitätsklinik Neuropsychiatrie des Kindes und Jugendalters, Wien

Abstract

Electrophysiological techniques are the cornerstone of presurgical evaluation of epilepsy patients. Whereas interictal spikes can be detected in routine scalp-EEG, localization of the epileptogenic zone can only be achieved by recording the patient's habitual seizures using video-EEG monitoring. A video-EEG monitoring system should offer the following features: continuous registration of up to 128 EEG channels (for invasive recordings); precise synchronization of video and EEG; a flexible EEG analysis system with both basic (montage-reformating, digital filtering etc.) and more advanced features (spline interpolation; CSD, PCA, dipole modelling). We designed a system consisting of two data acquisition computers with EEG-amplifiers, one server computer with optical disk, a computer for data analysis and a UNIX-workstation. The system exhibits all capabilities of a digital EEG system with special additional features for long-term monitoring. EEG recordings are obtained against a common reference with the possibility of on-line reformatting. EEG data are stored continuously at the server. Thus, the duration of data acquisition is limited by the available hard disk space. Finally, EEG samples of interest have to be saved. The system proved to be highly efficient, reliable and easy-to use for a series of 30 patients monitored continuously (day and night) for an average of 5-10 days.

Fragestellung

Elektrophysiologische Methoden stellen den Grundpfeiler in der präoperativen Epilepsiediagnostik dar. Interiktale epileptoforme Entladungen, die im Routine-EEG leicht erfaßt werden können, definieren die irritative Zone. Die epileptogene Zone, deren Resektion für den operativen Behandlungserfolg entscheidend ist, kann verläßlich nur durch simultane Registrierung von klinischem Anfallsbild und EEG-Ableitung mittels prolongiertem Video-EEG-Monitoring lokalisiert werden. Die Anforderungen an ein modernes Video-EEG-Überwachungssystem lassen sich daher aus den obigen Ausführungen wie folgt ableiten: Kontinuierliche Aufzeichnung einer großen Zahl von EEG-Kanälen - bei nicht-invasiven Ableitungen von ca. 48, bei invasiven Ableitungen von bis zu 128 Kanälen; exakte zeitliche Synchronisation von Video und EEG; Flexibilität bei der Datenauswertung, wie z.b. beliebige Reformatierung, Änderung der Amplitude und Papiergeschwindigkeit bis hin zu gehobenen Auswertemethoden wie Spline-Interpolation, CSD, PCA und Dipolanalyse.

Methodik

Das vorgestellte System (Übersicht siehe Abb. 1) besteht aus zwei Datenaufnahmerechnern mit den dazu notwendigen EEG-Verstärkern (ein 128-Kanal- und ein 48-Kanal-Verstärker), einem Server mit optischer Platte und DAT-Tape, einem Auswerterechner sowie einer HP-Workstation. Als Computer für die Datenaufnahme und die Routineauswertung werden Industriestandard-PC verwendet, da diese sehr preisgünstig sind. Die Unix-Workstation (HP-Apollo 715) wird für spätere rechen- und grafikintensive Prozesse wie Dipolanalyse, PCA, MR-Korrelation etc. verwendet. Die Basissoftware hat alle Fähigkeiten einer Digital-EEG-Maschine, wobei spezielle Zusätze für die Langzeitüberwachung eingefügt wurden.

Die Daten werden bereits im EEG-Verstärker digitalisiert und über Lichtleiter zu den Aufnahmecomputern übertragen. Die Abtastfrequenz beträgt üblicherweise 256 Hz. Die Acquisitionssoftware bringt die EEG-Signale in Echtzeit auf den Monitor. Die EEG-Ableitung erfolgt grundsätzlich gegen eine gemeinsame Referenz, die Berechnung anderer, beliebig wählbarer Montagen wird vom Computer durchgeführt. Die Datenaufnahmesysteme speichern die EEG-Daten kontinuierlich am Server, wobei die maximale Aufzeichnungsdauer durch die zur Verfügung stehende Festplattenkapazität limitiert wird. Parallel dazu muß regelmäßig an der Auswertestation befundet und müssen relevante Abschnitte gesichert werden.

Der Patient wird kontinuierlich mit zwei S-VHS-Videokameras (eine Farbkamera für Tagaufnahmen, eine S/W-Infrarotkamera für Nachtaufnahmen) überwacht und auf Videoband gespeichert. Die Synchronisation der Aufnahmecomputer mit dem Videosystem wird über einen vom Computer steuerbaren LTC-Timecodegenerator durchgeführt. Die Zeit wird vom Aufnahmecomputer am Timecodegenerator eingestellt und gleichzeitig in die gespeicherten EEG-Daten integriert. Bei der Aufnahme wird die Zeit zusätzlich in das Videobild eingeblendet, so daß das Videobild einerseits eine eigenständige und eindeutige Zeitinformation besitzt, andererseits kann bei der Auswertung vom Auswertecomputer die den EEG-Daten entsprechende Videosequenz am Videoband gesucht und am Videomonitor gezeigt werden.

Ergebnisse

Die hier vorgestellte Konfiguration ist an der Universitätsklinik für Neurologie installiert (128-Kanal- Aufnahmestation wird derzeit realisiert). Eine ähnliche Konfiguration (32- und 24-Kanal-EEG-Datenaufnahmesysteme, eine 64-Kanal-Aufnahmestation wird derzeit realisiert) wird an der Universitätsklinik für Neuropsychiatrie des Kindes- und Jugendalters eingesetzt. Als Server wird dort eine HP-Apollo 735 verwendet, als EEG-Auswertestationen werden sowohl PC-Systeme als auch Unix-Workstations (HP-Apollo) verwendet.

Es zeigte sich bei den bisher untersuchten Patienten, daß dieses doch sehr kostengünstige System ausgezeichnete Ergebnisse liefert und den gehobenen Bedürfnissen der prächirurgischen Epilepsiediagnostik vollkommen gerecht wird.

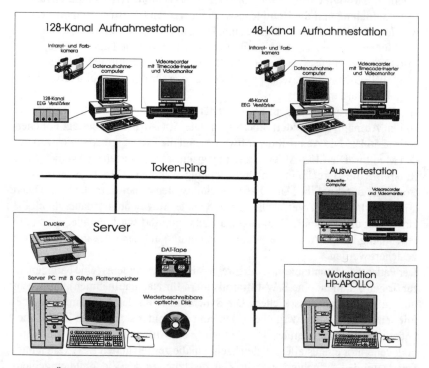

Abb. 1: Übersicht über die Konfiguration: 2 Datenaufnahmestationen, eine Auswertestation, ein Server und eine Unix-Workstation. Die Vernetzung wird über ein (im gesamten AKH installierten) Token-Ring-Netzwerk durchgeführt.

Elektrophysiologische Befunde bei supplementär motorischen Anfällen

C. Baumgartner (1,2), R. Flint (2), I. Tuxhorn (2,3),
D.S. Dinner (2), P. Van Ness (2), G. Lindinger (1), H. Lüders (2,3).
(1) Universitätsklinik für Neurologie, Wien
(2) Department of Neurology, Cleveland Clinic Foundation, Cleveland, U.S.A.
(3) Epilepsiezentrum Bethel, Bielefeld

Abstract

In 6 patients with supplementary motor area (SMA) seizures we studied propagation of epileptic discharges from chronically in-dwelling subdural grid electrodes implanted over the dorsolateral frontal neocortex and in the interhemispheric fissure. In three patients we found that both interictal and ictal activity in the SMA was followed within a few milliseconds by discharges in the primary motor cortex. The active electrodes were separated by silent electrodes, strongly suggesting propagation rather than volume conduction. Cortical stimulations of the affected electrodes showed effects in corresponding body parts. Both patients were seizure free after resection of the epileptogenic zone in the SMA while sparing the primary motor cortex. We conclude that corresponding body parts in the SMA and primary motor cortex are directly connected by a monosynaptic pathway which propagates both physiological and epileptic activity.

Einleitung

Anfälle aus der supplementär motorischen Area stellen eine Untergruppe der Frontallappenepilepsien dar. Diese Epilepsieform stellt eine Problemgruppe in der operativen Epilepsiebehandlung dar. Ein Grund dafür sind die komplexen funktionellen Verbindungen innerhalb des Frontallappens, die eine rasche Anfallsausbreitung zur Folge haben und so die Lokalisation der epileptogenen Zone erschweren. Zudem ist die funktionelle Organisation des menschlichen Frontallappens noch unzureichend aufgeklärt. Eine exakte Definition der Propagation epileptischer Entladungen bei Frontallappenanfällen ist deshalb von großer klinischer Bedeutung. Die supplementär motorische Area ist im mesialen Frontallappen (Area 6 nach Brodmann) lokalisiert. Tierexperimentelle Untersuchungen haben gezeigt, daß direkte - wahrscheinlich somatotopische - Projektionen über Assoziationsbahnen einerseits mit dem primär motorischen Kortex und andererseits mit dem prämotorischen Kortex bestehen.

Ziel der vorliegenden Studie war es, die funktionellen Verbindungen der supplementär motorischen Area mit anderen Strukturen des Frontallappens hinsichtlich der Ausbreitung interiktaler und iktaler epileptischer Entladungen zu untersuchen.

Methodik

6 Patienten im Alter von 13 - 38 Jahren mit Anfällen aus der supplementär motorischen Area wurden untersucht. Alle Patienten hatten therapieresistente Anfälle und wurden im Rahmen der prächirurgischen Epilepsiediagnostik abgeklärt. Nach einer entsprechenden nicht-invasiven Vorabklärung mit Oberflächenelektroden, erfolgte die invasive Abklärung mittels chronisch implantierter subduraler Plattenelektroden. Die Plattenelektroden (Cleveland Clinic Biomedical Engineering Department) wurden dabei sowohl über den dorsolateralen frontalen Neokortex als auch in den Interhemisphärenspalt plaziert. Die Ableitung erfolgte unipolar gegen eine nicht involvierte kontralaterale Referenz. Die Dauer der invasiven Ableitung betrug 7 - 14 Tage. Die EEG-Signale wurden mittels Grass-Verstärkern verstärkt, mit einer Abtastfrequenz von 200 Hz analog-digital konvertiert, auf einer HP-Workstation digital gespeichert und off-line analysiert. Bei allen Patienten wurden kortikale Stimulationen mittels eines Grass-S8-Stimulators zur Lokalisation essentieller Hirnregionen (Motorik, Sensorik, Sprache) durchgeführt. Die Stimuli bestanden aus alternierenden Rechteckimpulsen mit einer Dauer von 0.3 msec und einer Frequenz von 50 Hz. Die Stimulusintensität wurde schrittweise von 1 mA bis auf maximal 15 mA gesteigert.

Ergebnisse

Im interiktalen EEG konnten bei 3 der 6 untersuchten Patienten Spikes abgeleitet werden, die nahezu simultan die supplementär motorischen Area und den primär motorischen Kortex an der dorsolateralen Oberfläche des Frontallappens erfaßten. Zwischen den 'aktiven' Elektroden lagen 'stumme' Elektroden, an denen keine epileptische Aktivität zu erkennen war. Die Spikes in der supplementär motorischen Area gingen denen im primär motorischen Kortex mit einer durchschnittlichen Latenz von 10-15 msec voraus. Bei denselben Patienten zeigte sich ein nahezu simultaner Anfallsbeginn in der supplementär motorische Area und im primär motorischen Kortex, wobei erneut die 'aktiven' Elektroden durch 'stumme' Elektroden getrennt waren. Die am Anfallsbeginn involvierten Elektroden waren weitgehend mit den durch die interiktalen Spikes erfaßten Elektroden identisch. Die direkte kortikale Stimulation dieser Elektroden zeigte an den mesialen und lateralen Plattenelektroden topographisch korrespondierende motorische Antworten in den oberen bzw. unteren Extremitäten. Bei einem Patienten waren die Anfälle durch eine initiale tonische Kontraktion (supplementär motorische Area) mit nachfolgender klonischer Aktivität (primär motorischer Kortex) der oberen Extremität gekennzeichnet, wobei in den anderen Extremitäten keine motorischen Entäußerungen zu beobachten waren. Dies spricht ebenfalls für eine Propagation der epileptischen Aktivität und gegen eine Ausbreitung per continuitatem.

Diskussion

Die vorliegenden Ergebnisse dokumentieren die Propagation interiktaler und iktaler epileptischer Entladungen zwischen somatotopisch korrespondierenden Strukturen der supplementär motorischen Area und des primär motorischen Kortex. Sowohl die EEG-Daten (stumme Elektroden zwischen den aktiven Elektroden) als auch die klinischen Anfallsmuster (Übergang eines tonischen in ein klonisches Anfallsmuster derselben Extremität ohne Ausbreitung auf andere Körperteile) unterstützen die Hypothese einer direkten Propagation über Assoziationsfasern. Von klinischer Relevanz erscheint, daß der EEG-Anfallsbeginn bei unseren Patienten simultan in der supplementär motorischen Area und im primär motorischen Kortex erfolgte und die Patienten nach alleiniger Resektion der supplementär motorischen Area unter Aussparung des primär motorischen Kortex anfallsfrei waren. Dies unterstreicht die Bedeutung der Berücksichtigung von funktionellen Verbindungen für die erfolgreiche epilepsiechirurgische Behandlung von Patienten mit Frontallappenepilepsie.

Kindliche Hirntumoren in der MR-Tomographie

W. Koelfen, M. Freund
Universitätskinderklink Mannheim

Abstract

Tumours of the CNS are the second common malignancy of childhood in children. Symptoms and signs of the brain-tumours can result from increased ICP or focal effects. The diagnostic approach to a suspected brain tumour is by neuroimaging. MRI is clearly superior to CT for the diagnosis because images can be obtained in various planes. Gadolineum-enhanced MRI is important for the diagnosis of lesions that might be otherwise difficult to identify. The number of children, who survive brain tumours has increased because of advances in diagnostic, surgery, radiation and possible chemotherapy. Infratentorial tumours mostly cerebellar astrocytomas, medulloblastomas and ependymomas are the most frequent.

Einleitung

Von 3000 Kindern erkrankt ein Kind an einem Tumor des ZNS pro Jahr. In der Bundesrepublik wird jährlich bei ca. 250 bis 350 Kinder unter 16 Jahren die Diagnose eines Hirntumors gestellt. Neben neuen Operationstechniken haben die besseren Möglichkeiten der bildgebenden Verfahren zur Therapieplanung und Überwachung die Heilungschancen der Kinder deutlich verbessert.

Je nach Literaturangabe ergeben sich bei der Häufigkeit von kindlichen Hirntumoren leichte Schwankungen in den Prozentangaben. Die häufigsten Tumoren sind die Astrocytome (30 %), Medulloblastome (25 %), Ependymome (6-10 %), Kraniopharyngiome (6-10 %).

Fragestellung: Warum sind MRT-Untersuchungen notwendig, wenn ein positiver Befund im CT vorliegt ?

Methode und Untersuchungsstrategien

Es gibt verschiedene Empfehlungen über den Einsatz der Kernspintomographie. Unter Berücksichtigung technischer, zeitlicher und kindlicher Aspekte ist beim Stand der Technik folgender Standard bei der Suche nach Hirntumoren sinnvoll. Es werden eine Schichtdicke von 10 mm, 3 Bildgewichtungen (T1-Proto-

nen T2-gewichtet), 3 Abbildungsebenen und die Gabe von Kontrastmittel empfohlen.

Folgende Sequenzen wurden von uns gewählt:

T-1 656/15 Proton: 2500/22 T2 2500/90 bei Gabe von Gadolineum 490/15.

Ergebnisse

Das MRT bietet den Vorteil, daß dem Untersucher eine beliebige Zahl der
Untersuchungsebenen und damit eine ausgezeichnete topographische Orien-
tierungsmöglichkeit zur Verfügung steht. Im Gegensatz zur CT-Untersuchung
lassen sich axiale, coronare und sagittale Schnittebenen darstellen. Durch diese
multiplanaren Schnittführungen läßt sich die Tumorausdehnung in allen Raum-
richtungen unmittelbar erkennen, so daß der operative Zugang und die Ausdehnung des Tumors präoperativ gut analysiert werden können.

Weiterer Vorteil der MRT-Untersuchungen ist die Möglichkeit, unterschiedliche Bildgewichtungen durchzuführen. Die intracraniellen Tumoren, für die ein
erhöhter Gewebe-Wasser-Gehalt charakteristisch ist, weisen längere Relaxations-
zeiten auf als das normale Hirngewebe. Im T2-gewichteten Bild läßt sich eine
gute Abgrenzung zwischen perifokalem Ödem und Hirntumor erreichen. Durch
die zusätzliche Gabe von Gadolineum als Kontrastmittel ist eine zusätzliche
Gewebecharakterisierung möglich. Im folgenden wird zu den 4 häufigsten Tumoren im Kindesalter jeweils ein Beispiel gegeben.

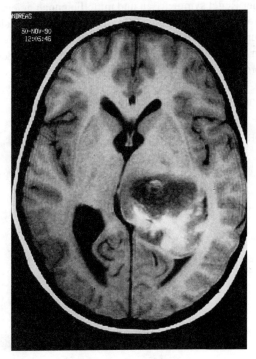

1. Astrozytome (s. Abb. S. 283)

Das Signalverhalten der Astrozytome ist durch eine Verlängerung der T1- und T2-Zeiten gekennzeichnet, so daß Astrozytome auf T2-gewichteten Bildern eine kräftige Signalintensität aufweisen und auf T1-gewichteten Bildern ausgesprochen signalarm erscheinen. Im Einzelfall kann die Abgrenzung von Astrozytomen gegenüber Ependymomen und Medulloblastomen erhebliche Probleme bereiten. Der Tumor zeigt in der Regel keine starke Gadolineum-Aufnahme.
Beispiel: 6 Jahre alter Junge wird wegen starker rezidivierender Kopfschmerzen mit Erbrechen vorgestellt. Die Mutter leidet seit Jahren an einer Migräne. Zum Ausschluß einer Raumforderung wird eine neuroradiologische Abklärung durchgeführt. Im T1-gewichteten Bild zeigt sich eine große Raumforderung, ausgehend von Thalamus mit Lateralisierung des Hinterhorns. Das Zentrum des Tumors ist im T1 und T2 hypointens in seinem Signalverhalten. Zusätzlich liegt eine dorsale Einblutung ins Zentrums des Tumors vor.

2. Medulloblastome (s. Abb. unten)

Medulloblastome gehören zur Gruppe der embryonalen Tumoren, die im Kindesalter auftreten und sich vorwiegend am Dach des 4. Ventrikels darstellen. Klinisch zeigen die Kinder eine kurze Anamnese und eine rasche Progredienz. Im MRT zeigt sich ein inhomogenes Muster mit kleineren Nekrosearealen. Die Randbezirke des Tumors nehmen in der Regel das Kontrastmittel gut auf. Der Tumor ist in der Regel symmetrisch und mittelliniennah gelegen.
Beispiel: Ein 4 Jahre alter Junge wird wegen einer Sprachentwicklungsverzögerung und vermehrter Unruhe vorgestellt. Bei genauerer Anamnese geben die Eltern an, daß der Junge aus dem Schlaf heraus in den letzten Tagen mehrmals erbrochen habe. Im MRT findet sich eine ca. 3 x 4 cm große Raumforderung am Dach des 4. Ventrikels. Der Tumor hat cystische Anteile und zeigt ein inhomogenes Muster.

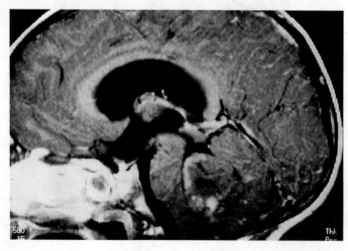

3. Ependymome (s. Abb. unten)

Ependymome wachsen häufig vom Boden des 4. Ventrikels aus und führen zu einer Verlagerung des Ventrikelrestlumens. Im MRT zeigt sich im T1-gewichteten Bild ein isotenses im T2 ein hyperintenses Signalverhalten. Große Ependymome zeigen eine inhomogene Binnenstruktur mit kleineren Tumorcysten. Von der Lokalisation her stellt der Tumor sich asymmetrisch mit einer Dorsalverlagerung dar.

Beispiel: Ein 7 Jahre altes Mädchen entwickelt akut eine Gangstörung, neurologisch zeigt sich eine Schwäche der li. Extremität. Zusätzlich kommt es zu Erbrechen und Kopfschmerzen.

Im T1-gewichteten Bild ist eine hypointense, im T2 hyperintense Raumforderung mit Komprimierung des 4. Ventrikels zu erkennen.

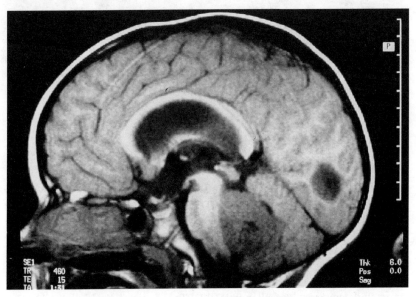

4. Kraniopharyngiome (s. Abb. S. 286)

Kraniopharyngiome sind Fehlbildungen und Hirntumoren zugleich. Die Tumoren zeigen ein verdrängendes Wachstum ohne Zeichen der Infiltration. Es handelt sich um supratentoriell gelegene Mittellinien-Tumoren. Im MRT zeigen die cystischen Strukturen der Kraniopharyngiome eine deutliche Verlängerung der T2-Zeiten. Bei Gabe von Kontrastmittel findet sich in der Regel ein kräftiges Enhancement.

Beispiel: Ein 9 Jahre altes Mädchen wird wegen einer zunehmenden Sehschwäche vorgestellt. Augenärztlicherseits wird eine Stauungspapille bds. festgestellt. Im MRT findet sich eine ca. 5 x 6 cm große Raumforderung in der Sella-Region. Die cystischen Tumoranteile sind hyperintens.

285

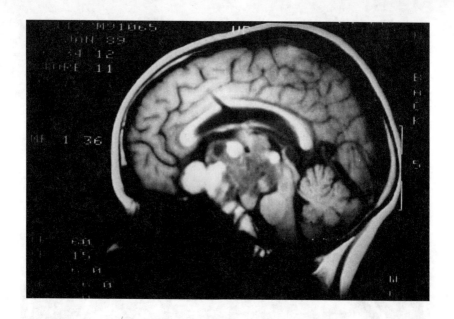

Diskussion

Der Vorteil der MRT-Untersuchung ist die beliebige Wahl der Untersuchungsebenen. Das MRT bietet zusätzlich eine artefaktfreie Darstellung der hinteren Schädelgrube, in dem sich die meisten kindlichen Hirntumoren befinden. Anhand des unterschiedlichen Signalverhaltens der Hirntumoren ist eine Gewebecharakterisierung möglich (Barkovich). Das T2-gewichtete Bild erlaubt eine gute Abgrenzung zwischen gesundem Hirngewebe, Hirntumor und perifokalem Ödem (Kazner). Unter Berücksichtigung des Alters, der Lokalisation des Tumors und dem Signalverhalten im MRT läßt sich eine Klassifizierung des Tumors durchführen. Der Versuch, anhand von Bildern den histologischen Typ des Tumors zu bezeichnen, ist jedoch mit vielen Einschränkungen zu betrachten. Das MRT kann nicht mit dem Verfahren der mikroskopischen Pathologie konkurrieren (Higer, 1989). Im Rahmen dieses Beitrags wurden die vier häufigsten Hirntumoren im Kindesalter berücksichtigt.

Literatur

(1)   Higer, H. , Just, M.: MR-Atlas der Hirntumoren. Thieme, 1989
(2)   Barkovich, J.: Pediatric Neuroimaging. Raven Press, 1990
(3)   Kazner, E., Wende, S. et al.: Computer-Kernspintomographie intrakranieller Tumoren. Springer, 1988

Eine EDV-unterstützte Epilepsiedatenbank Entwicklung und erste praktische Erfahrungen

J. Spatt, G. Pelzl, A. Steinringer, B. Mamoli
Neurologisches Krankenhaus Rosenhügel, II.Neurolog.Abt.,
Ludwig Boltzmann Institut für Epilepsie, Wien

Abstract

We report about the development of and first practical experience with a database system for epilepsy patients which we have designed at our institute. The system was implemented using a commercial data managment system under Windows for the PC. Compatibility with the industrial standard for data files and with the statistical package in use at our institute is ensured. In developing the system great emphasis has been laid on a classification of seizures and syndromes according the standards suggested by the Commission of the ILAE and on a painstaking drug history. The first half-year of practical use has shown us that the system can aid daily work in a special out-patients department and at the ward without taking up too much additional time. Furthermore, the system can help us to identify populations for prospective studies.

Einleitung

Die sorgfältige Erfassung krankheitsrelevanter Variablen spielt eine herausragende Rolle für die klinische Arbeit und ist eine Grundvoraussetzung für klinisch fundierte Forschungstätigkeit. Bei der Verwendung einer computergestützten Datenbank ergeben sich Vorteile von Seiten der Datenaufarbeitung sowie ein im Sinne einer einheitlichen Nomenklatur erwünschter Zwang in ein Schema, da die Daten im wesentlichen kodiert vorliegen müssen. Wir berichten über die Entwicklung und erste praktische Erfahrungen mit einem von uns erstellten computergestützten Datenbanksystem für Epilepsiepatienten.

Aufbau

Die Erhebung wird im Rahmen des Sonderambulanzbetriebes oder der stationären Tätigkeit durch verschiedene Untersucher mittels standardisierter Eingabebögen durchgeführt. Die EDV-mäßige Erfassung erfolgt zentral. Da dieEingabemasken genau den Erfassungsbögen entsprechen, ist diese Arbeit auch durch eine nicht epileptologisch ausgebildete Person durchzuführen. Die Implementierung erfolgte mittels eines kommerziellen relationalen Datenbanksystems unter der graphischen Oberfläche Windows für den PC. Datenkompatibilität mit den am weitesten verbreiteten Datenbanksystemen sowie dem von uns verwendeten Statistikpaket ist gewährleistet.

Bei der Entwicklung der Datenbank wurde besonderen Wert auf eine den Vorschlägen der internationalen Kommission entsprechenden Syndrom- und Anfallsklassifikation [1,2] sowie eine genaue Medikamentenanamnese gelegt. Um verschiedene Anfallstypen sowie deren zeitlichen Verlauf verschlüsseln zu können, verwenden wir ein System, das uns ermöglicht, über die Kodierung nach der Ligaklassifikation hinaus den genauen Anfallscharakter auch bei partiellen Anfällen zu erfassen, die in weiterer Folge in komplexe Symptomatik und Generalisierung übergehen.

Eine besondere Schwierigkeit liegt darin, ein richtiges Zeitfenster für die Erhebung der Anfallsfrequenz zu finden. Wir wählten aus Gründen der Praktikabilität die Anzahl der entsprechenden Anfälle in sechs Monaten, obwohl damit selbstverständlich schnelle Fluktuationen nicht zu erfassen sind. Die Medikamentenanamnese ist so gehalten, daß auch bei Patienten, die erst im späteren Verlauf ihrer Erkrankung Patienten unserer Abteilung werden, klar hervorgeht, welche Medikamente der Patient in welchen Höchstdosierungen schon erhalten hat und warum diese eventuell abgesetzt worden waren. Neben diesen Informationen, die im Längsschnitt erhoben werden sollen, werden Angaben zur allgemeinen, spezifischen und sozialen Anamnese sowie Querverweise auf die Ergebnisse von Klinik und Zusatzuntersuchungen in der Datenbank gespeichert. Weiters werden Marker gesetzt, um Patientenkollektive mit einer spezifischen Problematik (z.B. Schwangerschaft, Epilepsie und Psychose, Kandidat für präoperative Epilepsiediagnostik) einfach eingrenzen zu können. Zum jetzigen Zeitpunkt werden elektroencephalographische Daten nur überblicksmäßig eingebunden, wobei jedoch eine eigene standardisierte Datenbank der EEG-Befunde in Arbeit ist, die mit der patientenorientierten Datenbank verknüpft werden soll.

Erste Erfahrungen

Große Rücksicht wurde auf die Praxistauglichkeit gelegt, und die Erfahrungen des ersten halben Jahres zeigen, daß das System im Rahmen eines Sonderambulanzbetriebes sowie bei stationären Patienten ohne größere Probleme einsetzbar ist. Selbstverständlich kann eine Datenbank dieser Art eine spezifische Dokumentation der Krankengeschichte des einzelnen Patienten nicht ersetzen. Wir erwarten uns vom Einsatz der Datenbank aber eine Vereinheitlichung und Verbesserung der Dokumentation unserer praktischen epileptologischen Tätigkeit. Dazu soll auch eine automatisierte graphische Aufarbeitung von Anfallsfrequenzen und Medikamentendosierung zum Einsatz kommen. Weiters liegen in der Datenbank ausreichende Informationen vor, um ohne Rückgriff auf die Krankengeschichte epidemologische Fragestellungen retrospektiv beantworten zu können [3]. Über die Verwendung in der klinischen Praxis hinaus soll die Datenbank uns jedoch auch ermöglichen, Populationen für prospektive Fragestellungen schneller und vollständiger zu identifizieren. Die in der Datenbank vorhandenen Daten können so als Rahmen für dann gezielt zusätzlich zu erhebende Daten dienen.

Literatur

(1)   Commission of Classification and Terminology Of the International League Against Epilepsy: Proposal for classification of epilepsies and epileptic syndromes. Epilepsia, 26, 1985, 268-278

(2)   Commission On Classification and Terminology of the International League Against Epilepsy: Proposal for revised clinical and electroencephalographic classification of epileptic seizures. Epilepsia, 22, 1981, 489-501

(3)   Commission on Epidemiology and Prognosis, International League Against Epilepsy: Guidelines for epidemiologic studies on epilepsy. Epilepsia, 34, 1993, 592-596

Computerbegleitete ECoG-Analyse in der Epilepsiechirurgie

W. Hofmann*, G. Hellmann*°, Ph. Janetzke°, M. Spreng°, H. Stefan*
* ZEE (Zentrum Epilepsie Erlangen)/ Neurologische Klinik ,
° IPB (Institut für Physiologie und Biokybernetik),
 Friedrich -Alexander-Universität Erlangen-Nürnberg

Abstract
Intra-operative electrocorticography (ECoG) is the final investigational step in the surgical treatment of epilepsy. As resection may lead to additive memory deficits and severe problems in speech perception (when focus is within left temporal lobe) a minimal invasive procedure instead of the standard 2/3*en bloc* resection is intended. Intra-operative computerized ECoG may give hints for a "tailored" operation with minimal removal of cerebral tissue and an ad hoc revision of the epileptogenic focus (if the first resection area is too small) can be achieved.

Elektrodensetup und Datengewinnung
Bei Operationen des Temporallappens wird ein modifiziertes Montreal Setup (4 oder 8 Elektroden hippocampal, 12 oder 16 Elektroden neocortical) mit einer Ortsauflösung von etwa 1 Quadratzentimeter und Elektrodenabständen von 2 - 3 cm genutzt. Die Positionierung der hippocampalen Elektroden stellt dabei den größten Unsicherheitsfaktor dar.
Die Datenaufnahme geschieht bislang mit einem 21-Kanal-Siemens-Mingograph. (0.5 - 70 Hz / teilweise 200 Hz Grenzfrequenz, ohne Notchfilter, Verstärkung etwa 100 mikroVolt/cm) und einem gewerblich erhältlichen Brain- Mapper (Schwind Medizintechnik, Erlangen), der unter MSDOS läuft (12 Bit ADC, 1024 Hz Digitalisierungsrate). Die Speicherung geschieht auf optical disc. Der Übergang auf ein 64-Kanal-System für die Verstärkung und Speicherung ist vor kurzem erfolgt.

Klinisches Beispiel
Die hier präsentierten Daten stammen von einer 26jährigen Patienten mit linkstemporalen Anfällen. Die Histologie ergab ein Gangliogliom. Die Operation (eine selektive Amygdalo-Hippocampectomie) wurde im Oktober 1992 durchgeführt und führte zum Sistieren der Anfälle.

Es wurden 20 Kanäle aufgezeichnet, davon 4 hippocampal über eine Streifen-elektrode (b1 - b4) und 16 neocortical mit einer Platte (s5 - s8 gyrus temporalis superior, s9 - s12 med., s13 - s16 sup., s17 - s20 extratemporal).

Hintergrundbestimmung

Die Hintergrundquantifizierung geschieht mit dem Schwind Brainstar Mapping System. Wir verfügen über zwei Systeme, wovon eines der reinen Datenaufnahme dient, das zweite der Analyse. Leider ist das System nicht in der Lage, parallel zur Aufzeichnung die Analyse durchzuführen. Wir unterbrechen deshalb die Aufzeichnung nach jeweils etwa 10 Minuten kurz und senden die Daten vom Aufzeichnungssystem zu zwei weiteren Systemen, von denen eines zur interak-tiven Hintergrundquantifikation benutzt wird.

Das Power-Map zeigt dabei einen hohen Anteil von Deltaaktivität im Focus (s10, s11, s14, s15).

Spikeanalyse

Die Spikeanalyse wird mit einem vom Institut für Physiologie und Biokybernetik erstellten und noch in weiterer Entwicklung befindlichen Softwarepaket (XEBS, NEOMIC) durchgeführt. Die Routinen sind in C geschrieben und laufen unter dem UNIX-Betriebssystem zusammen mit dem X-Window-System sowohl auf Sparc2 unter Sun OS wie auf schnellen PC unter LINUX. Dabei ist die Ge-schwindigkeit auf beiden Plattformen in etwa gleich. Die Datenübertragung vom Schwind-Aufnahmesystem zu den anderen Systemen geschieht via Novell Network. Die Übertragung von 10 Minuten ECoG nimmt etwa 30 Sekunden in Anspruch. Während der zweite Mapper die Hintergrundanalyse durchführt, wird mit der Sparc die Spikeanalyse gemacht.

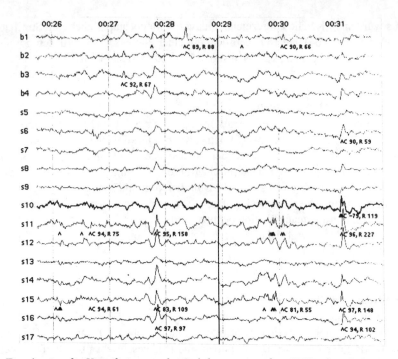

Fig. 1 zeigt die Visualisierung der Rohdaten unter dem X-Window-System.

Die Spike-Identifikation geschieht mit verschiedenen Template-Matching-Algorithmen, die sich an Parametern wie Kreuzkorrelation, Amplitudenmaximum oder Schwerpunkt des Signals orientieren. Damit wird durch Angabe der zeiträumlichen Verteilung ein Maß der Spikedichte erzeugt, besonders auch bei pharmakologischen Aktivationen. In Fig. 2 sieht man besonders hohe Spikedichten in den Kanälen s10, s11, s15, nicht aber hippocampal (Lit. 2).

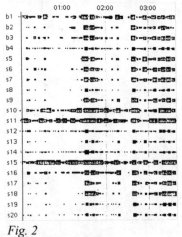

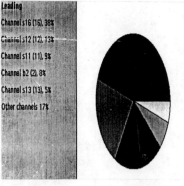

Fig. 2

Fig. 3

Die Spikepropagation wird durch Vergleich der Position von Templates in den verschiedenen Kanälen dargestellt, ist also der Spikedichtenbestimmung aufgesetzt. Fig. 3 zeigt, daß die Kanäle s16, s12 und s11 führen.

Literatur

(1)   Stefan, H. et al.: Electrocorticography In Temporal Lobe Epilepsy. Acta Neurol. Scand., 1991, 83, 65-72

(2)   Tsai, M.L. et al.: Electrocorticography In Patients With Medically Intractable Temporal Lobe Seizures. EEG & Clin. Neurophysiol., 1993, 87, 1-37

(3)   Stefan, H. et al.: The Neocortico To Mesio - Basal Limbic Propagation of Focal Epileptic Activity During The Spike Wave Complex. EEG & Clin. Neurophysiol., 1991, 79, 1-10

Bewertung von automatischen Spikeerkennungs- und Spikezählverfahren hinsichtlich Diagnosehilfe bei visueller Befundung von ECoG-Aufzeichnungen

Unterstützt durch DFG Sp 280/2-1

G. Hellmann*°, *W. Hofmann**, *M. Spreng*°, *H. Stefan**
* Zentrum Epilepsie Erlangen/ Neurologische Klinik, Erlangen
° Institut für Physiologie und Biokybernetik, Friedrich-Alexander-Universität Erlangen-Nürnberg

Abstract

In cooperation of the Centre of Epilepsy at Erlangen and the Institut of Physiology and Biocybernetics, investigations were made to compare computer based automatic spike detection algorithms for ECoG-recordings in epileptic patients. Methods of mimetic analysis, difference algorithm, signal based neural networks and non-linear regression do not completely match the visual results. The methods of template matching and additional post-matching evaluation by neural networks reveal more consistent and more valid results and can be applied quasi on-line during epilepsy surgery. The quantitative results can be easily visualized and may be used for further processing.

Einleitung

Der Papierausschrieb von EEG/ECoG-Daten ist für den Arzt die Grundlage seiner Befundung. Beispielsweise ist epileptische Aktivität in diesen Registrierungen durch das räumliche und zeitliche Muster der Spikes, Spike-Wave-Komplexe, Sharp-Waves u.a. gekennzeichnet. Die Verteilung der Muster ermöglicht Rückschlüsse auf Rhythmisierung, Phasen unterschiedlicher Aktivität, aktive Zonen usw. [Stefan, 1991]

Nachteilig bei dem gebräuchlichen mehrkanaligen Papierausschrieb ist die einmalige zeitliche Fixierung der einzelnen Meßwerte und die fehlende Detailauflösung, obwohl die zugrundeliegenden Bandaufzeichnungen höhere Digitalisierungsraten oder größere obere Grenzfrequenzen aufweisen können.

Methode

Zur Befundungshilfe längerer zeitlicher Ereignisse epileptischer Aktivität, z.B. bei Elektrostimulation, Injektion von spikeinduzierenden oder -hemmenden

Medikamenten sowie bei Artefaktproblemen, wurden mehrere Spikeerkennungsalgorithmen eingesetzt bzw. entwickelt (Kreuzkorrelation, nichtlineare Korrelation [Pijn, 1991], Differenzenverfahren, mimetische Verfahren, Neuronale Netze [Hellmann, 1991]). Die Häufigkeit erkannter Spikes kann in allen Fällen in frei definierbaren aufeinanderfolgenden Zeitintervallen dargestellt werden. Dies wird für alle aufgezeichneten Kanäle durchgeführt, so daß sich ein benutzerdefiniertes räumliches und zeitliches Verteilungsmuster ergibt.

Ergebnisse

Die visuell-überprüfende Auswertung ergab, daß rechnergestützt zusätzliche, falsch positive spikeähnliche Ereignisse vermehrt registriert wurden. Die Erkennungsleistung der einzelnen Verfahren unterscheidet sich folglich in der Anzahl der falsch positiven Spikes, wobei allerdings die meisten Verfahren in der Lage sind, das visuell ermittelte Verteilungsmuster zu bestätigen.

Visuelle Bewertung: Die Kanäle 10, 11, 12, 14, 15 und 16 weisen hohe Spikedichten auf, wobei zunächst eine Zunahme und anschließend eine Abnahme der Aktivität an der Fläche der - die jeweiligen Zeitbereiche von 20 sec kennzeichnenden - Quadrate zu erkennen ist.

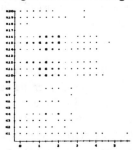

Mimetische Analyse: Durch zusätzliche Kriterien konnte die Anzahl der „erkannten" Spikepositionen reduziert werden, insgesamt werden aber extrem viele falsch positive Ereignisse gefunden, so daß die Qualität schlecht und eine Nachbewertung durch andere Verfahren sehr rechenintensiv ist.

Differenzenmethode: Die praktisch gleichmäßige Spikeverteilung entspricht nicht der visuellen Zählung und ist folglich für die automatische Erkennung trotz der geringen Rechenanforderungen nicht geeignet.

Nicht-lineare Regression: Es werden sowohl Bereiche hoher Spikeaktivität als auch geringer Aktivität als extreme Spikeanhäufung dargestellt. Es ergeben sich so falsche Interpretationen. Möglicher Ausweg: Erhöhung der Akzeptanzschwelle.

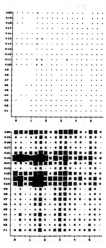

Kreuzkorrelation: Relativ zuverlässiges Verfahren mit Rechenzeiten unterhalb der Aufzeichnungszeit, welches sich mit zusätzlicher Artefakterkennung im operativen Einsatz als stabil erwiesen hat. Der Einsatz kann auf Theta-Wellen u.a. ausgedehnt werden.

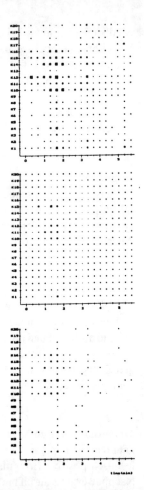

Neuronales Netz mit Minimalanforderung: Bei (hier) fehlender Artefaktelimination ergibt sich eine höhere, Grundspikedichte. Die Phasen des Anstiegs und Abstiegs der Spikedichte sind besser als bei der Differenzenmethode sichtbar. Dieses Verfahren ist allerdings extrem rechenintensiv.

Neuronales Netz nach Merkmalsextraktion: Es ergibt sich hier die beste Trennung zwischen den Bereichen hoher Aktivität und niedriger Aktivität. Die Rechenzeit wird durch die erfolgte Vorauswahl mit dem Verfahren der Kreuzkorrelation erheblich reduziert, wobei falsch positive Spikes (z.B. am Beginn in Kanal 12) eliminiert werden.

Die Implementierung der Verfahren auf PC's oder Sparc-Rechnern erlaubt derzeit eine Analyse bei Digitalisierungsraten kleiner gleich 1024 Hz und 20 Kanälen in akzeptablen Zeiten (z.B. für einkanalige ECoG-Registrierungen einer Dauer von 10 Minuten werden nur 20 Sekunden benötigt).

Diskussion
Mit einer algorithmischen bzw. hardwarenahen Programmierung ist ein zusätzlicher Geschwindigkeitsgewinn realisierbar, so daß eine quasi-online Bewertung bei zeitkritischer Merkmalsregistierung auch bei Mehrkanalaufzeichnungen möglich wird. Für eine erweiterte Anzahl an Kanälen und eine erhöhte Digitalisierungsrate (2048 Hz x 128 K) wurden spezielle Konzepte zur parallelen Verarbeitung der Aufzeichnungen entwickelt [Prosch, 1993]. Diese Verfahren stehen für die Diagnostik vor epilepsiechirurgischen Eingriffen zur Verfügung und haben sich bei den ersten zeitkritischen Einsätzen bewährt. Damit kann ein neuer Qualitätsstandard der Auswertung angestrebt werden.

Literatur

(1)   Hellmann, G.: Bewertung verschiedener Lernverfahren für rückge-
       koppelte neuronale Netzwerke zur Modellierung auditiver Systeme.
       Diplomarbeit am IPB und IMMD VII, Universität Erlangen-Nürnberg,
       1991

(2)   Hellmann, G., Spreng, M., Stefan, H.: Spike-Wave-Detection with
       Neural Networks Based on Time-Dependent Storage, Second Interna-
       tional Hans Berger-Congress. In: Eiselt, M., Zwiener, U., Witte, H.
       (eds): Quantitative and topological EEG and MEG analysis.
       Universitätsverlag Druckhaus-Mayer, Jena, 1994

(3)   Prosch, M.: Arbeitsumgebung für Visualisierung und Parallelbetrieb
       von epilepsiediagnostischen Analyseverfahren auf Workstationclustern.
       Diplomarbeit am IPB und IMMD, Erlangen, 1994

(4)   Stefan, H. et al.: Electrocorticography In Temporal Lobe Epilepsy. Acta
       Neurol. Scand., 83, 1991, 65-72

(5)   Stefan, H. et al.: The Neocortico To Mesio - Basal Limbic Propagation
       Of Focal Epileptic Activity During The Spike Wave Complex. EEG &
       Clin. Neurophysiol. 79, 1991, 1-10

(6)   Tsai, M.-L. et al.: Electrocorticography in patients with medically
       intractable temporal lobe seizures. EEG & Clinical Neurophysiol. 87,
       1993, 10-24

(7)   Pijn, J.P.M.: Quantitative evaluation of EEG signals in epilepsy - non-
       linear associations. Dissertation, Amsterdam, 1991

Entscheidungen zur EEG/MEG-Datenspeicherung: Untersuchungen zu Kosten, Kompression und Langzeitarchivierung

#Unterstützt durch DFG Sp 280/2-1

G. Hellmann*°, M. Kuhn°, M. Prosch°, M. Spreng°, H. Stefan*
* Neurologische Klinik / Zentrum Epilepsie Erlangen,
° Institut für Physiologie und Biokybernetik,
  Friedrich-Alexander-Universität Erlangen-Nürnberg

Abstract

During presurgical diagnostics a large amount of digital data is recorded at the Centre of Epilepsy in Erlangen, for example EEG, EP, ECoG, MEG in connection with data from MR or SPECT images. Long-term storage of all data must be planned carefully to reduce costs, to ensure recovery of the data, to guarantee over years the portability and access to and from new systems. Additionally the access time to any datapoint should be small and export routines to other recording formats should exist to support the use of results on outdoor PCs and multi centre exchange of data. Therefore the chosen method for data compression must be reversible.

Discussions and studies resulted in a new extensible biosignal file format (EBS) which is already in clinical use and can now be accessed by other groups.

Einleitung

In vielen klinischen Bereichen fallen zunehmend mehr digitale Daten an. Die präoperative Epilepsiediagnostik ist mit den mannigfaltigen Untersuchungsmethoden (EEG, Langzeit-EEG, MLE, EP, ECoG, MEG, MR, SPECT) ein typisches Beispiel (1). Nur für den beispielsweisen Fall der digitalen ECoG-Aufzeichnungen, welche für ein Jahr zusammen 1 bis 10 Gigabyte ergeben, wird die Datenarchivierung zu einer sorgfältig zu planenden Aufgabe. Zusätzlich erschweren die vielfältigen herstellerspezifischen Datenformate den Austausch und den vielseitigen Einsatz spezialisierter Analyseprogramme.

Problematik

Bei Langzeitspeicherung stellen sich Fragen nach den laufenden Kosten, nach der Möglichkeit der verlustlosen optimalen Datenkompression, nach der Zugriffssicherheit und nach der Kompatibilität des Datenträgers zum Austausch mit anderen Gruppen. Weiter ist nachzudenken über Sicherheit vor Datenverlust über viele Jahre sowie Lesbarkeit auf neuen zukünftigen Systemen. Daneben müssen die geforderte Zugriffszeit auf einzelne Datenabschnitte des Mediums und die Existenz von Routinen zur Konvertierung des Datenformates in andere sowie die Nutzung von Abschnitten oder Ergebnissen auf außerinstitutionellen Rechnern und die Möglichkeit, sämtliche für die digitale Verarbeitung notwendigen Parameter zu den Aufzeichnungen hinzufügen zu können, diskutiert werden. Dies impliziert grundsätzlich eine verlustfreie Datenkompression.

Ergebnisse

Für die einzelnen Fragestellungen wurden jeweils entsprechende Untersuchungen durchgeführt (7). Die Forderungen nach Datensicherheit kollidieren mit denen nach niedrigen Kosten. Unter den verschiedenen Datenträgern (Disketten, Festplatten, Wechselplatten, magneto-optische Träger, Streamerbänder und Videobänder) sind die Magnetbänder heutzutage die kostengünstigsten, haben aber eine lange Zugriffszeit auf einzelne Datenabschnitte. Sie sind wegen der geringeren Kosten gut für die Langzeitarchivierung geeignet. In Zukunft werden aber optische Systeme die magnetischen Datenträger aufgrund der Kosten und der Haltbarkeit ersetzen - eine absolute Datensicherheit kann allerdings auch hier nicht garantiert werden (z.B. Kratzer). Wegen der geringen Zugriffszeiten sind momentan Fest- oder Wechselplatten für die kurzfristige Speicherung und schnelle Analyse unentbehrlich.

Testreihen mit Komprimierung durch Abspeichern der Differenzen zweier aufeinanderfolgender Meßwerte haben ergeben, daß das Datenvolumen verlustfrei auf die Hälfte reduziert werden kann, d.h. die Kosten können auf ca. die Hälfte gesenkt werden (Datenträgerverschnitt). Größere Datenreduktionsraten, wie z.B. in (2) beschrieben, sind als Ausnahmen zu betrachten oder erfordern erheblich mehr Rechenaufwand. Der Vorschlag zu einem einheitlichen Datenformat nach (3) würde im Gegensatz dazu die 4fachen Kosten für die Speicherung verursachen (2 Byte pro Datenwert, 1 Byte nach Kompression und 4 Byte als ASCII-Darstellung).

Am Institut für Physiologie und Biokybernetik wurde deshalb ein neues erweiterbares Biosignal-Datenformat entwickelt. An EEG, EP, ECoG und MEG-Datensätzen wurde dieses Datenformat für mehrere Aufzeichnungs- und Analysesysteme getestet (6). Die hardwareunabhängige Spezifikation (4) ermöglicht den Einsatz unter MSDOS oder Unix Betriebssystemen. Zusätzlich wurden Vorkehrungen getroffen für detaillierte Zusatzbeschreibungen, beispielsweise von anatomischen Abbildungen nach dem CGM-Standard (5). Viele Import- und Exportroutinen und Basisverarbeitungsprogramme inklusive der genannten Kompressionsmethode erlauben den flexiblen Einsatz. Zusätzlich vervollkommnen ein internationaler 16-Bit Zeichensatz (ISO-Norm) und die Verfügbarkeit von Zugriffsroutinen im C-Quellcode das Datenformat.

Diskussion

Die neuen Verfahren stehen jetzt für die präoperative Epilepsiediagnostik zur Verfügung. Das entwickelte Datenformat kann zur Kostenreduktion, Datensicherheit und zum Datenaustausch im Rahmen multizentrischer Kooperation beitragen.

Literatur

(1) Stefan, H. (ed.): Präoperative Diagnostik für die Epilepsiechirurgie. Springer-Verlag, Berlin-Heidelberg, 1989

(2) Hinrichs, H.: Ein einfaches Verfahren zur Kompression von EEG-Daten. 37. Jahrestagung der Deutschen EEG-Ges., Autorenreferate, Magdeburg, 1992

(3) Jacobs, E.C., Burgess, R.C., Collura, T.F., Gotman, J., Lagerlund, T.D., Lesser, R.P., Webber, W.R.: EEG Digitalzation: Format for Storage and Interlab Transmission. In: Lüders, H. (ed.): Epilepsy Surgery. Raven Press, Ltd., New York, 1991, 759-761

(4) Kuhn, M., Prosch, M.: Vorschlag für ein Dateiformat für die Verarbeitung, die Archivierung und den Austausch von Biosignal-Daten. Tagungsband, Deutsche Gesellschaft für Medizinische Physik, Erlangen, 1993

(5) Prosch, M.: Arbeitsumgebung für Visualisierung und Parallelbetrieb von epilepsiediagnostischen Analyseverfahren auf Workstationclustern. Diplomarbeit am IPB und IMMD VII, Universität Erlangen-Nürnberg, 1994

(6) Spreng, M., Hellmann, G., Kuhn, M., Reinartz, K.-D., Stefan, H.: Unsupervised EEG/ECoG/MEG Classification in Epilepsy Using Array Processors. Second International Hans Berger-Congress. In: Eiselt, M., Zwiener, U., Witte, H. (ed.): Quantitative and topological EEG and MEG analysis. Universitätsverlag Druckhaus-Mayer, Jena, 1994

(7) Hellmann, G., Hofmann, W., Spreng, M., Stefan., H.: Bewertung von automatischen Spikeerkennungs- und -zählverfahren hinsichtlich Diagnosehilfe bei visueller Befundung von ECoG-Aufzeichungen. Epilepsie-Blätter, Gemeinsame Tagung der Deutschen, Italienischen und Österreichischen Sektion der Internationalen Liga gegen Epilepsie 1993 in Meran, 1994

Konvulsive Synkope und Hirnstamm-Läsion

U. Wieshmann, H. Meierkord
Universitätsklinikum Charité, Medizinische Fakultät der Humboldt-Universität
zu Berlin, Neurologische Klinik, Berlin

Abstract

Convulsive syncope is frequently encountered in medical practice and its phenomenology may resemble focal epileptic seizures. In this report we describe a patient with convulsive syncope without changes in heart rate and blood pressure during the episodes. Magnetic resonance imaging (MRI) and angiography revealed displacement of medullary structures. A central mechanism to explain the loss of consciousness and the convulsions is proposed.

Einleitung

Konvulsive Synkopen sind im klinischen Alltag häufig (1). Bei Hustensynkopen können motorische Entäußerungen neben dem Bewußtseinsverlust auftreten. Bezüglich des Mechanismus der Hustensynkopen wird gemeinhin angenommen, daß Blutdruckabfall mit konsekutiver cerebraler Ischämie die wesentliche Ursache der Bewußtlosigkeit ist (2).
Wir beschreiben einen Patienten mit konvulsiven Hustensynkopen, bei dem eine solche Erklärung nicht zutraf, da während der Bewußtlosigkeit weder Blutdruckabfall noch Bradycardie auftraten, und diskutieren einen zentralen Mechanismus zur Erklärung der Synkope.

Fallbericht

Ein 48jähriger Mann wurde zur Abklärung von rezidivierenden Bewußtseinsverlusten mit Zuckungen aufgenommen. Bis auf eine ähnliche, vor Jahren durch Lachen ausgelöste Attacke war der Patient immer gesund gewesen. Im Zusammenhang mit Reizhusten trat die erste Attacke 7 Tage vor Aufnahme auf. Bei Aufnahme traten die Attacken 12x pro Tag auf.
Die neurologische Untersuchung war normal, die internistische Untersuchung ergab eine Laryngitis. Entsprechend fand sich eine erhöhte Blutsenkungsgeschwindigkeit von 18 mm in der ersten Stunde, die Leukozyten waren mit 11,7 MPT/L (normal 6-9 MPT/L) leicht erhöht, die übrigen biochemischen Parameter waren normal.

Mit Video-EEG-Telemetrie und kontinuierlicher EKG-, Blutdruck- und arterieller Sauerstoffsättigungsmessung wurden Attacken dokumentiert. Sieben Sekunden nach Hustenbeginn trat plötzlich ein Bewußtseinsverlust im Liegen auf. Es folgten eine bilaterale tonische Streckung der Arme, eine Hebung des linken Armes mit 4 Kloni. Beendet wurde die Episode plötzlich mit klonischen Rumpfbewegungen. Sie dauerte 15 Sekunden. Sofort nach der Attacke war der Patient orientiert. Im EEG vor der Attacke fand sich Alpha-Aktivität. Zu Beginn des Bewußtseinsverlustes wurden bilaterale Theta-Wellen und während der Kloni Kurvendepression registriert (Abb.1). Die Herzfrequenz während der Episode betrug 66/min., der Blutdruck etwa 250/100 mmHg und die arterielle Sauerstoffsättigung 89% (Abb.2). Magnetresonanztomographie (Fig.3) und Angiographie zeigten eine Verlagerung medullärer Strukturen durch eine elongierte A. vertebralis sinistra.

Diskussion

Bei dem Patienten traten sterotyp kurze Attacken von Bewußtseinsverlust mit plötzlichem Beginn und Ende auf, in Verbindung mit tonischer Streckung und Armhebung. Ähnliche Phänomene können auch bei Frontallappenepilepsien beobachtet werden (3,4). Die Attacken wurden aber ausschließlich durch Husten ausgelöst und sistierten nach Codein-Gabe. Im EEG fanden sich während der Attacken keine epileptiformen Potentiale, sondern eine Verlangsamung, gefolgt von Kurvenabflachung, wie sie bei Synkopen beschrieben wurden (5). Epileptische Anfälle waren nie zuvor aufgetreten. Die Attacken sind daher als Hustensynkopen zu klassifizieren.

Das Monitoring zeigte aber, daß der gemeinhin angenommene Mechanismus der Synkopen in unserem Fall nicht gelten kann, da während des Bewußtseinsverlustes weder Blutdruckabfall noch Bradycardie auftraten. Ein primär zentraler Mechanismus dagegen könnte den Bewußtseinsverlust erklären. Durch Husten kommt es auch beim Gesunden zu einem verminderten cerebralen Abfluß von Blut, zu einem Anstieg des Liquordruckes und zu Veränderungen im Bereich des cranio-cervicalen Überganges (6). In unserem Fall bestand eine Verlagerung medullärer Strukturen. Während des Hustens könnte es hier zu einer Irritation und Dysfunktion der Formatio retikularis durch folgende pathophysiologische Mechanismen gekommen sein: (i) durch Kompression des verlagerten Hirnstammes, (ii) durch temporären Verschluß von Hirnstamm-Gefäßen oder (iii) durch Pressung einer Liquor-Druckwelle in die hintere Schädelgrube (7,8,9). Dieser Mechanismus könnte auch die motorischen Phänomene in unserem Fall erklären. Foerster (10) beobachtete Bewußtseinsstörungen und „Krämpfe" bei intraoperativer mechanischer Irritation der Medulla oblongata. Tierexperimentelle Untersuchungen sprechen dafür, daß die mesencephale Formatio retikularis eine wichtige Rolle bei der Entwicklung tonischer Anfälle spielt (11). Bei Hustensynkopen ohne Blutdruckabfall und ohne Bradycardie sollten daher pathologische Veränderungen der hinteren Schädelgrube ausgeschlossen werden.

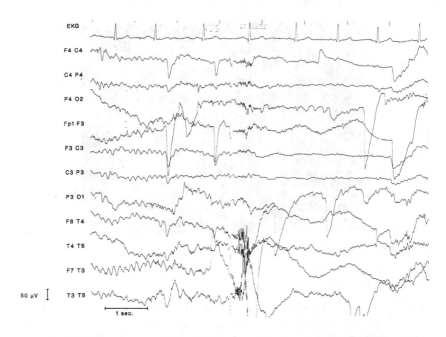

Abb. 1: EEG während der Attacke. Bilaterale langsame Theta-Wellen und Depression der elektrischen Aktivität.

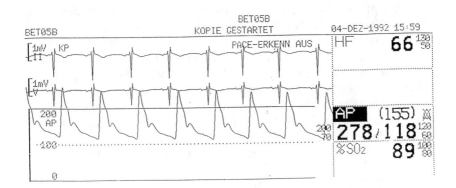

Abb. 2: EKG und Blutdruck-Monitoring während der Attacke. HF Herzfrequenz (1/min.), AP arterieller Blutdruck (mmHg), % SO2 Sauerstoffsättigung in Prozent.

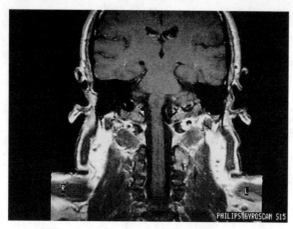

Abb. 3: T₁-gewichtete coronare MRI. Verlagerung medullärer Strukturen.

Literatur

(1)   Lin, J.T., Ziegler, D.K., Lai, C.W., Bayer W.: Convulsive syncope in blood donors. Ann Neurol 11, 525-528, 1982

(2)   Mumenthaler, M.: Synkopen und Sturzanfälle. Thieme Verlag Stuttgart, 1984

(3)   Geier, S., Bancaud, J., Talairach, J., Bonis, A., Szikla, G., Enjelvin, M.: The seizures of frontal lobe epilepsy. Neurology 27, 951-958, 1977

(4)   Waterman, K., Purves, S.J., Kosaka, B., Strauss, E., Wada, J.A.: An epileptic syndrome caused by mesial frontal lobe seizure foci. Neurology 37, 577-582, 1987

(5)   Gastaut, H.: Syncopes: generalized anoxic cerebral seizures. In: Vinken, P.J., Bruyn, G. (eds.): Handbook of clinical neurology. American Elsevier publishing Co., Inc. New York, 815-835

(6)   Williams, B.: Cerebrospinal fluid pressure changes in response to coughing. Brain 99, 331-346, 1976

(7)   Kerr, A., Eich, R.H.: Cerebral concussion as a cause of cough syncope. Archives of internal medicine 108, 138-142, 1961

(8)   Dobkin, B.H.: Syncope in the adult Chiari anomaly. Neurology 28, 718-720, 1978

(9)   Corbett, J.J., Butler, A.B., Kaufmann, B.: "Sneeze syncope", basilar invagination and Arnold Chiary type I malformation. J Neurol Neurosurg Psychiatry 39, 381-384, 1976

(10)   Foerster, O.: Die Pathogenese des epileptischen Krampfanfalles. Deutsche Zeitschrift für Nervenheilkunde 94, 15-53, 1926

(11)   Velasco, F., Velasco, M.: Mesencephalic structures and tonic-clonic-generalized seizures. In: Avioli, M., Gloor, P., Kostopoulos, G., Naquet, R. (eds.): Generalized epilepsy. Birkhäuser Boston, 368-384, 1990

Systematik und Behandlung startle-ausgelöster Anfälle

Th. Mayer[1], U. Specht[2]
[1] Universitätsklinik für Psychiatrie, Münster
[2] Klinik Mara I, Epilepsie-Zentrum Bethel, Bielefeld

Abstract

Startle-induced phenomena are quite seldom. Semiology, etiology and pathophysiology of these seizures are very variable and not all of them are due to epilepsy. This variability may explain why there is no systematology for startle-induced seizures and phenomena. Useful drugs for the treatment of startle-induced seizures are benzodiazepines such as clobazam (Aguglia et al., 1984) and clonazepam (Gimenez-Roldan & Martin, 1979), but also anti-epileptic drugs such as carbamazepin and valproate.

Analyzing 22 patients treated in the Epilepsy Centre Bethel, we try to show a clinical systematology of startle-induced phenomena. Also we studied the treatment with the anti-epileptic drugs carbamazepin and clobazam, in some cases for several years. We could not find such a good effect of clobazam in the long-term treatment as is described in literature.

Probably the startle-reaction could be the trigger for the epileptic seizures. So we gave propranolol as an add-on-medication to 13 of the 22 patients to reduce the startle-reaction. Although there was only a small group of patients with a positive effect due to propranolol, we think that a trial with this drug could be useful, especially because of the short time needed to judge the result.

Einleitung

Schreck (startle)-ausgelöste anfallsartige Phänomene gelten als selten. Anfalls-semiologie, Ätiologie und Pathophysiologie sind sehr unterschiedlich, und längst nicht alle startle-ausgelösten Anfälle sind epileptischer Genese. Bislang fehlt eine einheitliche Klassifikation, die alle variablen Phänomene integrieren könn-te. Auch die Behandlungsmöglichkeiten sind heterogen und nicht standardisiert. So werden Benzodiazepine wie Clobazam (CLB) (1) und Clonazepam (2), aber auch Antiepileptika wie Carbamazepin (CBZ) (3) erfolgreich eingesetzt.

In der vorliegenden Untersuchung wurde eine Systematik von startle-ausgelösten Anfallsphänomenen erarbeitet und deren Behandlungsergebnisse bis zu 10 Jah-ren verfolgt.

Zur Definition

Startle-auslösbare Anfallsphänomene sind pathologische, individuell reproduzierbare und zumeist jeweils gleichförmige Reaktionen auf einen überraschenden, meist akustischen, seltener taktilen, propiozeptiven oder optischen Reiz. Die anfallsartige, überwiegend motorische Reaktion erfolgt nach einer individuell gleichförmigen Latenz im Abstand zum Schreckreiz und stellt für den Betroffenen oft eine Behinderung im Alltag dar.

Methode, Systematik und Patienten

Aus der Analyse von 32 PatientenInnen, die im Zeitraum von 1975 bis 1993 im Epilepsie-Zentrum Bethel untersucht wurden und die o.e. Definition erfüllten, wurde eine Systematik erarbeitet (Abb.1).

Von startle-**Epilepsie** wurde nach Andermann (4) ausgegangen, wenn sich das schreckausgelöste klinische Anfallsbild einer epileptischen Anfallssemiologie zuordnen ließ oder ein iktales EEG-Anfallsmuster auftrat. Startle-Epilepsie läßt sich in 3 Untergruppen unterteilen: Die **„einfache"** startle-Epilepsie, bei der ausschließlich startle-ausgelöste Anfälle auftreten, der **„Twin-Typ"**, bei dem zusätzlich spontane Anfälle auftreten, deren Semiologie identisch mit den startle-ausgelösten ist, und der **„polysymptomatische Typ"**, bei dem die Abläufe der startle-ausgelösten und der spontan auftretenden Anfälle unterschiedlich sind. Nicht-epileptische startle-Phänomene lassen sich in 5 Untergruppen unterteilen (A-E, Abb. 1), wobei fakultativ zusätzlich eine Epilepsie mit nicht startle-ausgelösten Anfällen vorkommen kann.

Dieser Systematik ordneten wir unsere PatientenInnen zu und verglichen deren Anfallsformen, klinische und neuroradiologische Befunde sowie iktal EEG-Befunde. Die nicht-epileptischen startle-Phänomene wurden aufgrund der geringen Gruppengrößen zusammengefaßt (Tab. 1 u. 2).

Ergebnisse

Bei den 32 Patienten handelt es sich um 19 Männer und 13 Frauen, die zum Zeitpunkt des stationären oder ambulanten Behandlungsbeginns im Mittel 21,5 (1,5-39) Jahre alt waren.

Neurologisch waren 6 Patienten unauffällig, davon 4 ohne startle-Epilepsie (n.s.), demnach hatten 81% einen - meist fokalen - pathologischen Befund. Bei 84% fand sich eine - z.T. ausgeprägte - Minderbegabung. Patienten des „Twin-Typs" hatten signifikant häufiger fokale Läsionen im CCT oder MRT (p<0,05, Fisher`s exact test), verglichen mit Patienten mit „einfacher" startle-Epilepsie. Nur ein Patient bot einen normalen neuroradiologischen Befund (Tab. 1).

Tonische und tonisch-psychomotorische Anfälle waren bei Patienten mit startle-Epilepsie die häufigsten Anfallsformen (Tab. 2). Das EEG zeigte bei den startle-Epilepsiepatienten in 50% ein Anfallsmuster meist generalisierter Art. Bemerkenswert sind die startle-ausgelösten dyskinetischen und pseudoepileptischen Anfälle der Patienten mit nicht-epileptischen startle-Phänomenen. Solche Ereignisse werden möglicherweise häufig verkannt.

Nach einem mittleren Follow-up von 50 (5-120) Monaten waren 6 Patienten (24%) - bezüglich der startle-Anfälle - anfallsfrei und weitere 4 (16%) um mehr als 50% gebessert (Tab. 3). Die Erfolgsquote des von uns neu eingesetzten Betarezeptoren-Blockers Propranolol war vergleichbar denen von CLB und CBZ. 5 von 7 mit CLB behandelte Patienten entwickelten nach initialer Wirksamkeit eine Toleranz nach im Median 2 (2-16) Wochen. Je 1 Patient wurde unter Phenytoin (Monotherapie) anfallsfrei bzw. unter Methsuximid (Kombinationstherapie) um mehr als 50% gebessert. Spontane Besserungen ohne spezielle therapeutische Maßnahmen wurden nicht beobachtet.

Diskussion

Startle-ausgelöste Anfallsphänomene lassen sich bei systematischer Analyse in verschiedene Gruppen klassifizieren. Wir halten eine Differenzierung der startle-Epilepsie in die „einfache" Form, den „Twin-Typ" und den „polysymptomatischen Typ" für sinnvoll. Als einzigen signifikanten Unterschied finden sich trotz der kleinen Gruppengrößen beim „Twin-Typ" häufiger fokale Läsionen im CT/MRT im Vergleich zur „einfachen" startle-Epilepsie.

Übereinstimmend mit anderen Autoren (2,3) und einer eigenen früheren Studie (5) haben die untersuchten startle-Epilepsiepatienten sehr häufig pathologische neurologische und intellektuelle Befunde, während ein iktales Oberflächen-EEG nur in der Hälfte der Fälle anfallstypische Veränderungen zeigt, damit aber diagnostisch weiterhelfen kann.

Therapeutisch scheint sich - wie in unserer früheren Studie (5) angedeutet - mit Propranolol eine neue Behandlungsmöglichkeit anzubieten, dessen Ergebnisse in dieser Untersuchung denen der Standardsubstanzen CLB und CBZ vergleichbar waren. Eine Einzelkasuistik mit Metoprolol deutet in die gleiche Richtung (6). Tierexperimentell wird eine antiepileptische Wirkung von PPL beschrieben (7). Wir vermuten als Wirkprinzip eine Abschwächung der Schreckreaktion als entscheidenden Anfallstrigger. Bezüglich CLB konnten wir positive Vorerfahrungen (2) nicht im gleichen Ausmaß bestätigen, es fand sich häufig eine Toleranzentwicklung, ähnlich wie in Untersuchungen bei nicht startle-ausgelösten Epilepsien (8).

Andere konventionelle Antiepileptika können sporadisch hilfreich sein.

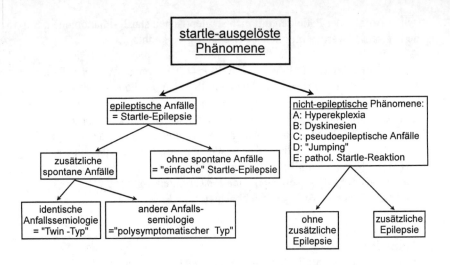

Abb. 1: Systematik startle-ausgelöster Anfälle

Tab. 1: Neuroradiologische und klinische Befunde bei 32 Patienten mit startle-ausgelösten Anfällen

startle-Gruppen	CT / MRT* multi-/fokale Läsion**	diffuse Atrophie	normal	neuro- logisch o.B.	normaler IQ
„einfache" startle- Epilepsie** (n = 5)	1	4		1	
„Twin-Typ"** (n = 7)	5			1	1
„polysympto- matisch" (n = 14)	6	6			2
nicht-epileptisch (n=6)	1	2	1	4	2

*   6 Patienten ohne CT oder MRT
** signifikant mehr Patienten mit multi-/fokalen Läsionen in der Gruppe „Twin Typ" als in der Gruppe „einfache" startle-Epilepsie

startle-Gruppen	tonisch & ton-psm.	ton-myokl.	myokl.	andere	ja	nein
„einfache" startle-Epilepsie (n = 5)	3		2		3	1
„Twin-Typ" (n = 7)	5		1	sensmot J: 1	3	3
„polysymptomatisch" (n = 14)	9	3		psm: 1 hym: 1	5	7
nicht-epileptisch (n=6)			1	pseudo:3 Dyskin:2		6

* 4 Patienten ohne iktales EEG
psm: psychomotorisch   sensmot J: sensomotorischer Jacksonanfall
hym: hypermotorisch   pseudo: pseudoepileptischer Anfall
                              Dyskin: dyston oder choreatisch anmutende
                                          Dyskinesien

Tab. 2:   Anfallsformen / iktales EEG

Tab. 3:   Therapieergebnisse bei startle-induzierten Anfällen

Substanzen*	anfallsfrei	besser > 50% Red.	unverändert (nach Tol-Entw)	Zahl der Therapie-versuche*
Propranolol	1	2	8 (0)	13
Clobazam	1	1	10 (5)	12
CBZ Mono	2	1	5	8
alle	3	3	17(2)	23
Kombi	1	2	12	15
Andere	DPH-M: 1	MSM-K: 1		
Gesamt-Ergebnis**	6 / 24%	4 / 16%	15 / 60%	25 / 100%

* Mehrfachnennungen   DPH-M: Phenytoin-Monotherapie
**ohne Mehrfachnennungen   MSM-K: Methsuximid in Kombinationstherapie

309

Literatur

(1)   Aguglia, U., Tinuper, P., Gastaut, H.: Startle-induced epileptic seizures. Epilepsia 6, 1984, 712-720

(2)   Giminez-Roldán, S., Martin, M.: Effectivness of Clonazepam in startle-induced seizures. Epilepsia 20, 1979, 555-561

(3)   Sáenz-Lope, E., Herranz, F.J., Masdeu, J.C.: Startle epilepsy: a clinical study. Ann. Neurol. 16, 1984, 78-81

(4)   Andermann, F., Andermann, E.: Startle disorders of man: Hyperekplexia, jumping and startle epilepsy. Brain & Development 4, 1988, 213-222

(5)   Mayer, T., Giuccioli, D., Hoffmeister, J., Wolf, P.: Retrospektive Studie über 14 Patienten mit Startle-Epilepsie. In: Wolf, P.: (Hrsg.): Epilepsie 89, Einhorn Presse Verlag, 193-198

(6)   Kolbinger, H.M., Zierz, S., Elger, C.E., Penin, H.: Startle-induced seizures and their relationship to epilepsy: three case reports. J. Epilepsy 3, 1990, 23-27

(7)   Iyer, K.S., Thampuran, R.V.A.: Beta blockade and anticonvulsant activity of propranolol. Ind. J. Physiol. Pharmac., July-September 1978, 293-296

(8)   Schmidt, D., Rohde, M., Wolf, P., Roeder-Wanner, U.: Clobazam for refractory focal epilepsy. Arch. Neurol. 43, 1986, 824-826

Die Amnesie der epileptischen Aura - Eine prospektive Studie mit bitemporalen Tiefenelektroden

R. Schulz, H.O. Lüders, S. Noachtar, H. Niemann, T. May, P. Wolf
Epilepsiezentrum Bethel, Bielefeld

Abtract

In this study we questioned if amnesia of epileptic auras occurs more frequently in seizures with more rapid propagation of the EEG seizure pattern from the ipsilateral to the contralateral temporal lobe.

In an on-going prospective study 62 seizures of 9 patients with temporal lobe epilepsy have so far been analyzed. Out of 44 isolated auras, 2 were forgotten, likewise 8 auras out of 16 auras with ensuing psychomotor seizures were forgotten. All isolated auras without an EEG seizure pattern, or with a unilateral EEG seizure pattern, were recalled. In the two isolated auras which were not recalled we found a rapid propagation of the EEG seizure pattern to the contralateral temporal lobe (p<0.05). From the analysis of those patients who had seizures of various grades of severity a trend was observed, namely that the recollection of auras depends on the severity of the seizure and on the velocity of propagation of the EEG seizure pattern to the contralateral temporal lobe.

Einleitung

Manchmal fällt in der täglichen Praxis auf, daß ein Patient sich an die unmittelbar einem Anfall vorausgegangene Aura oder an eine isolierte Aura später nicht mehr erinnert. Erinnerung an eine epileptische Aura erfordert mindestens eine mesiale Temporallappenstruktur, die das „Engramm" bildet (1).

Fragestellung

Führt eine rasche Anfallsausbreitung zur Amnesie für die Aura?

Methodik

Prospektiv:
- 62 Anfälle mit Aura, Video-dokumentiert
- bisher 9 konsekutive Patienten mit Temporallappenepilepsie
- EEG mit bitemp. Tiefenelektroden
- iktale, prä- und postiktale Testung der Amnesie

Ergebnisse

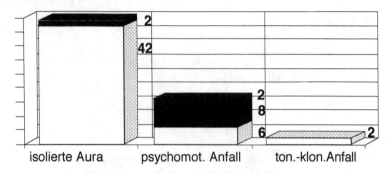

□ Aura: erinnert ■ transiente Amnesie ■nicht erinnert

Abb.1 Anfallsstärke und Amnesie der Aura:
2 isolierte Auren konnten die Patienten nicht erinnern. Von 16 Auren vor psycho-
motorischen Anfällen wurden 8 nicht erinnert, 6 erinnert; zweimal beobachte-
ten wir eine transiente postiktale Amnesie. Sekundär generalisierte tonisch-
klonische Anfälle traten nur zweimal auf; hierbei konnten sich die Patienten an
die sehr langen Auren (je ca. 2 Min.) erinnern.

Isolierte Auren
insgesamt: 44
14 ohne EEG-Änderung: alle erinnert,
17 EEG-Anfall unitemporal: alle erinnert,
13 EEG-Anfall uni -> bitemporal: 2 nicht erinnert.

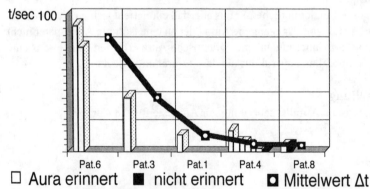

□ Aura erinnert   ■ nicht erinnert   ◘ Mittelwert Δt

Abb. 2: 13 isolierte Auren mit EEG-Anfall uni->bitemporal:
Die 2 nicht erinnerten isolierten Auren gehören zu denen mit der kürzesten
Überleitungszeit (p<0,05). Bei den beiden Patienten ist der Mittelwert der Über-
leitungszeit im Vergleich am niedrigsten.

312

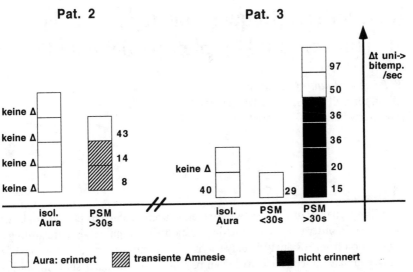

Pat. 2 **Pat. 3**

Aura: erinnert ▨ transiente Amnesie ■ nicht erinnert

Abb. 3: Bei 2 Patienten, die hier wegen zahlreicher Anfälle in verschiedener Intensität dargestellt sind, zeigt sich, daß Anfallsintensität und kurze Überleitungszeit zum kontralateralen Temporallappen zur Amnesie der Aura führen. Dieser Hypothese widerspricht keiner der bisher untersuchten Patienten.

Diskussion

Isolierte Auren mit fehlendem oder unitemporalem EEG-Anfallsmuster werden immer erinnert. Das Vergessen einer isolierten Aura spricht für eine kurze Überleitungszeit des Anfallsmusters nach kontralateral ($p < 0.05$) und wurde hier bei Patienten beobachtet, die bei <u>allen</u> Anfällen eine kurze Überleitungszeit hatten. Die Befunde sind konvergent mit den bisherigen Kenntnissen über die Gedächtnisbildung durch beide mediale Temporallappen (1,2). Die Abhängigkeit der Amnesie der Aura von der Anfallsintensität wurde in einer früheren Arbeit dargestellt (3). Für die Bewertung der Hypothese, daß Überleitungszeit und Anfallsstärke die Amnesie der Aura bedingen, reicht die Fallzahl noch nicht aus.

Literatur

(1) Squire, L.R.: Mechanisms of memory. Science 232, 1986, 1612-1619

(2) Scoville, W.B., Milner, B.: Loss of recent memory after bilateral hippocampal lesions. J.Neurol.Neurosurg.Psychiatry 20, 1957, 11-21

(3) Schulz, R., Lüders, H., Noachtar, S., May, T., Holthausen, H., Wolf, P.: Das Erinnern der epileptischen Aura - Eine EEG-Video-Analyse. In: Stefan, H. (Hrsg): Epilepsie 92. Deutsche Sektion der Internationalen Liga gegen Epilepsie, Berlin, 1993, 297-301

Rascher Herzfrequenzanstieg im Schlaf als Hinweis auf komplex-partielle Anfälle

W. Burr, P. Bülau[1], C.E.Elger
Klinik für Epileptologie der Universität Bonn,
[1] Westerwaldklinik Waldbreitbach

Abstract

Complex partial seizures (CPS) are frequently accompanied by changes of heart rate (HR). In order to enhance the diagnostic value of polygraphic recordings, information from HR analysis may serve as an additional criterion. One task is to discriminate epileptic seizures from psychogenic (the latter showing longer lasting phases of HR-rise). During sleep further factors may cause HR-rises like parasomnic events or arousals. The present study aims to find out whether there are characteristic differences in HR-course during CPS und arousals. 24-h polygraphic recordings containing CPS during sleep of 20 patients were included. Seizure and arousal epochs were analyzed using a computerized pattern recognition algorithm, instant HR-profiles were calculated and the following parameters were compared: HR-maximum, difference between HR-maximum and baseline, initial slope of HR-profiles. On average, all three parameters were significantly higher during CPS than during arousals. As discriminant criteria $HR_{max} > 115$ BPM and $HR_{diff} > 45$ BPM were found to be almost equivalent (specifity > 0.9, sensitivity 0.8). For difficult diagnostic problems, especially if EEG findings are unsatisfactory, the evaluation of HR-rises may provide additional indicators to identify epileptic seizures during sleep.

Einleitung

Änderungen der instantanen Herzrate (HR) gehören zu den bekannten vegetativen Begleitsymptomen epileptischer Anfälle (GASTAUT, 1953, WANNAMAKER, 1985); abhängig von der Anfallsform treten sie mit unterschiedlicher Häufigkeit sowie teilweise mit unterschiedlicher Richtung auf. Während es bei Grand mal-Anfällen nahezu immer zu einer HR-Beschleunigung kommt, sind bei Absencen deutliche Änderungen nur in etwa einem Viertel der Fälle (STEFAN et al., 1982) zu erkennen und hierbei wiederum mit 20 % sehr viel häufiger Frequenzabnahmen als Anstiege (6 %). Umgekehrt verhält es sich bei komplex-partiellen Anfällen (KPA); hier überwiegen bei einer durchschnittlichen Inzidenz der signifikanten HR-Änderungen von 79 % eindeutig die Anstiege mit 74 % (VAN BUREN and AJMONE MARSAN, 1960,

BLUMHARDT et al., 1986, SMITH et al., 1989), eine HR-Abnahme zeigte sich nur in 5 %. Nachdem sich in diesen Unterschieden schon eine Möglichkeit zur Differenzierung zwischen verschiedenen Anfallsformen abzeichnete, gingen andere Untersuchungen der Frage nach, ob mit dem Parameter 'HR-Änderung' die Unterscheidung zwischen psychogenen und organisch-cerebralen Anfällen verbessert werden könnte. HOWELL et al. (1988) konnten zeigen, daß die Dauer der HR-Anstiegsphase ein Parameter mit recht großer Trennschärfe ist: bei psychogenen Anfällen dauert der Anstieg signifikant länger als bei komplex-partiellen Anfällen temporaler Ausprägung. Innerhalb der Gruppe temporaler Partialanfälle fanden EPSTEIN et al. (1992), daß das Ausmaß des HR-Anstiegs mit der Ausdehnung des epileptogenen Areals korreliert. Die vorliegende Untersuchung hat ebenfalls zum Ziel, mit der Analyse der instantanen Herzrate einen zusätzlichen Indikator zur diagnostischen Sicherung der epileptischen Genese bestimmter Anfälle zu ermitteln, hier jedoch mit Hauptakzent auf Ereignissen, die im Schlaf auftreten. Anfälle im Schlaf weisen nämlich bezüglich der Differentialdiagnose zwischen psychogenen und organisch bedingten Anfällen den Vorteil auf, daß man bei ihrem Vorliegen (d.h. insbesondere wenn das begleitende EEG kein, wenn auch nur kurzes vorausgehendes Erwachen anzeigt) eine vom Patienten willentlich und bewußt herbeigeführte Verursachung nahezu ausschließen kann (BURR et al., 1990). In dieser Verbindung ist also das EEG ein verläßlicherer Indikator als im Wachzustand, wo epilepsietypisch anmutend z.B. rhythmische Sharp-wave-Muster manchmal schwer von Artefakten aufgrund rhythmischer Willkürbewegungen zu unterscheiden sein können. Andererseits gibt es im Schlaf zusätzliche Erschwernisse, die eine positive Zuordnung der Ereignisse zur Epilepsie erschweren. So ist durch die ohnehin verlangsamte Grundaktivität und durch das Auftreten schlafgebundener EEG-Muster die Erkennung epilepsietypischer iktualer Abläufe zum Teil schwierig bis uneindeutig. Auch klinisch ist die Symptomzuordnung oft unklar, da mehrere Formen von Parasomnie (z.B. Schlafwandeln, Sprechen und Schmatzen im Schlaf, Angstträume, Pavor nocturnus, paroxysmales Erwachen) von Symptomen begleitet sein können, die auch epileptische Anfälle in Frage kommen lassen. Mit dem Ziel einer Verbesserung der diagnostischen Sicherheit verglichen wir zunächst den Anstieg der Herzfrequenz bei als sicher epileptisch anzunehmenden komplex-partiellen Anfällen in einer Gruppe von Patienten mit Temporallappenanfällen mit den HR-Anstiegsphasen, hervorgerufen durch Erwachen bei denselben Patienten. Die zu beantwortende Frage lautete: Unterscheiden sich Ausmaß und Verlauf des HR-Anstiegs bei KPA und Arousals?

Material und Methode

Patienten:
20 Patienten (12 Frauen, 8 Männer, Alter zwischen 8 und 50 Jahren, Median: 28 Jahre) mit gesicherten komplex-partiellen Anfällen, überwiegend unter CBZ-Medikation wurden in die Untersuchung aufgenommen.

Registriertechnik:

Registrierung erfolgte mittels mobilem Langzeit-EEG (8-Kanal Oxford Medilog und separater Videokontrolle); Elektrodenmontage: EEG in Längsreihenschaltung (F8-T4, T4-T6, T6-O2, F7-T3, T3-T5, F4-C4, F3-C3), EKG: bipolare Brustwandableitung.

Registrierdauer:

Zum Teil mehrfache Ganz-Nacht-Ableitungen wurden bis zur Erfassung von mindestens einem, im Mittel dreier Anfälle durchgeführt, wobei aus dem polygraphischen Kurvenverlauf fortbestehender Schlaf mit spezifischen iktualen EEG-Merkmalen und deutlichem HR-Anstieg erkennbar sein mußte.

EEG-Bewertung:

Die Durchsicht der Aufzeichnungen zur Erkennung der Anfälle und des umgebenden Non-REM-Schlafs erfolgte visuell. Beim Vorliegen mehrerer Anfälle wurde einer für die statistische Gegenüberstellung randomisiert ausgewählt. Entsprechendes galt für die Auswahl der Arousal-Epochen, ebenfalls mit deutlichem HR-Anstieg.

EKG-Analyse:

Off-line wurden Epochen von 7 min Dauer anhand der EEG-Veränderung (Anfall bzw Arousal), davon 2 min vor, 5 min nach Anfallsbeginn, bestimmt.

Die EKG-Kurve wurde in einem Laborcomputer (LSI 11/73), mit einer Digitalisierungsrate 400 Hz gesampelt und abgespeichert.

Die Beat-to-beat-Analyse der R-Wellen in der EKG-Kurve wurde mit einer hierfür speziell entwickelten Software durchgeführt, wobei zur Artefaktüberwachung Differenzierglied und mehrstufige Plausibilitätskontrollen implementiert waren. Anschließend erfolgte Umrechnung der RR-Intervalle in eine Frequenzskala und graphische Ausgabe als HR-Profil.

Vergleichsparameter für die statistische Bewertung waren:

- HR $_{max}$: erreichtes Frequenzmaximum,
- HR $_{diff}$: Differenz zwischen Ausgangsfrequenz und HR $_{max}$,
- HR $_{st}$: initiale Anstiegssteilheit (Steilheit der über die ersten 20 sec angepaßten Regresionsgeraden)

Ergebnisse

In den Abbildungen sind die individuellen Resultate bezüglich der drei Parameter jeweils in absteigender Reihe für die Anfälle und in aufsteigender Reihe für die Arousals aufgetragen. Am rechten Rand Mittelwerte mit Standardabweichungen; alle Mittelwertsunterschiede sind mindestens auf dem $p < 0.01$-Niveau signifikant.

Die Darstellung zeigt, daß für das jeweils eingezeichnete Diskriminanzniveau von **115 min $^{-1}$** (für HR $_{max}$) bzw. **46 min $^{-1}$** (für HR $_{diff}$) 90 % bzw. 95 % der Arousals unterhalb dieser Grenzen bleiben, während umgekehrt 80 % der untersuchten Anfälle diese Grenze überschreiten (d.h. Spezifität 0.90 bzw 0.95, Sensitivität 0.8). Die Diskriminanzkraft des Parameters 'initiale Steilheit' (HR $_{st}$) ist geringer, obwohl auch hier die Mittelwerte signifikant verschieden sind.

Schlußfolgerungen

Für die Diagnose komplex-partieller Anfälle kann der Verlauf der Herzrate zusätzliche Aufschlüsse geben: (1) Bei der Analyse sehr umfangreicher (oder artefaktgestörter) Registrierungen erleichtert das EKG oft das Auffinden von Anfallsereignissen. (2) Bei psychogenen Anfällen erstreckt sich der HR-Anstieg über ein deutlich längeres Zeitintervall als bei epileptischen Anfällen (HOWELL et al., 1988). (3) Bei Anfällen im Schlaf ohne Erwachen kann eine bewußtseinsnahe psychogene Verursachung ausgeschlossen werden. Ist eine eindeutige EEG-Zuordnung nicht möglich, kann der HR-Anstieg im EKG als zusätzlicher Indikator verwendet werden. Dabei muß jedoch die Auslösung durch 'Arousal' als ein möglicher Störfaktor in die Überlegung einbezogen werden.

Die vorliegende Untersuchung zeigt, daß bei bestehendem Verdacht auf Epilepsie ein Anstieg der HR-Rate um mehr als 45 Schläge pro Minute gegenüber dem Ausgangswert im Schlaf einen deutlichen Hinweis auf ein epileptisches Anfallsereignis liefert, daß jedoch in selteneren Fällen auch Arousals von einer starken Herzfrequenzsteigerung begleitet sein können. Vergleichbare Diskriminanz erbringt das erreichte Frequenzmaximum mit einem Wert von 115 Schlägen pro Minute. Bislang nicht in die Untersuchung einbezogen wurde der mögliche Einfluß anderer schlafspezifischer Ursachen auf die Herzfrequenz wie Alpträume, Pavor nocturnus und Atemdysregulationen.

Danksagung

Wir danken Frau Ulrike Newzella für wertvolle technische Hilfe bei der Registrierung und Analyse und Frau Hanne Storma für die graphische Gestaltung.

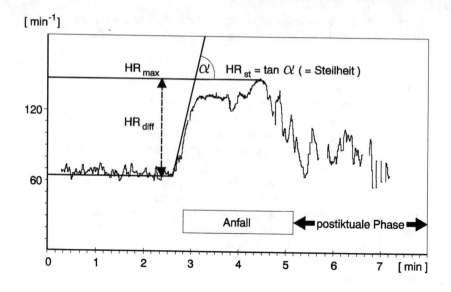

Abb.1: *Beispiel eines HR-Verlaufs vor und während eines komplex-partiellen Anfalls mit schematischer Definition der untersuchten Parameter HR_{max} (erreichtes Frequenzmaximum), HR_{diff} (Differenz zwischen Ausgangsfrequenz und HR_{max}) und HR_{st} (initiale Anstiegssteilheit, d.h. Steilheit der über die ersten 20 sec angepaßten Regresionsgeraden)*

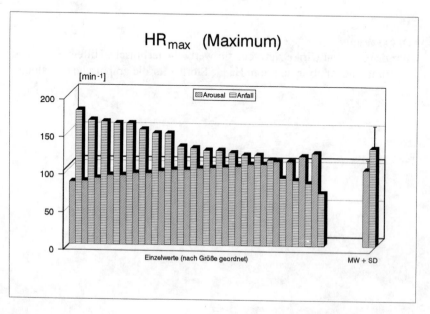

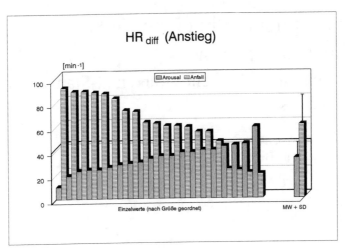

HR diff (Anstieg)

[min -1]

Arousal Anfall

Einzelwerte (nach Größe geordnet)   MW + SD

Abb.2:a: HR-Maxima und b: HR-Anstiege während komplex-partieller Anfälle im Schlaf bzw. Arousals bei 20 Patienten.

Literatur

(1)   Blumhardt, L.D., Smith, P.E., Owen, L.: Electrocardiographic accompaniments of temporal lobe epileptic seizures. Lancet 1986, 10, 1051-1056

(2)   Burr, W., Bülau, P., Elger, C.E.: Mobiles Langzeit-EEG. In: Elger, C.E., Dengler, R. (Hrsg.): Jahrbuch der Neurologie 1989/90. Regensberg und Biermann, Münster, 1990, 129-140

(3)   Epstein, M.A., Sperling, M.R., O'Connor, M.J.: Cardiac rhythm during temporal lobe seizures. Neurology, 42, 1992, 50-53

(4)   Gastaut, H.: So-called 'psychomotor' and 'temporal' epilepsy. Epilepsia, 1953, 2, 59-96

(5)   Howell, S.J.L., Blumhardt, L.D., Smith, D.: Änderungen der Herzfrequenz bei Pseudoanfällen. Z EEG-EMG, 1989, 18, 108-109

(6)   Smith, P.E., Howell, S.J., Owen, L, Blumhardt, L.D.: Profiles of instant heart rate during partial seizures. Electroencephalogr clin Neurophysiol, 1989, 72, 207-217

(7)   Stefan, H., Burr, W., Hildenbrand, K., Penin, H.: Basic temporal structure of absence symptoms. In: Akimoto, H., Kazamatsuri, H., Seino, M., Ward, A. (eds.): Advances in Epileptology: XIII th Epilepsy International Symposium. Raven Press, New York, 1982, 55-60

(8)   Van Buren, J.M., Ajmone Marsan, G.: A correlation of autonomic and EEG components in temporal lobe epilepsy. Arch Neurol, 1985, 3, 683-703

(9)   Wannamaker, B.B.: Autonomic nervous system and epilepsy. Epilepsia, 1985, 26, 531-539

Status epileptici in einem Epilepsie-Zentrum
Übersicht über 23 Nicht-Grand mal-Status eines Jahres

V. Wagner, S. Noachtar
Epilepsie-Zentrum Bethel, Bielefeld

Abstract

We reviewed all cases of "non- grand mal" status epilepticus from a year period in which EEG recordings were available. 23 patients were included in the study. Seven patients presented with a generalized status epilepticus (clinically absences and tonic seizures), eleven with a focal status (clinically mostly epilepsia partialis continua), two with a generalized and focal status, three with a subclinical focal status epilepticus.

EEG recordings are crucial in the distinction between generalized vs. focal status. Based on clinical semiology this was not possible. In four mentally retarded patients, status epilepticus was not suspected clinically prior to the EEG recordings. In cases of impairment of consciousness of unknown origin, especially in mentally retarded patients, status epilepticus should be considered.

Einleitung

Ein Status epilepticus stellt einen neurologischen Notfall dar. Nicht-konvulsive bzw. Nicht-Grand mal-Status sind manchmal differentialdiagnostisch schwer von postiktalen und anderen Verwirrtheitszuständen zu unterscheiden. Wir analysierten retrospektiv die Daten aller Patienten, die mit einem EEG-Status-Muster bzw. klinischem Anfallsstatus in der EEG-Abteilung des Epilepsie-Zentrums Bethel im Zeitraum vom 1.6.1992 bis 31.5.1993 untersucht wurden.

Methode

Es handelte sich um 24 Patienten (12 männliche und 12 weibliche) im durchschnittlichen Alter von 30 Jahren (1 1/2 bis 73). Sie waren im Mittel mit 6 1/2 Jahren an Epilepsie erkrankt. Die Spanne reichte von einer Epilepsie seit Geburt bis zum Epilepsiebeginn mit 33 Jahren. Eine Patientin litt an einer generalisierten Epilepsie, 12 Patienten hatten eine fokale Epilepsie und 10 Patienten ein Lennox-Gastaut-Syndrom. Ein Patient hatte eine unklassifizierbare Epilepsie. Bei 16 Patienten ließen sich in der Anamnese vorausgegangene Status epileptici eruieren. Ursprünglich wurden 24 Patienten in die Studie aufgenommen. Eine Patientin wurde nachträglich ausgeschlossen, da sich eine Vigabatrin-Encephalopathie als Ursache des hirnorganischen Syndroms herausstellte.

Ergebnisse

16 von 23 EEG-Ableitungen erfolgten mit der Frage nach einem Status epilepticus, 7 nicht. 3 dieser 7 Patienten waren während der Ableitung klinisch wach, 3 psychomotorisch verlangsamt, ein Patient war somnolent. Die EEG-Diagnostik ergab siebenmal einen generalisierten EEG-Status epilepticus. Klinisch boten 3 Patienten Absencen, einmal sahen wir myoklonische und dreimal tonische Anfälle. Elfmal diagnostizierten wir einen fokalen Status epilepticus. Klinisch entsprach dem achtmal eine Epilepsia partialis continua, davon zweimal mit Bewußtseinstrübung. 2 Patienten hatten klinisch einen Status psychomotoricus, eine Patientin bot ein absenceähnliches Bild. Bei 2 Patienten diagnostizierten wir einen fokalen und generalisierten EEG-Status epilepticus. Von diesen bot eine Patientin klinisch einen Status psychomotoricus, eine Patientin bot ein Absence-ähnliches Bild. Dreimal diagnostizierten wir einen subklinischen fokalen EEG-Status ohne klinische Auffälligkeiten.

Neun Patienten boten als Leitsymptom eine quantitative oder qualitative Bewußtseinsstörung. Von diesen hatten fünf einen absenceartigen Status, drei einen psychomotorischen und einer einen tonischen Status.

Therapeutisch strebten wir bei 16 Patienten eine Statusunterbrechung an, die in fünf Fällen erst durch eine Barbituratnarkose gelang.

Diskussion

Wir behandeln an unserem Epilepsiezentrum eine überdurchschnittlich große Anzahl von Patienten mit diagnostisch und therapeutisch schwierigen Epilepsien, deren Verläufe recht häufig durch interkurrente Status epileptici gekennzeichnet sind. Nur eine - ältere - Patientin wies einen Absencenstatus bei generalisierter Epilepsie auf. Andererseits hatte fast die Hälfte der hier untersuchten Patienten ein Lennox-Gastaut-Syndrom; bei allen diesen Patienten traten tonische Status epileptici auf. Dies stimmt mit den Beobachtungen von Rothner und Morris (2) überein. Auch bei uns stand in einem dieser Fälle eine Bewußtseinsstörung ganz im Vordergrund. Auch wir sahen in diesen Fällen das „epileptic recruiting rhythm" um 10 Hz, oftmals einhergehend mit einer generalisierten Abflachung.

Die relative Häufigkeit nicht-konvulsiver Status epileptici wird mit 25% aller Statusfälle angegeben (3). Seit 1966 wurden über 400 Fälle von Absencestatus und seit 1956 etwa 130 Fälle komplex fokaler Status epileptici publiziert, was einem Verhältnis von etwa 3:1 entspricht (3, 4). Dem steht in unserer Untersuchung ein Verhältnis von fünf Absencestatus zu drei komplex fokalen Status gegenüber. Ballenger et al. (1) fanden bis 1983 nur 17 EEG-dokumentierte Fälle komplex fokaler Status epileptici.

Insgesamt zeigten neun Patienten eine Bewußtseinsstörung als Leitsymptom. Rein klinisch war eine Unterscheidung zwischen generalisiertem und fokalem Status epilepticus nicht möglich.
Der Status epilepticus stellte bei 7 der 23 Patienten einen Zufallsbefund dar, drei dieser Patienten boten einen subklinischen fokalen EEG-Status. Die anderen vier Patienten waren klinisch auffällig durch eine Verhaltensänderung und milde Bewußtseinsstörung. Diese Patienten waren mental leicht bis sehr ausgeprägt retardiert.

Wir möchten deshalb darauf hinweisen, wie wichtig es sein kann, bei unklarer Verhaltensänderung bzw. Bewußtseinsstörung epilepsiekranker, insbesondere geistig behinderter Patienten differentialdiagnostisch an einen Status epilepticus zu denken. Ein EEG ist für die Diagnosestellung unverzichtbar.
Die besonderen Schwierigkeiten, die bei der Differentialdiagnose eines Status epilepticus bei behinderten Patienten auftreten können, haben unseres Wissens in der Literatur bisher keinen Niederschlag gefunden. Die Tatsache jedoch, daß in unserem Zentrum bei vier mental retardierten Patienten die Verdachtsdiagnose eines Status epilepticus nicht bestand, läßt vermuten, daß die Zahl nicht erkannter Status epileptici noch höher liegen dürfte.

Literatur

(1)   Ballenger, C.E., King, D.W., Gallagher, B.B.: Complex partial status epilepticus. Neurology (Cleveland) 33, 1983, 1545-1552

(2)   Rothner, A.D., Morris, H.H.: Generalized Status Epilepticus. In: Lüders, H.O., Lesser, R. (eds.): Epilepsy, Electroclinical Syndromes. Springer Verlag, Heidelberg, 1987, 207-222

(3)   Tomson, T., Svanborg, E., Wedlund, J.E.: Nonconvulsive Status Epilepticus: High Incidence of Complex Partial Status. Epilepsia 27 (3), 1986, 276-285

(4)   Treiman, D.M., Delgado-Escueta, A.V.: Complex Partial Status Epilepticus. In: Delgado-Escueta, A.V. et al. (eds.): Advances in Neurology, Vol. 34 Status Epilepticus. Raven Press, New York, 1983, 69-81

Vergleich der klinischen Symptomatologie mesiotemporaler und neokortikal-temporaler Epilepsie

A. Ebner, H. Holthausen, S. Noachtar, I. Tuxhorn
Epilepsie-Zentrum Bethel, Bielefeld

Abstract

In this study, two groups of patients with psychomotor seizures were compared with regard to auras and ictal clinical symptoms. The first group consisted of 14 patient with circumscribed lesions affecting the temporal neocortex as revealed by MRI (neocortical temporal lobe epilepsy group : nTLE). The second group consisted of 18 patients who were seizure free after temporal lobectomy (mesiotemporal lobe epilepsy group : mTLE). Significant differences were found in auditory/visual auras and epigastric auras, auditory/visual auras being more frequent in the nTLE and epigastric auras being more frequent in the mTLE. There was no difference between the two groups regarding other auras (memory illusions, fear, gustatory or none) or ictal symptoms (alteration of consciousness, automatisms, staring, vocalisation, agitation or autonomic changes). This finding is explained by the mostly non-overlapping character of the ictal onset zone and the sympto-matogenic zone, meaning that clinical symptoms in neocortical epilepsy are already an expression of the spread of seizure activity, frequently in clinically silent cortical areas.

In der revidierten Version der Internationalen Klassifikation der Epilepsien und epileptischen Syndrome (1989) werden zwei Formen von Temporallappen-Epilepsie unterschieden. Es sind dies die mesiale und die laterale Temporallappen-Epilepsie. Letztere ist hiernach charakterisiert durch Auren mit auditorischen Halluzinationen, visuell perzeptiven Halluzionationen oder Sprachstörungen im Falle eines Fokus in der dominanten Hemisphäre. Es schließen sich Symptome wie Dysphasie, Orientierungsstörungen und prolongierte auditorische Halluzinationen, Kopfbewegungen zu einer Seite und manchmal Starren und Automatismen an. Diese Beschreibung geht auf die Einteilung von Wieser (1983) zurück, der die laterale Temporallappen-Epilepsie von anderen Temporallappen-Epilepsien (mesiobasal-limbische, amygdalo-temporo-polare) abgrenzte. Es gibt nur einen weiteren Bericht, der basierend auf einer Clusteranalyse klinischer Symptome die Unterteilung von Temporallappen-Epilepsien thematisiert

(Kotagal, 1988). Die Ergebnisse dieser Studie zeigten, daß eine Unterteilung in verschiedene Temporallappen-Epilepsien nicht gestützt wird.

In diesem Beitrag werden die klinischen Anfallssymptome einer Gruppe von Patienten mit neokortikaler Temporallapen-Epilepsie verglichen mit der klinischen Semiologie bei einer Gruppe mit mesialer Temporallappen-Epilepsie.

Methode

Unter 66 konsekutiven Patienten mit der Diagnose „Temporallappen-Epilepsie", die sich auf die üblichen Tests in der prächirurgischen Abklärung stützten (klinische Untersuchung, Intensiv-Video-/EEG-Monitoring, MRT, PET, neuropsychologische Tests inclusive WADA-Test) fanden sich 14 Patienten, die eine umschriebene Läsion im Bereich des temporalen Neocortex aufwiesen. Lage und Ausdehnung wurden aufgrund der kernspintomographischen Befunde identifiziert. Das Durchschnittsalter der Gruppe der Patienten mit neokortikaler Temporallappen-Epilepsie (nTLE) beträgt 27 Jahre, der Bereich geht von 12 bis 51 Jahren. Die durchschnittliche Dauer der Epilepsie beträgt 11 Jahre mit einem Bereich von 5 bis 27 Jahren. 3 Patienten unterzogen sich einer Operation der Läsion unter Einschluß der mesialen Strukturen. 2 Patienten sind anfallsfrei, 1 Patient leidet noch unter Anfällen. Bei 3 Patienten wurde eine ausschließlich neokortikale Resektion vorgenommen unter Einschluß der Läsion. Diese Patienten blieben anfallsfrei. Die Kontrollgruppe mit mesialer Temporallappen-Epilepsie (mTLE) bestand aus 18 Patienten, die durch eine Temporallappen-Teilresektion anfallsfrei wurden. Das durchschnittliche Alter betrug ebenfalls 27 Jahre, Bereich 13 bis 51 Jahre. Die durchschnittliche Epilepsiedauer betrug 19,4 Jahre mit einem Bereich von 3 bis 45 Jahren.

Alle Patienten erhielten ein Intensiv-EEG-/Video-Monitoring über mehrere Tage. In der Gruppe mit nTLE wurden 85 Anfälle und in der Gruppe mit mTLE wurden 125 Anfälle aufgezeichnet. Die aufgezeichneten Auren und iktalen Symptome der psycho-motorischen Anfälle wurden den Krankenakten der Patienten entnommen und ein Vergleich zwischen beiden Gruppen angestellt. Nur Auren und psychomotorische Symptome wurden in die Studie mit aufgenommen. Motorische Symptome wie dystone Haltungen, Kloni oder sekundär generalisierte tonisch-klonische Anfälle, die alle bereits Ausbreitung der Anfallsaktivität auf extratemporale Areale anzeigten, wurden nicht in die Analyse mit aufgenommen.

Ergebnisse

Die Ergebnisse der Auren sind in Tabelle 1 wiedergegeben. Leichte signifikante Unterschiede fanden sich in den epigastrischen Auren, die in der mTLE-Gruppe häufiger waren (78 %) im Vergleich zu der nTLE-Gruppe (50 %). Die umgekehrte Situation fand sich bei den visuellen oder auditorischen Auren, in die Illusionen und Halluzinationen gleicher Modalität mit aufgenommen wurden. Nur 1 Patient in der mesial-temporalen Gruppe berichtete eine visuelle Aura. Bei diesem Patienten lag ein mesial gelegenes Hamartom vor, das sich nach okzipitotemporal ausdehnte. Andere Auren wie Gedächtnisillusionen, Angst oder gustatorische Auren waren selten und ohne signifikanten Unterschied in beiden Gruppen. Nur 3 Patienten berichteten über keinerlei Aura.

Tab. 1

Auren	neokortikale TLE		mesiale TLE	
epigastrisch	(7)	50 %	(14)	78 % *
visuell/ auditorisch	(4)	28 %	(1)	5 % *
Gedächtnis-illusionen	(3)	21 %	(1)	5 %
Angst	(2)	14 %	(2)	11 %
gustatorisch	(1)	7 %	(0)	0 %
keine	(1)	7 %	(2)	11 %

* signifikant mit p = 0,5 %
in ( ) Anzahl der Patienten. Bei einigen Patienten traten mehr als eine Aura auf.

Die 3 Patienten mit auditorischen Auren hatten alle ihre Läsionen nahe oder im Bereich des Gyrus temporalis superior. Bei einem Patienten mit visuellen Illusionen lag die Läsion im Bereich des okzipito-temporalen Überganges. Bei 1 Patienten, der als Aura bunte Lichter im linken Gesichtsfeld beschrieb, fand sich eine ausgedehnte Läsion im Bereich des anterioren Teiles des rechten Temporallappens. Dieser Patient wurde postoperativ nicht anfallsfrei nach Entfernung der Läsion zusammen mit den mesial-temporalen Strukturen. In diesem Fall ist sicher die Aura ein Hinweis dafür, daß die epileptogene Zone ausgedehnter ist als durch den strukturellen Befund zu vermuten war.

Tabelle 2 zeigt die Ergebnisse hinsichtlich der iktalen Symptome, die den Auren folgten. Bewußtseinsalteration, oro-alimentäre Automatismen, Starren, Vokalisation, Agitation und autonome Veränderungen zeigten keinen Unterschied in beiden Gruppen.

Tab. 2

Anfallssymptome	neokortikale TLE	mesiale TLE
Bewußtseins- alteration	(14) 100 %	(17) 94 %
Automatismen	(13) 93 %	(18) 100 %
Starren	(11) 78 %	(11) 61 %
Vokalisation	(6) 43 %	(8) 50 %
Agitiertheit	(0) 0 %	(3) 22 %
autonome Veränderungen	(4) 21 %	(0) 0 %

Zusammenfassend läßt sich feststellen, daß mit Ausnahme der epigastrischen und visuell/auditorischen Auren kein Unterschied in der klinischen Symptomatologie psychomotorischer Anfälle gefunden wurde, gleich, ob sie von neokortikal-temporalen oder mesio-temporalen Arealen ausgingen.

Diskussion

Das Ziel dieser Studie war ein Vergleich der iktalen Semiologie psychomotorischer Anfälle in einer Gruppe von Patienten mit neokortikaler und mesialer Temporallappen-Epilepsie. Die mTLE-Gruppe wurde als solche definiert, weil sie anfallsfrei nach einer Temporallappen-Teilresektion unter Einschluß der mesialen Strukturen blieb. Dies bedeutet, daß die epileptogene Zone korrekt bestimmt und reseziert wurde. Die nTLE-Gruppe wurde dadurch definiert, daß eine Läsion im Bereich des temporalen Neocortex kernspintomographisch nachweisbar war. Dieser Einordnung liegt die von Gloor (1987) formulierte Annahme zugrunde, daß in Gegenwart einer umschriebenen kortikalen Läsion die Wahrscheinlichkeit hoch ist, daß fokale Anfälle eine Folge dieser Läsion sind. Es soll hierbei jedoch betont werden, daß eine ideale Gruppe von Patienten mit neokortikaler Temporallappen-Epilepsie aus Patienten bestehten würde, die nach Resektion des epileptogenen Areals im temporalen Neocortex mit Einschluß der Läsion, so vorhanden, anfallsfrei wären.

Der einzige Unterschied, der in den beiden Gruppen gefunden wurde, war eine leicht signifikant erhöhte Frequenz von epigastrischen Auren in der mTLE. Es waren jedoch auch bei den Patienten mit nTLE in 50 % epigastrische Auren aufgetreten. Signifikant war auch der Unterschied in den auditorisch/ visuellen Auren, die in der Gruppe mit nTLE häufiger waren. Andere Auren wie Gedächtnisillusionen (déjà-vu etc.), Angstauren oder gustatorische Auren waren ebenso wenig unterschiedlich wie psychomotorische Symptome (Bewußtseinsalteration, Automatismen, Starren, Vokalisation, autonome Veränderungen). Es ist bemerkenswert, daß nur 1 Patient in der nTLE- und 2 Patienten in der mTLE-Gruppe keine Aura hatten.

Wie kann diese enge Überlappung von Symptomen mesialer und lateraler Temporallappen-Epilepsie erklärt werden? Im Falle eines Patienten mit einer umschriebenen Läsion im Gyrus temporalis superior, der eine akustische Aura verspürt, besteht kein Problem, die Diagnose einer neokortikalen Temporallappen-Epilepsie zu stellen. Was ist jedoch mit den Fällen, bei denen laterale temporale Läsionen bestehen, deren Anfallssemiologie und EEG ununterscheidbar sind von einer mesialen Temporallappen-Epilepsie? Es ist wichtig, sich zu vergegenwärtigen, daß die initiale Sensation einer Aura Ausdruck der Aktivierung des funktionellen Areals ist, das Zugang zum Bewußtsein hat (So, 1993). Dies muß aber nicht der Ort der Anfallsentstehung sein. Psychomotorische Anfälle können von stummen extratemporalen so gut wie von temporalen kortikalen Arealen ihren Ausgang nehmen (Engel, 1992).

Neokortikale Anfälle beginnen tatsächlich sehr oft in klinisch stummen Arealen. Diese Annahme basiert auf Ergebnissen der elektrischen kortikalen Stimulation, die ergab, daß der überwiegende Teil des menschlichen Neocortex elektrisch nicht erregbar ist. Dies gilt ebenso für den temporalen Neocortex. Penfield und Jasper (1953) nahmen ursprünglich an, daß elektrische Stimulation des temporalen Neocortex spezifische Erinnerungen bzw. zeitweilige Alteration bei der Interpretation visueller oder akustischer Reize produziert. Spätere Untersuchungen mit Tiefenelektroden in den mesialen Strukturen konnten jedoch ganz ähnliche Ergebnisse mit elektrischer Stimulation erzielen. Diese sogenannten experientiellen Phänomene, wie sie von Penfield und Jasper genannt wurden, sind somit nicht spezifisch für den temporalen Neocortex. Vielmehr scheinen nach Gloor (1990) reziproke Verbindungen zwischen limbischen Strukturen und temporalem Isocortex aktiviert werden zu müssen, um diese Phänomene auszulösen. Ganz in diese Richtung gehend wurden auch Befunde von Blume et al. (1993) interpretiert, die schlußfolgerten, daß iktale experientielle Phänomene simultane epileptische Entladungen des temporalen Neocortex und des limbischen Systems repräsentieren.

Um klinische Symptome hervorzurufen, muß die Anfallstätigkeit eine symptomatogene Zone aktivieren. Diese ist definiert als das kortikale Areal, das das erste klinische Anfallssymptom hervorruft (Lüders, 1992). Ob dies der primäre auditorische Cortex oder der Inselcortex via mesialer temporaler Strukturen ist, es ist immer bereits Ausdruck von Anfallsausbreitung. Wenn Anfallsaktivität im temporalen Neocortex entsteht und sich in Richtung einer neokortikalen symptomatogenen Zone ausbreitet, ist es sicherlich korrekt, diese Konstellation eine neokortikale Temporallappen-Epilepsie zu nennen. Wenn hingegen die Anfallsaktivität zuerst sich in Richtung einer symptomatogenen Zone, wie z.B. den mesialen temporalen Strukturen, ausdehnt, dann handelt es sich ebenfalls um eine neokortikale Temporallappen-Epilepsie, aber eben mit unterschiedlicher klinischer Manifestation.

Klinische Symptome, insbesondere Auren, können einen guten Hinweis zur Bestimmung der epileptogenen Zone geben. Dies ist tatsächlich häufig der Fall, wie kürzlich von Palmini et al. (1992) berichtet. Dennoch sollte immer daran gedacht werden, daß iktale Symptome fast immer Ausdruck von Anfallsausbreitung sind und im Falle von neokortikalen Anfällen oft in klinisch stummen Arealen entstehen.

Literatur

(1)   Blume, W.RT., Girvin, J.P., Stenerson, P.: Temporal neocortical role in ictal experiential phenomena. Ann Neurol 33, 1993, 105-107

(2)   Dreifuss, F.E. et al.: Proposal for Classification of Epilepsies and Epileptic Syndromes. Epilepsia 26 (3), 1985, 268-278

(3)   Dreifuss, F.E. et al.: Proposal for Revised Classification of Epilepsies and Epileptic Syndromes. Epilepsia 30, 1989, 389-399

(4)   Engel Jr., J.: Recent advances in surgical treatment of temporal lobe epilepsy. Acta Scand 52, 1992, 71-80.

(5)   Gates, J.R., Gumnit, R.J.: Partial seizures of temporal lobe origin. In: Dam, M., Gram, L. (ed.): Comprehensive Epileptology. New York, Raven Press, 1990, 187-195

(6)   Gloor, P.: Commentary: Approaches to localization of the epileptogenic lesion. In: Engel Jr., J. (ed.): Surgical Treatment of the Epilepsy. New York, Raven Press, 1987, 97-100

(7)   Gloor, P.: Experiential phenomena of temporal lobe epilepsy. Brain 113, 1990, 1673-1694

(8)   Kotagal, P.: Psychomotor Seizures: Clinical and EEG findings. In: Wyllie, E.: The Treatment of Epilepsy: Principles and Practice, Lea & Febiger, 1993, 378-392

(9)   Kotagal, P., Lüders, H., Williams, G., Wyllie, E., Nichols, T., McPherson, J. : Temporal lobe complex partial seizures : Analysis of symptom clusters and sequences. Epilepsia 29, 1988, 661

(10)   Lüders, H.O.: Epilepsy Surgery. New York, Raven Press, 1992

(11)   Palmini, A., Gloor, P.: The localizing value of auras in partial seizures: A prospective and retrospective study. Neurology 42, 1992, 801-808

(12)   Penfield, W.G., Jasper, H.H.: Epilepsy and the Functional Anatomy of the Human Brain. Boston: Little Brown & Co., 1954

(13)   So, N.K.: Epileptic auras. In: E. Wyllie (ed.): The Treatment of Epilepsy: Principles and Practice, Lea & Febiger, 1993, 369-377

(14)   Wieser, H.G.: Electroclinical features of the psychomotor seizure. London, Butterworths, 1983

(15)   Wieser, H.G., Müller, R.U.: Neocortical temporal seizures. In: Wieser, H.G., Elger, C.E. (ed.): Presurgical Evaluations of Epileptics. Berlin Heidelberg, Springer-Verlag, 1987, 252-265

(16)   Wieser, H.G.: Ictal manifestations of temporal lobe seizures. In: Smith, D., Treiman, D., Trimble, M. (ed.): Advances in Neurology, vol 55. York, Raven Press, 1991, 301-315

Psychologische und sozial-psychiatrische Verläufe nach selektiver Amygdala-Hippocampektomie

J. Saar, R. Wohlfarth, G. Reinshagen
Epilepsiezentrum Kehl-Kork, Klinik für Erwachsene

Abstract

We studied 21 in-patients before and after left- or right-sided Amygdalo-Hippocampectomy (L-AHE: N= 14; R-AHE: N=7) using self report measures, psychiatric rating scales and interview-technique.
Patients with a successful surgical outcome experienced improved life-quality including better and more stable job situations, self-assertiveness and higher social competence.
Our results revealed no change in pre-existing psychopathological disturbances (e.g. psychoneurotic behavior) after excision. This was independent of seizure frequency. In 25 % of successfully operated patients there were transient depressive and other neurotic symptoms while adapting to the new situation without any seizures.

Einleitung

Nach 2/3 Resektion eines Temporallappens werden bei einem Teil der Patienten neu auftretende oder prolongierte Erlebens- und Verhaltensstörungen nachgewiesen (3,4,5). Sozialpsychiatrische Verläufe nach selektiver Amygdala-Hippocampektomie (AHE) sind nur vereinzelt dokumentiert worden (7). Längerfristige Studien, die sozialpsychiatrische Verläufe und psychologische Auffälligkeiten unterscheiden, sind uns bislang nicht bekannt.

Fragestellung

(1) Verändert sich die psychosoziale Situation operierter Patienten in Abhängigkeit von der post-operativen Anfallssituation?

(2) Unterscheiden sich post-operativ anfallsfreie Patienten im Hinblick auf psychische Störungen von nicht-anfallsfreien Patienten?

Patienten und Methodik

Bei insgesamt 21 Patienten mit therapieresistenter Temporallappen-
epilepsie wurden psychosoziale Daten sowie die psychische Befindlich-
keit vor, 3 Monate und 1 Jahr nach AHE erhoben. Bei 13 Patienten (61,9
%) wurde Anfallsfreiheit erzielt. Die Untersuchung erfolgte mittels Explo-
ration, Skalen zur Selbsteinschätzung sowie Fremdbeurteilung.

Ergebnisse

In Abb. 1 und 2 sind Stichprobenergebnisse der Fragebögen dargestellt.
Post-operativ anfallsfreie Patienten schildern sich im FPI 1 Jahr nach
AHE erheblich weniger nervös, depressiv und empfindlich sowie gelas-
sener und geselliger als vor der Operation (Abb. 1). Patienten mit weiterbestehenden Anfällen beschreiben keine gravierenden Veränderungen
in ihrem Selbstbild (Abb. 2).

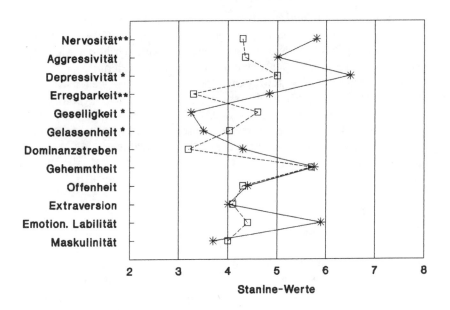

Freiburger-Persönlichkeitsinventar (FPI)
Anfallsfreie Patienten

Abb.1: FPI-A: Anfallsfreie Patienten
Wilcoxon-Test: * = p < .10 ; ** = p < .05

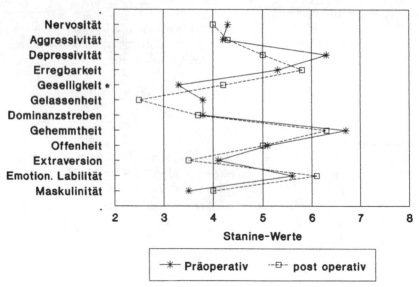

Nervosität
Aggressivität
Depressivität
Erregbarkeit
Gesellligkeit *
Gelassenheit
Dominanzstreben
Gehemmtheit
Offenheit
Extraversion
Emotion. Labilität
Maskulinität

2   3   4   5   6   7   8

Stanine-Werte

—✳— Präoperativ   --◻-- post operativ

Abb.2: FPI-A: Nicht-anfallsfreie Patienten
Wilcoxon-Test: * = p < .10 ; ** = p < .05

Ein erheblicher Prozentsatz der anfallsfreien Patienten erlebte sich in ihrer beruflichen Situation (54 %) und im Privatleben (76 %) als gebessert, während Patienten mit weiterbestehenden Anfällen in der Mehrzahl keine Veränderungen oder Verschlechterungen schildern.

Etwa 1/4 der anfallsfrei gewordenen Patienten weisen 1 Jahr nach AHE psychische Störungen auf, die vor allem als depressive Anpassungsstörungen imponieren. Dagegen sind 60% der nicht-anfallsfreien Patienten - doppelt soviele wie vor OP- psychisch beeinträchtigt. Die Störungsbilder reichen von psychoneurotischen Störungen bis hin zu psychotischen Symptomen (N=1).

Diskussion

Die vorliegende Untersuchung ist eine Pilotstudie, in der u.a. wegen der geringen Anzahl untersuchter Patienten statistische Aussagen im Sinne empirischer Effekte getroffen wurden.

Die dargestellten psychosozialen Verläufe decken sich mit Untersuchungen an größeren Kollektiven (6): Mehr als die Hälfte der anfallsfreien Patienten zeigen - abgesehen von der unveränderten familiären Situation - Verbesserungen in wesentlichen Bereichen des Alltagslebens.

Im Fragebogen schildern sich operativ anfallsfrei gewordene Patienten als selbstsicherer und offener im sozialen Umgang, während weiterhin

Patienten sich im wesentlichen unverändert erleben. Die o.g. Veränderungen resultieren aus der geringer gewordenen Furcht vor Anfällen in der Öffentlichkeit.

Dennoch weist etwa 1/4 der anfallsfrei gewordenen Patienten trotz längerer Anfallsfreiheit belastende psychische Störungen auf. Gründe dafür sind der Wegfall des sekundären Krankheitsgewinns sowie die Bewußtwerdung der eigenen Insuffizienz, für die keine manifesten Anfälle mehr angeführt werden können (3).
Bei einem Teil der nicht-anfallsfrei gewordenen Patienten konnten wir nach einem Jahr eine größere Akzeptanz der Erkrankung finden, die vor der Operation nicht möglich war.

Literatur

(1) Bear, D.M., Fedio, P.: Quantitative analysis of interictual behavior in temporal lobe epilepsy. Arch. Neurol. 34, 454-467, 1977

(2) Dodrill, C.B. et al.: An objective method for the assessment of psychological and social problems among epileptics. Epilepsia 21, 123-125, 1980

(3) Elger, C.E., Hefner, G.: Epilepsiechirurgie und psychische Störungen. In: Möller, A., Fröscher, W. (Hrsg.): Psychische Störungen bei Epilepsie. Thieme, Stuttgart, 1992, 131-138

(4) Mace, C.J., Trimble, M.R.: Psychosis following temporal lobe surgery. J. Neurol. Neurosurg. Psychiatr. 54, 639-644, 1991

(5) Manchanda, R. et al.: Postictual psychosis after right temporal lobectomy. J. Neurol. Neurosurg. Psychiatr. 56, 277-279, 1993

(6) Seidman-Ripley, J.G. et al.: Psychosocial consequences of postoperative seizure relief. Epilepsia 34, 248-254, 1993

(7) Wieser, H. G.: Selective Amygdalo-hippocampectomy for temporal lobe epilepsy. Epilepsia 29 (suppl. 2), 100-113, 1988

Ergebnisse resektiver epilepsie-chirurgischer Eingriffe bei Patienten mit glio-neuronalen Fehlbildungen

A. Hufnagel, C.E. Elger, H.K. Wolf*, G. Hefner, J. Zentner°,
O.D. Wiestler*, J. Schramm°
Universitätsklinik für Epileptologie Bonn, Institut für Neuropathologie der Universitätsklinik Bonn* und Neurochirurgische Universitätsklinik Bonn°, Bonn

Abstract

Resective epilepsy surgery was performed in 249 medically intractable patients with temporal lobe (n=203) or extratemporal (n=46) epilepsy. Postoperatively, all patients could be followed up for 6-60 months. Histopathology revealed glio-neuronal malformations in 77 of the 249 patients. The following malformations were detected in temporal specimens: 24 gangliogliomas, 29 glio-neuronal hamartias, 5 hamartomas and 6 dysembryoplastic neuroepithelial tumors. In specimens of extratemporal origin 5 gangliogliomas, 7 glio-neuronal hamartias and one hamartoma were found. The objective was to compare seizure-outcome in patients with glio-neuronal malformations (GNM+) to those without (GNM). Following temporal resections the seizure status was as follows: GNM+ patients: 47/64 seizure-free, 7/64 rare seizures, 7/64 >75% seizure-reduced, 3/64 <75% seizure-reduced; GNM- patients: 69/139 seizure-free, 24/139 rare seizures, 28/139 >75% seizure-reduced, 18/139 <75% seizure-reduced. Following extra-temporal resections the following seizure-outcome was observed: GNM+ patients: 9/13 seizure-free, 4/13 rare seizures; GNM- patients: 14/33 seizure-free, 4/33 rare seizures, 8/33 >75% seizure-reduced, 7/33 <75% seizure-reduced. Following temporal as well as extratemporal resections GNM+ patients had significantly better seizure-outcome (p<0.05/ cross-tabulation tables) compared to GNM- patients. Determination of a glio-neuronal malformation is a favourable prognostic factor concerning the postoperative seizure-outcome.

Einführung

Im Resektat epilepsiechirurgischer Eingriffe finden sich bei etwa 30 % der Patienten glio-neuronale Fehlbildungen. Ziel der vorliegenden Untersuchung war es, zu analysieren, ob sich die Prognose bez. der postoperativen Anfallssituation bei Patienten mit glio-neuronalen Fehlbildungen von denjenigen ohne glio-neuronale Fehlbildungen unterscheidet.

Patienten

Untersucht wurden 249 langjährig medikamentös-therapieresistente Epilepsiepatienten mit komplex-partiellen und sekundär generalisierten tonisch-klonischen Anfällen. Während 203 Patienten eine Epilepsie temporalen Ursprungs hatten, lag der Anfallsursprung bei 46 Patienten extratemporal. Die postoperative Verlaufsbeobachtung betrug 6-60 Monate. Methoden und Kriterien der neuropathologischen Klassifikation sind an anderer Stelle ausführlich beschrieben worden (Wolf et al., 1993 a, Wolf et al., 1993 b, Wolf et al., 1993 c). Die MRI-Charakteristika glio-neuronaler Fehlbildungen wurden ebenfalls an anderer Stelle beschrieben (Ostertun et al., 1993). Die Anfallsklassifikation erfolgte in 4 Gruppen, nämlich: 1. anfallsfrei mit oder ohne persistierende Auren, 2. seltene (< 2/ Jahr) Anfälle, 3. Anfallsreduktion um > 75 % und 4. Anfallsreduktion um < 75%.

Ergebnisse

Unter den insgesamt 249 untersuchten Resektaten fanden sich 29 Gangliogliome (24 temporal, 5 extratemporal), 36 glio-neuronale Hamartien (29 temporal, 7 extratemporal) und 2 Hamartome, je 1 temporal und extratemporal.
Eine Übersicht über die Anfallssituation 6-60 Monate nach erfolgter anteriorer 2/3 Temporallappenresektion gibt Tabelle 1. Analog dazu ist die postoperative Anfallssituation nach erfolgter extratemporaler Resektion in Tabelle 2 zusammengefaßt.
Die Anfallssituation war sowohl nach erfolgter temporaler als auch nach extratemporaler Resektion in der Gruppe der Patienten mit glio-neuronalen Fehlbildungen signifikant (p<0,05) besser.

Diskussion und Schlußfolgerungen

Glio-neuronale Fehlbildungen sind somit sowohl in temporalen Hirnarealen (30,9 %) als auch extratemporal (28,3 %) als eine häufige Ursache pharmakoresistenter Epilepsien anzusehen. Die postoperative Anfallssituation ist bei Patienten mit glio-neuronalen Fehlbildungen sowohl nach temporalen als auch nach extratemporalen Resektionen signifikant besser. Das Konglomerat aus glio-neuronaler Fehlbildung und epileptogenen neuronalen Zellverbänden in der Umgebung stellt somit einen häufig sehr umschriebenen funktionell-läsionellen Komplex mit hoher Epileptogenizität dar, dessen Resektion mit hoher Wahrscheinlichkeit Anfallsfreiheit erwarten läßt.

Tab. 1: Anfallssituation 6-60 Monate nach anteriorer 2/3 Temporallappen-
resektion inklusive Hippokampektomie

	mit glio-neuronaler Fehlbildung	ohne glio-neuronale Fehlbildung
anfallsfrei	47 (73,4 %)	69 (49,6 %)
seltene Anfälle (<2/Jahr)	7 (10,9 %)	24 (17,4 %)
> 75 % Anfallsreduktion	7 (10,9 %)	28 (20,1 %)
< 75 % Anfallsreduktion	3 (4,8 %)	18 (12,9 %)
gesamt	64 (100 %)	139 (100 %)

Tab. 2: Anfallssituation 6-60 Monate nach extratemporaler Resektion

	mit glio-neuronaler Fehlbildung	ohne glio-neuronale Fehlbildung
anfallsfrei	9 (69,2 %)	14 (42,4 %)
seltene Anfälle (<2/Jahr)	4 (30,8 %)	4 (12,1 %)
> 75 % Anfallsreduktion	- -	8 (24,2 %)
< 75 % Anfallsreduktion	- -	7 (21,3 %)
gesamt	13 (100 %)	33 (100 %)

Literatur

(1)   Duncan, J.S., Sagar, H.J.: Seizure characteristics, pathology and outcome after temporal lobectomy. Neurology 37, 1987, 405-409

(2)   Hardiman, O., Burke, T., Phillips, J. et al.: Microdysgenesis in resected temporal neocortex: Incidence and clinical significance in focal epilepsy. Neurology, 38, 1988, 1041-1047

(3)   Meencke, H.J., Janz, D.: Neuropathological findings in primary generalized epilepsy: a study of eight cases. Epilepsia, 25, 1984, 8-21

(4)   Ostertun, B., Solymosi, L., Campos, M., Wolf, H.K., Hufnagel, A., Elger, C.E., Schramm, J., Wiestler, O.D.: Glio-neuronale Hamartien bei Patienten mit Epilepsie: MRT-Befunde bei 28 histopathologisch verifizierten Fällen. In: Stephan, H. (Hrsg.): Epilepsie 93. Deutsche Sektion der Internationalen Liga gegen Epilepsie, Berlin

(5)   Taylor, D.C., Falconer, M.A., Bruton, C.C., Corsellis, A.N.: Focal dysplasia of the cerebral cortex in epilepsy. J Neurol Neurosurg Psychiat, 34, 1971, 368-387

(6)   Wolf, H.K., Campos, M.G., Zentner, J., Hufnagel, A., Schramm, J., Elger, C.E., Wiestler, O.D.: Surgical pathology of temporal lobe epilepsy - experiences with 216 cases. J Neuropathol Exp Neurol, 52, 1993, 499-506

(7)   Wolf, H.K., Campos, M.G., Zentner, J., Hufnagel, A., Schramm, J., Elger, C.E., Wiestler, O.D.: Surgical pathology of extratemporal epileptic sedge disorders. Acta Neuropathologica, 86, 1993, 466-472

(8)   Wolf, H.K., Zentner, J., Hufnagel, A., Campos, M.G., Schramm, J., Elger, C.E., Wiestler, O.D.: Läsionen im Grenzgebiet von Malformationen und Neoplasie bei Resektionspräparaten von Patienten mit chronisch-therapierefraktärer Epilepsie. In: Stephan, H. (Hrsg.): Epilepsie 93. Deutsche Sektion der Internationalen Liga gegen Epilepsie, Berlin

Erster Anfall im Erwachsenenalter - vorläufige Ergebnisse einer prospektiven Studie

A. Schreiner, B. Pohlmann-Eden, A. Mika, A. Schwartz
Neurologische Univ.-Klinik Mannheim, Fakultät für Klinische Medizin der Universität Heidelberg, Mannheim

Abstract

Objective: to identify risk factors for the manifestation of epilepsy after a singular seizure in the adult.

Methods: In our prospective study since 1991 12 patients were excluded due either to malign brain neoplasia (n=8), AIDS, alcohol or drug induced seizures, trauma, and petit mal. The remaining 78 patients underwent an extensive clinical, electroencephalographical and neuroradiological examination. 66 patients entered the follow-up period.

Results: The majority of the patients (85.9%) presented with generalized tonic-clonic seizures. 17.9% had a series of 2 to 5 seizures within 24 hours. Most fits (64.1%) occurred during daytime hours (6 am to 6 pm). Neurological examination revealed focal abnormalities in 42.3%; Todd's paresis in 12.8%. EEG showed focal (16.6%) and generalized (10.3%) spike-wave-activity, unspecific deceleration (focal 38.5%, diffuse 9.0%), or normal results (19.2%). CT and MRI detected focal structural deficits in 30.8% (45.8% ischemic lesions). We observed a seizure relapse in 24.2% (n=16). Out of these 31.3% (n=5) showed focal neurological deficits; 37.5% (n=6) had underlying benign brain pathology (meningioma, ischemia). 18.7% (n=3) of the patients with relapse showed either focal or generalized spike-wave-activity in the EEG, in 50.0% (n=8) the EEG revealed focal deceleration.

Einleitung

Die historische Einschätzung Gowers (7) aus dem vergangenen Jahrhundert, daß ein Drittel aller Patienten mit erstmaligem epileptischen Anfall den zweiten innerhalb eines Monats erleidet, deckt sich mit den Ergebnissen der wichtigsten Studien zu diesem Thema. Danach wird das kumulative Risiko eines weiteren Anfalls innerhalb von 3 bis 5 Jahren in einer Schwankungsbreite von 27 - 78 % (1, 3, 4, 8, 10, 11) angegeben. Diese divergierenden Zahlen begründen sich durch unterschiedliche methodische Designs und unterschiedliche Berücksichtigung von potentiellen Einflußgrößen, wie Patientenselektion (Altersbegrenzung, Art der Patientenrekrutierung, Ein- bzw. Ausschlußkriterien), Zeit bis zum ersten Arztkontakt und Aufnahme in die Studie, retrospektives versus prospektives Design, Einschluß unklarer Fälle, z.B. mit fraglich früheren Anfällen, und strenges first seizure method-Design versus new onset epilepsy-Design.

Übereinstimmung besteht in den Studien, daß mehr als die Hälfte der Patienten ihr Anfallsrezidiv im Verlauf des ersten halben Jahres erleidet (1,3,4,8,10,11). Auch die Einschätzung der Prädiktoren für das Anfallsrezidiv ist widersprüchlich. Unter den diskutierten Prädiktoren finden wir eine positive Familienanamnese bezüglich Epilepsie, eine fokale Anfallsphänomenologie, eine Todd'sche Parese, eine symptomatische Genese des Anfalls (mit besonders hohem Risiko für Patienten mit perinatalem Defizit), EEG-Auffälligkeiten (insbesondere spezifisch-epileptische Aktivität in der idiopathischen Gruppe), fokale Auffälligkeiten im neurologischen Befund und schließlich auch die Uhrzeit des ersten epileptischen Anfalls. Nach einer Metaanalyse über 16 aktuelle retro- und prospektive Studien zum ersten epileptischen Anfall von Berg und Shinnar (2) zeigten sich als häufigste Prädiktoren ein pathologisches EEG und eine Auffälligkeit im klinisch-neurologischen Befund. Nach der gleichen Metaanalyse lag das Anfallsrezidivrisiko innerhalb von zwei Jahren bei solchen Untersuchungen, die ein strenges first-seizure method-design verwandten, bei 42 %.

Die Frage der Behandlung nach erstem epileptischen Anfall wird ebenfalls kontrovers diskutiert (5, 9). Bei einer aktuellen multizentrischen prospektiven Studie an 397 Patienten mit gemischter Altersverteilung, die etwa hälftig randomisiert mit konventionellen Antiepileptika behandelt oder nicht behandelt wurden, fand sich innerhalb von 24 Monaten in 25% der behandelten Patientenpopulation ein Anfallsrezidiv gegenüber einem fast doppelt so hohen Prozentsatz in der Gruppe der nicht behandelten Patienten (6).

Methodik und Patienten

Unsere eigene prospektiv angelegte Untersuchung wird seit Januar 1991 durchgeführt und folgt einem sehr strengen Untersuchungsprotokoll, das die Kritik an vergangenen Studiendesigns umzusetzen versucht.

Einschlußkriterien:
- Alter > 16 Jahre,
- sichere erste epileptische Episode (Cluster, z.B. Serie/Status inner halb von 24 Stunden wie ein Anfall gerechnet), d.h. strenges first seizure method-design,
- erste ärztliche Untersuchung innerhalb von 10 Tagen nach dem ersten Anfall.

- fragliche oder sichere anfallsartige Störungen in der Voranamnese,
- progrediente neoplastische Grunderkrankung,
- AIDS-Encephalopathie,
- erkennbarer akuter Provokationsmechanismus (Trauma, Fieber, Alkohol, Medikamente, Schlafentzug),
- Petit mal-Anfälle.

Auf diese Weise konnten bis zum April 1993 78 Patienten (44 m, 34 f; Alter 17-84 Jahre, Mittel 47,1 Jahre) eingeschlossen werden. Folgende klinische, neurophysiologische und neuroradiologische Daten wurden berücksichtigt und klassifiziert: Anfallsphänomenologie, Anfallsdauer, Anfallszeitpunkt, Todd-Parese, neurologischer Befund, Voranamnese, Familienanamnese, Drogenanamnese, elektroenzephalographisches Muster, Magnetresonanztomographie (MRI), Computertomographie (CT), single photon emmission computerized tomography (SPECT). Eine Follow-up-Untersuchung wurde im Abstand von 3 Monaten mit Kontrolle der klinischen, neurophysiologischen, gegebenenfalls auch neuroradiologischen Daten durchgeführt.

Ergebnisse

Phänomenologisch imponierten in Übereinstimmung mit anderen Studien hauptsächlich generalisierte tonisch-klonische Anfälle mit und ohne erkennbare fokale Einleitung (s. Abb. 1). 17,9% (n=14) unserer Patienten kamen zur stationären Aufnahme unter dem Bild einer Anfallsserie bzw. eines Status epilepticus. 75% aller Patienten erlitten ihren ersten Anfall zwischen 6.00 und 18.00 Uhr. Auffallend ist auch der geringe Anteil von reinen Normalbefunden (20,5%) im EEG.

Neuroradiologische Befunde:

Gemäß Tabelle 2, in der MRT- und CT-Befunde gegenüber gestellt sind, dominiert in beiden Untersuchungen die Darstellung eines fokalen strukturellen Defizits bei fast der Hälfte aller Patienten.

Ätiologie:

Aus Tabelle 3 geht die genaue ätiologische Differenzierung hervor: Als führende Ätiologie finden sich intracerebrale Tumoren, gefolgt von ischämischen und postkontusionellen Läsionen.

Follow-up:

Am Follow-up nahmen 66 Patienten teil, nachdem 12 Patienten exkludiert werden mußten. Unter den ausgeschlossenen Patienten fanden sich allein 8 Patienten mit malignen Hirntumoren sowie 2 HIV-infizierte Patienten. Die im Follow-up verbliebenen 66 Patienten wurden im Mittel über 13,2 Monate weiter verfolgt. Dabei trat ein Anfallsrezidiv in 24,2 % (n=16) nach einer mittleren Latenz von 132 Tagen (range 3 Tage bis 22 Monate) auf.

Prädiktorenanalyse:

In den Tabellen 4, 5, 6 und 7 werden die prozentualen Verteilungen der jeweiligen Auffälligkeiten aus den Bereichen neurologischer Befund, Elektro-enzephalographie, kraniale Computertomographie und Zeitpunkt des ersten Anfalls für die Gruppe der Patienten mit Anfallsrezidiv (n=16) und die Gruppe der Patienten ohne Anfallsrezidiv (n=44) gegenübergestellt.

Diese Gegenüberstellung zeigt auch ohne statistische Analyse, die erst bei Erhalt weiterer Daten nach mehr eingeschlossenen Patienten erfolgen soll, daß keine trendmäßigen Unterschiede zu erkennen sind. Dies gilt gleichermaßen für die hier nicht tabellarisch oder graphisch dargestellten untersuchten Items wie MRT, Anfallsphänomenologie, Ätiologie usw.

Antikonvulsive Medikation und Rezidiv:
13 Patienten der 66 Patienten im Follow-up wurden initial antikonvulsiv behandelt. In dieser Gruppe der behandelten Patienten lag das Anfallsrezidiv mit 23,1% geringfügig unter dem Wert, der in der Gruppe der unbehandelten Patienten beobachtet wurde (28,3%).

Diskussion und Zusammenfassung

Bemerkenswert an unserer Untersuchung ist die Beobachtung, daß mehr als 25% aller Patienten als zugrunde liegende Pathomorphologie des ersten epileptischen Anfalls einen Hirntumor aufwiesen, davon 8 Patienten mit Tumoren maligner Dignität. Dies unterstreicht aus unserer Sicht die Notwendigkeit einer kranialen Computertomographie bereits nach dem ersten Anfallsereignis und widerspricht zugleich einer etwas nihilistischen Position, die unter einer reinen Kosten-Nutzen-Analyse kürzlich geäußert wurde (11). Der hohe Anteil symptomatischer epileptischer Reaktionen spiegelt sich zum einen in unseren neuroradiologischen Befundergebnissen wieder, zum anderen im hohen Anteil pathologischer EEG-Befunde. Die beobachtete Häufigkeit des Anfallsrezidivs von 26,7% durchschnittlich nach 4,4 Monaten bei einem mean-follow-up von 13,2 Monaten entspricht der approximierten Häufigkeit der aktuellen Metaanalyse von Berg und Shinnar (2), wobei diese Zahl einen Durchschnittswert von rein prospektiven Studien mit first seizure design reflektiert, wie es auch strikt in unserer Studie eingehalten wurde. Es überrascht in diesem Zusammenhang nicht, daß Studien, die auch fraglich frühere Anfälle mitaufnehmen, dem new onset epilepsy-design folgen und gleichzeitig die Einschlußkriterien auch auf Gelegenheitsanfälle erweitern, zu einem deutlich erhöhten Anfallsrezidivrisiko von 78% innerhalb von 3 Jahren kommen (8). Der Einschluß von Patienten, bei denen bereits der dynamische Prozeß einer Epilepsie in Gang gekommen ist, ist aus unserer Sicht nicht kompatibel mit dem Anspruch einer Studie zum ersten epileptischen Anfall. Bezüglich der Prädiktoren für das Anfallsrezidiv erlauben unsere bisherigen Daten noch keine statistisch signifikanten Aussagen. Sichere Trends sind gleichfalls noch nicht zu erkennen. Möglicherweise ist - gemäß auch der Evaluation der erwähnten Metaanalyse - von einem erhöhten Anfallsrisiko dann auszugehen, wenn ein strukturelles Defizit, bzw. eine symptomatische Genese wahrscheinlich gemacht werden kann und sich gleichzeitig EEG-

Veränderungen mit Zeichen erhöhter zerebraler Erregungsbildung finden. Unsere Daten stützen diese Hypothese zur Zeit allerdings noch unzureichend. Die kürzliche Beobachtung, in der Tageszeit des ersten Anfalls einen Prädiktor für das Anfallsrezidiv zu sehen, kann in unserer Studie nicht bestätigt werden. Unsere vorläufigen Ergebnisse zeigen einen diskreten Vorteil solcher Patienten, die antikonvulsiv behandelt wurden, und stehen damit in Einklang mit der kürzlich publizierten, multizentrischen italienischen Studie (6), wobei auch für die Zukunft die Frage zu klären gilt, welcher Patient mit welchem Risikoprofil von einer frühzeitigen antiepileptischen Behandlung profitiert.

Schlußfolgerungen

1. Die vorgestellte Thematik fordert ein strenges prospektives first seizure method-design.

2. Dann liegt die Wahrscheinlichkeit für das Anfallsrezidiv bei ca. 40% nach zwei Jahren und 50% nach drei Jahren gemäß aktueller Studien und einer Metaanalyse sowie der vorgestellten eigenen Ergebnisse.

3. Mögliche Prädiktoren sind ein pathologisches EEG in Verbindung mit fokalen neurologischen Auffälligkeiten und/oder strukturellen Defiziten in der Bildgebung. Unsere Studie läßt gegenwärtig noch keine statistisch signifikanten Prädiktoren erkennen.

4. Der hohe Anteil von zerebralen Neoplasien als Ursache erster epileptischer Anfälle führt zur Notwendigkeit einer frühen adäquaten bildgebenden Diagnostik.

5. Bei Vorliegen eines auffälligen Risikoprofils (gleichzeitige Struktur- und Funktionsauffälligkeit) ergibt sich eine relative Indikation zur sofortigen antikonvulsiven Medikation.

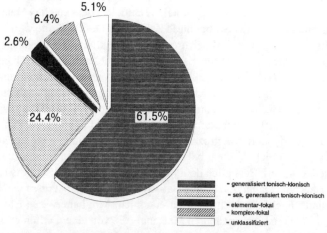

Abb. 1: Anfallsphänomenologie

Tab. 2: Neuroradiologisch Befunde im CT (n=72 / 78)
und MRT (n=51 / 78)

Normalbefunde	CT 41.7%	MRT 41.2%
fokale strukturelle Läsion	45.8%	47.1%
diffuse Atropie / Hydrocephalus	6.9%	9.8%
Schädel- oder Hirnasymmetrie	4.2%	2.0%
Schizenzephalie, Heterotopie	1.4%	-----

Tab. 3: Ätiologie

unbekannt	46.1 %
Hirntumor	19.2 %
Ischämie	11.5 %
intracranielle Blutung	6.4 %
Schädel-Hirn-Trauma	6.4 %
SAE	2.6 %
Enzephalitis	2.6 %
AIDS	2.6 %
Idiopathisch	2.6 %

Tab. 4: Klinisch-neurologische Befunde

Normalbefund	47.4 %
fokales neurologisches Defizit	42.3 %
psychiatrische Auffälligkeiten	10.3 %

Tab. 5: EEG-Veränderungen von Patienten mit und ohne Anfallsrezidiv
(n=16 / 44)

Normalbefunde	Rezidiv 13.3 %	ohne Rezidiv 22.5 %
Allgemeinveränderung	13.3 %	10.0 %
Herdbefund	53.3 %	40.0 %
generalisierte Spike waves	6.7 %	10.0 %
fokale Spikes, Sharp waves	13.3 %	17.5 %

Tab. 6: Neuroradiologische Befunde von Patienten mit und ohne Anfallsrezidiv
(CT-Scan, n= 16 / 44)

Normalbefunde	Rezidiv 31.3 %	kein Rezidiv 45.4 %
Fokale strukturelle Läsion	50.0 %	45.5 %
Diffuse Atrophie / Hydrocephalus	12.5 %	6.8 %
Schädel- oder Hirnasymmetrie	0	2.3 %
Schizenzephalie, Heterotopie	6.2 %	0

Tab. 7: Zeitpunkt des ersten Anfalls bei Patienten ohne und mit Anfallsrezidiv

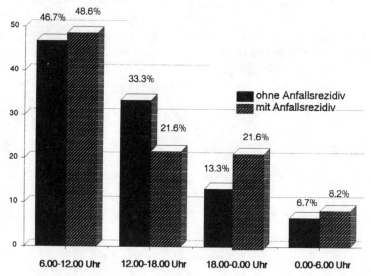

Literatur

(1)   Annegers, J.F., Shirts, S.B., Hauser, W.A., Kurland, L.T.: Risk of recurrence after an initial unprovoked seizure. Epilepsia 27, 1986, 43-50

(2)   Berg, A.T., Shinnar, S.: The risk of seizure recurrence following a first unprovoked seizure: a quantitative review. Neurology 41, 1991, 965-972

(3)   Cleland, P.G., Mosquera, I., Steward, W.P., Foster, J.B.: Prognosis of isolated seizures in adult life. Brit.Med.Journ. 283, 1981, 1364

(4)   Elwes, R.D.C., Chesterman, P., Reynolds, E.H.: Prognosis after a first untreated seizure. Lancet II, 1985, 752-753

(5)   Elwes, R.D.C., Reynolds, E.H.: Should people be treated after a first seizure? Arch.Neurol.(Chic) 45, 1988, 490-491

(6)   FIR.S.T. (First seizure Trial Group): Randomized clinical trial of the efficacy of antiepileptic drugs in reducing the risk of relapse after a first unprovoked tonic-clonic seizure. Neurology 43, 1993, 478-483

(7)   Gowers, W.R.: Epilepsy and other chronic convulsive diseases. Churchill, London, 1881

(8)   Hart, Y.M., Sander, J.W.A.S., Johnson, A.L., Shorvon, S.D.: National General Practice Study of Epilepsy: Recurrence after a first seizure. Lancet 336, 1990, 1271-1274

(9)   Hauser, W.A.: Should people be treated after a first seizure? Arch.Neurol., 1986, 1287-1288

(10)   Hauser, W.A., Rich, S.S., Annegers, J.F., Anderson, V.E.: Seizure recurrence after a 1st unprovoked seizure. An extended follow-up. Neurology 40, 1990, 1163-1170

(11)   Hopkins, A., Garman, A., Clarke, C.: The first seizure in adult life. Lancet I, 1988, 721-726

Verlaufsbeobachtungen bei idiopathisch generalisierten Epilepsien mit Grand mal

A. Haufe, U. Runge, H. Röder
Klinik für Neurologie, Psychiatrie und Psychotherapie
der Ernst-Moritz-Arndt-Universität Greifswald

Abstract
Observation on the course of idiopathic generalized epilepsies with grand mal
The aim of our investigation was to elicit prognostic factors in idiopathic generalized epilepsies with grand mal.
We investigated retrospectively 70 patients (age of manifestation 2 - 46 years). Inclusion criteria were an established clinical diagnosis, a continuous follow up of at least 5 years and a yearly EEG. All data were entered into a database and evaluated statistically regarding their prognostic value (U-Test, contingency tables).
In 44 patients (63%) no further seizures occurrence was noted, in 8 of them (18%) despite poor compliance. 26 patients (37%) did not achieve a state of no seizure occurrence, 22 of them exhibited a poor compliance, 4 patients were not medicated to highest possible levels.
According to our investigation the deciding factor in achieving elimination of seizures was sufficient anticonvulsive therapy with good compliance. Duration of epilepsy, number of seizures before effective therapy and combination of types of seizures were of negligable importance. In contrast to this we saw 8 patients who became free of seizures despite insufficient medical therapy.

Ziel der Untersuchung war es, nach prognostischen Faktoren für den Langzeit-verlauf von idiopathisch generalisierten Epilepsien (IGE) mit Grand mal zu suchen.

Dabei interessierten uns folgende Fragen:
- Gibt es eine echte Pharmakoresistenz bei der IGE ?
- Gibt es andererseits Spontanverläufe, die auch ohne ausreichende Therapie anfallsfrei werden ?
- Gibt es eine reine Grand mal-Epilepsie im Rahmen der IGE ?
- Wieviel Grand mal haben Patienten dieser Diagnosegruppe im Laufe ihres Lebens ?
- Beeinflußt die Zahl der Anfälle den weiteren Verlauf ?

346

Methodik und Patientengut

Voraussetzungen zur Aufnahme in die Untersuchungsgruppe:
- Klassifikation als idiopathisch generalisierte Epilepsie (1989)
- Auftreten von Grand mal als eine Anfallsform,
- Epilepsiedauer mindestens 5 Jahre,
- regelmäßige Vorstellung in unserem Epilepsiedispensaire,
- regelmäßige EEG-Kontrollen (mindestens 4 EEG insgesamt).

Die Patienten wurden nach den Merkmalen Compliance und Anfallsfreiheit in 4 Gruppen geteilt:
1 - gute Compliance + Anfallsfreiheit,
2 - gute Compliance + keine Anfallsfreiheit,
3 - Non-Compliance + Anfallsfreiheit,
4 - Non-Compliance + keine Anfallsfreiheit.

Anfallsfreiheit heißt: In den letzten 2 Jahren des Beobachtungszeitraumes keine klinischen Anfälle und in mindestens 2 EEG-Ableitungen aus dieser Zeit weder klinische noch subklinische Anfallsmuster.
Gute Compliance bedeutet: Durch Antikonvulsiva-Spiegelkontrollen gesicherte regelmäßige Medikamenteneinnahme.

70 Patienten wurden untersucht (32 männlich, 38 weiblich).
Die Epilepsiedauer (entspricht Beobachtungsdauer) lag zwischen 5 und 37 Jahren, durchschnittlich bei 13,5 Jahren.
Es traten die für die idiopathisch generalisierten Epilepsien typischen Anfallsformen in folgenden Kombinationen auf:
- 51 Patienten mit Grand mal und Absencen,
- 13 Patienten mit Grand mal und bilateralen Myoklonus,
- 6 Patienten mit allen 3 genannten Anfallsformen.
Alle Patientendaten wurden in unserer Datenbank erfaßt und hinsichtlich ihrer prognostischen Bedeutung statistisch ausgewertet (U-Test, Kontingenztafeln).

Ergebnisse

44 Patienten (63%) wurden zum Ende des Beobachtungszeitraumes anfallsfrei, davon hatten 36 (82%) eine gute Compliance. Keine Anfallsfreiheit erreichten 26 Patienten (37%), wobei bei 22 (85%) eine mangelnde Compliance eingeschätzt werden mußte.
Demnach wurden 4 Patienten trotz guter Compliance nicht anfallsfrei. Jedoch lagen bei diesen Patienten die Antiepileptikadosierungen im unteren therapeutischen Bereich, und eine Ausdosierung war noch nicht erfolgt.
Faktoren, die mit dauerhafter Anfallsfreiheit korrelieren, sind:
gute Compliance, ausreichende Therapie.

- Faktoren, die mit einem ungünstigen Verlauf korrelieren, wurden nicht gefunden.
- Faktoren, die ohne wesentliche Bedeutung für den Verlauf waren, sind: Manifestationsalter, Epilepsiedauer, Geschlecht, Kombinationen der Anfallsformen und Reihenfolge ihres Auftretens, tageszeitliche Bindung der Anfälle, Anfallshäufigkeit aller Anfallsformen, Zeitpunkt des Therapiebeginns, Zahl der Anfälle vor Therapiebeginn.
- In unserer Studie schien es keinen Patienten mit echter Pharmakoresistenz zu geben.
- Wir fanden 8 Patienten, die ohne ausreichende Therapie und bei mangelnder Compliance anfallsfrei wurden.
- Es gab in unserem Patientengut keine reine Grand mal-Epilepsie, jedoch erfolgte bei 25 Patienten der Nachweis der Absencen erst mit Hilfe des EEG.
- Die Gesamtzahl der Grand mal jedes Patienten lag zwischen 1 und 130. 45 Patienten (64%) hatten weniger als 11 Grand mal.
- Die Anfallsfrequenz hatte unabhängig von der Anfallsform keinen Einfluß auf die Prognose.

Zusammenfassung und Diskussion

Der entscheidende Faktor zum Erreichen der Anfallsfreiheit war in unseren Untersuchungen eine ausreichende Antikonvulsivatherapie bei guter Compliance, wobei alle anderen untersuchten Faktoren keinen wesentlichen Einfluß auf die Prognose hatten.

Andererseits sahen wir in unserem Patientengut Spontanverläufe, die ohne ausreichende Therapie und Compliance anfallsfrei wurden. Nach unseren Untersuchungen scheint es weiterhin keine echte Therapieresistenz und keine reine Grand mal-Epilepsie bei der IGE zu geben. Weiterhin erschien die Anfallsfrequenz unabhängig von der Anfallsform keinen Einfluß auf den Therapieerfolg zu haben.

Insgesamt bestätigt unsere Untersuchung die allgemein bekannte gute Prognose der idiopathisch generalisierten Epilepsie, die heute überwiegend eine Behandlungsprognose ist. Die therapeutische Aufgabe des Arztes darf sich nicht auf die Verordnung einer qualitativ und quantitativ richtigen Medikation beschränken, sondern schließt die Motivation zu einer vernünftigen Lebensweise und zur regelmäßigen Medikamenteneinnahme ein (DOOSE, 1991).

Interessant wäre die prospektive Untersuchung an einem möglichst unbehandelten Patientengut unter Ausschluß aller Non-Compliance-Fälle und unter Anwendung moderner Therapieprinzipien. Damit könnte zu Fragen nach echter Pharmakoresistenz und nach dem möglichen Einfluß anderer Faktoren auf den Verlauf idiopathisch generalisierter Epilepsien erneut Stellung genommen werden.

Zu vergleichbaren Untersuchungen fanden wir in der Literatur keine Angaben.

Prädiktoren und Dynamik posttraumatischer Epilepsien

B. Pohlmann-Eden, J. Bruckmeir
Neurologische Universitätsklinik Mannheim,
Fakultät der Universität Heidelberg

Abstract

We systematically compared the clinical, neuroradiological and electrophysiological data of 57 patients with certain posttraumatic epilepsy (PTE) (range 1-71 years, 13 f, 44 m) with a group of 50 patients with severe head trauma (SVH), who did not develop PTE (controls, 3-66 yrs). 73 % of all PTEs manifested within a latency of 2 years after the trauma (range up to 30 years!). The following variables were identified as significant risk factors for PTE: prolonged posttraumatic amnesia (PPA: p<0.001), loss of consciousness >24 h (p>0.01), focal signs in the first examination (p<0.01, missile injuries (p<0.01), frontal lesions (p<0.01), depression fracture (p<0.01), intracerebral hemorrhage (p<0.01), diffuse contusion (p<0.001) and, interestingly, cortical lesions only when extended into subcortical areas (p<0.001), as isolated cortical lesions had no significant discriminating value. Logistic regression items identified patients with the constellation of extended cortical lesions, depression fracture and PPA as a high-risk group. Electroencephalographic changes remained without prognostic value. Dynamics of PTE: the variables missile injuries, initial severe neurological deficit and young and old age were strictly correlated with a high seizure frequency and indicated poor seizure control.

Einführung

Wir sind mit einer wachsenden Zahl von Verkehrsunfällen mit konsekutivem Schädelhirntrauma konfrontiert ("Silent epidemic", 4). Die posttraumatische Epilepsie (PTE) ist eine häufige Folge eines schweren Schädelhirntraumas (SHT) in dieser Patientengruppe. Eine große epidemiologische Studie in den USA zeigte, daß 5.000 von 500.000 schädelhirnverletzten Patienten eine komplizierende Epilepsie entwickelten (4). Gleichzeitig ist die PTE ein ausgezeichnetes Modell, um Prozesse der Epileptogenese zu studieren: Es gibt eine große Unsicherheit und eine offene Diskussion, wie man die Latenz von Monaten bis Jahren zwischen Schädelhirntrauma und dem Auftreten von wiederholten Anfällen erklären kann; hierbei werden als Einflußgrößen Gewebeveränderungen mit Zellverlust, Gliose, Hämosiderinablagerungen als konstituierende Faktoren für den epileptogenen Fokus diskutiert (3, 9). Kontrovers werden die Risikofaktoren für die PTE bewertet, wofür ursächlich auch die Heterogenität der Studienansätze (unterschiedliches Alter, Schwere des Schädelhirntraumas, variable diagnostische Kriterien, Klassifikation nach Computertomographie(CT)-Befunden, retro-versus prospektives Design) verantwortlich gemacht werden kann (1). Allgemein akzeptiert sind die Risikofaktoren, wie sie von Jennet (6) identifiziert wurden: Frühanfälle, Impressionsfraktur und intrakranielle Hämatome. Militärstudien belegten zusätzlich die exzeptionelle Rolle von offenen Schädelhirnverletzungen, insbesondere Geschoßverletzungen für die Entstehung der PTE (9). Eine kürzliche Studie an erwachsenen Patienten beschrieb als Hauptrisikofaktor eine ausgedehnte kortikale bis subkortikale Läsion in der kranialen Computertomographie (2).

Patienten und Methode

Untersuchungsziel war die Identifizierung klinischer, neurophysiologischer und neuroradiologischer Items im schweren Schädelhirntrauma als Prädiktoren für eine spätere PTE und Analyse jedes einzelnen Risikofaktors in Bezug auf die Dynamik der PTE. Es handelte sich um eine retrospektive Analyse an 98 Patienten, die in den Jahren 1974-1992 ambulant oder stationär unsere Epilepsieabteilung aufsuchten und gleichzeitig eine Anamnese für ein vorangegangenes Schädelhirntrauma aufwiesen. 41 Patienten wurden aus dieser Gruppe aufgrund folgender Faktoren ausgeschlossen :

1. vorbestehende Epilepsie (vor dem Schädelhirntrauma),
2. wiederholte Schädelhirntraumata (unsichere Rolle jedes einzelnen),
3. keine Evidenz für ein Kontusionssyndrom (einfache Commotio cerebri),
4. insuffiziente Dokumentation des primären Traumas und des klinischen Verlaufs.

Klinische, neuroradiologische und elektrophysiologische Daten der verbliebenen 57 Patienten (PTE-Gruppe, Altersspanne 1-71 Jahre, 13 w, 44 m) wurden systematisch mit denen einer Kontrollgruppe verglichen. Diese bestand aus 50 randomisierten Patienten (Altersspanne 3-66 Jahre, 11 w, 39 m), die randomisiert, gleichzeitig geschlechts- und altersangepaßt waren und die ein klar dokumentiertes schweres substantielles Schädelhirntrauma erlitten, ohne gleichzeitig während eines follow-ups von 8 Jahren eine komplizierende PTE zu entwickeln.

Zusatzuntersuchungen

Alle Patienten (Kontroll- und PTE-Gruppe) erhielten ein kraniales CT entweder initial oder im weiteren follow-up. Das EEG wurde initial durchgeführt bei 20 der Kontrollgruppe, 15 der PTE-Gruppe und in allen 57 PTE-Patienten im weiteren Verlauf (serielle Ableitung). Tabelle 1 gibt einen umfassenden Überblick über die untersuchten Items und die potentiellen Risikofaktoren.

Ergebnisse

Evaluation der potentiellen Risikofaktoren:

Tabelle 2 bis Tabelle 6 zeigen die auffälligsten Risikofaktoren, ermittelt durch einfachen statistischen Vergleich (Chi-Quadrat-Test) der Häufigkeiten in den benannten Gruppen. Folgenden Variablen erwiesen sich als signifikante Risikofaktoren für die PTE: Prolongierte posttraumatische Amnesie ($p<0,001$), Bewußtseinsverlust > 24 Stunden ($p<0,001$), fokale klinische Zeichen in der Erstuntersuchung ($p<0,01$), Impressionsfrakturen ($p<0,01$), intrazerebrale Hämorrhagie ($p<0,01$), diffuse Kontusionierung ($p<0,001$) und interessanterweise kortikale Läsionen, wenn diese sich bis in subkortikale Areale ausdehnten ($p<0,001$). Isolierte kortikale Läsionen waren keine signifikanten Prädiktoren. Mittels logistischer Regression identifizierten wir Patienten mit der Konstellation aus den items „kortikal bis subkortikale ausgedehnte Läsion", „Impressionsfraktur" und „prolongierte Amnesie" als Hochrisikogruppe für die posttraumatische Epilepsie.

Dynamik der posttraumatischen Epilepsie:

Abb. 1 zeigt die Anzahl der Patienten in der PTE-Gruppe mit Sofort- (is = immediate seizure) und Früh-(es=early seizure)-Anfällen und derer, die mit reinen späten posttraumatischen Anfällen (lpts = late posttraumatic seizure) imponierten. 5 von 10 ES zeigten initial ein subdurales Hämatom, 7 von 10 traten klinisch als einfach fokale Anfälle auf.

Latenz:

Die Zeitspanne zwischen Trauma und Manifestation der PTE schwankte zwischen 2 Wochen und 29 Jahren (Durchschnitt 3,9 Jahre). Mehr als 2/3 aller Patienten entwickelte die PTE innerhalb der ersten zwei Jahre nach dem Trauma. Tabelle 7 zeigt die Realkumulation für die Manifestation der PTE in unserer Gruppe. Diffuse Kontusionen (versus isolierten) und ein schweres initiales neurologisches Defizit Neurostatus (gegenüber leichtem) waren mit einer früheren Manifestation der PTE assoziiert.

Anfallstypen:

Abb. 2 zeigt die Häufigkeitsverteilung einfach-fokaler (17,5%), generalisierter tonisch-klonischer (26,3%) und gemischter Anfallstypen (56,1%). Die häufigste Anfallskombination war die von komplex-fokalen Anfällen mit generalisierten tonisch-klonischen Anfällen (26,3%). Nahezu 20% unserer Patienten zeigten einen Status epilepticus (19,2%), 9 von diesen 11 Patienten hatten CT-dokumentierte frontale Läsionsmuster.

Frequenz:
Wir teilten unsere Studiengruppe in zwei Untergruppen: Eine Hochfrequenzgruppe (HFG: mehr als ein Anfall pro Monat), eine Niedrigfrequenzgruppe (NFG: < ein Anfall pro Monat). Ein Vergleich beider Gruppen wies folgende Variablen trendmäßig als Prädiktoren für eine später hohe Anfallsfrequenz aus: Schußverletzung, initial schweres neurologisches Defizit, junges und hohes Lebensalter.

Anfallskontrolle:
35,1% aller posttraumatischen Epilepsiepatienten (n=20) wurden anfallsfrei (keine Anfälle innerhalb der letzten 3 Jahre). Interessanterweise wurden 15 von ihnen (75%) mit antikonvulsiver Medikation bereits nach den ersten posttraumatischen Anfällen behandelt. 64,9 % der PTE-Gruppe blieben pharmakoresistent (n=37, s. Abb.3). 21% (n=8) hatten mehr als einen Anfall pro Woche. Wie in Tabelle 8 dargestellt, waren die Hauptrisikofaktoren für eine schlechte Anfallskontrolle Schußverletzungen, ein kombiniertes Anfallsmuster, eine hohe Anfallsfrequenz, Non-Compliance und Alkoholabusus. Patienten mit einer späteren Manifestation der PTE zeigten insgesamt ein besseres Behandlungsergebnis.

Zusammenfassung und Schlußfolgerung
Die meisten posttraumatischen Epilepsien manifestieren sich innerhalb der ersten zwei Jahre nach dem Trauma (5,7; in unserer Studie 68,5%). Das Risiko für die Entwicklung einer PTE ist im wesentlichen durch solche Variablen determiniert, die die Schwere und die Ausdehnung der Gewebeschädigung und den penetrierenden Charakter des Schädelhirntraumas beschreiben (im Detail s. Ergebnisse). Die Kombination ausgedehnter kortikaler Läsionen, prolongierter posttraumatischer Amnesie und Impressionsfraktur signalisiert ein Hochrisikoprofil für spätere posttraumatische Anfälle (in Übereinstimmung mit 2, 6). Frontale Läsionen führen oft zur Manifestation als Status epilepticus (5). Initiale elektroenzephalographische Veränderungen sind von geringem prognostischen Wert (5). Viele PTE-Patienten bleiben pharmakoresistent (in unserer Studie 64,9%). Eine frühe Behandlung verbessert die Prognose für die Anfallskontrolle. Potentielle Risikofaktoren für eine schlechte Anfallskontrolle sind: Schußverletzungen, kombiniertes Anfallsmuster, Alkoholabusus und Non-Compliance. Zukünftige Studien sollten unsere Beobachtungen fokussieren, daß kortikale Läsionen nur in Verbindung mit subkortikaler Hirnsubstanzschädigung zur kritischen Hyperexzitabilität führen und die Rolle subtiler Gewebeveränderungen,

Eisenablagerungen und Radikaler für die Epileptogenese (8) bestimmen. Eine Konfirmation dieser retrospektiven Daten durch ein prospektives Untersuchungsdesign ist wünschenswert.

Tab. 1: Liste der untersuchten potentiellen Risikofaktoren

Ätiologie des SHT offenes SHT Impressionsfraktur Lokalisation der Kontusion Ausdehnung der Kontusion intrazerebrales Hämatom komplizierende sub- und/oder epidurale Hämatome	CT - Befunde
Dauer der peritraum. Amnesie Dauer des Komas initiales neurologisches Defizit familiäre Epilepsiebelastung	Klinische Befunde
Verlangsamung (fokal / general.) Topographie von Herdbefunden "spike / sharp wave" (fokal / general.)	EEG

Tab. 2: Ätiologie des Schädel-Hirn-Traumas

Ätiologie	PTE		Kontrolle	
	n	%	n	%
stumpfes SHT (Autounfälle / Stürze)	47	82,5 %	50	100 %
Geschoßverletzungen	10	17,5 %	-	-

p = 0.002

353

Tab. 3: *Lokalisation und Ausdehnung struktureller posttraumatischer*
Hirnläsionen

Lokalis./Ausdehng. strukt. Läsion	PTE n	%	Kontrolle n	%	
frontal	23	40,4 %	9	15,8 %	p<.01
temporal	8	14,0 %	9	15,8 %	
zentro-parietal	6	10,5 %	2	4.0 %	
occipital	-	-	-	-	
isolierte Kontusion	22	38,8 %	13	26.0 %	
diffuse Kontusion	27	47,7 %	9	18,0 %	p<.01
Kortikal Kontusion (KK)	5	8,8 %	8	16,0 %	
subkorticale Kont. (SKK)	2	3,5 %	4	8,0 %	
KK + SKK	42	73.3 %	10	20,0 %	p<.001

Tab. 4: *Peritraumatische Komplikationen*

Peritraumatische Komplikation	PTE n	%	Kontrolle n	%	
subdurales Hämatom	19	33,3 %	9	18,0 %	
epidurales Hämatom	6	10,5 %	16	12,0 %	
intrazerebr. Hämatom	30	52,6 %	14	28,6 %	p<.01
SAB	2	3,5 %	5	10,0 %	
Kalottenfraktur	6	10,5 %	14	28,0 %	
Impressionsfraktur	12	21,1 %	4	8,0 %	p<.01

Tab. 5: Klinische Befunde

	PTE		Kontrolle		
	n	%	n	%	
keine Bewußtlosigkeit	5	8,7 %	13	26,0 %	
Bewußtlosigkeit <24 h	27	47,4 %	27	54,0 %	
Bewußtlosigkeit >24 h	**25**	**43,9 %**	**10**	**20,0 %**	**p<.01**
prolongierte Amnesie	**50**	**87,7 %**	**29**	**58,0 %**	**p<.001**
Initialer Neurostatus					
kein Defizit	9	15,8 %	16	32,0 %	
Somnolenz					
+ diskr.fokale Zeichen	27	47,4 %	10	20,0 %	
neuropsychologisches					
Defizit	9	15,8 %	1	2,0 %	
schwere fokale Zeichen					
(Hemipar.)	**22**	**38,4 %**	**7**	**14,0 %**	**p<.05**
tiefes Koma	17	29,8 %	24	48,0 %	

Tab. 6: Elektroencephalographische Befunde
(initiale Abl.: PTE n=15, Kontrolle n=20, *=kein statist. Test)

EEG-Befunde	PTE %	Kontrolle %	
Allgemeinveränderung	60,0 %	40,0 %	
fokale Verlangsamung	93,3 %	90,0 %	
spez. epil. Pot. generalis.*	n = 1	n = 0	**keine**
spez. epil. Pot. fokal*	n = 2	n = 0	**Signifikanz**

Tab. 7: Zeitintervall zwischen SHT und PTE

Latenz PTE	Patienten		
	n	%	kumulativ %
7-30 Tage	5	8,8	8,8
2-6 Monate	16	28,1	36,9
7-12 Monate	13	22,8	47,4
1-2 Jahre	**5**	**8,8**	**68,5**
3-5 Jahre	7	12,3	80,8
6-10 Jahre	4	7,1	87,9
11-30 Jahre	7	12,3	100,0

Tab. 8: Potentielle Risikofaktoren für schlechte Anfallskontrolle bei PTE

Variablen	anfallsfrei n=20		nicht anfallsfrei n=37	
	n	%	n	%
Geschoßverletzung	0	0 %	10	27 %
Latenz der PTE				
< 2 Jahre	10	50 %	32	86 %
hohe Anfallsfrequenz	5	25 %	19	51 %
kombiniertes				
Anfallsmuster	5	25 %	23	62 %
Alkoholmißbrauch	6	33 %	18	49 %
"Non-compliance"	1	5 %	16	43 %

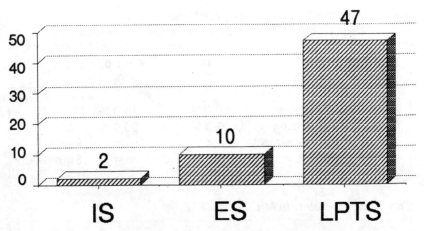

Abb. 1: Anzahl von PTE-Patienten mit Sofort-("immediate seizures"=IS), Frühanfällen ("early seizures"=ES) und späten posttraumatischen Anfällen ("late posttraumatic seizures"= LPTS)

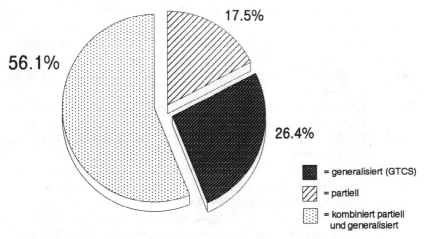

17.5%

56.1%

26.4%

■ = generalisiert (GTCS)

▨ = partiell

▦ = kombiniert partiell
und generalisiert

Abb. 2: Verteilung der Anfallstypen bei PTE

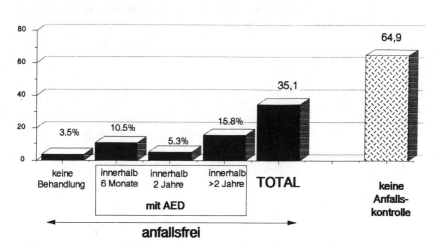

Abb. 3: Anteil von PTE-Patienten mit Anfallsfreiheit und fehlender Anfalls-
kontrolle

Literatur

(1)   Annegers, J.F., Grabow, J.D., Groover, R.V., Laws, E.R., Elveback, L.R., Kurland, L.T.: Seizures after a head trauma: a population study. Neurology 30, 1980, 683-689

(2)   De Santis, A., Sganzerla, E., Spagnoli, D., Bello, L., Tiberio, F.: Risk factors for posttraumatic epilepsy. Acta Neurochir. 55, 1992, 64-67

(3)   Engel, J.: Seizures and Epilepsy. Davis Company, Philadelphia, 1989

(4)   Goldstein, M.: Traumatic Brain Injury: a silent epidemic. Ann. Neurol. 27, 1980, 327

(5)   Janz, D.: Zur Prognose und Prophylaxe der traumatischen Epilepsie. Nervenarzt 53, 1982, 238-245

(6)   Jenett, W.B.: Epilepsy after non-missile injuries. London, W. Heinemann, 1975

(7)   Martins da Silva, A., Rodia, V.A.Z., Ribeiro, I., Melo, A.R., Nunes, B., Correia, M.: Controversies in Posttraumatic Epilepsy. Acta Neurochir. (Wien) Suppl. 50, 1990, 48-51

(8)   Mizukawa, K., Kabuto, H., Mori, A.: Morphological investigations of iron-induced epileptic rats. J.Psychiatr. Neurol. 45, 1991, 285-289

(9)   Salazar, A.M., Jabbari, B., Vance, S.C., Grafman, J., Amin, D., Dillon, J.D.: Epilepsy after penetrating head injury. I. Clinical Correlates: A report of the Vietnam Head Injury Study. Neurology 35, 1985, 1406-1414

(10)   Wilmore, L.S., Sypert, G.W., Munson, J.B.: Recurrent seizures induced by cortical iron injection: a model of posttraumatic epilepsy. Ann. Neurol. 4, 1978, 329-336

Verlaufsuntersuchungen bei symptomatischen fokalen Epilepsien

C. Willert, U. Runge, H. Röder
Neurologische Klinik der Ernst-Moritz-Arndt-Universität Greifswald

Abstract

Investigation on the course of symptomatic focal epilepsies

To examine if symptomatic focal epilepsies (SFE) differ in their prognosis we evaluated retrospectively the long term course of 70 patients with SFE (age of manifestation 1 - 73). They were treated in our clinic for at least three years according to constant criteria and exhibited good compliance.

Having retrieved the aetiology from the patient file (brain tumor, n=19; closed head injury; n=15; ischaemic cerebral infarction n=12; encephalitis, n=11; arteriovenous malformation, n=6; intracerebral haemorrhage, n=5; brain abscess, n=2). Statistical workup included U-Test with contingency tables.

No seizure occurred for at least two years and until the end of the study (October 1992) in 22 patients (31.4%), suppression of seizures was not achieved in 48 patients (68.6%).

We discuss factors such as type of seizure, number of seizures before therapy, occurrence of status epilepticus, medication, interictal EEG, neurological and psychological status which, with the aetiology, may be important in symptomatic focal epilepsies.

Aufgabenstellung

Ziel der Untersuchung war es, bei symptomatischen fokalen Epilepsien (SFE) nach Merkmalen zu suchen, die neben der Ätiologie Hinweise auf die Prognose des Anfallsleidens geben können.

Methodik

Die Zusammenstellung der Untersuchungspopulation erfolgte aus dem Patientengut der Epilepsieambulanz für Kinder und Erwachsene der Klinik für Neurologie der Ernst-Moritz-Arndt-Universität Greifswald.

Grundlagen für die Diagnose „Symptomatische fokale Epilepsie" waren die Anamnese, der neurologische Befund und das zerebrale CT bzw. MRT.

Nur Patienten, die mindestens 3 Jahre nach festen Kriterien in unserer Ambulanz behandelt wurden und eine gute Compliance zeigten, fanden Eingang in die Studie.

Zur Erarbeitung von Merkmalen, die für eine günstige oder ungünstige Epilepsie-prognose sprechen könnten, war eine Unterteilung des Patientengutes in eine anfallsfreie und eine nicht anfallsfreie Gruppe erforderlich.

Als anfallsfrei galten die Patienten, die mindestens 2 Jahre keine Anfälle hatten und bis zum Abschluß der Studie im September 1992 anfallsfrei blieben.

Alle Patientendaten wurden in die von RABENDING und HEYDENREICH entwickelte Epilepsie-Datenbank eingegeben. Zu den wesentlichen Dateien gehören die Diagnose-, Anfalls-, Medikamenten-, Blutspiegel-, EEG- und Kommentardatei.

Die statistische Auswertung erfolgte mit dem U-Test nach Mann-Whitney und mit Kontingenztafeln.

Patientengut

Die Langzeitverläufe von insgesamt 70 Patienten mit einer symptomatischen fokalen Epilepsie wurden untersucht.

Das Manifestationsalter der Epilepsien lag zwischen dem 1. und 74. Lebensjahr der Patienten.

Die Ätiologie gliedert sich auf in:

1. Hirntumoren	n = 19
2. geschlossene Schädel-Hirn-Traumen	n = 15
3. ischämische Insulte	n = 12
4. arteriovenöse Malformationen ohne Blutung	n = 6
5. hämorrhagische Insulte	n = 5
6. Enzephalitiden	n = 11
7. Hirnabszesse	n = 2

Insgesamt wurden 22 Patienten (31,4%) anfallsfrei, und 48 (68,6%) blieben therapieresistent.

Ergebnisse

Prognostisch günstige Faktoren:
- promptes Ansprechen auf eine niedrig dosierte Antiepileptika-Monotherapie mit Carbamazepin oder Phenytoin,
- isoliertes Auftreten von fokalen Grand mal,
- nur nächtliche Grand mal im Verlauf,
- Fehlen von Status epileptici,
- Fehlen von Psychosyndromen,
- im EEG Rückbildung von einseitigen temporalen epileptiformen Mustern, isoliert bzw. in Kombination mit einseitigen temporalen Wellenfoci.

Prognostisch ungünstige Faktoren:
- fehlendes Ansprechen auf die initiale Pharmakamonotherapie,
- mehr als zweimaliger Wechsel der antiepileptischen Mono- und Kombinationstherapie,
- Auftreten von komplexen fokalen Anfällen in Kombination mit Grand mal,
- Auftreten von Status epileptici,
- Vorliegen mittelschwerer und schwerer Psychosyndrome,
- im EEG Zunahme von einseitigen temporalen epileptiformen Mustern in Kombination mit Wellenfoci im Verlauf der Epilepsie.

Faktoren ohne wesentliche Bedeutung:
- Geschlecht,
- Manifestationsalter der Epilepsie,
- neurologischer Befund,
- erste Anfallsart im Verlauf einer Epilepsie,
- isoliertes Auftreten von komplexen fokalen Anfällen,
- Zahl der Anfälle bis zum Therapiebeginn,
- Dauer vom Epilepsiebeginn bis zum Einsetzen einer ausreichenden Therapie,
- initialer EEG-Befund (normal/pathologisch),
- Grundaktivität und Wellenparoxysmen im EEG,
- Lokalisation des Prozesses im zerebralen CT.

Zusammenfassung und Diskussion

In der vorliegenden Studie konnten Merkmale erarbeitet werden, die neben der Ätiologie Hinweise auf eine günstige oder ungünstige Prognose gaben bzw. keinen Einfluß auf den Krankheitsverlauf der 70 Patienten mit symptomatischer fokaler Epilepsie hatten.

Aufgrund der geringen Patientenzahl sind die prognostischen Merkmale nicht als allgemeingültig anzusehen und bedürfen der Überprüfung an einer größeren Patientengruppe im Rahmen von prospektiv angelegten Untersuchungen.

Literatur beim Verfasser

Zur Prognose des Lennox-Gastaut Syndroms

H. Baier, U. Specht
Klinik Mara I, Epilepsie-Zentrum Bethel, Bielefeld

Abstract
In a retrospective follow up study, 78 patients treated in the Clinic Mara I, Epilepsy Centre Bethel, from 1978 to 1981 fulfilled the diagnostic criteria of Lennox-Gastaut-Syndrom (tonic seizures, one other typical seizure type, interictal generalized slow spike-wave-complexes in one EEG and mental impairment). 8 patients had died (3 sudden unexpected death, 2 status epilepticus). The remaining patients and their care-givers were examined by questionnaire. The overall prognosis of the epilepsy is poor. The seizure frequency was high in most of the patients. The social development was severely impaired in most cases. Manifestation of epilepsy in early childhood is a bad prognostic factor with regard to the psychosocial development. Normal EEG background activity is related to lower impairment of independence in daily activities.

Einleitung und syndromatische Abgrenzung

Nach den ersten vorwiegend elektroencephalographisch orientierten Überlegungen von Lennox 1945 (13) und 1949 (14) beschrieben Gastaut et al. 1966 neben den EEG-Veränderungen - Slow-Spike-Wave-Komplexe, verlangsamte Grundaktivität, Polyspikes im Schlaf - typische klinische Symptome: mentale Beeinträchtigung, üblicherweise in Kombination auftretende tonische Anfälle, atonische Anfälle und Absencen. Letztere wurden wegen der niedrigeren Frequenz der Spike-wave-Komplexe in den folgenden Jahren atypisch genannt. Von anderen Autoren werden später auch myoklonische Anfälle und das häufige Auftreten von Status epileptici für diagnostisch wegweisend gehalten.

Bis heute gibt es keinen Konsens, welche der als charakteristisch geltenden Elemente für das Lennox-Gastaut Syndrom als obligat anzusehen sind. Einige Autoren fordern für die Diagnose als obligate Anfallsform tonische Anfälle (2,7,12,19), andere heben hingegen die diagnostische Bedeutung der Sturzanfälle hervor (3,11,16). Viele Autoren räumen jedoch keiner der als typisch geltenden Anfallsformen Priorität ein (4,5,6,8,9,15,17,20). Als weiteres Kriterium wird ein altersgebundener Epilepsiebeginn genannt, wobei die Spanne zwischen 1 und 6 Jahren (3,6) sowie 2 und 10 Jahren (19) schwankt.

Methodik

In einer retrospektiven Erhebung wurden Arztbriefe und Krankengeschichten der Entlassungsjahrgänge 1978-1981 (Erwachsene und Kinder) der Klinik Mara I, Epilepsie-Zentrum Bethel, durchgesehen. Zu den Ein- und Ausschluß-kriterien siehe Tabelle 1.

Tab. 1:   *Ein- und Ausschlußkriterien*

Einschlußkriterien:
1.   generalisierte tonische Anfälle
2.   eine weitere typische Anfallsform (Absencen,
      nicht-tonische Sturzanfälle, myoklonische Anfälle)
3.   interiktale generalisierte Slow-Spike-Wave-
      Komplexe in mindestens einem Wach-EEG
4.   mentale Beeinträchtigung
Ausschlußkriterien:
1.   vorherrschende fokale epilepsietypische
      Veränderungen im EEG
2.   fokale Hinweise im Ablauf der tonischen Anfälle

Unberücksichtigt blieben Erkrankungsalter, Status epilepticus in der Vorgeschich-te, Polyspikes im Schlaf-EEG und Therapieresistenz.

In einer Nachbefragung von Patienten, Angehörigen und Betreuern/Ärzten wur-den mit einem Fragebogen Daten zum Epilepsieverlauf, zur derzeitigen An-falls- und Behandlungssituation, zu Schule und Beruf, Wohnen und Familie und zur Bewältigung des Alltags erhoben.

Die lebenspraktische Kompetenz wurde mit einem Summenscore aus Angaben zur Hilfsbedürftigkeit bei Belangen des alltäglichen Lebens, wie Essen, Anklei-den, Körperpflege usw., erfaßt.

78 Patienten erfüllten die genannten Kriterien für die Querschnittsdiagnose Lennox-Gastaut Syndrom.

An statistischen Verfahren wurden der Korrelationskoeffizient nach Spearman und der Mann-Whitney-U-Test verwendet.

Ergebnisse und Diskussion

Die anamnestischen Angaben und Befunde während des Indexaufenthaltes ent-sprechen weitgehend den aus der Literatur bekannten Charakteristika des Syn-droms (1-20) (Tab.2). Das Ausmaß der neurologischen und geistigen Behinde-rung war in unserem Patientenkollektiv höher als bei anderen Untersuchern (5), was durch eine Vorselektion, wie sie bei einem Epilepsiezentrum zu erwarten ist, bedingt sein dürfte. Dementsprechend fällt dann auch die Zahl der anfalls-

freien Patienten bei Nachbefragung mit 2 (4%) relativ gering aus.
8 Patienten (= 10%) waren bis zum Zeitpunkt der Nachbefragung verstorben, somit ein etwas niedrigerer Anteil als in der Untersuchung von Blatter-Arifi (8) mit 17,5 %. Als **Todesursache** war 3 mal eine mors subita zu eruieren, 2 mal eine progrediente Grundkrankheit (Gliom, neurometabolische Erkrankung), einmal ein unbehandelter Status epilepticus, einmal eine Komplikation bei der Therapie eines Status epilepticus und einmal eine Allgemeinerkrankung mit Pneumonie und Oberschenkelhals-Fraktur. Die durchschnittliche Epilepsiedauer bei dieser Gruppe betrug 19 Jahre, das Durchschnittsalter lag bei 24 Jahren. Signifikante Unterschiede epilepsiebezogener Daten zu denen des übrigen Patientenkollektivs gab es nicht.

Zu den Ergebnissen der Nachbefragung siehe Tabelle 3. Hervorzuheben ist die hohe Anfallsfrequenz, 2/3 der Patienten waren in der gesamten Nachbeobachtungszeit nie länger als 1 Monat anfallsfrei. Dennoch waren 47% der Befragten mit der derzeitigen Anfallssituation „zufrieden"/"sehr zufrieden". Es konnten keine Einflußfaktoren auf die Prognose der Epilepsie ermittelt werden (Tab. 4), während bei Blatter-Arifi niedriges Erkrankungsalter und Beginn mit BNS-Anfällen prognostisch ungünstig waren (5).

Die soziale Entwicklung war zumeist schwer beeinträchtigt. Nur 1 Patient hat einen Hauptschulabschluß erreicht, einen Beruf erlernt und lebt selbständig mit Ehefrau und Kind. 6 (11%) haben in einer betreuten Wohngruppe eine relative Selbständigkeit erreicht. 84% benötigen in größerem Umfang Hilfestellung und werden entweder in ihrer Ursprungsfamilie oder in Heimen versorgt. Von 3 Längsschnittuntersuchungen (2,5,18) wurde die soziale Entwicklung nur von Blatter-Arifi erfaßt, deren Ergebnisse günstiger waren (5). Dies dürfte mit weitergefaßten Einschlußkriterien und der untersuchten Klientel zusammenhängen. Statistisch konnten mehrere Einflußfaktoren auf die Prognose der Hilfs- und Pflegebedürftigkeit ermittelt werden (Tab 5). Vergleichbare Untersuchungen gibt es hierzu nicht.

Schlußfolgerungen

- Das Lennox-Gastaut Syndrom hat eine schlechte medizinische und psychosoziale Langzeitprognose.
- Ein früher Epilepsiebeginn ist prognostisch ungünstig für die psychosoziale Entwicklung (Schulniveau, lebenspraktische Kompetenzen).
- Eine normale Grundaktivität im EEG ist prognostisch günstig in bezug auf die Hilfs- und Pflegebedürftigkeit.
- Einflußfaktoren auf die Prognose der Epilepsie konnten nicht ermittelt werden.
- 8 Patienten (10%) waren verstorben, 3 durch eine Mors subita und 2 im Rahmen eines Status epilepticus.

364

Danksagung: Wir danken allen beteiligten Patienten, Angehörigen, Betreuern und Ärzten - insbesondere aus dem Epilepsie-Langzeitbereich Bethel - für ihre Mitarbeit, sowie Herrn Dr. Th. May für sorgfältige statistische Berechnungen.

Tab. 2: Charakterisierung der Follow-up-Patienten

Diagnose eines Lennox-Gastaut-Syndroms	78
% (n) Follow-up	81 % (63)
Geschlecht: m/w	42/21
Alter bei Aufnahme (Jahre)	17,7 (1-44)
Epil-Beginn (Jahre)	3,7 (3 Mo. - 14J.)
Epilepsie-Beginn > 8 Jahre	n = 7 (11%) (9-14 J.)
Ätiologie der Epilepsie	
- kryptogen	23 (37%)
- frühkindl. Hirnschaden	31 (49%)
- entzündlich	4 (6%)
- Stoffwechselkrankheit	3 (5%)
- Gliom/vaskulär	2 (3%)
familiäre Epilepsie-Belastung	8 (13%)
Art des 1. Anfalles	
- Grand mal	22 (35%)
- BNS	12 (19%)
- tonischer Anfall	12 (19%)
- übrige	9 (15%)
- unklar	6 (10%)
Zahl der Anfallsarten bei Aufnahme	3,5 (2-6)
neurologisch-motorische Behinderung	51 (81%)
Ausmaß der geistigen Behinderung	
- leicht	13 (21%)
- mittelschwer	25 (40%)
- schwer	25 (40%)
normaler EEG-Grundrhythmus	10 (16%)
Follow-up (Jahre)	13,9 (12-15)
Epilepsie-Dauer bei Nachbefragung (Jahre)	27,8 (15-44)

anfallsfrei	2 (4%)
Anfallsfrequenz	
1-11 / Jahr	1 (2%)
1-3 / Monat	3 (5 %)
1-6 / Woche	25 (45%)
1-5 / Tag	17 (31%)
> 5 / Tag	5 (9%)
keine Angaben	2 (4%)
Patienten mit **Sturzanfällen**	31 (56%)
Änderung der Anfallssituation	
gegenüber dem Indexaufenthalt	
- verbessert	24 (44%)
- unverändert	23 (42%)
- verschlechtert	7 (13%)
- keine Angaben	1 (2%)
maximales anfallsfreies Intervall	
- 1-6 Tage	21 (38%)
- 1-3 Wochen	17 (31%)
- > 1 Monat	14 (25%)
- keine Angaben	3 (5%)
Zahl der Antiepileptika bei Nachbefragung	
Mittelwert ± SD (Range)	2,6 ± 1 (0-5)
Nebenwirkungen	
- keine	29 (53%)
- zeitweise	19 (35%)
- ständig	7 (13%)
absolvierte Schulform / -abschluß	
- Geistigbehinderten-Schule	41 (75%)
- Lernbehinderten-Schule	3 (5%)
- Hauptschule ohne Abschluß	3 (5%)
- Hauptschulabschluß	2 (4%)
- unklar	6 (11%)
lebenspraktische Kompetenz	
- selbständig	3 (5%)
- hilfsbedürftig	26 (47%)
- pflegebedürftig	26 (47%)

Tab. 4: Kein Einfluß auf die Prognose der Epilepsie*

- Erkrankungsalter
- Zahl der Anfallsarten
- Beginn der Epilepsie mit BNS - Anfällen
- normale Grundaktivität im EEG
- Vorhandensein einer Kleinhirnatropie im CT: 12/40 (30%)
- Absencen als einzige zusätzliche Anfallsart

*Anfallsfrequenz und maximales anfallsfreies Intervall bei Nachbefragung

Tab. 5: Einflußfaktoren auf die Prognose der Hilfs- und Pflegebedürftigkeit

ungünstig	günstig	kein Einfluß
früher Epilepsiebeginn (p<0,01)	normale EEG-Grundaktivität (p<0,05)	Zahl der Anfallsarten
schwere geistige Behinderung (p<0,001)		Anfallsfrequenz (GM[1] / Nicht-GM[1]) bei Aufnahme (Indexaufenthalt)
schwere neurologische Beeinträchtigung (p<0,001)		Anfallsfrequenz bei Nachbefragung
		Absencen als einzige zusätzliche Anfallsart

GM[1]: Grand mal-Anfälle

Literatur

(1) Aicardi, J.: The Problem of the Lennox-Gastaut Syndrome. Dev. Med. Child Neurol. 15, 1973, 77-81

(2) Aicardi, J., Gomes, A.L.: The Lennox-Gastaut Syndrome: Clinical and Electroencephalographic Features. In: Niedermeyer, E., Degen, R. (eds.): The Lennox-Gastaut Syndrome. New York, 1988, 25-46

(3) Bauer, G., Aichner, F., Saltuari, L.: Epilepsies with Diffuse Slow Spike and Waves of Late Onset. Eur. Neurol. 22, 1983, 344-350

(4) Beaumanoir, A., Dravet, C.: The Lennox-Gastaut Syndrome. In: Roger, J., Bureau, M., Dravet, C., Dreifuss, F.E., Perret, A., Wolf, P. (eds.): Epileptic Syndromes in Infancy, Childhood And Adolescence. 2.Ed., London, 1992, 115-132

(5) Blatter-Arifi, V.: Langzeitbeoachtungen bei Patienten mit Lennox-Gastaut Syndrom. Schweiz. Rundschau Med. (Praxis), 80, 1991, 909-918

(6) Blume, W.T.: Lennox-Gastaut Syndrome. In: Lüders, H., Lesser, R.P. (eds.): Epilepsy. Electroclinical Syndromes Lennox-Gastaut Syndrome. Springer Berlin/Heidelberg, 1987, 73-92

(7) Chevrie, J.-J., Aicardi, J.: Lennox-Gastaut Syndrome. In: Lüders, H. (eds.): Epilepsy Surgery. New York, 1991, 197-202

(8) Drury, I., Dreifuss, F.E.: Late-Onset Lennox-Gastaut Syndrome. In: Wolf, P., Dam, M., Janz, D., Dreifuss, F.E. (eds.): Advances in Epileptology. XVIth Epilepsy International Symposium. New York, 1987, 211-216

(9) Erba, G., Brown, Th.R.: Atypical Absences, Myoclonic, Atonic And Tonic Seizures And The "Lennox-Gastaut Syndrome". In: Browne, T.R., Feldmann, R.G. (eds.): Epilepsy. Diagnosis and Management. Boston/Toronto, 1983, 75-94

(10) Gastaut, H., Roger, J., Soularyol, R., Tassinari, C.A., Regis, H., Dravet, C.: Childhood Epileptic Encephalopathy with Diffuse Slow Spike-Waves (otherwise known as "Petit Mal Variant") or Lennox-Syndrome. Epilepsia, 7., 1966, 139-179

(11) Gastaut, H.: The Lennox-Gastaut Syndrome: Comments on the Syndrome's Terminology and Nosological Position amongst the Secondary Generalized Epilepsies of Childhood. Neuroscienes, EEG Suppl. No. 35, 1982, 71-84

(12) Laub, M.C., Boenigk, H.E.: Lennox-Gastaut Syndrom. In: Besser, R., Gross-Selbeck, G., Boenigk, H.E. (eds.): Epilepsiesyndrome - Therapiestrategien. Stuttgart, 1993, 68-84

(13) Lennox, W.G.: The petit mal epilepsies; their treatment with Tridione. J. Amer. med. Ass. 129, 1945, 1069-1074

(14)   Lennox, W.G., Davis, J.P.: Clinical correlates of the fast and the slow spike-wave electroencephalogramm. Trans. Amer. neurol. Ass. 74, 1949, 194-197

(15)   Livingston, J.H.: The Lennox-Gastaut Syndrom. Dev. Med. Child Neuro. 30, 1988, 536-549

(16)   Niedermeyer, E.: The Lennox-Gastaut Syndrome and Its Frontiers. Clin. Electroencephalogr. 17, No.3, 1986, 117-126

(17)   Ohtahara, S.: Lennox-Gastaut Syndrome Considerations in Its Concept and Categorization. Jpn. J. Psychiatr. Neurol. 42, 1988, 535-542

(18)   Ohtsuka, Y., Amano, R., Mizukawa, M., Ohtahara, S.: Long-Term Prognosis of the Lennox-Gastaut Syndrome. Jpn. J. Psychiatr. Neurol. 44, 1990, 257-264

(19)   Tassinari, C.A.: The Lennox-Gastaut Syndrome - Nosology and Differential Diagnosis. Folia Psychiatr. Neurol. Jpn. 39, No. 3, 1985, 237-239

(20)   The Felbamate Study Group in LGS: Efficiacy of Felbamate in Childhood Epileptic Encephalopathy (Lennox-Gastaut Syndrome). The New England Journal of Medicine 328, 1993, 29-33

Therapie der sogenannten benignen Partialepilepsien im Kindesalter unter besonderer Berücksichtigung atypischer Verlaufsformen

G. Groß-Selbeck
Kinderneurologisches Zentrum Düsseldorf

Abstract

The results of the therapy of 60 children with so-called benign partial epilepsy are reported.
Conclusions:
- the assessment of the therapeutic effect has to include the EEG, especially in epilepsies with atypical course
- carbamazepine has no effect on the EEG
- in epilepsies with atypical course (Pseudo-Lennox S., Landau-Kleffner S., ESES-S.) carbamazepine usually has no effect either on the seizures or on the EEG, on the contrary in some cases both may even get worse
- drug of choice in all types of benign childhood epilepsy is sulthiame, if necessary in combination with clobazam. Other drugs previously administered inclusive carbamazepine should be dropped quickly
- if the treatment with sulthiame or sulthiame/clobazam of children with atypical benign partial epilepsy is not effective, ACTH-therapy should be considered as soon as possible.

Einleitung

In den letzten Jahren konnte unter den epileptischen Syndromen des Kindesalters eine Gruppe von Krankheiten abgegrenzt werden, denen eine genetisch bedingte fokale/multifokale Funktionsstörung zugrundeliegt und die spontan, d.h. auch ohne Therapie, spätestens bis zur Pubertät ausheilen. Sie werden deshalb als „benigne" Partialepilepsien bezeichnet. Hierzu gehören im einzelnen:
- benigne Partialepilepsie mit zentro-temporalen sharp waves (Rolando-Epilepsie),
- Pseudo-Lennox-Syndrom,
- Landau-Kleffner-Syndrom,
- Epilepsie mit kontinuierlichen spikes und waves während des Schlafes (ESES),

- benigne Partialepilepsie mit occipitalen sharp waves oder spike waves,
- benigne Partialepilepsie mit affektiver Symptomatik.

Während bei der Rolando-Epilepsie und beim Pseudo-Lennox-Syndrom ebenso wie bei der Epilepsie mit occipitalen sharp waves und mit affektiver Symptomatik im internationalen Schrifttum und vielfach auch im deutschen Sprachraum Carbamazepin als Mittel der 1. Wahl angesehen wird, gilt dies nicht oder nur in sehr eingeschränktem Maße für das Landau-Kleffner- und das ESES-Syndrom. Hier gibt es eine Vielzahl von z. T. sehr unterschiedlichen Therapieempfehlungen bis hin zur - in letzter Zeit häufiger empfohlenen - Behandlung mit Cortikosteroiden bzw. ACTH; eine Standardtherapie scheint es bisher (noch) nicht zu geben. In Deutschland haben Doose und Mitarb. (1988) sowie Ernst und Mitarb. (1988) erstmals auf die offensichtlich gute Wirksamkeit von Sultiam hingewiesen.

Krankengut und Methodik

In die Untersuchung einbezogen wurden 60 Kinder, die nach klinischem Bild und EEG-Befund wie folgt klassifiziert wurden:

Rolando-Epilepsie	42
Pseudo-Lennox-Syndrom	8
Landau-Kleffner-Syndrom	5
ESES-Syndrom	3
benigne Partialepilepsie mit occipitalen sharp waves	1
benigne Partialepilepsie mit affektiver Symptomatik	1
Gesamt	60

Die Behandlung wurde bis Ende der 80er Jahre vorwiegend mit Carbamazepin durchgeführt; bei ungenügendem Effekt erhielten die Patienten verschiedene Medikamente und Medikamentenkombinationen. Seit 1989 erfolgt die Einstellung in unserem Hause immer mit Sultiam, mit anderen Medikamenten vorbehandelte Patienten wurden auf Sultiam umgestellt. Bei ungenügender Wirksamkeit von Sultiam erfolgte bis Anfang 1991 die Umstellung auf Carbamazepin; von diesem Zeitpunkt ab erhielten die Patienten zunächst die Kombination Sultiam/Clobazam und erst danach Carbamazepin. War mit dieser Vorgehensweise kein ausreichender therapeutischer Effekt zu erzielen - dies war allein bei den atypischen Verlaufsformen der Fall -, wurden - wenn möglich - Cortikosteroide bzw. ACTH verabreicht. Der Zeitraum, in dem die Patienten verfolgt wurden, lag zwischen 1 1/2 und 11 Jahren.

Ergebnisse

Von den 42 Patienten mit Rolando-Epilepsie benötigten 7 aufgrund der geringen Anfallsfrequenz keine Therapie. Neun der 16 mit Carbamazepin behandelten Kinder wurden anfallsfrei, bei keinem von ihnen fand sich jedoch eine Besserung im EEG, in einzelnen Fällen kam es temporär sogar zu einer Verschlechterung.

Von den 17 mit Sultiam behandelten Patienten wurden 15 anfallsfrei; bei 7 von ihnen normalisierte sich das EEG, bei weiteren 7 trat eine eindeutige Besserung ein. Bemerkenswert ist, daß 5 der unter Sultiam anfallsfrei gewordenen Patienten vorher Carbamazepin ohne Effekt erhalten hatten, bei 1 Kind war es sogar zu einer deutlichen Anfallshäufung gekommen. Bei wenigen Patienten kehrten die fokalen sharp waves nach 6-12 Behandlungsmonaten zurück, die EEG-Veränderungen erreichten jedoch niemals das Ausmaß wie vor Therapiebeginn.

Von den 8 Patienten mit Pseudo-Lennox-Syndrom wurden 5 unter Sultiam, 1 unter Carbamazepin, 1 weiterer nach Gabe von ACTH anfallsfrei. Bei 2 der unter Sultiam anfallsfrei gewordenen Patienten war es zuvor unter Carbamazepin zu einer deutlichen Verschlechterung sowohl klinisch als auch im EEG gekommen.

Von den 5 Patienten mit Landau-Kleffner-Syndrom hatten 3 keine Anfälle. Bei 2 Patienten normalisierte sich das EEG nach Gabe von Sultiam bzw. Sultiam/ Clobazam (1 Rezidiv nach 3 Monaten), bei 2 weiteren trat unter Sultiam/ Clobazam eine deutliche Besserung des EEG's mit Verschwinden der Generalisation ein. 1 Kind zeigte erst nach Verabreichung von ACTH eine Besserung des EEG's. In allen Fällen ging die Besserung im EEG mit einer deutlichen Besserung der Sprachentwicklung bzw. der gesamten psychomentalen Entwicklung einher.

Von den 3 Patienten mit ESES-Syndrom ließen sich bei 1 Kind mit der Kombination Sultiam/Clobazam Anfallsfreiheit sowie eine wesentliche Besserung im EEG erreichen, einhergehend mit deutlichem Entwicklungsschub.

Während das Kind mit den „terror fits" (Epilepsie mit affektiver Symptomatik) unter Carbamazepin anfallsfrei wurde, konnten bei der Patientin mit occipitalen sharp waves mit der Kombination Sultiam/Clobazam sowohl Anfallsfreiheit als auch eine EEG-Sanierung mit Verschwinden der klinischen Symptomatik (gestörte Lesefähigkeit) erzielt werden.

Diskussion und Schlußfolgerungen

-   Die Beurteilung der Effektivität einer Behandlung muß das EEG mit einschließen, vor allem bei den atypischen Verlaufsformen.
-   Carbamazepin hat keine wesentlichen Auswirkungen auf das EEG.
-   Bei den atypischen Verlaufsformen beeinflußt Carbamazepin in der Regel weder die Anfälle noch das EEG, führt sogar häufig zu einer Verschlechterung. Es sollte deshalb nicht als Medikament der 1. Wahl eingesetzt werden.

- Bei allen Formen der sogenannten benignen Partialepilepsien ist Sultiam Mittel der 1. Wahl, bei Bedarf in Kombination mit Clobazam. Zuvor verabreichte Medikamente, insbesondere auch das Carbamazepin, sollten möglichst rasch abgesetzt werden.
- Bei unzureichendem Effekt einer Sultiam-/Clobazam-Behandlung ist möglichst rasch eine ACTH-Therapie zu erwägen!

Literatur

(1)   Doose, H., Baier, W.K., Ernst, J.-P., Tuxhorn, I., Völzke, E.: Benign partial epilepsy - treatment with sulthiame. Develop.Med.Child Neurol. 30, 683-684, 1988

(2)   Ernst, J.-P., Doose, H., Tuxhorn, I..: Gutartige Partialepilepsien - Behandlung mit Sultiam (Ospolot). In: Speckmann, E.-J., Palm, D.G. (Hrsg.): Epilepsie 87. Einhorn-Presse-Verlag, Reinbek, 1988, 235-238

(3)   Gross-Selbeck, G. (Hrsg.): Das anfallskranke Kind, Bd. 8: Die sogenannten benignen Partialepilepsien im Kindesalter. edition m + p, Hamburg, 1993

(4)   Roger, J., Dravet, C., Bureau, M., Dreifuss, F.E., Wolf, P. (eds.): Epileptic syndromes in infancy, childhood and adolescense. John Libbey Eurotext, London-Paris, 1992

Callosotomie bei „late-onset-Lennox-Gastaut-Syndrom"

D. Soucek, G.Bauer, G. Luef, C. Plangger*, V. Grunert*
Klinik für Neurologie Innsbruck, Klinik für Neurochirurgie Innsbruck*

Abstract

The Lennox-Gastaut-syndrome (LGS) is a severe epileptic disorder, characterized by developmental delay, typical electroencephalographic pattern and poor control of seizures. This epileptic syndrome generally presents itself in early childhood over age range 2 to 5 years. Patients meeting all criteria of LGS except age at onset are classified as "late-onset LGS". Generally seizures are intractable to antiepileptic drug therapy. Corpus callosotomy is used as an operative procedere in the treatment. This method produced significant improvement in seizures of patients with LGS, especially of epileptic falls.

Three patients diagnosed as having late-onset LGS underwent anterior corpus callosotomy at the Department of Neurology and Neurosurgery, University of Innsbruck. The main benefit of the procedure was improvement of falling episodes in two patients and end of this seizure type in the third one. Postoperative EEG of all three patients showed decrease of bisynchronous discharges and splitting and limitation of runs of rapid spikes to one hemisphere. Psychotic episodes occured postoperatively in two patients.

Das Lennox-Gastaut-Syndrom (LGS) ist eine Epilepsieverlaufsform, charakterisiert durch verschiedene Anfallsformen: tonische Anfälle, atonische Attakken, atypische Absencen, Myoklonien, generalisierte tonisch-klonische und partielle Anfälle. Die Anfälle beginnen im Kindesalter zwischen dem 2. und 5. Lebensjahr und sind therapieresistent. Typische EEG-Veränderungen sind diffuse bilaterale slow-spike- und wave-Komplexe, verlangsamter Basisrhythmus, bilaterale paroxysmale schnellere Rhythmen im Schlaf und Aktivierung von SSW während des Schlafes (8). In seltenen Fällen beginnt das Krankheitsbild nach dem 5. Lebensjahr. Diese Patienten werden als late-onset-LGS klassifiziert (2). Da bei fast allen LGS-Patienten die Anfälle schwer medikamentös behandelbar sind, steht die Callosotomie als eine alternative, operative Behandlungmethode zur Verfügung. Nach der Operation kommt es zur signifikanten Reduktion von Anfällen bei LGS-Patienten, besonders von atonischen Sturzattacken (3-7).

Bei drei Patienten mit der Diagnose eines late-onset-LGS wurde an der Klinik für Neurologie und Neurochirurgie in Innsbruck eine vordere Callosotomie durchgeführt. Ein Patient wird bis auf seltene Absencen anfallsfrei, bei zwei anderen ist es zur deutlichen Minderung von Sturzattacken gekommen. Bei zwei Patienten waren nach der Callosotomie Grand mal von einer Todd'schen Paralyse gefolgt, die der Seite des postoperativen EEG-Herdes entsprach. Im postoperativen EEG ist es bei allen drei Patienten zur Herabsetzung von bilateral synchronen Entladungen sowie zur Zersplitterung und Beschränkung der runs of rapid spikes auf eine Hemisphäre gekommen. Zwei Patienten entwickelten nach der Operation Verhaltensanomalien, in denen präoperative Züge psychotisch gesteigert erschienen und die eine stationäre Behandlung notwendig machten. Neben exogenen (Operation) können auch erlebnisbedingte Faktoren („Ein neues Leben beginnt") zur Erklärung herangezogen werden (1).

Konklusion

Bei spät beginnendem LGS ist die vordere Callosotomie wie bei Kindern eine Möglichkeit, Anfälle insbesondere Sturzattacken, zu reduzieren (3-7). Eine enge psychiatrische Betreuung dieser Patienten wegen möglichen Auftretens von Psychosen scheint notwendig.

Literatur:
(1)   Anthony, S. D., Wacharasindhu, A., Lishman, W.A.: Severe psychiatric disturbance and abnormalities of the corpus callosum: review and case series. Journal of Neurology, Neurosurgery and Psychiatry, 1993, 56, 85-93

(2)   Bauer, G., Benke, Th., Bohr, K.: The Lennox-Gastaut Syndrome in adulthood. In: Niedermeyer, E., Degen, K. (Hrsg.): The Lennox-Gastaut syndrome. Alan R.Liss, 1988, 317-327

(3)   Hirokazu, O., Oliver, A., Andermann, F. et al.: Anterior callosotomy in the treatment of medically intractable epilepsies: A Study of 43 Patients with a Mean Follow-up of 39 Months. Ann. Neurol, 1991, 30, 357-364

(4)   Purves, S.J., Wada, J.A., Woodhurst, W.B. et al.: Results of anterior corpus callosum section in 24 patients with medically intractable seizures. Neurology, 1988, 38, 1194-1201

(5)   Spencer, S., Spencer, D., Williamson, P.D. et. al.: Effects of corpus callosum section on secondary bilaterally synchronous interictal EEG discharges. Neurology, 1985, 35, 1689 -1694

(6)   Spencer, S.: Corpus callosum section and other disconnection procedures for medically intractable epilepsy. Epilepsia, 1988, 29, 85-99

(7)   Spencer, S., Spencer, D., Sass, K. et al.: Anterior, total and two-stage corpus callosum section: differential and incremental seizure responses. Epilepsia, 1993, 34, 561-567

(8)   Zifkin, B.G.: The Lennox-Gastaut Syndrome. In: Dam, M., Gram, L.: Comprehensive epileptology, 1990, 9, 123-131

Generalisierte Epilepsien jenseits des 40. Lebensjahres

R. Schauer, K. Berek, U. Sailer, G. Bauer
Univ. Klinik für Neurologie Innsbruck, Österreich

Abstract
Generalized idiopathic epilepsies typically start in childhood and adolescence. Hints to a later onset are sparce. Gastaut and Gastaut (1976) suspected a subtype of generalized idiopathic epilepsy with late onset.
In a prospective study we collected cases of generalized epilepsies starting after the age of 40 years and typical generalized spikes and waves in the EEG. Clinical, electroencephalographic results are reported and discussed.

Einleitung

Generalisierte idiopathische Epilepsien gelten als typische, altersabhängige Epilepsien mit einem Beginn in Kindheit und Jugend. Hinweise in der Literatur für einen späten Beginn finden sich nur in anekdotischer Form.
Die vorliegende Arbeit schlüsselt die Ergebnisse von generalisierten Epilepsien jenseits des 40. Lebensjahres auf.

Methode

In die prospektive Studie wurden Patienten, welche folgende Einschlußkriterien erfüllten, aufgenommen (siehe Tab. 1).

Tab.1: Einschlußkriterien:

1.	generalisierte Anfälle (GMA, Myoklonien, Absencen), ohne fokale Anfälle,
2.	generalisierte spikes and waves im EEG (Ausschluß sek. generalisierter Synchronie),
3.	kein Lokalhinweis im neurologischen Status und in den Strukturuntersuchungen,
4.	Alter über 40 Jahre.

Ergebnisse

Das Alter der Patienten bei erstem Anfall und bei Untersuchung ist in Tab. 2 aufgelistet.

Tab.2

Alter	bei 1. Anfall	bei Untersuchung
0 - 20	9	-
20 - 40	4	-
40 - 50	13	16
50 - 60	8	8
60 - 70	4	9
70 - 80	4	8
> 80	2	3

Die Patienten zeigten folgende Anfälle (Tab. 3):

Tab.3

GMA allein	26
GMA , Absencen	5
GMA , Absencen, Absencen-Status	10
GMA , Myoklonien	2
Isolierter Absencen-Status	1

In der EEG-Untersuchung zeigten alle Patienten generalisierte spike and waves, ausgeschlossen wurden Patienten sich sekundärer Synchronie (siehe Tab. 4).

Tab.4

3 / sec. saw	23
schnellere saw	9
saw ohne Rhythmik	12
Diffuse Verlangsamung („Allgemeinveränderung")	
leicht - mäßig	31

In der idiopathischen Patientengruppe wurde bei zirka 45% eine positive, bei 55% eine negative Familienanamnese erhoben (Tab. 5).

Tab.5

	nahe Verwandte	entfernte Verwandte	Negativ mit Epilepsie
idiopathisch	11	0	13
symptomatisch	1	0	3
kryptogenetisch	0	0	16

44 Patienten, welche die Einschlußkriterien erfüllten, wurden in die Studie einbezogen. Die ätiologische Zuordnung ergab bei zirka 55% der Patieneten eine idiopathische, 35% eine kryptogenetische Epilepsie (Tab. 6) :

Tab.6

idiopathisch (= vermuteter oder gesicherter genetischer Hintergrund, nach der Definition des ILAE- Vorschlags)	24
gesichert symptomatisch (Entzug, Elektrolytentgleisung, urämische Encephalopathie, ausgepägte Hirnatrophie)	4
kryptogenetisch mit symptomatischen Hinweisen (Alkohol, Hirnatrophie, cerebrovaskulär)	16

In der Patientengruppe mit einer idiopathischen Epilepsie (N = 24) zeigten 50% der Patienten einen Erkrankungsbeginn in der Jugend, 50% der Patienten erkrankten erstmals nach dem 40. Lebensjahr (siehe Tab. 7).

Tab.7

Beginn in der Jugend	
- ohne anfallsfreie Zeit	4
- mit anfallsfreier Zeit und Rezidiv nach 40. Lj.	8
Beginn nach dem 40. Lebensjahr	12

Konklusion

Epilepsien ohne Lokalhinweis in allen Parametern (Anfallstyp, EEG, neurologischer Status, Strukturuntersuchungen) wurden bei 44 Patienten beobachtet. Viermal waren diese Epilepsien Ausdruck einer diffusen Encephalopathie (symptomatisch).

Bei 16 Patienten fanden sich gewisse Hinweise für eine symptomatische Genese; diese können aber nicht als gesichert angesehen werden (kryptogenetisch). Bei 24 Patienten wurde eine idiopathische Genese angenommen. Verwandte mit Epilepsien waren bei zirka 45% dieser Probanden zu finden. Idiopathische Epilepsien begannen nach dem 40. Lebensjahr in 12 Fällen. Sie können einen Hinweis darstellen, daß idiopathische generalisierte Epilepsien einen zweiten Incidenz-Gipfel im Präsenium haben.

Literatur

(1)   McAreavey, M.J., Ballinger, B.R., Fenton, G.W.: Epileptic seizures in elderly patients with dementia. Epilepsia 33(4), 657-660, 1992

(2)   Ettinger, A.B., Shinnar, M.D.&S.: New-onset seizures in an elderly hospitalized population. Neurology 43, 489-492, March 1993

(3)   Gastaut, H., Gastaut, J.L.: Computerized transverse axial tomography in epilepsy. Epilepsia 17, 325-26, 1976

(4)   Hauser, W.A., Annegers, J.F., Kurland, L.T.: Incidence of epilepsy and unprovoked seizures in Rochester, Minnesota, 1935-1984. Epilepsia 34(3), 453-468, 1993

(5)   Loiseau, J., Loiseau, P. et al.: A survey of epileptic disorders in southwest france: seizures in elderly patients. Annual of Neurology, Vol 27, No 3, March 1990

(6)   Lopes, J.L., Longo, J., Quintana, F., Diez, C., Berciano, J.: Late onset epileptic seizures. Acta neurol scand 72, 380-384, 1985

(7)   Lühdorf, K., Jensen, L.K., Plesner, A.M.: Epilepsy in the elderly: Incidence, sozial function, and disability. Epilepsia 27(2), 125-141, 1986

(8)   Lühdorf, K., Jensen, L.K., Plesner, A.M.: Etiology of seizures in the elderly. Epilepsia 27(4), 458-463, 1986

(9)   Regestra, G., Tanganelli, P.: Late-onset epilepsy and diffuse crypogenous cerebral atrophy. Epilepsia 33(5), 821-825, 1992

Symptomatische fokale Epilepsie mit anhaltenden Spike-wave-Entladungen im synchronisierten Schlaf (ESES) und Hydrozephalus

K. John
Bereich Neuropädiatrie/Epileptologie, Kinderklinik St. Elisabeth, Hamm

Abstract

A 10 year old male has shown retardation of psychomotoric and language skills. At the age of 4 years he experienced first partial seizures and atypical absences. Brain scan discovered asymmetric hydrocephalus internus and circumscript gliomatosis left parietal. In the EEG a sharp wave focus was found left parietal. During sleep, slow spike waves were seen continuously. Hydrocephalus required shunting. Seizures were resistent to various antiepileptic drugs, but polytherapy (valproate, clobazam, azetazolamide) stopped them. A shunt sepsis developed and shunt had to be removed. But hypotonia and somnolence of patient did not improve. An elevation of ammonia (150 mg/dl) was found in venous blood. After reduction of dose of valproate, ammonia dropped and the condition of patient improved markedly. But atypical absences returned, ambulatory EEG monitoring discovered ESES. Vigabatrin as add-on drug did not have any effect. A combined drug therapy (clobazam, azetazolamid) was successful, but only for 7 months, and ESES returned.

Einleitung

Das Syndrom einer Epilepsie mit „Electrical status epilepticus during slow-wave sleep" wurde erstmals 1971 beschrieben (7). Mit Beginn des Schlafes treten im EEG kontinuierlich generalisierte 1,5 - 2,5/s Spike-wave-Abläufe auf. Diese können einen fokalen Charakter haben (2, 6). Die Ätiologie des ESES ist unklar, es wird eine sogenannte hereditäre Maturationsstörung des Hirns angenommen (1).

Kasuistik

Der 10 Jahre 3 Monate alte Patient ist das 2. von 4 Kindern. Die Geschwister seien gesund. Der Großvater väterlicherseits litt an einer posttraumatischen

Epilepsie.- Die Gravidität war bis auf einen Infekt in Mens IV ungestört. Die Geburt des Knaben erfolgte in der 39. Schwangerschaftswoche nach vorzeitigem Blasensprung spontan aus Schädellage. Das Geburtsgewicht betrug 3300 g, die Körperlänge 53 cm. Der Verlauf post partum war unkompliziert.- Wegen muskulärer Hypotonie und leicht verzögerter psychomotorischer Entwicklung erfolgte im ersten Lebensjahr eine krankengymnastische Behandlung. Der 1. Krampfanfall trat im Alter von 4 4/12 Jahren morgens aus dem Schlaf heraus auf: Kau- und Schmatzbewegungen, „eigenartige" Zungenbewegungen, inadäquate und stark verlangsamte Reaktionen. Im Verlauf entwickelten sich rechtsseitige fokale Anfälle und atypische Absencen. Ein NMR des Kopfes zeigte 1988 einen linksbetonten Hydrozephalus e vacuo und eine gliöse Narbenbildung links parietal. Bei der psychologischen Untersuchung im Alter von 4 6/12 Jahren wurden eine durchschnittliche Intelligenz und Teilleistungsstörungen im Bereich von Konzentration, Ausdauer und optischer Erfassung diagnostiziert (Kramer-Test, Hawiva). Die Sprache war agrammatisch und verwaschen.

EEG-Befunde

Im Wachzustand fand sich ein sharp-wave-Fokus links parietal. Es stellten sich später multifokal Spitzenpotentiale dar, auch kurze generalisierte Anfallsmuster. Im Schlaf fanden sich frühzeitig kontinuierlich auftretende Sharp-slow-waves bzw. Slow-spike-waves.

Medikamentöse Therapie

Der Effekt der antikonvulsiven Therapie - Monotherapie mit Carbamazepin, Valproat und Clobazam sowie verschiedene Kombinationen - war zunächst völlig unzureichend. Unter ACTH-Anwendung kam es zu einer nur vorübergehenden Besserung des Hirnstrombildes. Während einer Monotherapie mit Sultiam häuften sich nächtliche fokale Anfälle. Erneut wurde ein Spike-wave-Variant-Status im Schlaf registriert.

Besonderheiten im Verlauf

Der anscheinend passive Hydrozephalus zeigte bei CT-Kontrollen eine Zunahme, so daß im Juli 1988 ein Shunt implantiert wurde. - Es kam zum Arztwechsel. Eine Kombinationstherapie mit Valproat, Clobazam und Azetazolamid habe dann über 2 1/2 Jahre zu weitgehender Anfallsfreiheit geführt. Im Mai 1992 wurde der Patient erneut in unsere Klinik aufgenommen. Es bestand der Verdacht auf eine Ventilsepsis, der sich bestätigte. Das Ventilsystem wurde entfernt, es erfolgte eine externe Liquordrainage. Der Zustand des Patienten besserte sich nicht, er wurde zunehmend schläfriger. Klinisch bestand eine ausgeprägte generalisierte Muskelhypotonie.

Die Ammoniak-Konzentration im Serum lag bei 150 µg/dl (88,1 µMol/l), der Valproat-Spiegel betrug morgens 149 mg/dl. Zur Therapie wurden Clobazam, Azetazolamid sowie Valproat, letzteres als einmalige Gabe am Abend (22mg/kg/d), verabreicht. Die Dosis des Valproats wurde auf 16 mg/kg/d reduziert, die Konzentration das Ammoniak fiel auf 67 µg/dl (39,3 µMol/l), was mit einer raschen eindrucksvollen Besserung des Zustandes des Patienten verbunden war. Das Bewußtsein klarte vollständig auf, die Muskelhypotonie verschwand. Die Liquordrainage wurde entfernt und der Patient nach Hause entlassen. Die medikamentöse Therapie wurde unverändert fortgeführt. Im weiteren Verlauf traten gehäuft atypische Absencen auf. Elektroenzephalographisch fanden sich im Wachen generalisierte Anfallsmuster. Das Langzeit-EEG zeigte das charakteristische Bild eines ESES mit einem generalisierten Spike-wave-Variant-Muster, das 70% des gesamten Schlafes ausmachte. - Ein Kontroll-CT des Kopfes zeigte unverändert einen asymmetrisch ausgeprägten, linksseitig betonten Hydrozephalus internus. Eine erneute Anwendung von ACTH und die Gabe von Steroiden lehnten die Eltern ab. Die Therapie wurde mit Valproat und Vigabatrin (maximale Dosis: 4 g/d) fortgeführt.Ein positiver Effekt dieser Kombinationsbehandlung war trotz einer Anwendungsdauer von 4 Monaten nicht erkennbar. Die Umstellung auf Clobazam und Azetazolamid führte zur raschen und eindrucksvollen Besserung der Anfallssituation und zur Auflösung des Spike-wave-Variant-Musters im Schlaf (Schlaf-EEG nach Schlafentzug). Der günstige therapeutische Effekt hielt aber nur 7 Monate an.

Diskussion

ESES ist primär eine EEG-Diagnose und erst sekundär eine klinische. Diese kann nur durch eine EEG-Langzeit-Ableitung (4) gestellt werden. Ein ESES sollte dann diagnostiziert werden, wenn das charakteristische EEG-Merkmal (kontinuierliches bilaterales und diffuses Auftreten von Slow-spike-wave-Abläufen) mindestens 85% des Non-REM-Schlafes ausmacht (6,7,8). Das ist jedoch eine willkürliche Festlegung (1). Krampfanfälle sind bei Patienten mit ESES häufig, aber nicht obligat, sie gehen oft, wie bei unserem Patienten, der Erkennung des ESES voraus und sind wohl nur als „Spitze eines Eisberges" anzusehen (1). Bei unserem Patienten wurden sowohl fokale als auch generalisierte Anfälle beobachtet. Die psychomotorische Entwicklung war leicht, die sprachliche Entwicklung deutlicher verzögert. Die bildgebende Diagnostik erbrachte einen erheblichen asymmetrischen, linksseitig betonten Hydrozephalus internus und eine gliöse Narbenbildung links parietal, jedoch keine Hinweise für eine

Myelinisierungs- oder neuronale Migrationsstörung. Wahrscheinlich bestand zum Zeitpunkt der Erstmanifestation der Anfälle bereits ein ESES. Die Anfälle erwiesen sich von Beginn an als schwer behandelbar. Die Gabe von Vigabatrin nach Auftreten von Anfallsrezidiven hatte keinen erkennbaren positiven Effekt. Im Verlauf entwickelte sich eine Ventilsepsis. Außerdem trat unter der Medikation von Valproat, Clobazam, Azetazolamid und Antibiotika eine wahrscheinlich Valproat-induzierte, selten zu beobachtende Hyperammonämie auf (3, 5). Differentialdiagnostisch sind beim ESES-Syndrom abzugrenzen (8):
- die benigne Partial-Epilepsie des Kindesalters mit zentrotemporalen Sharp-waves,
- das Lennox-Gastaut-Syndrom und
- das Landau-Kleffner-Syndrom.

Literatur

(1) Doose, H., Baier, W.K.: Benign partial epilepsy and related conditions: Multifactorial pathogenesis with hereditary impairment of brain maturation. Eur. J. Pediatr. 149, 1989, 152-158

(2) Jayakar,B.J., Seshia, S.S.: Electrical status epilepticus during slow-wave sleep: A review. J. clin. Neurophysiol. 8, 1991, 299-311

(3) John, K., Ludwig, U., Daute, K.-H.: Nebenwirkungen von Valproat bei epilepsiekranken Kindern. Kinderärztl. Praxis 55, 1987, 185-189

(4) John, K., Komarek, V., Lehovsky, M.: Mobiles Kasetten-Langzeit-EEG. Kinderärztl. Praxis 58, 1990, 281-287

(5) Marescaux, C., Warter, J.M., Micheletti, G., Rumbach, L., Coquillat, G., Kurtz, D.: Stuporous episodes during treatment with sodium valproate. Report of seven cases. Epilepsia 23, 1982, 297-305

(6) Morikawa, T., Seino, M., Osawa, T., Yagi, K.: Five children with continuous spike-wave discharges during sleep. In: Roger, J., Dravet, C., Bureau, M., Dreifuss, F.E., Wolf, P. (eds.): Epileptic syndromes in infancy, childhood and adolescence. John Libbey Eurotext Ltd., London, 1985, 205-215

(7) Patry, G., Lyagoub, S., Tassinari, C.A.: Subclinical "electrical status epilepticus" induced by sleep in children. Arch. Neurol. 24, 1971, 242 - 252

(8) Tassinari, C.A., Bureau, M., Dravet, C., Dalla Bernadina, B., Roger, J.: Epilepsy with continuous spikes and waves during slow sleep. In: Roger, J., Dravet, C., Bureau, M., Dreifuss, F.E., Wolf, P. (eds.): Epileptic syndromes in infancy, childhood and adolescence. John Libbey Eurotext Ltd., London, 1985, 194 - 204

EEG-Verläufe bei Lissenzephalie

A. Fiedler, G. Jacobi
Abteilung für Pädiatrische Neurologie,
Klinikum der Johann Wolfgang Goethe-Universität, Frankfurt/Main

Abstract

Today, lissencephaly is diagnosable by neuroradiological methods. EEG can add early signs to evaluate the diagnosis. Usually one can find very early in newborns frequency acceleration up to the level of alpha waves usually combined with multifocal sharp wave formations and sharp-slow-waves, as the main EEG pattern. This acceleration seems to be the regular activity of these children. They are not part of the ictal activity. This fact is shown in clincal follow-ups of 2 children diagnosed in our hospital with lissencephaly. The follow-up is mainly complicated in all patients by severe retardation and seizures. These seizures are usually not treatable by antiepileptic drugs. Minor and major epileptic status are common.

Einführung

Die Lissenzephalie als komplexe Hirnmißbildung ist mittels des Einsatzes moderner neuroradiologischer Methoden (MRT, cCT) [2] heute zweifelsfrei intravitam zu diagnostizieren. Diese Tatsache ermöglicht auch eine neue Sicht bereits bekannter Ergebnisse bestehender Methoden und eröffnet neue Zuordnungsmöglichkeiten. Das EEG als Routineuntersuchung ist hierbei von besonderer Bedeutung. Der Vergleich bereits bekannter EEG-Befunde mit neuroradiologischen Bildern gibt die Möglichkeit der Einordnung außergewöhnlicher Veränderungen als Hinweise für diese Erkrankung.

Die Verlaufsentwicklung des EEG´s ist gekennzeichnet durch typische Veränderungen in der Frühphase, die auch in der Literatur bereits mehrfach beschrieben wurden [1, 3]. Zu nennen ist hier die erhebliche Frequenzbeschleunigung und Rhythmisierung, die bereits in der Säuglingszeit durch das Auftreten von hochamplitudigen, sehr rhythmischen Alphawellen gekennzeichnet ist. Diese Veränderung wurde auch von „de Rijk-van Andel" und Mitarbeitern [3] 1988 als hervorstechendstes Merkmal früher EEG-Veränderugen beschrieben. Der weitere Verlauf wird dann bestimmt durch erhebliche individuelle Variabilität mit massivem Auftreten paroxysmaler Aktivität, wobei die rhythmische Frequenzbeschleunigung jedoch immer wieder zutage tritt.

Im Folgenden möchten wir anhand von 2 Verlaufsberichten aus unserem Krankengut von insgesamt 6 Patienten mit Lissenzephalie die EEG-Veränderung im Langzeitverlauf im Zusammenhang mit dem klinischen Verlauf darstellen und diskutieren.

Patient 1: T. H. * 25.1.90:
Der Patient ist das erste Kind nicht verwandter deutscher Eltern. Schwangerschafts- und Geburtsanamnese waren unauffällig. Geburtsgewicht 3380 g, Länge bei Geburt 52 cm. APGAR 9/10/10 nach 1/5/10 min. Im Alter von 3 Monaten kam es erstmals zum Auftreten eines zerebralen Krampfanfalles. Gleichzeitig fiel eine Retardierung der Entwicklung auf. In der Folgezeit zeigte der Patient nur minimalste Entwicklungsfortschritte. Weiterhin kam es bei dem Patienten immer wieder zu klinisch faßbaren Krampfanfällen mit rezidivierenden epileptischen Anfallsstaten. Die eingeleitete neuroradiologische Diagnostik zeigte dann in der MRT eine extreme Verminderung der Furchen mit starker Verdichtung des Rindenbandes und einer Hypoplasie von Marklager und Balken (siehe Abb. 1).

Das initiale EEG, abgeleitet im Alter von 5 Monaten, zeigte eine massive Frequenzbeschleunigung mit dem Auftreten von rhythmischen sehr hochamplitudigen Alphawellen sowie eingestreut „1-1,5/sec. Sharp-slow-waves" (Varianten) und einzelne „Sharp-waves". Die Amplitudenhöhe betrug bis zu 200 µV. Der weitere Verlauf war gekennzeichnet durch wiederkehrende hirnelektrische Anfallsstaten, zumeist bestehend aus Varianten mit interiktalen pathologischen EEG-Ableitungen, bei denen die hochamplitudige Frequenzbeschleunigung ganz im Vordergrund stand. Die Frequenzbeschleunigung ist nicht medikamentös bedingt, da sie in Ausmaß und Amplitude eine normale Aktivität deutlich überschreitet (siehe Abb. 2).
Die medikamentöse Behandlung erfolgte mit wechselnden Antikonvulsivaregimen. Derzeit besteht die Behandlung aus einer Kombinationstherapie mit Phenobarbital und Valproinsäure in hoher Dosierung. Anfallsfreiheit konnte bislang nicht erreicht werden, aber es besteht derzeit eine stabile Situation mit mäßiger Frequenz von klinischen Anfällen, jedoch ohne Auftreten eines Status unter dieser Behandlung.

Patient 2: C. S. * 7.8.81
Der Patient ist das dritte Kind nicht verwandter deutscher Eltern. Die Schwanger-schafts- und Geburtsanamnese waren unauffällig. Die Geburt erfolgte in der 40. Schwangerschaftswoche als Spontanentbindung ohne Komplikationen. Geburtsgewicht 3150 g, Geburtslänge 52 cm. APGAR 8/9/10 nach 1/5/10 min. Im Alter von 2 Monaten fiel eine deutliche Retardierung der Entwicklung mit extremer Muskelhypotonie und Bewegungsarmut auf. In der Folgezeit kam es dann zu einer zunehmenden geistigen und statomotorischen Retardierung, wo-

bei der Patient nur minimalste Entwicklungsfortschritte zeigte. Weiterhin zeigte der Patient immer wieder klinisch faßbare Krampfanfälle mit rezidivierenden epileptischen Anfallsstaten, die zeitweise über Tage bestanden. Laborchemisch zeigte sich ein Stoffwechseldefekt im Sinne eines Acetylglutamatsynthetasemangels.

Die neuroradiologische Diagnostik zeigte dann in der MRT Aufhebung der Furchung mit Ausnahme der Primärfurchen. Weiterhin zeigte sich eine starke Verdichtung des Rindenbandes und einer Hypoplasie des Marklagers.

Das initiale EEG, abgeleitet im Alter von 5 Monaten, zeigte ebenfalls eine massive Frequenzbeschleunigung mit dem Auftreten von rhythmischen, sehr hochamplitudigen Alphawellen sowie intermittierend unterlagernden Deltawellen. Die Amplitudenhöhe betrug bis zu 100 µV (siehe Abb. 3).
Der weitere Verlauf war gekennzeichnet durch wiederkehrende hirnelektrische Anfallsstaten, zumeist als Status minor nachweisbar. Vorherrschend zeigten sich paroxysmale Veränderungen im Sinne von „Sharp-slow-waves". Interiktal war jedoch die hochamplitudige Frequenzbeschleunigung das dominierende EEG-Merkmal.
Die medikamentöse Behandlung erfolgte mit wechselnden Antikonvulsivaregimen. Derzeit besteht die Behandlung aus einer Kombinationstherapie mit Phenobarbital und Brom. Anfallsfreiheit konnte bislang nicht erreicht werden.

Diskussion
Die Diagnose der Lissenzephalie wird, wie von Aicardi [1] beschrieben, heute intravitam mittels der modernen Verfahren zweifelsfrei gestellt. Somit wird dieses Krankheitsbild, dessen Aufklärung früher nur mittels pathoanatomischer Methoden eruierbar war, mehr und mehr auch Gegenstand differentialdiagnostischer Überlegungen im Rahmen der klinischen Diagnostik. Die EEG-Ableitung als etablierte und rasch verfügbare Bedsidemethode auch bei kleinsten Kindern kann jedoch angesichts typischer Veränderungen bereits in der Frühphase wichtige Hinweise bei unklaren Anfällen und Retardierungen hinsichtlich dieser Erkrankung geben. Dies gilt umso mehr, weil hierdurch die entsprechende Diagnostik frühzeitig eingeleitet werden kann. Prognostisch ist dann im weiteren Verlauf die EEG-Ableitung als objektives Kriterium, insbesondere in der Beurteilung lang andauernder Anfallssituationen, unentbehrlich. Die Prognose bezüglich der mentalen und geistigen Entwicklung ist angesichts der Schwere der Hirnfehlbildung in der Regel sehr schlecht. Therapeutisch stellt die Lissenzephalie darüber hinaus oft ein nicht kurierbares Problem in Bezug auf die klinischen Anfälle dar. Zur Beurteilung ist das EEG hier von entscheidender Bedeutung, da es oft die einzige Möglichkeit der Einschätzung der Anfallssituation erlaubt.

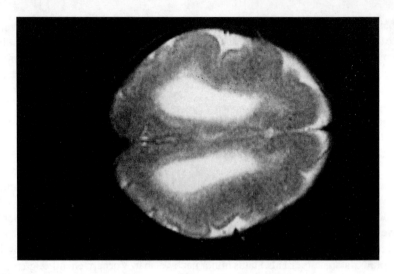

Abb. 1:
Die MRT-Untersuchung zeigt hier in der T2-Wichtung die starke Verbreiterung der grauen Substanz und die extreme Verminderung der Furchung.

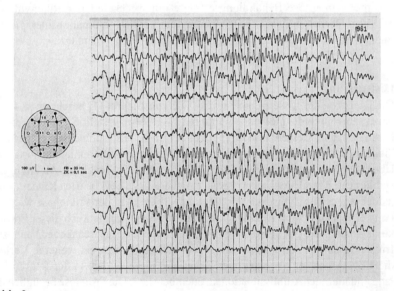

Abb. 2:
Die Ableitung erfolgte im Schlaf nach Sedierung mit Promethazin (Atosil®).
Deutlich sichtbar ist die erhebliche Frequenzbeschleunigung, bestehend aus hochamplitudigen Wellen aus dem Alphaband. Die Amplitudenhöhe beträgt bis zu 200 µV. Weiterhin zeigt sich eingelagert paroxysmale Aktivität, vorwiegend „Sharp-waves" mit Linksbetonung.

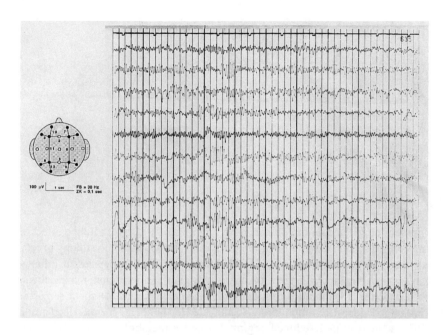

Abb. 3

Die Ableitung erfolgte im Schlaf nach Sedierung mit Promethazin (Atosil®). Deutlich sichtbar ist die erhebliche Frequenzbeschleunigung, bestehend aus Wellen aus dem Alphaband. Die Amplitudenhöhe beträgt bis zu 100 µV.

Literatur

(1)   Aicardi, J.: Diseases of the Nervous System in Childhood. Mac Keith Press, London, 1992, 152-160

(2)   Dobyns, W.B., Stratton, R.F., Parke J. et al.: Miller-Dieker-Syndrome: Lissencephaly and monosomy. 17p. J. Pediatr (102), 1983, 552-558

(3)   de Rijk-van Andel, J.F., Arts, W.F., De Weerd, A.W.: EEG in type I lissencephaly. Dev Med Child Neurol (30), 1988, 126-127

Maligne Säuglingsepilepsie mit fokalem Status epilepticus

*I. Tuxhorn, *H. Holthausen, °J. Egger, °Ch. Förster
* Epilepsiezentrum Bethel, Bielefeld
° Dr. v. Haunersches Kinderspital der Universität München

Abstract

Epidemiologic and animal studies have provided new insights into the effect of prolonged seizure activity on brain maturation and the pathophysiology of ictal damage. In this context the so-called catastrophic focal epilepsies of infancy present a particular challenge with regard to diagnosis and optimum management. We describe a 4 month old infant with medically intractable focal seizures. Prolonged video-EEG-monitoring documented left temporal occipital ictal onset, PET scan revealed reduced regional glucose metabolism and MRI scan demonstrated pachygyria in the same anatomic region. Surgical resection led to seizure control and an immediate acceleration of development of the infant. We believe that young children with focal epiletogenic lesions and malignant refractory focal seizures should be considered for early epilepsy surgery.

Einleitung

Die klinische Anwendung multimodaler Untersuchungsmethoden im Rahmen der chirurgischen Behandlung refraktärer Epilepsien hat ein Spektrum kortikaler Fehlbildungen als Ursache fokaler Epilepsien erkennen lassen. Die frühe Diagnose, eine optimierte Therapie und weitere klinisch-pathologische Untersuchungen werden hoffentlich unser Verständnis der Pathogenese dieser neuronalen Migrationsstörungen und ihrer intrinsischen Epileptogenizität vertiefen und ihre Prävention ermöglichen.

Kasuistik

Unauffällige Schwangerschaft, Geburt zum Termin als drittes Kind nicht verwandter Eltern; Beginn der Epilepsie mit Neugeborenenkrämpfen am 2. Tag als subtle seizures mit Grimassieren, Schluckautomatismen und lauter Atmung. Die klinische Untersuchung zeigte eine leichte Hypotonie. Laborchemische Untersuchungen für Infekte und angeborene Stoffwechselstörungen blieben ohne Befund. Trotz hochdosiertem Phenobarbital traten im Verlauf refraktäre BNS-

Anfälle in Clustern bis zu 100 am Tag auf, die resistent gegen Valproat, Carbamazepin, Phenhydan, Vigabatrin und Primidon blieben. Im Rahmen einer intensiven Video-EEG-Dokumentation wurde eine stereotype, aber komplexe Anfallssymptomatik registriert: komplex-partielle Anfälle (diskreter Beginn mit Innehalten, Grimassieren, Nystagmus, vegetativen Symptomen und Schmatzautomatismen), gefolgt von motorischen Phänomenen in Form von asymmetrischen, rechts betonten Beugespasmen der Arme und Beine, Kloni des rechten Arms und tonischer Rumpfextension mit Opisthotonus. Im interiktalen Skalp-EEG Sharp waves links temporo-occipital. Während des Anfalls regionales iktales Muster links temporo-occipital und Verlangsamungsherd.

Die klinisch-neurologische Untersuchung zeigte ein stark verzögertes visuelles Verhalten und kein reaktives Lächeln im Alter von 8 Monaten.

Die 18FDG-PET-Untersuchung demonstrierte einen Hypometabolismus links temporo-occipital. In der Kernspintomographie waren eine Verplumpung der Gyri und eine reduzierte Rindenmarkgrenze links temporo-occipital zu sehen. Eine multilobuläre Resektion mit intra-operativer Elektrokortikographie zur Abgrenzung der Resektionslinie nach parietal wurde durchgeführt. Neuropathologisch wurden eine ausgeprägte Gliose und Mikrodysgenesie mit dystopen Neuronen und ein makroskopisch irreguläres Gyrierungsrelief festgestellt. Der Säugling hat postoperativ einen erheblichen Entwicklungsschub gezeigt und ist etwa ein Jahr anfallsfrei.

Diskussion

Aus der Literatur ist bekannt, daß BNS-Leiden, die mit kortikalen Läsionen assoziiert sind, erfolgreich chirurgisch behandelt werden können (1-3). Bei fehlenden anatomischen Läsionen hat die klinische Anwendung des 18FDG PET regionale metabolische Störungen bei Säuglingen mit BNS-Anfällen erkennen lassen, und histologisch konnten nur mikroskopische, kortikale Dysplasien in diesen Regionen nachgewiesen werden (4).

Die chirurgische Resektion der epileptogenen Hirnrinde führte bei unserer Patientin zu einer sofortigen postoperativen Anfallsfreiheit und einem dramatischen Entwicklungsschub.

Die Kongruenz zwischen EEG, funktioneller und anatomischer bildgebender Lokalisation war Voraussetzung für die Entscheidung einer epilepsiechirurgischen Resektion, die ohne invasive EEG-Diagnostik erfolgreich durchgeführt werden konnte. Die Neuropathologie der resektierten Region bestätigte eine Dysplasie des Cortex links temporo-occipital.

Asymmetrie der tonischen Spasmen, regionale EEG-Merkmale in Form von Verlangsamung, Spindelasymmetrien, Sharp waves sowie ein sehr umschriebenes Anfallsmuster können wegweisend für eine fokale Genese refraktärer „infantiler Spasmen" sein.

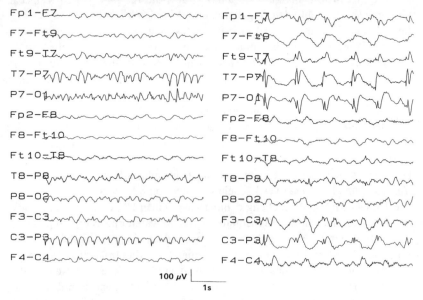

100 μV

1s

Literatur

(1)   Shields, W., Shewmon, D., Chugani, H., Peacock, W.J.: The role of surgery in the treatment of infantile spasms. J Epilepsy, 1990 (39 Suppl), 321-324

(2)   Van Bogaert, P. et al.: Value of MRI in the West syndrome of unknown etiology. Epilepsia 34 (4), 1993, 701-706

(3)   Chugani, H. et al.: Surgery for infantile spasms: neuroimaging perspectives. Epilepsia 34 (4), 1993, 764-771

(4)   Vinters, H., de Rosa, M., Farrell, M.: Neuropathologic study of resected cerebral tissue from patients with infantile spasms. Epilepsia 34 (4), 1993, 772-779

Epilepsie bei Hypomelanosis ITO

C. Kutzer, G. Kluger, M.C. Laub
Neuropädiatrische Abteilung, Behandlungszentrum Vogtareuth,

Abstract
Hypomelanosis of ITO is a neurocutaneous syndrome
There is a characteristic pattern of hypopigmentations along the genetically determined Blaschko lines.
The cutaneous lesions are pathognomonic. There are various symptoms accompanying this disorder. The most frequent neurologic abnormalities are psychomotor retardation, abnormal EEG and epilepsy in 40% to 80% of the patients. At birth or during early childhood, the skin lesions are not easily detected, especially in children with low pigmented skin. Associated brain disorders may be visible in CCT and better in MRI.
Three children with a history of epilepsy and psychomotor retardation are described. The problems of early diagnosis and correct therapy are discussed. Seizures and EEG abnormalities are unspecific. The correct diagnosis can be helpful in initiating the appropriate therapy. In cases of a migration defect, a surgical intervention must be discussed.

Die Hypomelanosis ITO gehört zu den neuroektodermalen Erkrankungen. Leitsymptom sind Hypopigmentationen entlang dem Verlauf der sogenannten Blaschkolinien, wobei die Pigmentanomalie oft nur einen Teilaspekt des Krankheitsbildes darstellt. Ausschließlich Hautveränderungen werden nur bei ca 20% der Patienten beobachtet. Neurologische Auffälligkeiten, wie statomotorische und mentale Retardierung unterschiedlichen Schweregrades, werden in 60 - 80%, eine Epilepsie in 40 - 80% beschrieben.
Bei 3 Kindern, die uns wegen Epilepsie vorgestellt wurden, konnte die Diagnose einer Hypomelanosis ITO gestellt werden.

Kasuistiken
Kasuistik 1. (weibl., geb. 10.6.1987)
Klinik
Entbindung durch Sektio in der 37. Schwangerschaftswoche bei Geburtsstillstand infolge Makrozephalie. Postpartale Asphyxie und maschinelle Beatmung, im weiteren Verlauf statomotorische und mentale Retardierung bei muskulärer Hypotonie. Erstvorstellung in unserem Hause im Alter von 4 1/2 Jahren, dabei

fallen eine diskrete Hypopigmentation, Makrozephalie sowie eine Hemihypertrophie des linken Beines auf.

Neuroradiologie
Im CCT Erweiterung der Seitenventrikel und des 3. Ventrikels. Im MRI zusätzlich Verdacht auf Markreifungsstörung beidseits im Okzipitallappen.

Anfallssymptomatik
Erstmanifestation:	14 Monate
Anfallstyp:	tonisch-klonisch, z.T. linksbetont
Frequenz:	ca. 1 Anfall pro Monat, infektgetriggert häufiger
Therapie:	keine Wirksamkeit von CZP,
	unter CBZ reduzierte Anfallsfrequenz

Elektroenzephalographie
Abnormes EEG mit mittelgradigen Allgemeinveränderungen und fokaler, fast paroxysmaler ß-Aktivität.
In einigen Ableitungen spärliche, fokale, paroxysmale Tätigkeit und fokale, rhythmische Theta-Serien.

Kasuistik 2. (männl., geb. 23.10.1986)
Klinik
Entbindung durch Sturzgeburt in der 40. SSW. Statomotorische und mentale Retardierung bei muskulärer Hypotonie.
Erstvorstellung in unserem Hause im Alter von 3 1/4 Jahren. Es fällt außer einer Makrozephalie eine diskrete Pigmentanomalie auf.

Neuroradiologie
Im CCT Erweiterung der Seitenventrikel und des 3.Ventrikels. Allgemeine, mäßige, frontal betonte Gehirnatrophie und offenes Cavum vergae. Im MRI ergibt sich keine zusätzliche Information.

Anfallssymptomatik
Erstmanifestation:	8 Monate
Anfallstyp:	gemischtes Anfallsbild mit tonischen und tonisch-klonischen Anfällen, Neigung zur Statenbildung
Frequenz:	ca. 4 - 8 Mal pro Monat
Therapie:	keine Wirksameit von DZP; unter CBZ plus PHT geringere Anfallsfrequenz

Abnormes EEG mit mittelgradigen Allgemeinveränderungen und linksbetonter diskreter paroxysmaler Aktivität. In einigen Ableitungen inkonstant fast paroxysmale fokale ß-Gruppen.

Kasuistik 3. (weibl., geb. 27.2.1992)

Klinik

Spontanentbindung in der 40. SSW. Bei pharmakoresistentem schweren Anfallsleiden ausbleibende statomotorische und mentale Entwicklung. Keine Makrozephalie.
Erstvorstellung bei uns im Alter von 3 Monaten, hierbei keine Diagnosestellung. Im 9. Lebensmonat epilepsiechirurgischer Eingriff mit Lobektomie des linken Okzipital- und Temporallappens (Epilepsiezentrum Bethel), hierbei Diagnosestellung. Postoperative gute neurologische Entwicklung.

Neuroradiologie

Im MRI frontal weite äußere Liquorräume und erweiterte Seitenventrikel. Hypertrophie links okzipito-temporo-parietal, schlechte Abgrenzbarkeit zwischen Mark und Rinde.
Verdacht auf Migrationsstörung in der Konvexizität der linken Okzipitotemporalregion.

Anfallssymptomatik

Erstmanifestation:	2.Lebenstag
Anfallstyp:	BNS-artige Anfälle in der Neugeborenenperiode, später fokale tonische und psychomotorische Anfälle
Frequenz:	täglich, in Serien und Staten
Therapie:	Pharmakoresistenz; nach epilepsiechirurgischem Eingriff bis 3/4 Jahr post operationem Anfallsfreiheit

Elektroenzephalographie

Stark abnormes EEG mit schweren Allgemeinveränderungen und burst-suppression-ähnlichem Muster. Spitzenaktivität links okzipito-temporal, im Anfall linksbetonte paroxysmale 3-4/s Aktivität.

Literaturüberblick (ca. 160 Fälle)

Klinik

Die typischen Hautveränderungen werden meist erst im Verlauf des ersten Lebensjahres, bzw. nach erster Sonnenexposition deutlich. Weitere Abnormalitäten betreffen das Muskel- und Skelettsystem: Hemihypertrophie und Makrozephalie sowie Augen- und Zahnanomalien.
Die zentralnervöse Symptomatik bei Hypomelanosis ITO ist vielfältig; neben einer Epilepsie sind körperliche und geistige Behinderungen unterschiedlichen

Schweregrades häufig, außerdem neuromuskuläre Hypotonie, autistische Verhaltenszüge etc.

Neuroradiologie
Häufigste Auffälligkeiten im CT/MRI sind:
- cerebrale Atrophie, fokal und generalisiert,
- oft (asymetrische) Ventrikelerweiterung,
- Makrozephalie,
- Migrationsstörungen in variabler Ausprägung,
- Kleinhirnhypoplasie,
- Corpus callosum Agenesie.

Anfallssymptomatik
- Eine Epilepsie tritt in ca. 40 - 80% der Fälle auf.
- Beginn meist vor dem 3.Lebensjahr;
- Häufige Therapieresistenz, besonders bei früher Manifestation;
- Das Anfallsmuster ist interindividuell variabel, intraindividuell eher konstant.
- Häufig finden sich fokale Anfälle mit sekundärer Generalisierung.

Elektroenzephalographie
Folgende EEG-Veränderungen werden am häufigsten genannt:
- Allgemeinveränderungen mit Verlangsamung und schlecht abgrenzbarer Grundtätigkeit,
- Seitendifferenzen, fokale Verlangsamungen,
- fokale ß-Rhythmen,
- Paroxysmen in verschiedenster Ausprägung, häufig fokal oder multifokal, zusätzlich auch Hypsarrythmie und burst-suppression.

Schlußfolgerung

1.) Die Hypomelanosis ITO muß in die Differentialdiagnose frühkindlicher Epilepsien einbezogen werden.
Bei Kindern mit neurologischen Auffälligkeiten, wie Entwicklungs-retardierung, therapieproblematischer Epilepsie, muskulärer Hypotonie und Makrozephalie, sollte gezielt nach Hypopigmentationen gesucht werden, gegebenenfalls mit der Wood-Lampe.

2.) Entsprechend der variablen Gehirnpathologie lassen sich weder ein ein-heitlicher Anfallstyp noch einheitliche EEG-Veränderungen abgrenzen.

3.) Die Anfälle sind häufig fokal. Als morphologisches Korrelat können Migrationsstörungen zu Grunde liegen.
Ein epilepsiechirurgischer Eingriff ist dementsprechend jeweils zu dis-kutieren. Über diese Thematik besteht noch keine einheitliche Meinung (vgl. Malherbe et al.,1993).

Literatur

(1)   Esquivel, E.E. et al.: EEG Findings in Hypomelanosis of Ito. Neuropediatrics 22, 1991, 216-219

(2)   Hashimoto, K. et al.: MRI and Autopsy Findings of Hypomelanosis of Ito with Intractable Epileptic Seizures. The Japanese Journal of Psychiatry and Neurology 44, No.2, 1990, 414-416

(3)   Malherbe, V. et al.: Central Nervous System Lesions in Hypomelanosis of Ito. Journal of Neurology 240, 1993, 302-304

(4)   Pascual-Castroviejo, I. et al.: Hypomelanosis of Ito. Neurological Complications in 34 Cases. The Canadian Journal of Neurological Sciences 15, No.2, 1988, 124 - 129

(5)   Ruiz-Maldonado, R. et.al.: Hypomelanosis of Ito. Diagnostic Criteria and Report of 41 cases. Pediatric Dermatology 9, No.1, 1992, 1-10

Atypische benigne Partialepilepsien im Kindesalter und Fra(X)-Syndrom

G. *Kluger (1), I.Böhm(2), D. Brückmann (3), K. Raab (4), M.C. Laub (1)*
(1) Behandlungszentrum Vogtareuth, Neuropädiatrische Abteilung, Vogtareuth
(2) Labor für genetische Diagnostk Dr.C.Waldenmaier, München
(3) Kinderklinik, Klinikum Rosenheim
(4) Cnopf'sche Kinderklinik, Nürnberg

Abstract

We report about 7 boys with Fra(X) syndrome and about 2 of their sisters with a premutation status regarding Fra(X). Also molecular-genetic findings regarding Fra(X) of 9 children with benign childhood epilepsy with centro-temporal spikes (BECT) and 5 children with "atypical" benign partial epilepsy of childhood are presented.

Conclusions: 1) The EEG can be helpful for the diagnosis of the Fra(X) syndrome: we found that all 7 children with Fra(X) syndrome showed focal sharp waves, activated to a discontinuous status in sleep.That was the case for the 4 to 8 year olds only. 2) There was no correlation between the molecular-genetic cause of the Fra(X) syndrome-especially the existence of a premutation - and the benign as well as "atypical" benign partial epilepsy of childhood. 3) We suspect that so-far unknown proteins coded by the Fra(X) gene might dispose to epilepsy.

Einleitung

A. Das Fra(X)-Syndrom ist die häufigste Form erblicher geistiger Behinderung (Martin et Bell, 1943). Der genetische Defekt ist auf dem X-Chromosom lokalisiert. Die Instabilität einer DNA-Sequenz, die in enger Nähe zum FMR-1' Gen (für „fragile-X-mental-retardation") liegt, ist die Ursache für das ungewöhnliche Vererbungsschema, das nicht den klassischen Mendelschen Regeln folgt. Die Zahl der Wiederholungen eines tandemartig hintereinander angeordneten, sehr kurzen DNA-Motivs („CGG") bedingt die phänotypische Ausprägung: 6-50 CGG-Wiederholungen sind die normale Variationsbreite auf dem X-Chromosom. Sog."Prämutationen" sind definiert durch 50-200 Wiederholungen. Männer mit mehr als 200 Wiederholungen (sog. Vollmutation) zeigen das Vollbild des Fra(X)-Syndroms. Gesunde männliche Überträger geben ihr X-Chromosom mit einer Prämutation an ihre Töchter weiter. Vererben diese ebenfalls unauffälligen weiblichen Überträgerinnen dieses prämutierte X-Chromosom an ihre Kinder,kann sich die Zahl der CGG-Wiederholungen durch einen noch unbekannten Mechanismus auf über 200 erhöhen. Im Gegensatz zu den männlichen Nachkommen zeigen Mädchen mit einem vollmutierten X-Chromosom ein äußerst variables phänotypisches Bild: nur etwa 50% sind auffällig, davon sind etwa 10-20% schwer geistig behindert.

B. Neben der gutartigen Epilepsie im Kindesalter mit zentro-temporalen Spitzen (BECT) werden eine Reihe weiterer Partialepilepsien im Kindesalter abgegrenzt, die zwar bzgl. des Epilepsieverlaufes eine gute Prognose haben, jedoch z.T. mit erheblicher Beeinträchtigung der mentalen und sprachlichen Entwicklung einhergehen (ESES-, Pseudo-Lennox- und Landau-Kleffner-Syndrom sowie die benigne fokale Epilepsie mit okzipitalen SW/BEOP).Wir bezeichnen sie als „pseudobenigne Partialepilepsien"(2). Bei ihnen wird eine genetische Ursache angenommen.

Wir berichten über Klinik, Neuroradiologie und Epilepsie von 7 Jungen mit molekulargenetisch gesichertem Fra(X)-Syndrom und von 2 ihrer Schwestern,bei denen wir eine Prämutation bzgl. Fra(X) nachweisen konnten. Außerdem stellen wir unsere molekulargenetischen Befunde bzgl. Fra(X) von 9 Kindern mit BECT, 1 Kind mit Landau-Keffner-Syndrom, 1 Kind mit BEOP , 1 Kind mit ESES- und 2 Kindern mit Pseudo-Lennox-Syndrom vor.

Ergebnisse
A.

Kasuistiken	Klinik	Neuroradiologie	Epilepsie	EEG
I. o,9.5.85	Mässige mentale Retardierung (MR), Sprachentwicklungsstörung (SES), hyperaktiv-ängstlich.	nicht durchgeführt	"Fieberkrampf" mit sechs Jahren. Generalisierter tonisch-klonischer Anfall aus dem Schlaf heraus mit 6.5 Jahren . Seitdem unter Sultiam anfallsfrei.	2 Jahre: keine Paroxysmen 6.5 Jahre: SW-Fokus links präzentro-parieto-temporal, im Schlaf deutlich aktiviert.
II. o,1.9.87	leichte MR, SES, hyperaktiv-ängstlich.	MRI:o.B.	einziger Anfall ("Arrest-Reaktion") mit 5,5 Jahren, seitdem unter Sultiam anfallsfrei.	5,5 Jahre: unabhängige SW-Foci über parieto-occipital beidseits, im Schlaf diskontinuierlicher Status.
III. o,13.10.87	Zwillingsfrühgeburt der 27.SSW.Mässige MR, SES, hyperaktiv.	MRI:o.B.	Erstmanifestation mit 4 Jahren (komplex-fokaler Anfall).Unter CBZ vermehrte Hyperaktivität , deswegen abgesetzt.Seitdem noch ein komplex-fokaler Anfall.	4 Jahre:bilaterale Theta-rhythmen. SW-Focus zentro-temporal rechts,im Schlaf deutlich aktiviert.
IV. o,8.1.85	Leichte MR,SES,hyperaktiv.	cCT:grosse Subarchnoidalcyste links temporal	keine Anfälle	4 Jahre:"Rolando-Fokus"links temporal,aktiviert im Schlaf 8 Jahre:unauffällig
V. o,24.3.84	Leichte MR,SES,hyperaktiv-schüchtern	cCT/MRI:o.B.	keine Anfälle	4 Jahre:steile Wellen über zentro-temporal bds.,aktiviert im Schlaf.
VI. o,26.11.88	Mässige MR,SES,hyperaktiv .	cCT:o.B.	10 Monate:"Fieberkrampf" 4 Jahre:seltene komplex-fokale An-fälle aus dem Schlaf heraus	10 Monate:o.B. 2,5 Jahre:o.B. 4 Jahre: occipitale steile Wellen , aktiviert im Schlaf
VII. o,13.1.70	Mässige MR,SES,Hyperaktivität,die sich nach Pupertät bessert. CT:o.B.		Erstmanifestation mit 5 Jahren mit einfach und komplex fokalen Anfällen.Keine Wirksamkeit von CBZ,PM,PHT.Anfallsfreiheit von 10-15 Jahren,seitdem wieder seltene komplex-fokale Anfälle.	5-8 Jahre:steile Wellen zentral mit Generalisation,Aktivierung im Schlaf. Ab 13 Jahren:keine Paroxysmen
Gemeinsam-keiten	Alle Kinder weisen eine MR,SES und Hyperaktivität unterschiedlichen Schweregrades auf.	cCt/MRI:in 5 von 6 Fällen unauffällig	Bei 5 Kindern traten Partialanfälle niedriger Frequenz auf mit Erstmanifestation ab dem 4.Lebensjahr,in 2 Fällen zuvor auch "Fieberkrämpfe".	Bei allen(!)Kindern fanden sich fo-kale steile Wellen,aktiviert bis zum diskontinuierlichen Satus im Schlaf,jedoch nur im Alter von 4-8 Jahren.In 2 Fällen waren die steilen Wellen nur occipital nachweisbar.

B.

Bei 2 phänotypisch gesunden Schwestern ohne Epilepsie (Zwillingsschwester von III., Schwester von IV.) fanden wir eine sog. Prämutation bzgl. Fra(X). Bei beiden Mädchen waren im EEG seltene kurze Gruppen **generalisierter** SW-Komplexe nachweisbar, jedoch keine fokalen Paroxysmen.

C.

Bei 9 Kindern mit (typischer) BECT, 1 Kind mit ESES-Syndrom , 1 Kind mit Landau-Kleffner-Syndrom, 2 Kindern mit Pseudo-Lennox-Syndrom sowie 1 Kind mit BEOP fanden wir molekulargenetisch kein Fra(X)-Syndrom, auch keine Prämutation.

Schlußfolgerungen

1. Das EEG kann zur Diagnosestellung eines Fra(X)-Syndroms sehr hilfreich sein: bei **allen** uns bekannten Kindern mit Fra(X) fanden wir **fokale steile Wellen, aktiviert** bis zum diskontinuerlichen Status **im Schlaf,** jedoch **nur** im Alter von **4-8 Jahren.**

2. Die EEG-Veränderungen und die Anfallssymptomatologie weisen eine auffallende Ähnlichkeit zur benignen Epilepsie im Kindesalter mit zentro-temporalen Spitzen (BECT) auf, v.a. aber zu den „pseudobenignen Partialepilepsien" (Landau-Kleffner-Syndrom, ESES-Syndrom, Pseudo-Lennox-Syndrom, BEOP/ benigne fokale Epilepsie mit okzipitalen SW). Bei ihnen wird eine genetische Ursache angenommen.

3. Die von Musumeci (3,4) - nur auf der Grundlage von zytogenetischer Diagnostik - als charakteristisch für das Fra(X)-Syndrom dargestellten EEG-Veränderungen (hochamplitudige mono- oder diphasische Spitzen über der Temporalregion mit Aktivierung im Schlaf zwischen dem 9. und 18. Lebensjahr) können wir nur z.T. bestätigen. Wir fanden fokale steile Wellen im Alter zwischen 4 - 8 Jahren, in 2 Fällen nur occipital.

4. Unsere Befunde zeigen keine Korrelation zwischen den molekulargenetischen Ursachen des Fra(X)-Syndroms, insbesondere dem Vorliegen einer Prämutation, und den benignen wie auch „pseudo-benignen" Partialepilepsien im Kindesaler.

5. Rees et al. (5) konnten eine Koppelung von BECT mit der Region des FMR-1'Gens ausschließen. Im Licht der neuesten Erkenntnisse zu der Funktion der von dem FMR-1'Gen codierten Proteine (6) erscheint es allerdings denkbar, daß das FMR-1'Gen die Aktivität anderer, nicht räumlich gekoppelter Gene beeinflußt bzw. reguliert. Die von uns gefundenen epilepsietypischen

EEG-Veränderungen bei den Mädchen mit Prämutation sind somit möglicherweise Korrelat einer Epilepsiedisposition des FMR-1'Gens.

6. Gegen systematische genetische Studien bei Epilepsie haben wir ethische Bedenken, was die psychologische Belastung betroffener Familien, Konsequenzen aus pränataler Diagnostik und prospektive Aussagen über Behinderung bzw. Epilepsie zukünftiger Generationen betrifft.

Literatur

(1)   Fisch, G.S.: What is associated with the fragile X Syndrome. Am.J.Med.Genet.48, 1993, 112-121

(2.)   Laub, M.C.: Aspekte zur Klassifikation und Therapie der sogenannten benignen Partialepilepsien. In: Gross-Selbeck, G. (Hrgs.): Das anfallskranke Kind. Band 8, edition m+p, 1993, 91-100

(3)   Musumeci, S.A., Colognola, R.M., Ferri, R., Gigli, G.L., Petrella, M.A., Sanfilippo, S., Bergonzi, P., Tassinari, C.A.: Fragile X Syndrome: A particular epileptogenic EEG pattern. Epilepsia 29,1988 a, 41-47

(4)   Musumeci, S.A., Ferri, R., Elia, M., Colognola, R.M., Bergonzi, P., Tassinari, C.A.: Epilepsy and fragile X syndrome: A follow up study. Am. J. Med. Genet. 38, 1991, 511-513

(5)   Rees, M., Diebold, K., Parker H., Doose, R.M., Gardiner, W.P., Whitehouse: Benign Childhood Epilepsy with Centrotemporal Spikes and the Focal Sharp Wave Trait is not Linked to the Fragile X Region. Neuropediatrics 24, 1993, 211-213

(6)   Siomi, H.,Siomi, M.S., Nussbaum, R.L., Dreifuss, G.:The Protein Product of the Fragile X Gene, FMR1, Has Characteristics of an RNA-Binding Protein. Cell 74, 1993, 291-298

Der epileptische Anfall als Frühsymptom intrakranieller Gefäßmißbildungen - Können Therapierichtlinien gegeben werden?

U. Kauerz, H.M. Mehdorn, H. Barth
Neurochirurgische Klinik der Christian-Albrecht-Universität Kiel

Abstract

The long-term study included 328 patients with intracerebral arterio-venous malformations (1970-1993). The primary clinical symptom to be epileptic seizure (37 %), intracerebral hemorrhage (35 %) a neurological deficit in clinical examination (18 %) and headache (10 % of the patients).

Focusing on the group with epileptic seizures, 40 % of these patients were sufficiently treated with longterm anticonvulsant therapy. In 42 % of the group the AVM was treated by surgery. This decision was mostly taken due to the high risk of intracerebral hemorrhage and epileptic seizures at the same time. The risk of bleeding is high in patients of any age. The incidence of seizures was significantly increased if the AVM was fronto-temporal, temporo-parietal or precentral. After surgery it was increased in patients with intracerebral vascular lesions.

Einleitung

Intrakranielle arterio-venöse Gefäßmißbildungen (wie z.b. Angiome) bieten als Primärsymptom häufig eine Blutung oder ein epileptisches Anfallsereignis. Seltener bietet ein Herd- oder Seitenbefund bei der neurologischen Untersuchung der Patienten oder der Kopfschmerz Anlaß, um eine diagnostische Abklärung durchzuführen.

Die operative Therapie gilt als Methode der ersten Wahl. Kommt es zu einem epileptischen Anfall als Erstsymptom, so ist das Anfallsmuster unterschiedlich. Es richtet sich nach der Region, die durch die Gefäßmißbildung betroffen ist. Das Anfallsrisiko gilt als besonders hoch bei einer arterio-venösen Malformation mit Sitz im Temporallappen, bei fokaler cerebraler Ischämie in der Umgebung der Mißbildung oder bei einem ausgeprägten arterio-venösen Shunt und bei Gliose im umgebenden Gewebe (YEH et al., 1990, 1991). Entsprechend den Untersuchungen von HEIKKINEN et al. (1989) bot das EEG bei etwa 30 % der Patienten mit epileptischen Anfällen fokale Hinweise für eine gesteigerte Erregbarkeit.

Methode

Wir untersuchten 328 Patienten mit intrakraniellen arterio-venösen Malformationen (1970-1993), die in den Neurochirurgischen Universitätskliniken Essen (MEHDORN et al., 1991) und Kiel vorgestellt wurden mit der Frage, welche Therapie die geeigneteste sei. Ein besonderer Schwerpunkt der retrospektiven Analyse lag auf der Beurteilung des Langzeitverlaufes und Therapieerfolges. Das Intervall der Langzeitbeobachtung reichte von 0-291 Monaten nach dem ersten Ereignis, das zur Diagnose einer arterio-venösen Mißbildung geführt hatte (im Mittel ein Intervall von 60 Monaten).

Ergebnisse

Als Primärsymptome bei den untersuchten Patienten mit arterio-venösen Mißbildungen lagen in 37 % epileptische Anfälle vor, in 35 % eine intracerebrale Blutung, in 18 % ein neurologisches Defizit im Untersuchungsbefund und in 10 % der Gruppe der Kopfschmerz (Abb. 1).

Unter Berücksichtigung der Altersverteilung dieser Patientengruppe stellte sich heraus, daß das Blutungsrisiko unabhängig vom Alter als Erstsymptom die wichtigste Bedeutung hat und insgesamt das höchste Risiko der arterio-venösen Malformation darstellt. Bei den jüngeren Patienten ist dies die häufigste Erstmanifestation der arterio-venösen Malformation und ist wohl auf die noch zarten Gefäßwände und die erhöhte körperliche Aktivierung zurückzuführen. Der epileptische Anfall als Primärsymptom steht bei den Patienten der mittleren Altersgruppe als Erstmanifestation im Vordergrund. Als mögliche Ursache wird in diesem Zusammenhang eine beginnende Vernarbung des veränderten Gefäßareals vermutet, die auch für sich allein epileptogen wirken könnte. Ein neurologisches Defizit als Primärsymptom tritt bei einer späteren Altersgruppe der Patienten in den Vordergrund, insbesondere in der Altersgruppe zwischen 31 und 40 Jahren. Der Kopfschmerz wird in der Patientengruppe von 21 bis 30 Jahren sowie in der Patientengruppe von 51 bis 60 Jahren am häufigsten beobachtet.

Obwohl die Blutung für Patienten mit arterio-venösen Malformationen das größte Risiko darstellt, widmeten wir in dieser Untersuchung dem epileptischen Anfall als Primärsymptom unsere größte Aufmerksamkeit. 40 % dieser Patientengruppe konnte unter konservativer Therapie mit antikonvulsiver Medikation im Langzeitverlauf befriedigend behandelt werden. 42 % dieser Patientengruppe wurde bei erhöhtem Blutungsrisiko und gleichzeitig bestehenden rezidivierenden epileptischen Anfällen im Sinne einer Totalexstirpation des Angioms operiert. Bei 3 % der Patienten wurden arterielle Zuflüsse durch Klippung verschlossen. Bei den restlichen 15 % dieser Patientengruppe wurde eine Bestrahlung des Angioms vorgenommen.

Die Anfallsinzidenz in der Gruppe der Patienten, die dies als Primärsymptom boten, war ganz besonders erhöht, wenn das Angiom fronto-temporal, temporoparietal oder präzentral lokalisiert war. Im postoperativen Verlauf war die Anfallsinzidenz dann erhöht, wenn insbesondere eine zusätzliche Infarzierung um den früheren Angiombezirk herum auftrat. War der Verlauf kompliziert durch eine Blutung als Folge der arterio-venösen Mißbildung, so war auch die Inzidenz eines epileptischen Anfalls erhöht. Dies traf besonders dann zu, wenn sich Blut im Interhemisphärenspalt fand, es zu einer Ventrikeleinblutung gekommen war, Veränderungen im Bereich des Temporallappens blutungsbedingt aufgetreten waren und die basalen Cisternen Einblutungen aufwiesen. Im klinischen Langzeitverlauf stellte sich heraus, daß in der Gruppe, die wegen ihres Blutungsrisikos bei bestehenden epileptischen Anfällen operiert worden war, ein Patient verstarb. 69 % der Patienten konnten ihre vorherige Arbeit wieder aufnehmen. Von der Patientengruppe, die sich einer Bestrahlung unterzogen hatte, starb ein Patient an einer intracerebralen Blutung, während die anderen überlebten mit einer guten Lebensqualität.

Diskussion

Das Blutungsrisiko einer arterio-venösen Gefäßmißbildung bleibt auch im Alter konstant bestehen und ist die größte Gefahr für den Patienten. Dies stellt auch die wichtigste Indikation für die operative Therapie in allen Altersgruppen dar. Die Operation ist bis zum 75.Lebensjahr zu akzeptieren, jeoch stets abhängig vom individuellen Operationsrisiko. Grundsätzlich empfiehlt sich eine antikonvulsive Langzeitprophylaxe (mit einem Medikament der ersten Wahl für fokal generierte epileptische Anfälle, wie z.B. Carbamazepin), falls eine Kontraindikation für eine operative Therapie besteht. Postoperativ ergibt sich die Entscheidung für eine antikonvulsive Prophylaxe aus der Lokalisation der Gefäßmißbildung und der Komplikation, die sich in der Anamnese ergeben hat. Die antikonvulsive Medikation ist besonders dann zu empfehlen, wenn eine Infarzierung um den Angiombezirk herum aufgetreten ist, mindestens für die Dauer von 2 Jahren - auch in Abhängigkeit vom EEG-Befund. Im Rahmen des Spontanverlaufes einer arterio-venösen Mißbildung beträgt das Blutungsrisiko 2 % pro Jahr (WILKINS, 1985). Die Bestrahlungsbehandlung sollte solchen Patienten vorbehalten bleiben, die an inoperablen arterio-venösen Malformationen leiden, wegen der erst spät zu erwartenden Behandlungserfolge, die gegen Blutungen ausreichend schützen können.

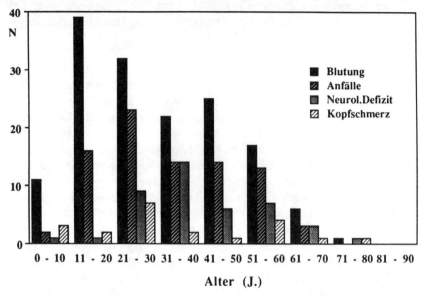

Altersverteilung Primärsymptome

Legend:
- Blutung
- Anfälle
- Neurol.Defizit
- Kopfschmerz

X-axis: 0 - 10   11 - 20   21 - 30   31 - 40   41 - 50   51 - 60   61 - 70   71 - 80   81 - 90

Alter (J.)

Abb. 1:

Literatur

(1)   Heikkinen, E.R. et al.: Relief of epilepsy by radiosurgery of cerebral arteriovenous malformations. Stereotact. Funct. Neurosurgery 53, 1989, 157-166

(2)   Mehdorn, M.H. et al.: Follow-up After Treatment for Intracranial Arteriovenous Malformations. Adv. Neurosurg. 19, 1991, 79-80

(3)   Wilinks, R.H.: Natural history of intracranial arteriovenous malformations: review. Neurosurg. 16, 1985, 421-430

(4)   Yeh, H. et al.: Surgical management of epilepsy associated with cerebral arteriovenous malformations. J. Neurosurgery 72, 1990, 216-223

(5)   Yeh, H. et al.: Secondary epileptogenesis in cerebral arteriovenous malformations. Arch. Neurol. 48, 1991, 1122-1124

Angiome und Epilepsie

B. Zahner[1], H. Stefan[1], B. Bär[1], W. Huk[2], B. Neundörfer[1]
[1] Neurologische Universitätsklinik und
[2] Abteilung für Neuroradiologie der Neurochirurgischen Universitätsklinik, Erlangen

Abstract
Angiomata and Epilepsy
From 640 patients suffering from epilepsy who were treated at our hospital, 25 had a vascular malformation. In 20 patients the angioma was classified as a cavernous angioma. Of these, 19 patients suffered from seizures before diagnosis, in one case the onset of seizures occured after the operation. In 4 patients hemorrhage led to the diagnosis.
The age at diagnosis, the localization, EEG-findings and findings in the imaging devices are reported and discussed. The diagnosis could be established in over 80% of the patients after MRI examination only.
In case of seizures resistant to pharmacotherapy, epilepsy surgery might be performed with a high chance of becoming seizure free. Patients suffering from an angioma with risk of a hemorrhage and without pre-operative seizures have a high risk of getting post-operative seizures. Thus, we conclude that in patients with angiomata and seizures not only lesional, but epilepsy surgery should be considered in an early stage.

Einleitung
Seit bei immer mehr Patienten eine Kernspintomographie durchgeführt wird, werden kleine cerebrovaskuläre Malformationen immer häufiger erkannt. Die sogenannten „kryptischen Angiome" können epileptische Anfälle oder spontane intracerebrale Blutungen verursachen. Die Bezeichnung kryptisch impliziert sowohl kleine Größe als auch die Fähigkeit, angiographischer Darstellung zu entgehen. Dieser Terminus sagt nichts über die histologische Klassifikation der Malformation aus.
In einem Kollektiv von 640 Patienten, die sich bei uns wegen einer Epilepsie in Behandlung befanden, fanden wir überraschend häufig Angiome. 25 unserer Patienten litten an vaskulären Malformationen, 5 von diesen wurden als Av-Angiome klassifiziert, die übrigen 20 wurden als kavernöse Angiome eingestuft. Diese überraschend häufige Zahl von Kavernomen gab Anlaß dazu, diese Patientengruppe näher zu beleuchten. Histologisch finden sich bei Kavernomen vaskuläre, Sinusoiden ähnelnde Räume ohne Anteile elastischen oder muskulä-

407

ren Gewebes. Bis Anfang dieses Jahrzehntes wurden kavernöse Angiome für eher selten gehalten.

Wann eine chirurgische Indikation besteht, ist nach wie vor umstritten, da kaum Daten über Blutungsrisiko, postoperatives Epilepsierisiko und Häufigkeit des Kausalzusammenhangs zwischen Angiom und Epilepsie existieren.

Ergebnisse

Bei den 20 Patienten, bei denen ein Kavernom vermutet wurde, konnte die Diagnose bei 17 Patienten nur mit Hilfe der Kernspintomographie gestellt werden. Eine Computertomographie wurde bei 12 Patienten durchgeführt, ergab jedoch zumeist nur geringeren Informationsgehalt. Bei 4 Patienten zeigte sich lediglich eine artdiagnostisch nicht näher zuzuordnende Verkalkung, bei 2 Patienten fand sich eine akute Blutung, bei einem Patienten eine kleine Hypodensität mit geringfügiger Kontrastmittelanfärbung. Bei 2 Patienten wurde eine vaskuläre Malformation vom CT her vermutet, bei 3 Patienten war das CT völlig unauffällig. Eine Angiographie wurde bei 8 Patienten durchgeführt und zeigte das Angiom nur bei einem Fall in der spätvenösen Phase.

Die meisten Malformationen manifestierten sich einzeln, bei 3 der Patienten fanden sich multiple Angiome. 5 Angiome waren temporo-mesial lokalisiert, ein Patient litt an einem temporo-neocorticalen Angiom, temporoparietale Läsionen traten in 4 Fällen auf. 2 Patienten hatten parietale, ein Patient ein parieto-okzipitales Angiom. Bei 3 Patienten war das Angiom frontal, bei 2 weiteren okzipital gelegen.

Soweit von uns eruierbar, handelte es sich bei den Patienten mit multiplen Angiomen in 2 der 3 Fälle um eine familiäre Angiomatose. Bei einer Familie fanden sich in der Kernspintomographie der klinisch gesunden 64jährigen Mutter multiple Kavernome. Beide Söhne dieser Pat. leiden ebenfalls an multiplen kavernösen Angiomen und Epilepsien, einer der beiden ist seit einer Operation nach einer Blutung in den 60er Jahren anfallsfrei. Die 2jährige Enkeltochter erlitt eine spontane intracerebrale Blutung. Die Histologie ergab wie bei ihrem Vater das Vorliegen multipler kavernöser Angiome.

Die neurologische Untersuchung ergab bei 19 Patienten einen Normalbefund, bei einer Patientin fand sich eine langsam progrediente Hemiparese, ohne daß der Verdacht einer Hämorrhagie bestand.

19 Patienten litten an Anfällen, bevor die Diagnose einer Malformation gestellt wurde. Die mittlere Epilepsiedauer vor Diagnose des Angioms betrug 7 Jahre, das mittlere Alter bei Diagnose 35 Jahre. Bei 4 Patienten führte eine spontane Blutung zur Diagnose, einer dieser Patienten litt an Anfällen bereits im letzten Jahr vor Auftreten der Blutung. Bei einem anderen Patienten manifestierte sich eine Epilepsie erstmals postoperativ.

Die EEG-Befunde zeigten bei 8 Patienten einen Theta-Delta-Fokus, 10 Patienten hatten völlig unauffällige EEG-Befunde, bei zwei Patienten fanden sich generalisierte Spike-Wave. Alle Patienten mit Verlangsamungsherd litten an temporalen oder temporoparietalen Angiomen. Das EEG eines Patienten mit multiplen Kavernomen zeigte einen temporo-basalen Fokus, der evtl. der Lage eines der Angiome entsprechen könnte, bei den 2 anderen Patienten fand sich ein unauffälliger EEG-Befund.

Bei 12 Patienten wurde ein chirurgischer Eingriff durchgeführt. Bei 4 der operierten Patienten wurde präoperative Epilepsiediagnostik durchgeführt. Postoperativ verblieben 4 der 8 Patienten ohne prächirurgische Diagnostik und 3 der 4 Patienten, die sich präoperativer Diagnostik unterzogen hatten, anfallsfrei.
Bei den konservativ therapierten Patienten konnte in 2 Fällen Anfallsfreiheit erreicht werden, 2 Patienten litten an sehr seltenen, leichteren Anfällen. Bei einem Patienten manifestierte sich weiterhin ca. 1 komplex-partieller Anfall pro Monat, 2 Patienten erwiesen sich als pharmakotherapieresistent. Ein Patient wurde ein Jahr nach Angiomoperation nach Änderung der konservativen Therapie anfallsfrei.

Diskussion

Die Frage, ob eine stumme Blutung das Risiko einer späteren, größeren Blutung vergrößert, muß bis heute offen bleiben. In der Literatur finden sich Studien, die ergeben, daß zumindest bei AV-Angiomen der Beginn einer Epilepsie das Blutungsrisiko nicht vergrößert, während vorausgegangene größere Blutungen dieses Risiko doch erhöhen. Über kavernöse Angiome existieren kaum Daten zum natürlichen Verlauf, so daß die Lage hier noch schwieriger ist. Die Ziele einer Resektion erreichbar gelegener Angiome sind in der Regel Verhütung einer erneuten Blutung und Elimination eines epileptischen Fokus, wenn Pharmakotherapieresistenz erwiesen ist.
Obwohl die Ergebnisse unserer Patienten sicherlich keine statistische Aussage vermitteln können und wollen, sind wir der Ansicht, daß folgendes Vorgehen beim Vorliegen von Angiomen gewählt werden sollte: Zunächst sollte neurochirurgischerseits zumindest versucht werden, das Blutungsrisiko abzuschätzen. Ergibt sich keine OP-Indikation, die sich auf ein hohes Blutungsrisiko stützt, sollte geprüft werden, ob Pharmakotherapieresistenz vorliegt, da doch bei einigen Patienten eine konservativ befriedigende Einstellung erreicht werden konnte. Ferner sollte dringend die Klärung der Frage herbeigeführt werden, ob das Angiom in Koinzidenz mit der Epilepsie oder als deren Ursache zu betrachten ist. Zu bedenken bleibt, daß einige Angiome ein ganzes Leben hindurch asymptomatisch bleiben können und somit als Zufallsbefunde gewertet werden müssen. Bei erreichbarer Lage empfehlen wir daher die Durchführung präoperativer Epilepsiediagnostik zur Klärung des epileptischen Fokus und um das Ausmaß einer möglichen Resektion festzulegen.
Bei multiplen Angiomen ist die Situation noch komplizierter. Auch hier kann

jedoch unter Umständen versucht werden, ein Angiom als epileptischen Fokus auszumachen und möglicherweise zu resezieren.

Zusammenfassung

Die Zusammenstellung unserer Befunde von Epilepsiepatienten mit Kavernomen zeigte, daß Kavernome am häufigsten temporal und temporo-parietal gefunden werden können. Der neurologische Befund ist meist normal, ein EEG-Fokus im Oberfllächen-EEG nicht immer sicher auszumachen, häufiger finden sich pathologische EEG-Befunde bei den temporalen Angiomen. Blutungsrisiko und Epilepsierisiko von Kavernomen sind nicht sicher bekannt. Das Vorgehen bei Patienten mit Angiomen und Epilepsien ist daher im Einzelfall nach den oben genannten Kriterien sorgfältig abzuwägen. Bei Vorliegen pharmakothera-pieresistenter Epilepsien sind u.e. epilepsiechirurgische Eingriffe rein läsionellen Eingriffen vorzuziehen. Mehr Daten zum natürlichen Verlauf mit Blutungsrisiko und Risiko, eine Epilepsie zu entwickeln, sowie zu Chancen auf Anfallsfreiheit unter optimaler konservativer Therapie sollten gesammelt werden, um statistische Aussagen zu ermöglichen.

Literatur

(1)   Amacher, A.L, Allcock, J.M., Drake, C.G.: Cerebral angiomas: The sequelae of surgical treatment, J. Neurosurg.37, 1972, 571-575

(2)   Clark, J.V.: Familial occurence of cavernous angiomata of the brain. J. Neurol. Neurosurg. Psychiatr. 33, 1970, 871-876

(3)   Crawford, P.Mj. et al.: Cerebral Arteriovenous Malformations and Epilepsy: Factors in the Development of Epilepsy. Epilepsie 27(3), 1986, 270-275

(4)   Crawford, P.M., West, C.R., Chadwick, C.W.: Arteriovenous mal-formations of the brain: natural history in unoperated patients. JNNP 49, 1986, 1-10

(5)   Del Curling, O., Kelly, D.L. et al.: An analysis of the natural history of cavernous angiomas. J Neurosurg 75, 1991, 702-708

(6)   Farmer, J.P., Dosgrove, G.R. et al.: Intracerebral cavernous angiomas. Neurology 38, 1988, 1699-1704

(7)   Foy, P.M., Copeland, G.P., Shaw, M.D.: The Incidence of Postoperative Seizures. Acta Neurochirurgica 55, 1981, 253-264

(8)   Giombini, S., Morello: Cavernous Angiomas of the Brain. Acta Neurochirurgica 40, 1978, 61-82

(9)   Rapacki, Th.F., Brantley, M.J.: Heterogeneity of cerebral cavernous hemangiomas diagnosed by MR imaging. J.of Computer Assisted Tomography 14 (1), 1990, 18-25

Lassen sich die intracraniellen Gefäße mit Hilfe der MR-Angiographie im Kindesalter darstellen?

W. Koelfen, M. Freund, F. Gückel
Universitätskinderklinik Mannheim

Abstract

Three dimensional magnetic resonance angiography is a noninvasive technique that images the intracranial arterial vasculature without contrast agents. We evaluated the suitability of MR-angiography (MRA) for routine use and studied prospectively all children with conventional MR imaging and time off flight MR-angiography (FISP3D). All MR-studies were performed on a 1,5 T MR-system using a circularly polarized head coil. The major cervical and intracranial arteries were visualized in all age groups. Smaller branches of the supratentorial arteries were identified inconstantly and the number of arteries visualized increased up to the age. The secondary branches of ACA, MCA, PCA could be seen up to the high cortical segments in some older children. The lenticulostriatae, thalamostriatae and the choroid artery were never visualized.

Mit Einführung der Magnetresonanz-Angiographie (MRA) ist es möglich geworden, Gefäße selektiv und nicht invasiv in beliebigen Körperregionen abzubilden. Durch den Einsatz moderner MR-Technik kann der Gefäßbaum der untersuchten Region durch eine einmalige Datenakquisition dreidimensional in variierbaren Projektionen rekonstruiert werden. Hat sich die MR-Angiographie in der Erwachsenenmedizin bereits durchgesetzt, so liegen für die Pädiatrie noch keine Erfahrungen vor. Aus diesem Grunde führten wir eine prospektive Studie bei Kindern durch, um die Wertigkeit und die Einsatzmöglichkeiten dieser Methode im Kindesalter zu prüfen.

Fragestellung: Welche intracraniellen Gefäße lassen sich im Kindesalter mit der MR-Angiographie darstellen.

Methode

Die Untersuchungen wurden mit einem 1,5 Tesla-Gerät der Firma Siemens durchgeführt.
Die Darstellung der arteriellen Gefäße erfolgte mit einer Anwendung der FISP

3D-Methode. Die intracraniellen Arterien werden jeweils mit 2 transversalen, in der Höhe der Pons überlappenden, flußsensitiven 3 D-Datensätzen so aufgenommen, daß der Bereich von den Atlasschlingen der Arteriae vertebralis bis zu den Arteriae pericallosa dargestellt werden kann. Die isolierte Darstellung des arteriellen Systems wird durch eine cranial an das jeweilige Aufnahmevolumen angrenzende parallele Saturationsschicht erreicht, die das Flußsignal des von oben einströmenden venösen Blutes unterdrückt. Da sich Gefäße vom anatomischen Verlauf her nicht an Schichtebenen orientieren, kann eine angiographische Darstellung nur dadurch erfolgreich sein, daß man einzelne Schichten stapelt, die Daten nachverarbeitet und in einen dreidimensionalen Datensatz projeziert.

Ablauf der Untersuchung

Kinder mit verschiedenen neuropädiatrischen Fragestellungen, bei denen eine MRT-Untersuchung notwendig geworden war, wurden zusätzlich MR-angiographisch untersucht.

Wie bei jeder MRT-Untersuchung hängt auch bei der MR-Angiographie die Qualität der Aufnahmen von der Bewegungsruhe des Patienten ab. Dies spielt im pädiatrischen Bereich eine große Rolle. Vorteilhaft ist jedoch, daß das Kind nicht geweckt oder umgelagert werden muß. Auch die Gabe von Kontrastmittel ist nicht notwendig, da das strömende Blut als ein physiologisches Kontrastmittel ausreicht.

Ergebnisse

Bei allen Kindern konnten die Hauptstromäste der arteriellen Gefäße gut dargestellt werden.

Arteria carotis communis, Arteria carotis externa und interna und die Vertebralarterien stellten sich in 100 % der Fälle dar. Weiterhin ließen sich die A.cerebri media, A.cerebri anterior und posterior in allen Fällen darstellen. Auch die sekundären Äste der Arteria cerebri media ließen sich identifizieren. Kleinere Gefäße, wie die A.ophthalmica, der Ramus communicans anterior und posterior, waren nicht in allen Fällen darstellbar. Die Darstellung kleinkalibriger Gefäße, wie z.B. die hochcorticalen Aufzweigungen der A.cerebri anterior und posterior waren nicht in allen Fällen möglich. Die cerebellären Äste mit Darstellung der AICA, PICA und der A.cerebelli superior waren nur bei älteren Kindern möglich. Es zeigte sich bei diesen Befunden eine deutliche Altersabhängigkeit. Je älter die Kinder waren , um so weiter waren die Aufzweigungen der Gefäße zu verfolgen.

Diskussion

Nach unseren Erfahrungen mit bislang 70 Kindern erlaubt die MRA bei allen Kindern eine zuverlässige Beurteilung der Hauptäste des vertebro-basillären Stromgebietes. Auch die größeren Seitenäste werden mit relativ guter Zuverlässigkeit jedoch mit einer Altersabhängigkeit dargestellt. Die Methode der MRA-Angiographie ist weder invasiv noch mit einem Kontrastmittelrisiko belastet, was der Methode für die Pädiatrie zusätzliche Attraktivität einbringt. Zwar wird die Auflösung, die mit der intra-arteriellen DSA möglich ist, nicht erzielt, jedoch reicht der Informationsgehalt in der Mehrzahl der Fälle aus, um die Fragen zur Makroangiopathie hinreichend zu klären. Im Laufe der nächsten Jahre ist eine weitere technische Entwicklung zu erwarten, die zu einer qualitativen Verbesserung der MR-Angiographie führen wird. Die Methode wird auch in der Paediatrie einen festen Platz erhalten, und die Durchführung einer konventionellen Angiographie mit Kontrastmittelgabe und in einigen Fällen mit einer Vollnarkose wird sich weiter reduzieren.

Arterielle MRA-Angiographie FISP -3 D

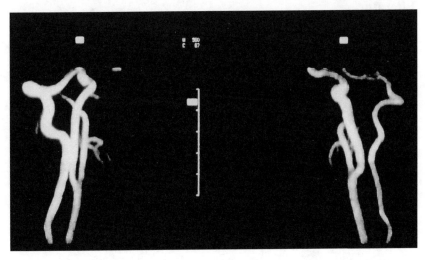

Im oberen Bild kommt die Aufgabelung der A .carotis und die A.vertebralis zur Darstellung.

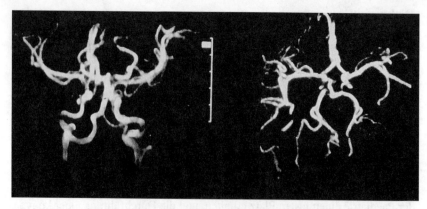

Im oberen Bild findet sich ein coronares und transversales MR-Angiogramm.
Die A.cerebri media und die sekundären Äste sowie A.cerebri anterior und
A.cerebri posterior kommen zur Darstellung. Weiterhin der Ramus communicans
posterior. Auf dem coronaren Schnittbild sieht man die A.vertebralis, A.basilaris
sowie die Äste der A.cerebri media und anterior.

Literatur

(1)   Gamroth, A., Schad, L., Betsch, B.: Techniken und derzeitige Indika-
        tionen der MR-Angiographie. Radiologe, 1992, 32 , 158 -164
(2)   Vogl, T., Balzer, J., Stemmler, J., Lissner, J.: MR Angiography in
        children with cerebral neurovascular diseases. AJR, 1992, 159,
        817-823

Glioneuronale Hamartien bei Patienten mit Epilepsie: MRT-Befunde bei 33 histopathologisch verifizierten Fällen

*B. Ostertun, L. Solymosi, M. Campos**, H.K. Wolf***, A. Hufnagel*,
C.E. Elger*, J. Schramm**, O.D. Wiestler****
Neuroradiologie, Kliniken für Epileptologie* und Neurochirurgie**,
Institut für Neuropathologie*** der Universität Bonn

Abstract

This study assesses sensitivity and differential diagnostic property of MR in the detection of glioneuronal hamartia (GH) in association with epilepsy. Among 280 parenchymal resections performed for pharmacoresistant epilepsy, 49 glioneuronal hamartias were identified histopathologically. Without knowledge of histopathology, 33 preoperative MR- and 17 CT-examinations were reviewed for size, location, signal-intensity, enhancement and calcifications. GH was the only finding in 17 cases, 16 were associated with other lesions (12 benign tumors, 3 hippocampal scleroses, 1 DVA). MR was normal in 2 of 16 combined lesions and pathologic in 14 (12 tumors, 1 hippocampal sclerosis and AVM). MR of isolated hamartias (n=17) was normal in 4, pathologic in 13 patients. Associated hamartias were never separable from the predominant lesion, none showed enhancement. MR is highly sensitive for detection of glioneuronal hamartia, but it provides no pathognomonic features. A high rate of association with other types of cortical dysplasia and neoplasms with glial and neuronal components, especially gangliogliomas, is remarkable.

Fragestellung

Glioneuronale Hamartien (GH) stellen Fehlbildungen mit irregulärer Gewebs-zusammensetzung dar. Sie bestehen aus einer Mischung glialer und neuronaler Komponenten. Im Unterschied zu Hamartomen haben sie keinen Tumor-charakter, sind in der Regel nicht raumfordernd, selten makroskopisch nodulär imponierend. GH werden auffallend häufig in Resektaten nach epilepsiechirur-gischen Eingriffen histologisch nachgewiesen. Studienziel war die Untersuchung der Sensitivität und differentialdiagnostischen Wertigkeit bildgebender Verfah-ren, insbesondere der MRT und CT, im Nachweis glioneuronaler Hamartien, die besonders häufig mit Tumoren vergesellschaftet auftreten und sich klinisch als Epilepsien manifestieren.

Material und Methode

Zwischen Ende 1987 und Mitte 1993 wurden bei 280 Parenchymresektionen, die wegen pharmakoresistenter Epilepsien durchgeführt wurden, 49 GH histopathologisch identifiziert, davon 42 temporal und 7 extratemporal gelegen. Von 33 dieser Hamartien standen MRT-Untersuchungen zur Verfügung. Auswertbar waren 22 MRT-Untersuchungen nativ und mit Gadolinium-DTPA, 11 nur nativ durchgeführte MRT. Computertomogramme lagen in 9 Fällen nativ und mit Kontrastmittel (KM) sowie in 8 Fällen nur nativ vor. Von den übrigen 16 Patienten existierte keine CT-Untersuchung. Retrospektiv wurden diese Untersuchungen ohne Kenntnis der Histologie zunächst nach folgenden Kriterien kategorisiert: pathologisch (+/-), Läsion (+/-), tumorverdächtig (+/-), lokale Atrophie (+/-). Als tumorverdächtig wurden auch alle kleineren Läsionen ohne raumfordernden Charakter, aber mit cystischen Anteilen eingestuft. Darüber hinaus wurden Größe, Lokalisation, Anreicherungsverhalten, Verkalkungen, Signalverhalten in allen Wichtungen der MRT (T1, PD=Protonendichte, T2) sowie Dichteverhalten der Läsionen in der CT dokumentiert.

Ergebnisse

Histopathologie

Histopathologisch war bei 17 Patienten die GH der einzige pathologische Befund. Diese werden im folgenden „isolierte GH" genannt. Bei 16 weiteren Patienten war die GH mit weiteren Läsionen assoziiert. Es wurden 12 Tumoren, 3 hippocampale Sklerosen und 1 venöses Angiom (DVA) gefunden. Die Tumoren gliederten sich wie folgt: 6 Gangliogliome (WHO I), 2 Gangliogliome (WHO II), 1 Gangliogliom (WHO III), 1 dysembryoplastischer neuroepithelialer Tumor DNT (WHO I), 1 Astrocytom (WHO I) und 1 Oligodendrogliom (WHO II).

MRT

MR-tomographisch waren 6 von 33 Untersuchungen (18%) unauffällig (5 ohne und mit KM, 1 nur nativ): 4 Patienten mit isolierter GH, einer mit hippocampaler Sklerose und einer mit DVA **(Tab.1)**. Die 27 pathologischen MRT-Befunde schlüsseln sich wie folgt auf: tumorverdächtig 24/27, lokale Atrophie 10/27, Anreicherung 5/27, Verkalkung 5/27. Sämtliche anreichernden Prozesse entsprachen Tumoren (1 DNT und 4 Gangliogliome). Die Verkalkungen verteilten sich auf 3 Tumoren (1 Oligodendrogliom, 2 Gangliogliome) und 2 isolierte GH **(Tab. 2)**. 17 MRT-Untersuchungen bei isolierter GH zeigten folgende Befunde: 4 Untersuchungen (24%) waren unauffällig, 13 pathologisch. Cystische Anteile (Signal T1 deutlich gemindert, PD isointens oder mäßig hyperintens, T2 stark hyperintens) waren immer in Kombination mit soliden Teilen in 5/13 (38%) nachweisbar. 2 GH zeigten Verkalkungen, keine eine Anreicherung. Das typische Signalverhalten der soliden GH-Anteile war wie folgt: T1 isointens (10/13), PD mäßig hyperintens (10/13), T2 iso- oder mäßig hyperintens (7 bzw. 5/13).

416

CT

Computertomographisch waren 8 von 17 Untersuchungen (47%) unauffällig (4 ohne und mit KM, 4 nur nativ). Unsichtbar waren in der CT 4 isolierte GH, 2 Fälle mit Gangliogliomen, 1 mit hippocampaler Sklerose und 1 mit DVA. 9 pathologische CT zeigten: tumorverdächtige Läsion 7/9, lokale Atrophie 4/9, Anreicherung 1/9, Verkalkung 4/9. Ein Gangliogliom (WHO III) reicherte an. 2 Gangliogliome und 2 isolierte GH zeigten Verkalkungen. 8 CT-Untersuchungen bei isolierter GH zeigten folgende Befunde : 4 Untersuchungen (50%) waren unauffällig, 4 pathologisch. 2 Fälle waren durch deutliche Verkalkungen erkennbar, je 1 Untersuchung unspezifisch durch umschriebene Hypodensität bzw. eine lokale Atrophie temporomesial auffällig.

Diskussion

Glioneuronale Hamartien wurden in 18% von 280 epilepsiechirurgischen Resektaten histologisch nachgewiesen, zu je der Hälfte als isolierte bzw. kombinierte Läsion. Es fand sich eine bemerkenswerte Assoziation mit 12 Tumoren, davon allein mit 9 Gangliogliomen, also Tumoren, die ebenfalls aus einer glialen und neuronalen Komponente bestehen. Bei isolierter GH war die MRT in 13/17 (76%) pathologisch, die CT in 4/8 (50%). Betrachtet man isolierte und kombinierte GH gemeinsam, so war die MRT in 82% pathologisch, die CT in 53% (Tab. 1). CT und MRT waren negativ bei 4 isolierten GH, 1 hippocampalen Sklerose und 1 DVA, die CT jedoch zusätzlich bei 2 Gangliogliomen. Somit ist die CT im Vergleich zur MRT nicht nur weniger sensitiv im Nachweis der GH, sondern insbesondere unterlegen beim Nachweis assoziierter gutartiger Tumoren, die in der MRT zu 100% erkannt wurden. Zum sensitiveren Nachweis von Verkalkungen ist eine native CT-Untersuchung weiterhin sinnvoll. Wenngleich pathognomonische MRT-Befunde von GH nicht faßbar sind, so sollte doch bei Nachweis nicht raumfordernder, nicht anreichernder Läsionen ohne Begleitödem an diese bei Patienten mit medikamentös therapierefraktärer Epilepsie häufige Gewebsfehlbildung gedacht werden. Cystische Anteile kommen bei über 1/3 der Fälle vor, sind somit allein kein Indiz für einen Tumor, während der Nachweis anreichernder Anteile in unserer Gruppe zu 100% mit Tumoren assoziiert war. Weder mittels CT noch mittels MRT ließen sich bei kombinierten Läsionen die Hamartien gegenüber dem dominierenden Tumor differenzieren.

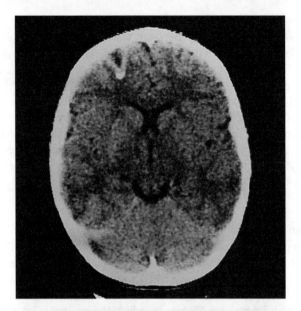

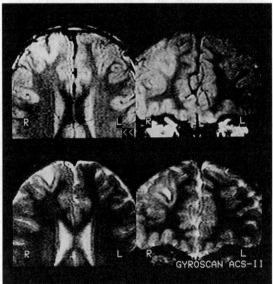

Abb. 1: Isolierte glioneuronale Hamartie
a.) CT nativ: V-förmige Verkalkung des Gyrus frontalis superior und medius
mit Erweiterung des Sulcus.
b.) MRT (Spin-Echo (SE) protonen (PD)- und T2-gewichtet): Cortex-Verdik-
kung am Gyrus frontalis superior und medius, mäßige Signalanhebung im PD-
Bild, eher Signalabschwächung im T2-Bild (Verkalkung). Erweiterter Sulcus
liquorisointens.

418

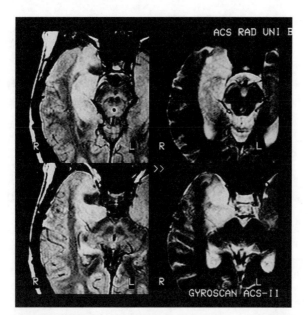

Abb. 2: Isolierte glioneuronale Hamartie
MRT (SE PD- und T2-gewichtet): deutliche Signalanhebung Hippocampus +
Uncus sowie große Cyste im Uncus (PD signalarm).

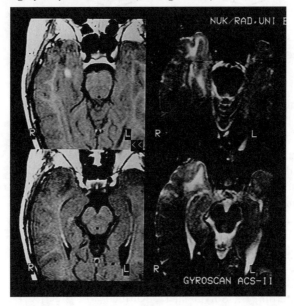

Abb. 3:Glioneuronale Hamartien + Gangliogliom (WHO I)
MRT (SE T1 mit KM, SE T2): teils cystische, teils solide KM-anreichernde Lä-
sion rechts temporal; Hamartien nicht vom Tumor trennbar.

Tab. 1: Sensitivität von MRT und CT

- **MRT : 27/33 (82%) pathologisch**
  6/33 (18%) o.B.:
  4 isolierte glioneuronale Hamartien
  1 Ammonshornsklerose
  1 DVA

- **CT : 9/17 (53%) pathologisch**
  8/17 (47%) o.B.:
  4 isolierte glioneuronale Hamartien
  2 Gangliogliome
  1 Ammonshornsklerose
  1 DVA

Tab. 2: pathologische MRT-Befunde (n=27)

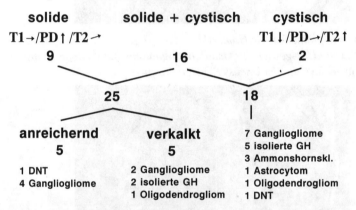

solide	solide + cystisch	cystisch
T1→/PD↑/T2→		T1↓/PD→/T2↑
9	16	2

25   18

anreichernd	verkalkt	7 Gangliogliome
5	5	5 isolierte GH
		3 Ammonshornskl.
1 DNT	2 Gangliogliome	1 Astrocytom
4 Gangliogliome	2 isolierte GH	1 Oligodendrogliom
	1 Oligodendrogliom	1 DNT

Literatur

(1)   Barkovich, A.J., Gressens, P., Evrard, P.: Formation, Maturation and disorders of brain neocortex. AJNR 13, 1992, 423

(2)   Barth, P.G.: Disorders of neuronal migration. Can J Neurol Sci, 14, 1987, 1-16

(3)   Wolf, H.K., Campos, M.G., Zentner, J., Hufnagel, A., Schramm, J., Elger, C.E., Wiestler, O.D.: Surgical Pathology of Temporal Lobe Epilepsy. Experience with 216 cases. J. Neuropathol Exp. Neurol.,
        52/5, 1993, 499-506

(4)   Ostertun, B., Solymosi, L., Kurthen, M., Elger, C.E., Schramm, J.: Neuroradiologische Methoden und Befunde vor epilepsie-chirurgischen Eingriffen im Kindesalter. Radiologe 33, 1993, 189-197

Läsionen im Grenzgebiet von Malformation und Neoplasie bei Resektionspräparaten von Patienten mit chronischer therapierefraktärer Epilepsie

H.K. Wolf[1], J. Zentner[2], A. Hufnagel[3], M.G. Campos[2], J. Schramm[2], C.E. Elger[3], O.D. Wiestler[1]

Institut für Neuropathologie[1], Neurochirurgische Klinik[2], Klinik für Epileptologie[3], Universitätskliniken der Universität Bonn

Abstract

Malformative and neoplastic glioneuronal lesions are frequently encountered in patients with chronic medically intractable seizure disorders. A recent evaluation of 216 consecutive surgical specimens of patients with chronic pharmacoresistant temporal lobe epilepsy revealed 75 tumors (34.7 percent) the most common of which were gangliogliomas (34 cases). There were six dysembryoplastic neuroepithelial tumours (DNTs), an uncommon lesion which is almost always associated with chronic seizure disorders. The most frequent non-neoplastic focal anomalies were microscopic glioneuronal hamartias (32 cases), glioneuronal hamartomas (7 cases) and vascular malformations (13 cases). Among 63 surgical specimens of patients with chronic seizure disorders other than temporal lobe epilepsy, malformative lesions occurred in 16 cases (25.4 percent) and were the most common focal lesions. Again, gangliogliomas (seven patients) were the most frequent tumors. The composition of glial and neuronal elements, the absence of pronounced proliferative activity and a long history of epileptic seizures are common features of many gangliogliomas, dysembryoblastic neuroepithelial tumors and glioneuronal hamartias and hamartomas. This suggests that the biological nature of these entities may be closely related. Particularly in small and fragmented samples it may be difficult to classify a given glioneuronal lesion.

Einleitung

Die Bedeutung der chirurgischen Behandlung pharmakoresistenter Epilepsien hat in den letzten Jahren stark zugenommen. Bei der histopathologischen Untersuchung von Resektionspräparaten kommen bei zahlreichen Patienten glioneuronale Läsionen aus dem Grenzbereich von Malformation und Neoplasie

421

zur Beobachtung. Im Folgenden stellen wir malformative und neoplastische glioneuronale Läsionen vor, die bei einer retrospektiven histopathologischen Untersuchung von 279 konsekutiven Resektionspräparaten von Patienten mit chronischer therapierefraktärer Epilepsie an den Universitätskliniken Bonn beobachtet wurden. Eine Übersicht über das gesamte Spektrum der histopathologischen Befunde bei diesen Patienten wurde kürzlich an anderer Stelle vorgestellt (23-25).

Ergebnisse und Diskussion

Glioneuronale Fehlbildungen

Es gibt zur Zeit keine einheitliche Nomenklatur für die glioneuronalen Fehlbildungen, die bei Patienten mit chronischer Epilepsie beobachtet werden (21). Die hier dargestellte Terminologie hat sich bei uns in der Praxis bewährt.

Ein *Hamartom* ist eine umschriebene tumorähnliche Läsion, die aus Populationen von fehlgebildeten, aber hoch differenzierten und ortsständigen Zellen zusammengesetzt ist. Trotz der makroskopischen Ähnlichkeit zu Tumoren handelt es sich nicht um eine Neoplasie (18, 22). Histologisch besteht kein Anhalt für eine signifikante Zellproliferation (18).

Unter *Hamartie* versteht man eine entwicklungsbedingte Störung der Gewebearchitektur. Im Fall der *glioneuronalen Hamartie* sind von dieser Anlagestörung vorwiegend Gliazellen und Neuronen betroffen. Im Gegensatz zum Hamartom sind glioneuronale Hamartien meist nur mikroskopisch kleine Läsionen ohne makroskopische Ähnlichkeit zu Tumoren. Verwandte Bezeichnungen sind *corticale Dysplasie* (21), *fokale corticale Dysplasie* (6-9, 20), *Heterotopie* (1, 2, 9, 15, 19) und *Microdysgenesie* (10, 16, 17). Die Bezeichnung *Heterotopie* wird in der Literatur für so verschiedene Befunde wie einzelne ektope Ganglienzellen und Dermoidzysten verwendet und besitzt daher wenig Spezifität (2, 22). Wir bevorzugen den Begriff der *glioneuronalen Hamartie*, da hierbei der malformative Charakter klar zum Ausdruck kommt und die beteiligten Zellelemente genau bezeichnet werden. Im Gegensatz zur Bezeichnung *corticale Dysplasie* ist der Begriff der *Hamartie* auch für subcorticale Fehlbildungen geeignet und grenzt die Fehlbildung deutlich von präneoplastischen Veränderungen in anderen Organen ab.

Insgesamt fanden wir in unserer Serie 8 Fälle mit glioneuronalen Hamartomen (2.9%) und 41 Präparate mit mikroskopischen glioneuronalen Hamartien (14.7%). Unter den extratemporalen Präparaten waren bei fünf glioneuronalen Hamartien und einem glioneuronalen Hamartom zahlreiche hypertrophische und bizarre Neuronen und Astrozyten vorhanden, die als typische Merkmale einer tuberösen Sklerose gelten. Bei keinem dieser fünf Patienten fanden sich jedoch weitere Stigmata einer tuberösen Sklerose. Bei Patienten mit Temporallappenepilepsie zeigte kein Fall histologische Merkmale einer tuberösen Sklerose. Bei etwa 25% der Präparate mit glioneuronalen Hamartien und Hamartomen fanden sich an anderen Stellen echte Neoplasien. Dies weist möglicherweise auf eine enge pathogenetische Beziehung zwischen glioneuronalen Fehlbildungen und Tumoren hin.

Tumoren

Einige Autoren haben berichtet, daß sich mehr als ein Drittel aller Tumoren von Patienten mit chronischer Epilepsie im Rahmen der herkömmlichen Klassifikation von Hirntumoren nicht genau einordnen läßt, und folgerten hieraus, daß die traditionellen Hirntumor-Klassifikationen für Epilepsie-assoziierte Tumoren nicht geeignet sind (21). Bei der Untersuchung der Resektionspräparate von 279 Patienten mit chronischer therapierefraktärer Epilepsie fanden wir in 87 Präparaten (31.2 %) Tumoren. In der ganz überwiegenden Mehrzahl der Fälle konnten diese Tumoren mit Hilfe der revidierten WHO-Klassifikation für Tumoren des Nervensystems (13) zwanglos eingeordnet werden. In vielen Fällen war allerdings eine immunhistochemische Darstellung von saurem Gliafaserprotein, Synaptophysin, Neurofilament-Protein und S100-Protein notwendig, um die Differenzierung der Tumorzellen eindeutig zu bestimmen. Wenn differentialdiagnostische Schwierigkeiten auftraten, waren diese meist durch die geringe Größe oder ausgeprägte Fragmentation der Proben und nicht durch die eigentliche Tumorhistologie bedingt. Die histologischen Diagnosen der Tumoren und glioneuronalen Fehlbildungen sind in Tabelle 1 aufgelistet. Von den verschiedenen Tumoren besitzen insbesondere die Gangliogliome und die dysembryoplastischen neuroepithelialen Tumoren viele gemeinsame Merkmale mit den oben beschriebenen glioneuronalen Fehlbildungen und sollen daher im Detail beschrieben werden.

Gangliogliome sind seltene Tumoren, die im Kindesalter nur etwa 5% aller Hirntumoren ausmachen und bei Erwachsenen noch seltener zu finden sind (18). Dennoch stellen die Gangliogliome in unserer Untersuchung sowohl bei den Temporallappenepilepsien als auch bei anderen therapierefraktären Epilepsieformen die größte Gruppe unter den Tumoren. Ähnliche Beobachtungen werden auch von anderen Zentren berichtet (21). Gangliogliome sind aus Astrozyten und Ganglienzellen aufgebaut. Die Ganglienzellen sind durch Nissl-Substanz und zahlreiche Zellfortsätze als hochdifferenzierte Neuronen gekennzeichnet. Im Gegensatz zu normalen Neuronen zeigen sie jedoch häufig abnorm konfigurierte Kerne und Perikarien und besitzen gelegentlich sogar zwei Kerne. Auch die regellose Anordnung der Ganglienzellen in kleinen Gruppen ohne einheitliche Ausrichtung der Axone ist ein häufiges Atypie-Merkmal. Immun-histo-chemisch findet man oft eine pathologische Anreicherung von Neurofilamentprotein in den Perikarien als Hinweis auf einen gestörten Axoplasma-Fluß. Undifferenzierte blastäre neuronale Elemente kommen nicht vor. Die neuronale Komponente der Gangliogliome erscheint insgesamt malformativ. Hingegen hat die astrozytäre Komponente histologisch den Charakter einer Neoplasie und besitzt oft große Ähnlichkeit mit pilozytischen oder fibrillären Astrozytomen. Gangliogliome vereinen also malformative und neoplastische Elemente in einer Läsion. Dies könnte darauf hindeuten, daß diese Tumoren durch neoplastische Transformation der astrozytären Komponente aus glioneuronalen Fehlbildungen entstehen. Während die ganz überwiegende Zahl der Gangliogliome histologisch benigne erscheint, fallen in Ausnahmefällen eine besonders hohe Zelldichte, reichlich Mitosen, vereinzelte Nekrosen und eine ausgeprägte Kernpleomorphie der astrozytären Komponente auf. Bei einigen dieser anaplastischen Tumoren wurde auch klinisch ein ungünstiger Verlauf dokumentiert, der dem anderer maligner Gliome entspricht (3).

Dysembryoplastische neuroepitheliale Tumoren wurden erst in jüngster Zeit als eigenständige nosologische Einheit anerkannt und sind in der revidierten WHO-Klassifikation für Hirntumoren erstmals aufgeführt. Dysembryoplastische neuroepitheliale Tumoren kommen fast ausschließlich bei Patienten mit chronischer therapierefraktärer Epilepsie vor. Sowohl pathologisch-anatomisch als auch kernspintomographisch handelt es sich um Tumoren, die ganz überwiegend intracortikal gelegen sind. Das Auftreten in multiplen, benachbarten Foci ist ein charakteristisches Merkmal. Feingeweblich bestehen diese Läsionen aus oligodendrogliaähnlichen Zellen, Astrozyten und Ganglienzellen, die oft in einer myxoiden Matrix gelegen sind. Im Gegensatz zu Gangliogliomen weisen die Ganglienzellen von dysembryoplastischen neuroepithelialen Tumoren keine zelluläre Atypie auf. Als charakteristisch werden weiterhin langgestreckte und senkrecht zur Oberfläche des Cortex ausgerichtete glioneuronale Strukturen beschrieben (4). Oftmals sind in der Nähe von dysembryoplastischen neuroepithelialen Tumoren die cortikalen Schichtung und die regelrechten Ausrichtung von Neuronen aufgehoben (4). Neben der Durchmischung von neuronalen, astrozytären und oligodendroglialen Anteilen weist auch die häufige Assoziation mit solchen cortikalen Anlagestörungen auf eine enge Beziehung von dysembryoplastischen neuroepithelialen Tumoren zu malformativen Läsionen hin. Die bisher beschriebenen dysembryoplastischen neuroepithelialen Tumoren zeigten klinisch ausnahmslos ein gutartiges Verhalten (4, 5, 11, 12, 14). In unserem Krankengut fanden sich 6 dysembryoplastische neuroepitheliale Tumoren, die alle im Temporallappen lokalisiert waren.

Sowohl glioneuronale Hamartien und Hamartome als auch Gangliogliome und dysembryoplastische neuroepitheliale Tumoren sind aus glialen und neuronalen Elementen aufgebaut. Alle diese Läsionen zeichnen sich histopathologisch durch eine fehlende bzw. eine nur geringe Wachstumstendenz aus. Im Einzelfall kann vor allem bei kleinen und stark fragmentierten Proben eine sichere histopathologische Differentialdiagnose zwischen Gangliogliomen und glioneuronalen Hamartien schwierig sein. Ausschlaggebend sind insbesondere die größere Ausdehnung und die vergleichsweise hohe Zelldichte der Gangliogliome im Vergleich zu den Hamartien.

Besonders bei oberflächlich gelegenen Tumoren des Temporallappens von Patienten mit Manifestation der Epilepsie vor dem zwanzigsten Lebensjahr wird zunehmend von Läsionen berichtet, die sich unabhängig vom histologischen Befund klinisch gutartig verhalten und bei denen der klinische Verlauf mehr dem einer Mißbildung als dem eines gewöhnlichen niedriggradigen Glioms entspricht (4). Die Pathogenese von einigen der bei Epilepsiepatienten häufig beobachteten Tumoren wie Gangliogliome und dysembryoplastische neuroepitheliale Tumoren ist zur Zeit noch ungenügend erforscht. Eine systematische molekulargenetische Analyse wird sicher wesentlich dazu beitragen, die Pathogenese dieser Läsionen besser zu verstehen und die Grenze zwischen Malformation und Neoplasie klarer zu bestimmen.

Tab. 1: Histopathologische Diagnosen von Tumoren und glioneuronalen Fehlbildungen bei 279 Patienten mit chronischer pharmakoresistenter Epilepsie.

Diagnose	Anzahl	%
glioneuronale Hamartie	41	14.7
glioneuronales Hamartom	8	2.9
Gangliogliom (WHO Grad I oder II)	40	14.3
pilocytisches Astrocytom (WHO Grad I)	17	6.1
Oligodendrogliom (WHO Grad II)	10	3.6
Astrocytom (WHO Grad II)	9	3.2
dysembryoplastischer neuroepithelialer Tumor	6	2.2
Oligoastrocytom (WHO Grad II)	2	0.7
anaplastisches Gangliogliom (WHO Grad III)	1	0.4
anaplastisches Astrocytom (WHO Grad III)	1	0.4
pleomorphes Xanthoastrocytom	1	0.4

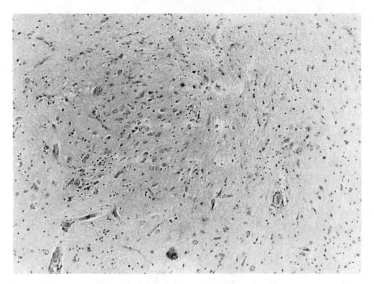

Abb. 1: Glioneuronale Hamartie. Diese mikroskopisch kleine Läsion besteht aus lockeren Aggregaten von Ganglienzellen, Astrozyten und Oligodendroglia-ähnlichen Zellen (Hämatoxylin-Eosin, 50X).

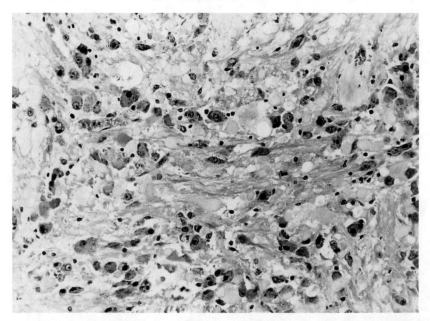

Abb. 2: Gangliogliom. Dieser Tumor besitzt zahlreiche dicht gelagerte Ganglienzellen, die in einem Astrozytom-artigen fibrillären Hintergrund gelegen sind. Die Ganglienzellen besitzen zumeist eine deutlich fehlgebildete Zellform und lassen eine einheitliche Orientierung vermissen (Hämatoxylin-Eosin, 200 X).

426

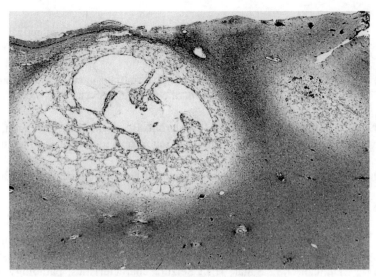

Abb. 3. Dysembryoplastischer neuroepithelialer Tumor. Man erkennt die typische intracorticale Lage und den multinodulären und ausgeprägt microcystischen Bau dieser Läsion (Hämatoxylin-Eosin, 13,2 X).

Literatur

(1)   Babb, T.L.: Research on the anatomy and pathology of epileptic tissue. In: Lüders, H. (eds): Epilepsy surgery. Raven Press, New York, 1991, 719-727

(2)   Babb, T.L., Brown, W.J.: Pathological findings in epilepsy. In: Engel, J.Jr. (eds.): Surgical treatment of epilepsies. Raven Press, New York, 1987, 511-540

(3)   Campos, M.G., Zentner, J., Ostertun, B., Wolf, H.K., Schramm, J.: Anaplastic Ganglioglioma: case report and review of the literature. Neurol Res, 1993

(4)   Daumas-Duport, C.: Dysembryoplastic neuroepithelial tumours. Brain Pathol 3, 1993, 283-285

(5)   Daumas-Duport, C., Scheithauer, B.W., Chodkiewicz, J.-P., Laws Jr., E.R., Vedrenne, C.: Dysembryoplastic neuroepithelial tumor: a surgically curable tumor of young patients with intractable partial seizures. Report of thirty-nine cases. Neurosurg 23, 1988, 545-556

(6)   Duncan, J.S., Sagar, H.J.: Seizure characteristics, pathology and outcome after temporal lobectomy. Neurology 37, 1987, 405-409

(7)   Engel Jr, J., Driver, M.V., Falconer, M.A.: Electrophysiological correlates of pathology and surgical results in temporal lobe epilepsy. Brain 98, 1975, 129-156

(8)   Goldring, S.: Pediatric epilepsy surgery. Epilepsia 28 (Suppl 1), 1987, 82-102

(9)   Goldring, S., Gregorie, E.M.: Surgical management of epilepsy using epidural recordings to localize the seizure focus. Review of 100 cases. J Neurosurg 60, 1984, 457-466

(10)   Hardiman, O., Burke, T., Phillips, J., Murphey, S., O'Moore, B., Staunton, H., Farrell, M.A.: Microdysgenesis in resected temporal neocortex: incidence and clinical significance in focal epilepsy. Neurology 38, 1988, 1041-1047

(11)   Honovar, M., Ansari, S., Janota, I., Polkey, C.E.: Dysembryoplastic neuroepithelial tumor. Neuropathol Appl Neurobiol 17, 1991, 242-243

(12)   Kirkpatrick, P.J., Honovar, M., Janota, I., Polkey, C.E.: Control of temporal lobe epilepsy following en bloc resection of low grade tumors. J Neurosurg 78, 1993, 19-25

(13)   Kleihues, P., Burger, P.C., Scheithauer, B.W.: Histological typing of tumours of the central nervous system. (2nd Ed.) Springer Verlag, Berlin-Heidelberg-New York-Tokyo, 1993

(14)   Koeller, K.K., Dillon, W.P.: Dysembryoplastic neuroepithelial tumors: MR appearance. AJNR 13, 1992, 1319-1325

(15)   Margerison, J.H., Corsellis, J.A.N.: Epilepsy and the temporal lobes. A clinical, electroencephalographic and neuropathological study of the brain in epilepsy, with particular reference to the temporal lobes. Brain 89, 1966, 499-530

(16)   Meencke, H.-J., Janz, D.: Neuropathological findings in primary generalized epilepsy: a study of eight cases. Epilepsia 25, 1984, 8-21

(17)   Peiffer, J.: Morphologische Aspekte der Epilepsien. Springer-Verlag, Berlin, 1963

(18)   Russell, D.S., Rubinstein, L.J.: Pathology of tumours of the nervous system. (5th Ed.) Williams and Wilkins, Baltimore, 1989

(19)   Sperling, M.R., Wilson, G., Engel Jr, J., Babb, T.L., Phelps, M., Bradley, W.: Magnetic resonance imaging in intractable partial epilepsy: correlative studies. Ann Neurol 20, 1986, 57-62

(20)   Taylor, D.C., Falconer, M.A., Bruton, C.J., Corsellis, J.A.N.: Focal dysplasia of the cerebral cortex in epilepsy. J Neurol Neurosurg Psychiat 34, 1971, 369-387

(21)   Vinters, H.V., Amstrong, D.L., Babb, T.L., Daumas-Duport, C., Robitaile, Y., Bruton, C.J., Farrell, M.A.: The neuropathology of human symptomatic epilepsy. In: Engel Jr., J. (ed.): Surgical treatment of the epilepsies. Raven Press, New York, 1993, 593-608

(22)   Willis, R.A.: The borderland of embryology and pathology. (2nd Ed.) Butterworths, London, 1962

(23)   Wolf, H.K., Campos, M.G., Zentner, J., Hufnagel, A., Schramm, J., Elger, C.E., Wiestler, O.D.: Surgical pathology of temporal lobe epilepsy. Experience with 216 cases. J Neuropathol Exp Neurol 52, 1993, 499-506

(24)   Wolf, H.K., Wiestler, O.D.: Surgical pathology of chronic epileptic seizure disorders. Brain Pathol 3, 1993, 371-380

(25)   Wolf, H.K., Zentner, J., Hufnagel, A., Campos, M.G., Schramm, J., Elger, C.E., Wiestler, O.D.: Surgical pathology of chronic epileptic seizure disorders: experience with 63 specimens from extratemporal corticectomies, lobectomies and functional hemispherectomies. Acta Neuropathol 86, 1993, 466-472

Periodisch lateralisierte Komplexe und komplex fokale Anfälle bei Neurosarkoidose

H.K. Kursawe, R. Hilger
Krankenhaus Spandau, Neurologische Abteilung, Berlin

Abstract

Manifestations of neurosarcoidosis are meningoencephalitis or granulomatous processes in the brain. That is shown with sufficient certainty by findings in cerebrospinal fluid and by imagings. On the other hand we do not know very well which traits in EEG are typical for symptomatic epileptic diseases in neurosarcoidosis.

Two nearly identical cases of neurosarcoidosis with symptomatic epileptic disease serve to point out the diagnostic importance of periodic lateralising epileptiform discharges (PLEDs). The chemically and clinically assured pulmonary sarcoidosis went along with complex focal seizures, which showed close correlations in time with periodic sharp waves in EEG, whereas morphological methods including MRI produced no substantial findings.

Einleitung

Die Sarkoidose ist ein chronisch verlaufendes Krankheitsbild, bei der in ca. 9 % der Fälle das Nervensystem mitbetroffen ist (Müller-Quernheim und Ferlinz, 1988).

Bei der Neurosarkoidose (NS) handelt es sich um eine granulomatöse Entzündung des ZNS mit epitheloidzelligen Granulomen. Ein Erreger oder eine überzeugende Pathogenese wurden bisher nicht gefunden.

Nach dem Systemprofil der NS besteht schwerpunktmäßig eine basale Meningitis bzw. eine Meningoenzephalitis, die vorwiegend sekundär und über den Virchow-Robinschen Raum die vaskulären und zerebralen Nachbarstrukturen schädigen kann (Mende und Suchenwirth, 1990). Die zerebrale NS ist klinisch vorwiegend durch Facialisparesen, dienzephale Störungen, Hemiparesen, organische Psychosyndrome, Ataxie, Optikusatrophie und Vestibulocochlearisläsionen gekennzeichnet.

Die Liquordiagnostik gilt als Basisuntersuchung, bei der, abhängig vom Stadium der Erkrankung, Eiweißvermehrung (33,8 %) und Pleozytose (23 %) richtungsweisend sind. Frühe Liquoruntersuchungen ermöglichen bei Berücksichtigung der T-Lymphozytenpopulation, der Interleukine, des Lysozyms, des β2-Mikroglobulins und vor allem des Angiotensin-Converting-Enzyms eine Beurteilung der Aktivitäten des Prozesses.

Bildgebende Verfahren können überzeugend das Ausmaß der zerebralen Veränderungen sichern und sowohl knotige Strukturstörungen als auch periventrikuläre Veränderungen, Seitendifferenzen der Liquorräume und Kontrastmittelanreicherungen der Meningen abbilden. Entscheidend sind sie zur Diagnostik des den Verlauf häufig komplizierenden Hydrocephalus. Diffuse oder lokalisierte Funktionsstörungen im EEG sind unspezifisch und ergänzen die Befunde.

Methode

Systematische Studien zum Vorkommen zerebraler Anfälle bei NS liegen nicht vor. Bei den in 12,5 % der Fälle registrierten Anfällen handelt es sich meist um Grand maux- und Jackson-Anfälle (Mende und Suchenwirth, 1990). Komplex fokale Anfälle gelten demgegenüber als Rarität und wurden nur in einer Fallbeschreibung von Epstein und Freeman 1981 erwähnt bzw. durch Maeda und Mitarbeiter 1992 elektoenzephalographisch an einem Kasus diagnostiziert. Wir untersuchten mittels Oberflächen-EEG den Zusammenhang von EEG-Veränderungen und epileptischen Anfällen (s. Abb.).

Ergebnisse und Diskussion

1. Auf der Grundlage von zwei nahezu identischen Kasuistiken mit Neurosarkoidose wird auf die entscheidende diagnostische Bedeutung des EEG hingewiesen.

2. In beiden Fällen von Lungensarkoidose manifestierte sich die NS nach initialem Hydrocephalus bzw. Menigoencephalitis in Form von komplex fokalen Anfällen, die mit den links temporalen EEG-Befunden korrelierten, während im Neuroimaging keine lokalisatorischen Befunde zu verzeichnen waren.

3. Das EEG bot mit den zeitlich eng an das Anfallsgeschehen gebundenen links temporalen periodisch lateralisierten Komplexen (PLEDs) aus sharp waves eine überzeugende Klärung des temporo-basalen Ursprungs der Anfälle.

4. Für die antikonvulsive Therapieplanung erwies sich das EEG als verläßlicher Parameter, da ein Verschwinden der Komplexe klinische Stabilisierung anzeigte.

Fall A: I.B., 44jährige Patientin mit einer seit 1966 bestehenden Lungensarkoidose. 1991 Auftreten von zerebralen Anfällen in Form von komplex fokalen Anfällen mit oder ohne sekundäre Generalisierung. 1978 Diagnose einer Neurosarkoidose auf Grund eines CCT-Befundes bifrontal im Marklager und entzündlicher Liquorveränderungen ohne Keimnachweis. Unter Therapie mit Steroiden nach 3 Monaten Verschwinden des CCT-Befundes. Seit 1985 Psychosyndrom und seit 1988 Amenorrhoe sowie Ataxie mit Paraspastik. 1991 Diagnose eines Hydrozephalus malresorptivus und Anlage eines ventrikulo-atrialen Shunts. Danach deutliche Besserung der Gangstörung, jedoch keine Reduktion der etwa monatlich auftretenden Anfälle.

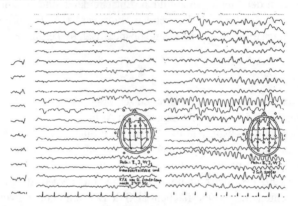

Abb. 1: Verlauf eines komplex fokalen Anfalls mit links frontalem Beginn, links betonter Generalisierung und Abklingen nach 40 Sekunden.

Fall B.: E. Sch., 41jährige Patientin mit diagnostizierter Lungensarkoidose und einer schweren Meningoenzephalitis 1978. Anschließend tägliche zerebrale Anfälle mit epigastrischer Aura, Bewußtseinsverlust von 20 Minuten und vorwiegend tonisch-klonischen Anfällen. Unter Carbamazepin-Monotherapie Reduktion der Anfallsausprägung auf nur noch kurze Dämmerattacken.

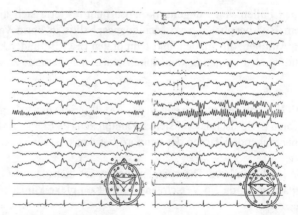

Abb. 2: Links temporaler Herd mit maximaler Verlangsamung fronto-temporal und periodischen sharp waves nach komplex fokalem Anfall.

432

Embryo-fötale zerebrale Fehlentwicklungen als Ursache pharmakoresistenter Anfälle - neuropathologischer Bericht über sieben operierte Kleinkinder

R. Lahl (1), H. Holthausen (2), R. Villagrán (1), I. Tuxhorn (2), R. Schnabel (1), H.E. Boenigk (3), F. Oppel (4), H. Pannek (4)
(1) Institut für Neuropathologie
(2) Epilepsie-Zentrum, Haus Mara I
(3) Epilepsie-Zentrum, Haus Kidron
(4) Klinik für Neurochirurgie von Bodelschwinghsche Anstalten Bethel, Bielefeld

Abstract

From May 1990 - July 1993 seven children (5 girls, 2 boys; age 6 months to 5 years) with embryo-fetal cerebral malformations had epilepsy surgery because of drug-resistant focal seizures. 5 patients had a functional hemispherectomy, 2 a multilobular resection. Unilateral megalencephaly was present in 4 children; 2 children had a Linear-Naevus-Sebaceus-Syndrome, in 2 others Hypomelanosis Ito was diagnosed.
Pathology showed dysgyria, polymicrogyria, abnormal broad sulci, subcortical heterotopias. In addition griseal heterotopias of the leptomeninx, laminar cortical dysplasia and bizarre astrocytes were found, as well as secondary changes. 3 children are seizure free postoperatively, 3 have a > 90 % reduction of their seizures, 1 has improved little. Developmental improvement was dramatic in 2, excellent in 1, moderate in 3, unchanged in one. There is a tendency for greater improvement with children completely seizure free.

Einleitung

Die Verbesserung präoperativer diagnostischer Methoden ermöglicht zunehmend die exakte Lokalisation epileptogener Foci und somit auch die Resektion ausgedehnter zerebraler Läsionen bei Patienten mit therapieresistenten Anfallsleiden. Unter 82 Patienten, die vom Mai 1990 bis Juli 1993 am Epilepsie-Zentrum Bethel, Bielefeld, operiert wurden, fanden sich 7 Säuglinge bzw. Kleinkinder im Alter zwischen 6 Monaten und 4 11/12 Jahren mit unilateraler embryo-fötaler Fehlentwicklung (e.-f.F.).

Material und Methodik: Bei 7 Kindern, davon 5 Mädchen, im Alter zwischen 6 Monaten (Fall 2) und 4 11/12 Jahren (Fall 6) bestanden meist seit den 1. Lebenstagen bzw. -wochen therapieresistente Anfälle. In den bildgebenden Verfahren (CT, NMR) wurde 4mal eine Hemimegalenzephalie (Fälle 1 - 4), 1mal eine Schizenzephalie und Polymikrogyrie (Fall 5), 2mal (Fall 6 und 7) eine unilaterale Gyrierungsstörung diagnostiziert. Die Klinik war neben dem Anfallsleiden durch eine kontralaterale Hemiparese sowie einen psychomotorischen Entwicklungsrückstand charakterisiert. Bei 5 Kindern erfolgte eine funktionelle Hemisphärektomie (fH), bei 2 eine Mehrlappenresektion (Läsionektomie, Lä). In 4 Fällen bestand ein neuro-kutanes Syndrom, davon je zweimal ein Schimmelpenning-Feuerstein-Mims-Syndrom (Fall 2 und 4) bzw. eine Hypomelanosis Ito (Fall 5 und 7). Zur morphologischen Untersuchung gelangten insgesamt 40 unterschiedlich große Resektate. Das Gesamtgewicht des entfernten Hirngewebes pro Patienten schwankte zwischen 55 g (Fall 6) und 320 g (Fall 1); das entspricht ca. 9 % (Fall 6) bis 62 % (Fall 1) des Normgewichtes einer Hirnhälfte. Nach Lamellierung der Resektate in ca. 0,5 cm dicke Scheiben erfolgte eine umfangreiche feingewebliche, einschl. immunhistochemische Untersuchung.

Eigene Befunde: Makroskopisch fanden sich ein anomales Windungsrelief, eine Polymikrogyrie (3 Fälle), plumpe oder schmale Gyri, teilweise breite Sulci, einmal eine Spaltbildung (Fall 5), unscharfe Rinden-Mark-Grenzen, teils gelbliche Markverfärbung sowie derbe Konsistenz des Hirngewebes (Fall 7).

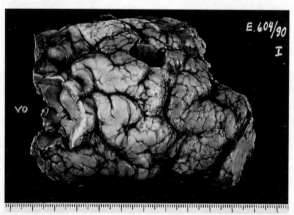

Abb. 1: Fall 1, fronto-zentro-parietales Resektat links, nach dorso-basal zunehmende Polymikrogyrie.

Die histologischen Befunde sowie deren Verteilung und Intensität in den verschiedenen Hirnregionen sind in den Tab. 1 und 2 zusammengefaßt.

434

Tab. 1: *Art und Intensität der Veränderungen in den Hirnresektaten bei 7 Kindern mit therapieresistenten Anfallsleiden*

Nr.	Alter Geschlecht	Leptomenix / Cortex			Mark		Sek. Veränd (neuronal u. glial)
		Gris.Heterotopie (Leptom)	Fok. Dysplasie	Mikro-/Poly-mikrogyrie	NZ-Dystopien	Gris. Hetero topie	
1	1 8/12 J, w	+	++	++	++	(+)	+
2	6 Mo, m (S)	+	++	+-++	++	-	+
3	7 Mo, w	(+)	+-++	+-++	++	-	+
4	9 Mo,w (S)	++	++	++	++	+	+
5	2 J, w, (H)	-	++	+	++	(+)	+
6	4 L1, 12 J, m	-	++	(+)	++	-	+
7	7 Mo, w (H)	-	+-++	(+)	++	-	+

Abk.: - = negativ, n.v. = nicht vorhanden, (+) = diskret, + = mittelgradig, ++ = hochgradig,
S = Schimmelpenning-Feuerstein-Mims-Syndrom, H = Hypomelanosis Ito

Tab. 2: *Intensität u. Topik d. Strukturveränderungen in d. einzelnen Hirnregionen d. Resektate*

Lfd. Nr.	Alter Geschlecht	Operat. Eingriff	Untersuchte Hirnregionen					
			F	Z	P	T	Hi-Fo	O
1	1 8/12 J,w	fH li	+-++	++	+	(+)	n.v.	n.v.
2	6 Mo,m	fH re	(+)-+	+-++	+-++	+-++	n.v.	n.v.
3	7 Mo,w	fH li	+	+-++	+	(+)	(+)	n.v.
4	9 Mo,w	fH li	++	++	++	+	-	n.v.
5	2 J,w	fH re	+-++	+-++	+	(+)	(+)	n.v.
6	4 11/12 J,m	Lä li	+	+	+	n.v.	n.v.	n.v.
7	7 Mo, w	Lä li	b.v.	n.v.	n.v.	+-++	(+)	++

Abk.: F= frontal, Z = zentral, P = parietal, T = temporal,
HiFo = Hippokampusformation, O = okzipital

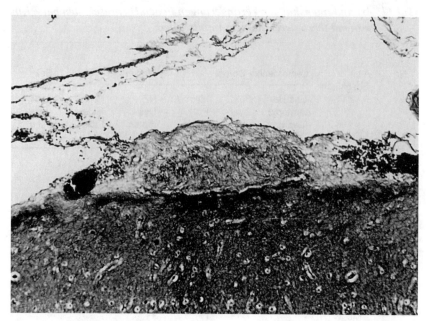

Abb. 2: Fall 4, Frontalhirn; leptomeningeale glio-neuronale Heterotopie; Silberimprägnation n. Holmes.

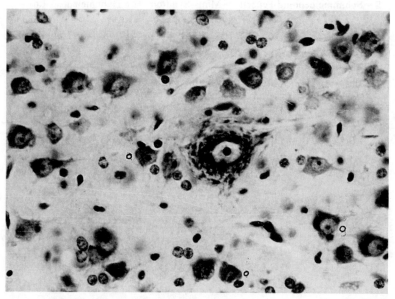

Abb. 3: Fall 4, Frontalhirn; fokale Dysplasie (Ausschnitt), bizarres Neuron, (> 50 μ Größe) mit vergröberten perinukleären Nissl-Schollen; Gliazellsatellitose (O); Zelldarstellung n. Nissl.

Zusammenfassung und Schlußfolgerungen

Von den 7 operierten Kindern wurden 4 postoperativ anfallsfrei, zwei immerhin bedeutend anfallsgebessert. Für den Therapieerfolg ist eine gezielte präoperative Diagnostik Voraussetzung. Bei keinem Kind gab es Hinweise zur Ätiologie des zerebralen Prozesses; bei vier Kindern bestand ein neuro-kutanes Syndrom. Die Entstehung der embryo-fötalen Fehlentwicklung dürfte mit gewisser Einschränkung vordergründig zwischen dem 3. bis 5. Schwangerschaftsmonat erfolgt sein. Da sowohl bei der Hypomelanosis Ito als auch beim Schimmelpenning-Feuerstein-Mims-Syndrom ein genetischer Mosaizismus als Erklärung für die Verteilung der Fehlbildungen (nicht nur im Gehirn) angenommen wird, kommt als Zeitpunkt die Zeit der ersten Zellteilungsschritte in der Ontogenese in Frage. Als wesentliche, morphologische Befunde bestanden Polymikrogyrie, fokale Dysplasien von Rinde und Mark, leptomeningeale und subkortikale Heterotopien sowie sekundäre neuronale und gliale Veränderungen. Eine Langzeitbetreuung der Patienten ist unbedingt erforderlich.

Arteriovenöse Malformationen als Ursache für eine duale Pathologie bei Temporallappenepilepsie

S. Aull[1], C. Baumgartner[1], G. Wiest[1], I. Podreka[1], G. Lindinger[1], K. Hittmaier[2], S. Lurger[1], L. Deecke[1]
[1] Neurologische Universitätsklinik Wien,
[2] Universitätsklinik für Radiodiagnostik Wien

Abstract

Dual pathology, which is defined when an extrahippocampal structural lesion is associated with hippocampal atrophy (Levesque et al. 1991) is extremely rare in cases when the lesion consists of an arteriovenous malformation (AVM). We present clinical, electrophysiological, SPECT and MRI findings for a patient who suffered from seizures 6 months after surgery for bleeding of an AVM of the left middle cerebral artery. Clinically, the seizures started with complex visual auras, were followed by dysphasia and finally developed into complex partial seizures. Interictal spikes and ictal onset zone originated in the left parieto-occipital region, EEG seizures subsequently spread to the basal and mesial temporal lobe structures. A severe left-sided hippocampal atrophy was already diagnosed at the beginning of our patient´s seizures. We therefore conclude that an AVM of extrahippocampal localization can lead to a significant hippocampal atrophy, probably due to transsynaptic degeneration.

Einleitung

Die mesiale Temporallappenepilepsie oder limbische Epilepsie stellt ein klar umschriebenes elektroklinisches Syndrom dar. Das pathologisch-anatomische Substrat der limbischen Epilepsie stellt die Hippokampusatrophie dar, wobei das mit MRT ermittelte Ausmaß der Hippokampusatrophie mit dem neuronalen Zellverlust korreliert.

Ist eine Hippokampusatrophie mit einer extrahippokampalen strukturellen Läsion assoziiert, spricht man von einer Dualen Pathologie (Levesque et al., 1991). Der Entstehungsmechanismus der Dualen Pathologie wird kontroversiell beurteilt. Es stehen ischämische oder anoxische Insulte während wiederholter Anfälle, die Propagation exzitatorischer Impulse und die anterograde transsynaptische Degeneration zur Diskussion. Die Häufigkeit einer Dualen Pathologie korreliert mit der Art der strukturellen Läsion, wobei Heterotopien häufig,

Gliome seltener und AV-Malformationen extrem selten mit einer Hippokampus-atrophie assoziiert sind. Die klinische Bedeutung einer Dualen Pathologie liegt in der Frage des Ausmaßes eines eventuellen epilepsie-chirurgischen Vorge-hens, einerseits die alleinige Resektion der extrahippokampalen Läsion, ande-rerseits die Resektion von Läsion und epileptogenem Gewebe (Cascino et al., 1993).

Kasuistik

Bei einer 46jährigen Patientin bestehen seit der Kindheit migräniforme Kopf-schmerzen, die Anamnese hinsichtlich eines Anfallsleiden ist bland. Im De-zember 1990 erlitt die Patientin eine Subarachnoidalblutung aufgrund eines rupturierten Angioms im Bereich der Arteria cerebri media links, die Patientin wurde operiert, im Mai 1991 kam es erstmals zum Auftreten von epileptischen Anfällen.

Im neurologischen Status zeigen sich eine homonyme Hemianopsie von rechts, eine diskrete zentrale Facialisparese rechts, rechtsakzentuierte Sehnenreflexe und Störungen der höheren kortikalen Hirnfunktionen mit Apraxie, Agraphie, Alexie und Akalkulie.

Bei der Patientin bestehen partielle Anfälle mit einfacher und komplexer Symptomatik, die klinisch durch komplexe visuelle Auren und eine Globalaphasie charakterisiert sind, etwas weniger häufig kommt es zu psychomotorischen Anfällen mit Bewußtseinsstörung und komplexen Automatismen. Es besteht eine relativ hohe Anfallsfrequenz mit 2-3 visuellen Auren täglich, 3-4 Anfälle mit iktaler Aphasie pro Woche und 1 psychomotorischer Anfall pro Woche.

Im interiktalen EEG zeigen sich eine kontinuierliche Verlangsamung regional links parietal und Spikes regional links parietal (Maximum P3), im iktalen EEG ein Anfallsmuster regional links parietal mit Propagation nach links temporal.

Im interiktalen HMPAO-SPECT kommen ein Speicherdefekt links hochparietel bis zum parieto-temporalen Übergang und eine Minderspeicherung links tem-poral, occipital und im Thalamus zur Darstellung. Der HMPAO-SPECT eines psychomotorischen Status unserer Patientin zeigt eine Hyperperfusion links occipital, temporal und in den vorderen Stammganglien. Postiktal findet sich eine erhöhte HMPAO-Speicherung links superior-occipital.

In der Kernspintomographie besteht neben einem Substanzdefekt links parieto-occipital eine ausgeprägte Hippokampusatrophie links, die bereits zu Beginn des Anfallsleidens unserer Patientin im Mai 1991 mittels MRT nachgewiesen werden konnte.

Zusammenfassung

Unsere Ergebnisse dokumentieren die Existenz einer Dualen Pathologie bei Zustand nach Operation eines rupturierten Angioms im Bereich der Arteria cerebri media links. Bei unserer Patientin bestand die Hippokampusatrophie vor bzw. unmittelbar nach Beginn ihres Anfallsleidens. Somit erscheint als Entstehungsmechanismus die Propagation exzitatorischer Impulse bzw. ischämischer oder anoxischer Insulte während wiederholter, auch subklinischer Anfälle im Sinne einer sekundären Epileptogenese (Morrell, 1985) eher unwahrscheinlich, vielmehr kommt in diesem Fall ätiologisch am ehesten eine anterograde transsynaptische Degeneration in Frage.

Als irritative bzw. epileptogene Zone wurde mittels EEG und SPECT die temporo-parietale Region identifiziert, der mesiale Temporallappen und der Hippokampus werden nur durch Propagation in die epileptische Aktivität einbezogen.

Die Signifikanz der Hippokampusatrophie bei unserer Patientin ist somit fraglich, eine unabhängige epileptogene Funktion des Hippokampus ist eher unwahrscheinlich, möglicherweise fungiert die Hippokampusatrophie als Verstärker bei der Anfallsausbreitung.

Literatur

(1)   Cascino, G.D., Jack, J., Parisi, J.E., Sharbrough, F.W., Schreiber, C.P., Kelly, P.J, Trenerry, M.R.: Operative strategy in patients with MRI-identified dual pathology and temporal lobe epilepsy. Epilepsy-Res. 1993, 14 (2), 175-182

(2)   Levesque, M.F., Nakasato, N., Vinters, H.V., Babb, T.L.: Surgical treatment of limbic epilepsy associated with extrahippocampal lesions: the problem of dual pathology. J. Neurosurg., 1991, 75, 364-370

(3)   Morrell, F.: Secondary epileptogenesis in man. Arch. Neur., 1985, 42, 318-335

Cerebrale arteriovenöse Malformationen (AVM) und Epilepsie - eine klinische Studie bei 79 Patienten

P. Berlit, B. Fauser, E. Berg-Dammer, H.-C. Nahser*, D. Kühne*
Neurologische Klinik und Neuroradiologische Abteilung*,
Alfried Krupp Krankenhaus, Essen

Abstract

In 32 out of 79 patients (40.5 %) with cerebral arteriovenous malformations (AVM) symptomatic seizures occurred. In 24 of these cases (30.4 %) seizures were the presenting symptom. There were tonic-chlonic seizures in 27 patients, in 8 cases with a focal beginning. In 9 cases, *grands maux* and partial seizures (simple: n = 3, complex: n = 5) were present. Focal seizures exclusively occurred in 5 circumstances (simple: n = 3, complex: n = 2). Tonic-clonic seizures were diagnostic for AVM more frequently than focal epilepsies. The diagnosis of the angioma was established over the whole group at a mean age of 37.6 years; for those with seizures as the presenting symptom at a mean of 29.8 years. Sixteen out of 25 focal epilepsies with or without generalization were partial simple, with epileptic symptoms corresponding to the site of the AVM in 14 cases. In 2 patients, seizure symptoms were ipsilateral to the angioma. In a single case only, seizures were due to intracerebral hemorrhage. Treatment of AVM consisted of interventional neuroradiology (n = 47), surgery (n = 5) or radiation therapy (n = 7). In 26 cases, seizures responded well to anticonvulsants, independent of the mode of treatment of the AVM.

Methode

Im Verlaufe der letzten 4 Jahre wurden an unserer Klinik 79 Patienten (45 Männer, 34 Frauen) wegen einer zerebralen arteriovenösen Malformation (AVM) stationär behandelt. Das Durchschnittalter bei Diagnosestellung betrug 37,6 Jahre, wobei bei Erstmanifestation durch Epilepsie (29,8 Jahre) die AVM durchschnittlich 5 Jahre früher als bei Erstmanifestation durch intrakranielle Blutung (34,9 Jahre) entdeckt wurde (Tabelle 1).

Ergebnisse

Insgesamt litten 32 Kranke (40,5 %) an einer symptomatischen Epilepsie, in 24 Fällen (30,4 %) waren epileptische Anfälle das Initialsymptom der AVM. Ganz überwiegend handelte es sich um tonisch-klonische Anfälle (n = 27), wobei in 8 Fällen ein fokaler Anfallsbeginn zu erfragen war. In 9 Fällen kombinierten sich Grands maux und partielle Anfälle (elementar-partiell: n = 3, komplex-partiell: n = 5). Ausschließlich fokale Anfälle boten 5 Kranke (einfach-fokal: n = 3, komplex-fokal: n = 2). Lediglich bei einem einzigen Patienten trat eine symptomatische Epilepsie im Zusammenhang mit einer intrazerebralen Blutung auf. In allen anderen Fällen führte die AVM per se zur symptomatischen Epilepsie (Tabelle 2). Bei den elementar-partiellen Anfällen (n = 16) traten die Symptome in 14 Fällen klinisch kontralateral zur Seite der AVM auf, zweimal zeigten sich die Symptome ipsilateral zur AVM. Bei komplex-partiellen Anfällen (n = 9) war die AVM in 8 Fällen temporal, in einem Fall frontal lokalisiert.

Die Routine-EEG-Diagnostik war im Intervall wenig aussagekräftig: 47 Patienten boten ein unauffälliges EEG. In 20 Fällen zeigte sich ein Herdbefund, lediglich 3 Kranke boten Paroxysmen (einmal fokal, zweimal generalisiert).

Die Behandlung der AVM erfolgte mittels interventioneller Neuroradiologie (n = 47), neurochirurgischer operativer Behandlung (n = 5) bzw. Strahlenchirurgie (n = 7). Unabhängig von der Art des therapeutischen Vorgehens ließ sich die symptomatische Epilepsie in der Regel gut therapeutisch beeinflussen: 25 Kranke (78,1 %) wurden unter antikonvulsiver Monotherapie anfallsfrei, 3 Kranke waren unter Antikonvulsiva nach Embolisation anfallsfrei. In einem Fall sistierten die Anfälle spontan, lediglich bei 3 Kranken ließ sich durch suffiziente antikonvulsive Therapie in Zweierkombination eine Anfallsfreiheit nicht erzielen (9,4 %) (vgl. Tabelle 3).

Tab. 1: AVM - Alters- und Geschlechtsverteilung

Frauen n = 34 (43 %) Männer n = 45 (57 %)	
Durchschnittsalter bei Initialsymptom	32,7 Jahre
Durchschnittsalter bei Diagnosestellung	37,6 Jahre
Alter bei Erstmanifestation durch Migräne	18,1 Jahre
Alter bei Erstmanifestation durch Epilepsie	29,8 Jahre
Alter bei Erstmanifestation durch Blutung	34,9 Jahre
- ICB	35,8 Jahre
- SAB	33,5 Jahre

Tab. 2: Symptomatische Epilepsie bei AVM: Anfallsformen

- Auftreten epileptischer Anfälle bei n=32 (40,5 %)	
- Fokale Anfallsformen n=22 (68,7 %)	
Elementar partielle Anfälle	n = 3
Komplex partielle Anfälle	n = 2
Elementar partielle Anfälle	
& Grands maux	n = 11
Komplex partielle Anfälle	
& Grands maux	n = 6
- Primär generalisierte Anfallsformen n= 10 (31,3 %)	
Grands maux (ohne Aura)	n = 10

Nur bei einem Patienten symptomatischer epileptischer Anfall bei ICB

Tab. 3: Symptomatische Epilepsie bei AVM - Therapie (n = 32)

Anfallsfreiheit unter antikonvulsiver Monotherapie	n = 25 (78,1 %)
Anfallsfreiheit unter Antikonvulsiva + Embolisation	n = 3 (9,4 %)
Anfallsfreiheit ohne spezifische Therapie	n = 1 (3,1 %)
Keine Anfallsfreiheit trotz suffizienter	
Antikonvulsivatherapie	n = 3 (9,4 %)

Klinische Erfahrungen mit Vigabatrin bei sogenannten therapieresistenten Epilepsien im Kindes- und Jugendalter

M.C. Laub
Neuropädiatrische Abteilung, Behandlungszentrum Vogtareuth

Abstract

A clinical trial of vigabatrin in children with drug resistant epilepsy
This paper describes the results of an open clinical trial with vigabatrin (GVG) as an add-on antiepileptic drug in a group of 56 children with drug resistant epilepsy. In 18 (32%) of 56 patients, a reduction of seizure frequency by more than 50% was observed. 5 patients became completely free of seizures. 6 of 18 responders relapsed after a period of 2 to 3 months. 41 % of all patients had some kind of unwanted side effects. Hyperphagia in 9 and apathia-syndrome in 6 patients were especially marked. All side effects were reversible after reducing or stopping GVG-medication. In 8 patients (3 non-responders) GVG resulted in better cognitive functioning. In summary, 20 to 25 % of our patients with drug resistant epilepsy had a persistent benefit of GVG as an add-on antiepilepticum.

Einleitung

Bislang liegen noch relativ wenige Publikationen über die Wirksamkeit von Vigabatrin (γ-Vinyl-Gaba, GVG) in der jungen Altersgruppe vor. Die Wirksamkeit von GVG als Add-on-Antiepileptikum wurde in kontrollierten (1,5,7) und in unkontrollierten (2,4,6,9,12,13) Studien bei Kindern mit therapieresistenten Epilepsien geprüft. Der Stellenwert dieser Substanz im Vergleich zu den Antiepileptika (AE) der ersten Wahl ist unserer Meinung nach noch keineswegs klar und muß in den nächsten Jahren noch herausgearbeitet werden. Insbesondere gilt dies für das Kindesalter.

In einer offenen Beobachtungsstudie haben wir deshalb unser eigenes Vorgehen und unsere Behandlungsergebnisse mit Vigabatrin (GVG) als Add-on-Therapie für eine Gruppe von Patienten mit therapieresistenter Epilepsie und mentaler Retardierung prospektiv analysiert.

Material, Methode

Eingeschlossen wurden Patienten mit bislang pharmakoresistenten Epilepsien, die uns im Zeitraum von Januar 1992 (Markteinführung von Sabril) bis Juni 1993 zur Therapie-Neueinstellung vorgestellt wurden. Folgende Parameter waren nicht kontrolliert: Ausgangsperiode vor GVG (baseline), Einstellungsschema, Zieldosis, Epilepsieklassifikation und Anfallstypen. Die Anfallsfrequenz wurde nach Einstellung auf GVG schriftlich protokolliert. GVG-Serumspiegel wurden nur vereinzelt bestimmt, da bei GVG keine direkte Dosis-Wirkungsbeziehung besteht, so daß die effektive Dosis individuell gefunden werden muß (8).

Ergebnisse

Population

56 Patienten (30 männlich) wurden mit GVG add-on zusätzlich zur laufenden AE-Therapie behandelt. Alle bis auf eine Patientin waren mental retardiert. Die Patienten waren im Mittel 11 ± 8 Jahre alt (3 Monate bis 30 Jahre). Es handelt sich um 18 Patienten mit fokaler, 21 Patienten mit generalisierter und 17 Patienten mit sekundär generalisierter Epilepsie. Als besondere Diagnosen sind zu nennen: West-Syndrom (n = 6), tuberöse Hirnsklerose (n = 5), Hypoxietrauma (n = 3), Lennox-Gastaut-Syndrom (n = 2). Als häufigster Anfallstyp traten tonische Anfälle bei insgesamt 20 von 56 Patienten auf.

Vorgehen

Die angestrebte Zieldosis von 50 mg/kg KG wurde innerhalb der ersten 7 Behandlungstage in 40 % und innerhalb der ersten 14 Behandlungstage in 73 % erreicht.

Wirksamkeit

GVG war wirksam bei insgesamt 18 (32 %) Patienten (Responder = mehr als 50 %ige Reduktion der Anfallsfrequenz). Fünf dieser Patienten wurden unter GVG völlig anfallsfrei, bei drei Patienten blieb dieser Effekt über einen Zeitraum von mehr als 6 Monaten erhalten.

GVG war wirksamer bei fokalen und sekundär-generalisierten Epilepsien als bei rein generalisierten (s.Tab. 1).

Wenn GVG wirksam war, war es rasch wirksam: 73 % der Responder reagierten innerhalb der ersten 7, 89 % innerhalb der ersten 14 Behandlungstage.

Im Hinblick auf die maximal angewandte Dosis fand sich kein wesentlicher Unterschied zwischen Respondern und Non-Respondern (53,3 ± 26 mg/kg KG versus 61,1 ± 28 mg/kg KG).

Rezidive

Bei 6 von 18 Respondern entwickelten sich Anfallsrezidive, und zwar stets nach 2 bis 3 Behandlungsmonaten.

Nebenwirkungen

23 der 56 Patienten (41%) hatten unter GVG iregendeine Art von Nebenwirkungen (siehe Tab. 2). Nebenwirkungen traten bei Respondern (55 %) etwas häufiger auf als bei Non-Respondern (34 %).

Positive Wirkungen

Eindeutige Verbesserungen von Vigilanz und mentaler wie körperlicher Leistungsfähigkeit wurden bei 5 Respondern und bei 3 Non-Respondern angegeben. Bei letzteren wurde, obwohl die Wirkung auf die Anfälle relativ gering war, deshalb von den Angehörigen eine Fortsetzung der GVG-Therapie gewünscht.

Bilanz

Aus der Gesamtgruppe von 56 Patienten waren 18 initial Responder. Aus dieser Gruppe der Responder mußte GVG wegen Nebenwirkungen in 2 Fällen und wegen Rezidiven in 3 Fällen abgesetzt werden. Somit kam es zu 13 erfolgreichen Langzeit-Therapien. Zusätzlich wurde bei 3 Patienten, die eigentlich Non-Responder waren, bei verbesserter Allgemeinsituation mit mentaler Aktivierung die Therapie mit GVG weitergeführt. Somit profitierten insgesamt 16 Patienten (29% aus der Gesamtgruppe) von GVG.

Diskussion und Schlußfolgerungen

Die Ergebnisse und Beobachtungen dieser offenen Studie bei einer Gruppe von 56 pharmakoresistenten, mental retardierten jungen Epilepsiepatienten können trotz der Mängel im Studiendesign von praktischer Bedeutung für den Behandlungsalltag einer neuropädiatrischen Klinik sein.

Die Responderrate (Reduktion der Anfallsfrequenz von mehr als 50 %) ist mit 32 % in unserer Gruppe vergleichbar mit den Ergebnissen einiger Studien (38 % bei 6, 38% bei 7), jedoch niedriger als bei anderen (z.B. 52 % bei 12). Wie bei offenen Studien üblich, können mehrere Faktoren diese Unterschiede erklären, z.B. Patientenauswahl (insbesondere im Hinblick auf die Definition von Pharmakoresistenz) und möglicherweise auch Dosis (bei uns relativ niedrig).

Die Rezidivrate aus der Gruppe der Responder war bei uns mit 33 % höher als bei anderen Autoren (12,5 % bei 7, 20 % nach 2 Jahren bei 9). Möglicherweise erhöht sich die Rezidivrate bei unseren Patienten bei längerer Beobachtungsdauer noch weiter.

Von praktisch wichtiger Bedeutung scheint uns die Beobachtung zu sein, daß GVG rasch wirkt, wenn es wirkt. Über 70 % unserer Responder reagierten bereits innerhalb der ersten 7 Behandlungstage. Es kann also schnell abgeschätzt werden, ob GVG bei einem individuellen Patienten wirksam ist oder nicht.

Das Wirksamkeitsspektrum ist nicht nur auf fokale Epilepsien beschränkt. Dennoch sprachen in unserer Studie fokale und besonders sekundär-generalisierte Epilepsien bevorzugt an, übereinstimmend mit den Angaben aus der Literatur.

Die Nebenwirkungsrate war in unserer Serie hoch. Bei 41 % aller Patienten traten solche unerwünschten Effekte in mehr oder weniger starker Ausprägung auf. In zwei Fällen war trotz guter Anfallswirkung deshalb ein Therapieabbruch wegen nicht zu beherrschender Hyperphagie notwendig. Gerade diese letztere Nebenwirkung trat in immerhin 16 % aller Patienten auf, einhergehend mit einer teilweise massiven Gewichtszunahme. Beeindruckend war in zwei Fällen

ein ausgeprägtes Apathie-Syndrom. Andere Autoren haben ähnliche Beobachtungen gemacht und diese als Enzephalopathien bezeichnet (10,11). Nach unserer Erfahrung sind alle Nebenwirkungen dosisabhängig und reversibel. Zum überwiegenden Teil stellen sie keine wesentliche Belastung für den Patienten dar.
Insgesamt profitierte jeder 4. bis 5. Patient aus unserem Kollektiv dauerhaft von einer Zusatzmedikation mit GVG. Wir halten einen Therapieversuch mit GVG bei Problempatienten dann für empfehlenswert, wenn Alternativen mit Standard-AE nicht mehr zur Verfügung stehen.

Tab. 1: Responderraten

	idiopathisch kryptogen	symptomatisch
fokal	31%	40 %
generalisiert	20 %	19 %
sekundär generalisiert	60 %	50 %

Tab. 2: Liste aller genannten oder festgestellten Nebenwirkungen (Mehrfachnennung möglich).

Hyperphagie/Gewichtszunahme	9
Apathie-Syndrom, Müdigkeit	6
Agressivität	5
Eßverweigerung	4
unbestimmte Verhaltensänderung	3
pulmonale Verschleimung	2
Harnverhaltung	1
Einnässen	1
Zunahme von ton. Anfällen	1
Bauchschmerzen	1
Obstipation	1
Kopfschmerzen	1
Atembeschwerden	1

Literatur

(1)   Armijo, J.A. et al.: Clin. Neuropharmacol. 15, 1992, 459
(2)   Auerswald, G.: Akt. Neurol. 19, 1992, 26
(3)   Dijkstra, J.B. et al.: Human Psychopharmacol. 7, 1992, 319
(4)   Hanefeld, F.: Akt. Neurol. 19, 1992, 26
(5)   Herranz, J.L. et al.: J. Child Neurol. 6 (2), 1991, 45
(6)   Livingston, J.H. et al.: Br. J.clin. Pharmacol. 27, 1989, 109
(7)   Luna, D. et al.: Epilepsia 30, 1989, 430
(8)   McKee, P.J.W. et al.: Epilepsia 34, 1993, 937
(9)   Pitkänen, A. et al.: Arch. Neurol. 50, 1993, 24
(10)   Sälke-Kellermann, A. et al.: Lancet 342, 1993, 185
(11)   Sharief, M.K. et al.: Lancet 342, 1993, 619
(12)   Spohr, H.L. et al.: Epilepsie-Blätter 5, 1992, 31
(13)   Uldall, P. et al.: J. Child Neurol. 6 (2), 1991, 38

Die akute Vigabatrin-"Encephalopathie" - Eine bisher nicht bekannte Komplikation

H. Baier*, A. Sälke-Kellermann**, B. Rambeck***, H.E. Boenigk**, P. Wolf*
* Klinik Mara I, ** Kinderklinik Kidron, *** Gesellschaft für Epilepsieforschung e.v., Epilepsiezentrum Bethel, Bielefeld

Abstract
In the Epilepsy Centre Bethel, Bielefeld, we observed a new complication in the treatment with vigabatrine. Two patients developed acute encephalopathy after starting vigabatrine as add-on to carbamazepine. Both had stupor accompanied by dysphoria, irritability and slowing of EEG background activity. One patient developed a novel type of seizure, the other had a myoclonic status epilepticus. After discontinuing vigabatrine both patients recovered. The mechanism of this complication is not clear.

Einleitung
Seit Anfang 1992 steht Vigabatrin in Deutschland zur Behandlung insbesondere fokaler Epilepsien zur Verfügung und wird als „add-on" Therapie eingesetzt. Bei den bisher bekannten Nebenwirkungen handelt es sich zumeist um unspezifische Allgemeinsymptome, wie Müdigkeit, Kopfschmerzen, Ataxie und Tremor. Häufiger als bei anderen Antiepileptika wurden jedoch auch Verhaltensstörungen bis hin zu manifesten Psychosen berichtet.
Als bisher nicht bekannte Komplikation beobachteten wir im Epilepsie-Zentrum Bethel zwei Patientinnen mit einer akuten, reversiblen Encephalopathie. Gemeinsam war beiden Patientinnen ein stuporös-dysphorischer Zustand und eine mittelschwere bis schwere Grundrhythmusverlangsamung im EEG.

Kasuistiken
Fall 1: Die 24jährige Patientin mit einer symptomatischen Epilepsie bei einer frühkindlichen Hirnschädigung unklarer Genese leidet unter generalisierten tonisch-klonischen Anfällen, tonischen Anfällen und nicht sicher klassifizierbaren Anfällen. Nach erwiesener Pharmakoresistenz gegen Phenobarbital, Phenytoin und Carbamazepin in Monotherapie kombinierten wir die Carbamazepinmedikation (Tagesdosis 1800 mg, Nüchternserumspiegel von 13,5 mg/l im steady-state) mit Vigabatrin (zunächst 1 g pro Tag). Bis zum 4. Behandlungstag entwickelte sich ein dysphorisch-stuporöses Zustandsbild, und es traten Anfälle

z.T. in Serie auf, die durch eine tonische Kontraktion der Nackenmuskulatur und des Diaphragmas mit inspiratorischer Vokalisation gefolgt von einigen heftigen, symmetrischen Kloni der Arme gekennzeichnet waren. Diese Anfälle wurden nur im Zusammenhang mit der Vigabatrinbehandlung beobachtet. Im EEG zeigte sich am 5. Tag eine Grundrhythmusverlangsamung auf 4-5 Hz. In Vorableitungen sahen wir einen Grundrhythmus von zumeist 7 Hz. Am 6. und 7. Tag erhöhten wir die Vigabatrindosis um jeweils 0,5 g auf insgesamt 2 g. Der am darauffolgenden Tag bestimmte Nüchternserumspiegel lag für Vigabatrin bei 16,3 mg/l. Der Carbamazepinspiegel war auf 16,8 mg/l angestiegen, so daß die Carbamazepintagesdosis auf 1650 mg reduziert werden mußte. Da sich der Zustand in den folgenden Tagen weiter verschlechterte, wurde die Vigabatrinbehandlung am 9. Tag abgebrochen. Die während der Vigabatrinbehandlung neu aufgetretenen Anfälle wurden im weiteren Verlauf nicht mehr beobachtet, und das dysphorisch-stuporöse Zustandsbild bildete sich im Verlauf von 2 Wochen weitgehend zurück. Die Grundrhythmusverlangsamung im EEG war im weiteren Verlauf rückläufig.

Fall 2: Ein 14jähriges Mädchen leidet unter einer geistigen Behinderung und unter einer symptomatischen, fokalen Epilepsie unklarer Ätiologie. Nach erwiesener Pharmakoresistenz gegen Valproinsäure, Phenobarbital, Sultiam und Carbamazepin wurde die Carbamazepinmedikation (2000 mg pro Tag, Nüchternserumkonzentration 11,2 mg/l) mit 2 g Vigabatrin pro Tag (39,1 mg/kg KG) kombiniert. Da nach 7 Tagen keine Verbesserung der Anfallssituation zu beobachten war, wurde die Vigabatrintagesdosis auf 4 g pro Tag erhöht. Bereits am darauffolgenden Tag entwickelte sich ein stuporös-dysphorisches Bild, das sich nach einer Reduktion der Vigabatrintagesdosis auf 3 g im Verlauf von 3 Tagen wieder zurückbildete. Wegen weiterhin auftretender fokaler Anfälle wurde die Vigabatrintagesdosis wieder auf 4 g erhöht, und es entwickelte sich erneut das stuporös-dysphorische Bild. Zudem waren ständig polytope Myoklonien zu beobachten. Im EEG zeigte sich eine kontinuierliche Verlangsamung auf 1,5 bis 5 Hz. Während der Ableitung wurden praktisch ständig polytope, unsymmetrische Einzelmyoklonien mit Betonung in den Extremitäten beobachtet, die mit generalisierten Spikes zeitlich nicht korrelierten. Die Myoklonien traten in allen Muskeln auf. Der Nüchternserumspiegel von Carbamazepin war mit 10,9 mg/l nahezu unverändert, und der Vigabatrinserumspiegel lag bei 8,47 mg/l. Nach Abbruch der Vigabatrinbehandlung stabilisierte sich der Gesamtzustand innerhalb weniger Tage. Auch die Allgemeinveränderung im EEG bildete sich zurück. Der Grundrhythmus lag wieder bei 6 Hz.; in Vorableitungen wurden für den Grundrhythmus Frequenzen von 8 bzw. 6-7 Hz. registriert. Nach dem Absetzen des Vigabatrins kam es gehäuft zu generalisierten tonisch-klonischen Anfällen, die als Entzugsanfälle interpretiert wurden.

Diskussion

Neben den zumeist unspezifischen Nebenwirkungen bei der Anwendung von Vigabatrin muß auch mit schwerer wiegenden Komplikationen gerechnet werden. Bekannt sind in diesem Zusammenhang zunächst aggressive Verhaltensstörungen und Psychosen, welche als „schizophrenieähnlich" beschrieben werden (1).

Die von uns beschriebenen Komplikationen mit der Ausprägung eines stuporös-dysphorischen Zustandsbildes und einer Verlangsamung im EEG weisen jedoch eher Ähnlichkeiten mit der akuten Valproatencephalopathie auf (vgl. 2). Bei der ersten Patientin entwickelte sich die beschriebene Encephalopathie schon unter einer niedrigen Tagesdosis. Bei der zweiten Patientin war diese Komplikation dosisabhängig. Die Provokation von epileptischen Anfällen durch Vigabatrin ist in der Literatur auch unabhängig von der Ausprägung einer akuten Encephalopathie beschrieben (3).

Bei beiden Patientinnen bildete sich die akute Encephalopathie nach Absetzen des Vigabatrins unter Fortführung der Carbamazepinmedikation wieder zurück, so daß sich die Frage stellt, ob diese Komplikation auf das Vigabatrin selbst zu beziehen ist oder vielmehr als Folge einer Interaktion des Vigabatrins mit dem Carbamazepin aufgefaßt werden muß. In der Zwischenzeit wurden weitere Fälle einer akuten Encephalopathie bekannt (4), die bei anderen Komedikationen als Carbamazepin aufgetreten sind. Sharief et. al. sehen bei allen beschriebenen Fällen eher einen Zusammenhang zu einer vorbestehenden Hirnschädigung. Letzten Endes bleibt aber auch diese Annahme wegen der geringen Zahl der bisher beobachteten akuten Encephalopathien unter Vigabatrin spekulativ. Unserer Ansicht nach ist eine vorbestehende Hirnschädigung allenfalls eine von mehreren Komponenten in der Pathogenese, die keine schlüssige Erklärung ermöglicht. Ob ein spezifischer Mechanismus identifizierbar ist oder ob ein solcher wie bei der akuten Valproatencephalopathie unklar bleibt, wird sich in der Zukunft erweisen müssen.

Literatur

(1)   Sander, J.W.A.S., Hart, Y.M., Trimble, M.R., Shorvon, S.D.: Vigabatrin and psychosis. Journal of Neurology, Neurosurgery and Psychiatry, 1991, 435-439

(2)   Bauer, J., Elger, C.E.: Intoxikationen und Encephalopathien unter Valproinsäuretherapie. In: Krämer, G., Laub, M. (Hrsg.): Valproinsäure. Berlin/Heidelberg/New York, 1992, 252-258

(3)   Rogers, D., Bird, J., Eames, P.: Complex partial status after starting vigabatrin. Seizure, 1993, 155-156

(4)   Sharief, M.K., Sander, J.W.A., Shorvon, S.D.: Acute encephalopathy with vigabatrin. Lancet, 342, 4.September 1993, 619

Stupor unter Vigabatrin - eine seltene Nebenwirkung?

G. Skirl, P. Sitte-Zöllner
Klinikum der Friedrich-Schiller-Universität Jena, Klinik für Kinder- und Jugendmedizin, „Jussuf Ibrahim", Abt. f. Neuropädiatrie, Jena

Abstract

We give a case report about a female patient of 19 years of age. Since 1980 the girl suffered from a progredient encephalopathy of unknown origin characterised by an alternating hemiplegia, by epilepsia partialis continua with simple- and complex-partial seizures and tonic-clonic seizures with focal onset, and by dementia.

The seizure control was difficult, under treatment with carbamazepine 2-3 simple partial seizures occurred monthly. In Spring 1990 seizure frequency increased, complicated by onset of complex-partial and tonic-clonic seizures. We retried the carbamazepine-medication but seizure control was not established. Predominantly complex-partial seizures occurred, so that a co-medication with vigabatrin was started. Under medication with 2 x 1g, seizure frequency was not influenced. After raising the dosage a stupor status developed, completely reversible after reduction of vigabatrin.

This observation reveals the possibility that stupor may be a rare side-effect in vigabatrin treatment.

Problemstellung

Wir berichten über eine 19jährige Patientin, bei der es unter einer Therapie mit Vigabatrin zu einem Stupor-Status kam. Es soll der Frage nachgegangen werden, ob es sich dabei um eine seltene Nebenwirkung unter Vigabatrin handelt.

Fallbericht

Pat. S.U., weiblich, geb. am 01.03.1974, ist das 2. von 3 Kindern gesunder Eltern, bei einem Onkel väterlicherseits besteht eine geistige Behinderung unbekannter Ursache. Schwangerschaft, Geburt, postnatale Adaptation sowie die Entwicklung bis zum Krankheitseintritt verliefen ohne Besonderheiten.

Erkrankungsbeginn im Alter von 6 Jahren mit Kribbeln und Zucken im linken Fuß, rasche Progredienz der klinischen Symptomatik mit Entwicklung einer Hemi-Choreoathetose links und einfach-fokalen Anfällen. Die Kombination verschiedener Antikonvulsiva führt zu keiner ausreichenden Anfallskontrolle, letztlich sind unter einer Monotherapie mit Carbamazepin 2 bis 3 einfach-fokale Anfälle zu verzeichnen.

Die Patientin besucht bis zur 8. Klasse eine Schule für Lernbehinderte, nach Abschluß nimmt sie eine Ausbildung als Elektromontiergehilfin auf und arbeitet in einer geschützten Werkstatt. Sie lebt im Elternhaus.

Im Frühjahr 1990 zunehmend täglich Anfälle, die ohne Aura gesichts- und armbetont links auftreten, im Juli 1990 kommt es erstmalig zu einem tonisch-klonischen Anfall in der Aufwachphase. Einzeln Zucken des rechten Fußes.

Bei stationärer Aufnahme besteht klinisch ein ausreichender AZ und EZ, intern ist kein pathologischer Befund zu erheben; neurologisch: keine meningitischen Zeichen, zentrale Fazialisparese links, verwaschene Sprache, spastische Hemiparese links mit trophischen Störungen und einer Streckhemmung im linken Ellbogengelenk, ataktisches Gangbild mit Zirkumduktion des linken Fußes, geringe athetoide Bewegungsstörung der rechten Hand; psychisch: bewußtseinsklar, orientiert, affektflach, keine Denk- und Wahrnehmungsstörungen, reduzierte Konzentrationsfähigkeit und Ausdauer, Verminderung des psychischen Tempos.

Ausgedehnte Laboruntersuchungen zur ätiologischen Klärung erbringen keine pathologischen Befunde.

In den Elektroenzephalogrammen zeigen sich eine Zunahme linkshemisphärieller Allgemeinveränderungen mit zusätzlicher Einlagerung einzelner Spitzenpotentiale zentro-temporal bei massiver Spannungsminderung fronto-zentro-temporal rechts betont.

Die zerebrale MRT zeigt einen ausgedehnten Parenchymuntergang der rechten Großhirnhemisphäre, insbesondere der weißen Substanz, nur ein schmaler Cortexsaum ist erhalten. Die Panangiographie nach Seldinger zeigt eine Mangelversorgung der rechten Hemisphäre durch multiple Gefäßverschlüsse, geringere Gefäßlumina und Rarefizierung kleinerer Gefäße der rechtsseitigen Stromgebiete.

Diagnose bei Entlassung: Progrediente Enzephalopathie unbekannter Ursache mit einem ausgedehnten hirnatrophischem Prozeß der rechten Hemisphäre, einer zentralen Fazialisparese und spastischen Hemiparese links und einer athetoiden Monoparese der rechten Hand, Epilepsia partialis continua mit fokal gestarteten tonisch-klonischen und einfach- und komplex-fokalen Anfällen, dementielle Entwicklung.

Stupor durch Vigabatrin?

Bei Fortbestehen vorwiegend komplex-fokaler Anfälle, die sich überwiegend durch ein dranghaftes Weglaufen äußern, wird im März 1992 mit einer Komedikation von Vigabatrin zu der vorbestehenden Gabe von Carbamazepin begonnen. Innerhalb von 14 Tagen wird (bei einem Körpergewicht von 45kg) eine Dosierung von 2x1g erreicht; diese Dosierung wird über 8 Wochen beibe-

halten, eine Beeinflussung der Anfallsfrequenz findet sich nicht, Nebenwirkungen werden nicht berichtet.
Ein schrittweises Steigern der Vigabatrin-Dosis auf 2x1.5g wird von folgender Symptomatik begleitet:
- Es tritt eine vermehrte Müdigkeit auf, die körperliche Belastbarkeit ist reduziert, eine Fortführung der Werkstattarbeit nicht möglich.
- Es entwickelt sich ein erheblicher Antriebsverlust, die Patientin erscheint dabei wach, der Schlaf-Wach-Zyklus ist erhalten, eine selbständige Nahrungsaufnahme oder die elementare Körperhygiene erfolgen nicht.
- Es treten vermehrt tonisch-klonische Anfälle auf, ein über Stunden andauernder Status einfach-fokaler Anfälle muß mit Diazepam coupiert werden.
Eine Reduktion der Vigabatrin-Dosis um 0,5g alle 10 Tage führt zu einer vollständigen Rückbildung der psychischen Veränderungen, die Medikation wird vollständig ausgeschlichen.
Wesentliche Veränderungen der Laborparameter bestanden nicht, es erfolgte keine Kontrolle des EEGs in diesem Zeitraum.

Diskussion

Das klinische Bild erinnert an eine RASMUSSEN-Enzephalitis, bestimmt durch das Einsetzen im Kindesalter, der fortschreitenden neurologischen Verschlechterung und Beeinträchtigung der mentalen Entwicklung sowie dem neuroradiologisch geführten Nachweis einer zunehmenden einseitigen Hirnatrophie; die Histologie mit Nachweis entzündlicher Veränderungen wie bei einer viralen Enzephalitis fehlt als viertes „Schlüssel-Element" (Rasmussen und Andermann, 1992).
Berichte über ausgeprägte psychische Nebenwirkungen sind selten, die Inzidenz liegt unter 3% und wird für die ersten Wochen der Therapie beschrieben (Grant und Heel, 1991), die gleichen Autoren geben aber die Möglichkeit dosisabhängiger Verhaltensstörungen und das Auftreten psychotischer Episoden bei raschem Dosisabbau an.
Ein Zusammenhang zwischen Vigabatrin-Therapie, Psychose und unterschiedlichen Veränderungen der Anfallsfrequenz wird von Sander et al. (1991) bei 14 Patienten beschrieben. Sie berichten über eine mittlere Dosis von 2580 mg Vigabatrin bei Einsetzen der psychotischen Symptomatik und deren Rückbildung unter Dosisreduktion. Über ein seltenes Vorkommen psychotischer Episoden bei prädisponierten Patienten wird von Reynolds (1992) berichtet.
Das Auftreten akuter enzephalopathischer Bilder unter Vigabatrin wird von Sälke-Kellermann et al. (1993) und von Sharief et al. (1993) beschrieben.
Dabei finden sich Ähnlichkeiten sowohl hinsichtlich der beschriebenen Verhaltensstörungen als auch teilweise hinsichtlich des Bestehens einer Basismedikation mit Carbamazepin bzw. des Vorliegens ausgedehnter Hirnsubstanzdefekte im Vergleich zu der von uns beobachteten Patientin. Differenzen sind im zeitlichen Eintreten der Symptomatik zu verzeichnen.

Eine Verursachung des Stupors unter der steigenden Vigabatrin-Gabe erscheint möglich.

Daneben könnte eine akute Exazerbation der Grunderkrankung die Verhaltensveränderung erklären. Das enge zeitliche Zusammentreffen zwischen Dosissteigerung und -reduktion und dem Auftreten bzw. dem Verschwinden des stuporösen Bildes sprechen aber dagegen.

Unklar bleiben die Effekte einer vorbestehenden Basismedikation, wobei neben Carbamazepin auch Phenytoin, Primidon, Azetazolamid, Mesuximid und Clonazepam erwähnt werden (Sharief et al., 1993).

Ebenso bedarf es weiterer Beobachtungen, welchen Stellenwert das Vigabatrin bei der Behandlung epileptischer Syndrome bei Bestehen von Hirnsubstanzdefekten hat.

Es ist Reynolds zuzustimmen, daß der Einsatz von Vigabatrin bei Patienten mit einer Disposition zu psychotischen Episoden kritisch und, wenn als unumgänglich erscheinend, langsam einschleichend bei engmaschiger Kontrolle erfolgen sollte; die kleinst mögliche Dosis, die zur Anfallskontrolle ausreicht, sollte gewählt werden.

Nach den Fallbeispielen von Sharief et al. und unserer Beobachtung ist Gleiches auch für Patienten mit Hirnstrukturstörungen zu überdenken.

Zusammenfassung

Es wird über eine 19jährige Patientin berichtet, die an einer progredienten Enzephalopathie mit Ähnlichkeiten zu einer RASMUSSEN-Enzephalitis leidet.

Bei Basis-Medikation mit Carbamazepin trat unter ansteigender Dosis von Vigabatrin ein Stupor-Status auf. Es erscheint möglich, daß es sich dabei um eine seltene Nebenwirkung von Vigabatrin handelt, wobei der Einfluß der Interaktion mit anderen Antikonvulsiva oder dem Vorbestehen von Parenchymläsionen am Gehirn mit berücksichtigt werden muß.

Literatur

(1)   Grant, S.M., Heel, R.C.: Vigabatrin. A review of its pharmacodynamic and pharmacokinetic properties and therapeutic potential in epilepsy and disorders of motor control. Drugs 41, 889-926, 1991

(2)   Rasmussen, Th., Andermann, F.: Rasmussen's Syndrome: Symptomatology of the syndrome of chronic encephalitis and seizures: 35-year experience with 51 cases. In: Lüders, H.O. (ed.): Epilepsy Surgery. Raven Press, New York, 173-182, 1992

(3)   Reynolds, E.H.: Gamma-vinyl-GABA (vigabatrin): Clinical experience in adult and adolescent patients with intractable epilepsy. Epilepsia 33, Suppl. 5, 30-34, 1992

(4)   Sälke-Kellermann, A., Baier, H., Rambeck, B., Boenigk, H.E., Wolf, P.: Acute encephalopathy with vigabatrin (letter). Lancet 342, 185, 1993

(5)   Sander, J.W., Hart, Y.M., Trimble, M.R., Shorvon, S.D.: Vigabatrin and psychosis. J Neurol Neurosurg Psychiatry 54, 435-439, 1991

(6)   Sharief, M.K., Sander, J.W.A., Shorvon, S.D.: Acute encephalopathy with vigabatrin (letter). Lancet 342, 619, 1993

Vigabatrinelimination bei dialysepflichtiger Niereninsuffizienz

A. Fiaux[1], W. Fröscher[1], W. Brech[2]
[1] Psychiatrisches Landeskrankenhaus Weißenau
   (Abt. Psychiatrie I der Universität Ulm), Neurologische Abteilung,
[2] Dialyse-Institut Friedrichshafen

Abstract

We conducted a therapeutical trial using the new antiepileptic drug vigabatrin on a 26 year old male patient suffering from chronic renal failure which required dialysis. The patient needed treatment because of pharmacoresistant complex-partial seizures.

The major elimination pathway of vigabatrin is renal excretion. For this reason we considered it important to collect information on pharmacokinetics on our patient.

After a single oral dose of 1500 mg vigabatrin, plasma concentration was measured at various times for 12 hours. Absorption and maximum concentration of vigabatrin were the equivalent of those found in healthy subjects. Elimination was considerably delayed: $t_{1/2} = 18h$, $AUC_{(0 \to \infty)} = 789$ mg/lxh. Healthy subjects: $t_{1/2} = 5.3-7.4h$, $AUC_{(0 \to \infty)} = 214.2$ mg/l x h.

During long-term treatment, plasma concentration of vigabatrin was measured before and after dialysis. Due to dialysis the plasma level dropped on average by 40% (clearance of vigabatrin: $Cl_{(GVG)} = 136$ ml/min).

Dosage adjustments of vigabatrin are necessary for patients with renal insufficiency in order to avoid cerebral side effects. Vigabatrin can be eliminated easily by dialysis.

Einführung

Vigabatrin wird vorwiegend renal ausgeschieden (70% der Dosis erscheinen unverändert im Urin). Die cerebralen Nebenwirkungen bei älteren Patienten mit eingeschränkter Nierenfunktion wurden deshalb auf die verlangsamte Ausscheidung zurückgeführt.

Bei einem Patienten mit dialysepflichtiger Niereninsuffizienz erschien es uns deshalb wichtig, Informationen über die Pharmakokinetik zu erhalten, da wir auch bei unserem Patienten mit vermehrten Nebenwirkungen durch Kumulation von Vigabatrin rechneten. Der Patient sollte aufgrund einer pharmakoresistenten Epilepsie mit komplex-fokalen und Grand mal-Anfällen mit Vigabatrin behandelt werden.

Patient

Die Behandlung erfolgte bei einem 26jährigen Patienten mit einer seit dem 9. Lebensjahr bestehenden fokalen Epilepsie unklarer Genese. Unter einer Monotherapie mit Phenytoin bestand zuletzt eine Anfallshäufigkeit von bis zu elf komplex-fokalen Anfällen im Monat. Grand maux waren seit 5 Jahren nicht mehr aufgetreten.

1989 war bei dem Patienten eine Niereninsuffizienz aufgefallen, wobei schon drei Jahre zuvor eine arterielle Hypertonie festgestellt und behandelt wurde. Durch eine Nierenbiopsie wurde die Diagnose einer benignen Nephrosklerose gestellt. Ende 1990 wurde der Patient dialysepflichtig.

An weiteren Erkrankungen besteht eine angeborene Amaurose.

Methode

1. Nach einer Einmalgabe von 1500 mg Vigabatrin wurde über zwölf Stunden der Serumspiegel gemessen (Methode: Hochdruckflüssigkeitschromatographie mit Nachsäulenderivatisierung).
2. Unter einer kontinuierlichen Therapie mit Vigabatrin wurden dann Spiegelbestimmungen vor und nach Dialyse (10 Dialysen) vorgenommen (Dialyse mit einem Highflux Dialyser F60).

Ergebnisse

1. Absorption und maximale Konzentration von Vigabatrin entsprachen den bei Normalpersonen gemessenen Werten. Der Abfall des Vigabatrinspiegels war jedoch deutlich verzögert: $t_{1/2} = 18h$, $AUC_{(0\to\infty)} = 789$ mg/l x h. Normalpersonen: $t_{1/2} = 5.3\text{-}7.4h$, $AUC_{(0\to\infty)} = 214.2$ mg/l x h.
2. Durch die Dialyse fiel der Vigabatrinspiegel im Durchschnitt um 40% ab.
3. Unter einer Dosis von 1500 mg (20mg/kg) traten ausgeprägte zerebrale Nebenwirkungen auf (Tremor, Merkfähigkeitsstörung, Schlaflosigkeit, vermindertes räumliches Orientierungsvermögen, depressive Verstimmung). Erst durch Reduktion auf 750 mg (10mg/kg) waren die Nebenwirkungen tolerabel.

Diskussion

Die Untersuchung zeigte, daß die Ausscheidung von Vigabatrin bei Niereninsuffizienz stark verzögert ist. Die Vigabatrindosis muß bei eingeschränkter Nierenfunktion aus diesem Grund reduziert werden, um cerebrale Nebenwirkungen zu vermeiden. Es wurde außerdem deutlich, daß es sich bei Vigabatrin um eine gut dialysierbare Substanz handelt.

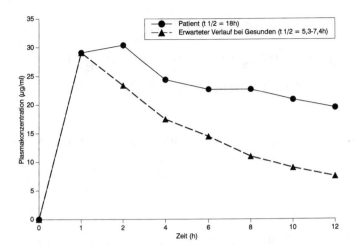

Abb.1: Plasmakonzentration nach Gabe von 1500 mg Vigabatrin

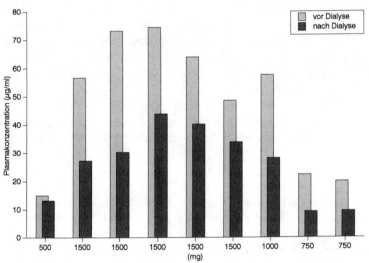

Abb. 2:Plasmakonzentration von Vigabatrin vor und nach Dialyse

Literatur

(1)   Haegele, K.D., Huebert, N.D., Ebel, M., Tell, G.P., Schechter, P.J.:
        Pharmacokinetics of vigabatrin: Implications of creatinine clearance.
        Clin Pharmacol Ther, 1988, 44 (5), 558-565

(2)   Rey, E., Pons, G., Olive, G.: Vigabatrin. Clinical Pharmacokinetics.
        Clin. Pharmacokinet., 1992, 23 (4), 267-278

(3)   Klotz, U.: Klinische Pharmakokinetik. Gustav Fischer Verlag,
        Stuttgart, New York, 1984

Lamotrigin in der Behandlung pharmakoresistenter Epilepsien: Ergebnisse einer add-on-Studie bei 46 Patienten

G. Wagner, J. Bauer, C.E. Elger
Klinik für Epileptologie, Rheinische Friedrich-Wilhelms-Universität Bonn

Abstract

46 patients with pharmacoresistent epilepsy were treated with lamotrigine in an open add-on study design. 39% of all patients with focal epilepsy had a more than 50% seizure reduction for at least one seizure type. Most of those patients had a marked reduction in tonic seizures. Of all 19 patients with temporal lobe epilepsy only 17% responded, while 13% had an increase of grand mal seizures. 63% of all patients with primarily generalized epilepsy responded to treatment. 4 patients (8.7%) were seizure free; 3 patients suffered from recurrent nonconvulsive status epilepticus and one had idiopathic absence- and grand mal seizures. Transient, usually mild and reversible side effects during the tretament were seen in 93% of all patients. 28% of all patients reported nausea and/or vomiting due to fast dose escalation or overdosing; 21% had dizziness, diplopia or ataxia due to CBZ-intoxication in the presence of high-dose CBZ treatment.

Einleitung

Der therapeutische Einsatz neu entwickelter Antiepileptika im Rahmen einer klinischen Erprobung bietet die Möglichkeit, Wirkung und Verträglichkeit der Substanz zu evaluieren und ergibt somit Kenntnisse, die für eine breitere klinische Anwendung hilfreich sind. Wir berichten über die Ergebnisse einer add-on-Studie mit Lamotrigin bei 46 Patienten mit bislang therapieresistenten Anfällen.

Patienten und Studiendesign

46 Patienten (Alter 11 - 56 Jahre) mit pharmakoresistenter Epilepsie wurden im Rahmen einer offenen add-on-Studie zusätzlich zu maximal 3 anderen Antikonvulsiva mit Lamotrigin (LTG) behandelt. Die Behandlungsdauer betrug durchschnittlich 5,2 Monate (Range: 3 Tage - 9 Monate). Bei 35 Patienten bestand eine fokale Epilepsie; 11 Patienten hatten eine generalisierte Epilepsiemit

Absencen, myoklonisch-astatischen Anfällen oder tonischen Anfällen.

Zu Studienbeginn wurde retrospektiv anhand des Anfallskalenders die Frequenz der verschiedenen Anfallstypen erfaßt. In den ersten zwei Monaten erfolgte die Aufdosierung des Prüfmedikamentes. In den folgenden 6 Monaten konnte u.U. eine Änderung der Begleitmedikation erfolgen. Unter VPA-Komedikation: Dosierung von LTG bis 200 mg/die (2 Patienten bis 400 mg/die). Ohne VPA-Begleitmedikation: Dosierung bis 400 mg/die (7 Patienten bis 600 mg/die). Die maximal erzielte LTG-Serumkonzentration lag bei 12 µg/ml.

Tab. 1: Eindosierungsschema

	LTG-Dosis/Tag			
Woche	1-2	3-4	5-6	angestrebte Dosis
AED ohne VPA	50 mg	100 mg	200 mg	400 mg
AED mit VPA	12,5mg	25 mg	100 mg	200 mg

Zur Beurteilung der Wirksamkeit wurde für jeden Anfallstyp die Änderung der Anfallsfrequenz im Vergleich zur Baseline errechnet. Dabei wurde der Monat vor Therapiebeginn mit einem Monat unter maximaler LTG-Dosis verglichen. Vereinfachend wurde die beobachtete Wirksamkeit in 4 Klassen eingeteilt (Tab. 2), wobei 2 Patienten wegen zu kurzer Therapiedauer hier nicht erfaßt sind.

Tab. 2: Beurteilung der Wirksamkeit

Gute Wirksamkeit	
I	Minderung aller Anfallstypen um mindestens 50%
II	Minderung eines Anfallstyps um mindestens 50%
Keine relevante Wirkung	
III	Minderung der Anfallsfrequenz unter 50%
IV	Verschlechterung eines Anfallstyps um mehr als 25%

Ergebnisse
Wirksamkeit
Anhand der Einteilung (Tab. 2) zeigte die add-on-Therapie mit Lamotrigin bei 63% der Patienten mit generalisierter Epilepsie einen günstigen Behandlungseffekt. Für Patienten mit fokaler Epilepsie wurde bei 39% eine Verbesserung erzielt (Gruppen I+II, Tab. 3). Über einen längeren Zeitraum anfallsfrei wurden 4 Patienten (8,7%): 3 Patienten mit rezidivierenden nicht-konvulsiven Status epileptici sowie eine Patientin mit einer idiopathischen Absence-Epilepsie.
Listet man die Ergebnisse nach dem Behandlungserfolg gemäß der oben definierten Wirkklassen (I-IV) auf, so ergibt sich die folgende Einteilung (Tab. 3).

Tab.3: *Minderung der Anfallsfrequenz unter Lamotrigin-Komedikation*

	„Generalisierte" Epilepsie		Fokale Epilepsie	
	n	%	n	%
I	5	45%	10	30,3%
II	2	18%	3	9,1%
III	2	18%	9	27,3%
IV	2	18%	11	33,3%
Summe	11	99%	33	100%

Bei der Analyse der Wirksamkeit auf verschiedene Anfallstypen (Tab. 4) wird ersichtlich, daß insbesondere Patienten mit nonkonvulsiven Status epileptici (alle Patienten anfallsfrei), Sturzanfällen und Absencen von der Behandlung profitierten. Von allen Patienten mit einfach-partiellen, komplex-partiellen und/oder Grand mal(GM)-Anfällen i.R. einer Temporallappenepilepsie erfuhren 19 von 23 Patienten (83%) keine Verbesserung unter LTG-Therapie. Weiterhin zeigte diese Patientengruppe in 10/23 Fällen (43%) eine Anfallszunahme, bei 3 Patienten (13%) kam es zum Wiederauftreten von GM-Anfällen (GM-Serien).

Tab. 4: *Wirksamkeit auf verschiedene Anfallstypen*

	„Generalisierte" Epilepsie	Fokale Epilepsie
I	Absencen (n = 3)	EPA, KPA mit Sturzanfällen (n = 5)
	aton. Sturzanfälle (n = 1)	EPA, KPA u./o. sek. GM (n = 3)
	nonkonvulsiver Status (n = 1)	nonkonvulsiver Status (n = 2)
II	ton. Sturzanfälle und GM (n = 1)	EPA, KPA mit Sturzanfällen (n = 2)
	ton. Haltungs- & Sturzanfälle (n = 1)	EPA, KPA u./o. sek. GM (n = 1)
III	Absence-Epilepsie (n = 1)	EPA, KPA u./o. sek. GM (n = 9)
	atypische Absencen (n = 1)	
IV	myoklonische Anfälle (n = 1)	EPA, KPA u./o. sek. GM (n = 10)
	Absencen, astat. Anf. (n = 1)	EPA, KPA mit Sturzanfällen (n = 1)

Anderweitige positive Therapieeffekte

Unabhängig von einer Besserung der Anfallsfrequenz führte die Behandlung mit Lamotrigin bei 40% der Patienten zu einer Therapieverbesserung in Form von

- Ersatz eines zu Nebenwirkungen führenden Medikamentes: n = 6,
- Absetzen eines Antikonvulsivums bei verbesserter Anfallskontrolle: n = 4,
- Verbesserung des Verhaltens (wacher oder zugänglicher): n = 3,
- verträglichere Anfälle (kürzer, Cluster, kurze Reorientierung): n=6.

Nebenwirkungen

Bei 43 (93,5%) Patienten traten während der Lamotrigin-Behandlung meist geringfügige Nebenerscheinungen auf, wobei gastro-intestinale und zentralnervöse Nebenwirkungen am häufigsten waren (s. Tab. 5).*Ataxie, Schwindel* oder *Doppelbilder* traten ausschließlich bei relativ hochdosierter Carbamazepin (CBZ)-Komedikation auf. Bei 14 von 26 Patienten, die mit CBZ behandelt wurden, erfolgte eine Dosisreduktion um 150 mg bis 600 mg (durchschnittlich 292 mg), worunter die Intoxikationserscheinungen reversibel waren und die LTG-Behandlung fortgeführt werden konnte. Die CBZ-Serumkonzentration der Patienten, die Intoxikationszeichen zeigten, lag vor Therapiebeginn bei durchschnittlich 10,36 µg/ml (8,6-14,2). Der mittlere CBZ-Serumwert der Patienten, die nicht intoxikiert waren, lag bei 8,75 µg/ml (7,6-11,4). Hinsichtlich *Übelkeit* und/oder *Erbrechen* hatten 11 der Patienten mit diesen Beschwerden eine VPA-Komedikation. Die mittlere Serumkonzentration von Valproat (VPA) vor Therapiebeginn lag bei 83,05 µg/ml (38,1-129). 8 von 19 VPA-behandelten Patienten gaben keine gastro-intestinalen Nebenwirkungen an; der durchschnittliche VPA-Serumwert lag hier bei 46,4 µg/ml (17,0-75,9). 6 Patienten mit gastro-intestinalen Symptomen hatten keine VPA-Therapie. Erbrechen zeigte sich weiterhin bei 3 Patienten als Akutsymptom nach einer LTG-Dosissteigerung. Alle Patienten sollten bei VPA-Komedikation auf über 200 mg LTG aufdosiert werden. Die Aufdosierung erfolgte in 50 mg Schritten. Nach Rücknahme von LTG auf die zuvor tolerierte Dosis sistierte das Erbrechen prompt. Bei 32,7% der Patienten führten Nebenwirkungen zum Therapieabbruch.

Tab. 5: Nebenwirkungen und Beobachtungen

Zentralnervöse Nebenwirkungen	n	%	Gastro-intestinale Nebenwirkungen		
Ataxie und Schwindel	8	17,4%	Erbrechen	10	21,7%
Müdigkeit	8	17,4%	Übelkeit	9	19,5%
Kopfschmerzen	8	17,4%	Magenschmerzen	8	17,4%
Schwindel ohne Ataxie	7	15,2%	Obstipation	4	8,7%
häufiger o. stärkere Anfälle	5	10,9%	*Nebenwirkungen der Haut*		
Grand Mal-Serie	4	8,7%	Juckreiz	2	4,3%
Unruhe o. Reizbarkeit	4	8,7%	verstärkte atop.		
Doppelt-/ Verschwommen-			Dermatitis	1	2,2%
sehen	3	6,5%	Haarausfall	1	2,2%
Einschlafstörungen	3	6,5%	generalisiertes		
hypochondr. Befürchtungen	3	6,5%	Exanthem	0	0%
Tremor	3	6,5%	nicht general.		
Somnolenz	2	4,3%	Exanthem	1	2,2%
Antriebsschwäche	2	4,3%	*andere*		
Parästhesien	2	4,3%	*(unklare Ereignisse)*	7	15,2%
			Unfall	2	4,3%

Konklusion

Bei gezieltem Einsatz bietet Lamotrigin eine wirksame Ergänzung der Therapie bisher medikamentenresistenter Epilepsien. Im Rahmen der durchgeführten Behandlungsstudie sahen wir eine gute Wirksamkeit besonders auf *primär generalisierte Anfälle, nichtkonvulsive Status epileptici und tonische Sturzanfälle.* In der Behandlung fokaler Epilepsie i.S. einer Temporallappenepilepsie sind die Behandlungserfolge weniger günstig. Bei einigen Patienten wurde eine Zunahme von Grand mal-Anfällen beobachtet, kein Patient wurde anfallsfrei. Nebenwirkungen sind meist durch Interaktionen mit der Begleitmedikationbedingt. Die Eindosierung von Lamotrigin zu einer höher dosierten CBZ-Therapie führt häufig zu Intoxikationserscheinungen, während bei einer VPA-Begleittherapie nach unserer Beobachtung gehäuft gastro-intestinale Nebenwirkungen auftreten. Bei vorsichtiger Eindosierung scheint das Auftreten generalisierter Exantheme selten zu sein, so führte auch die hier gewählte Eindosierungsgeschwindigkeit bei keinem Patienten zu einer allergischen Reaktion.

Wirkung von Antikonvulsiva auf kognitive Leistungen

G. Wagner, C. Helmstaedter, C.E. Elger
Klinik für Epileptologie, Rheinische Friedrich-Wilhelms-Universität Bonn

Abstract

Cognitive effects of an antiepileptic drug treatment (AED) were studied in 3 groups of patients with epilepsy. *(1)* 16 patients with newly diagnosed epilepsy were tested before and under treatment with valproate or carbamazepine. 8 patients had a detectable lesion (LES) on MRI-scans. Prior to treatment, the LES-group scored poorer on verbal and visual memory, attention and word fluency. Additionally, under AED-therapy this group suffered a deterioration of verbal memory, while the non-lesional patients had no significant performance changes. *(2)* 20 patients with cryptogenic right (RTE) or left (LTE) temporal lobe epilepsy were assessed before and during a period of AED-withdrawal. Patients with LTE had improved visual memory after AED-reduction, while RTE-patients improved in word fluency. In summary, improvement was seen in functions of the non-epileptic hemisphere. *(3)* Two patients were tested repetitively during AED-reduction. Here, in one patient a steady improvement could be demonstrated, while another patient had acute deterioration during seizure clusters.

Einleitung

Einschränkungen der kognitiven Leistungsfähigkeit führen häufig zu einer Beeinträchtigung der Lebensqualität von Epilepsiepatienten. Ein besonderes Interesse fanden dabei wiederholt sog. „kognitive Nebenwirkungen" der antikonvulsiven Medikamente. Auffallend ist, daß trotz vielfältiger Studiendesigns z.T. widersprüchliche, allenfalls pauschale Aussagen getroffen werden konnten. Vielfach wurde den älteren Antikonvulsiva ein größeres Nebenwirkungspotential attribuiert als den neueren Substanzen, wobei besonders attentionale und mnestische Funktionen eine Beeinträchtigung zeigten. Neben der Medikation sind jedoch weitere krankheitsbedingte Faktoren bekannt, die per se kognitive Teilleistungsdefizite verursachen können (cerebrale Vorschädigungen, Lokalisation des Fokus, inter- oder postiktale EEG-Veränderungen...).
In der vorliegenden Untersuchung soll anhand verschiedener Versuche die Interaktion selektierter krankheitsbedingter Faktoren mit Medikationseffekten untersucht werden. Drei verschiedene Untersuchungsansätze wurden gewählt,

um die Wirkung einer antikonvulsiven Medikation auf kognitive Leistungen zu beschreiben, wobei jeweils neben der Medikation andere Variablen in der Auswirkung auf kognitive Leistungen kontrolliert wurden.

In der ersten Untersuchung wurden Patienten vor und nach der Ersteinstellung auf CBZ oder VPA neuropsychologisch untersucht. Die Hälfte der Patienten wies eine symptomatische Epilepsie auf und wurde mit Patienten verglichen, die an einer kryptogenetischen oder idiopathischen Epilepsie erkrankt waren. In der zweiten Untersuchung wurde der Effekt einer akuten Medikamentenreduktion auf kognitive Leistungen bei Patienten mit definiertem, temporalem epileptischen Fokus ohne Läsion beschrieben, während in einer dritten Untersuchung zwei Patienten im Verlauf untersucht wurden, um Leistungsfluktuationen in Abhängigkeit von der Medikamentenserumkonzentration und der Anfallsfrequenz zu analysieren.

Patienten und Methode

- *Patientengruppe 1:* 16 unbehandelte, erwachsene Patienten mit fokaler (n=12) bzw. generalisierter (n=4) Epilepsie. Krankheitsätiologie: posttraumatisch/ läsionell (n=8), kryptogen/idiopathisch (n=8). 11 Patienten wurden erstmalig auf eine Carbamazepin (CBZ)-Monotherapie und 5 auf eine Valproinsäure (VPA)-Monotherapie eingestellt. Die neuropsychologische Untersuchung erfolgte vor der Medikamenteneinstellung und nach Erreichen suffizienter Serumkonzentrationen (CBZ: 5,3 - 8,3 µg/ml; VPA: 48,7 - 56,8 µg/ml).
- *Patientengruppe 2:* 20 erwachsene Patienten mit medikamentenresistenter Temporallappenepilepsie. Anfallsursprung rechts temporal (n=10) bzw. links temporal (n=10). Krankheitsätiologie: kryptogenetisch (n=20). Bei allen Patienten wurde mindestens ein Medikament einer Polytherapie von 2-3 Antiepileptika (n=16) oder einer Monotherapie (n=4) zur Anfallsprovokation im Rahmen der prächirurgischen Abklärung reduziert. Die Untersuchung erfolgte vor Medikamentenreduktion und bei Fallen der Serumkonzentration mindestens eines der Medikamente deutlich unter den sog. „therapeutischen Bereich". Das Ausmaß der Medikamentenreduktion war in beiden Patientengruppen gleich.
- *Kontrollgruppe:* 19 gesunde Erwachsene ohne Dauermedikation, die an zwei Untersuchungszeitpunkten zur Erstellung von Normwerten getestet wurden.
- *Einzelverläufe:* Mittels computerisierter Gedächtnistests erfolgten Verlaufsbeobachtungen im Rahmen einer akuten Medikamentenreduktion. Während eines Monats wurde Phenobarbital (PB) aus einer Kombinationstherapie mit CBZ reduziert und nach Aufzeichnung von Anfällen im Rahmen der prächirurgischen Diagnostik wieder aufdosiert. Leistungsänderungen wurden im Hinblick auf das Ausmaß der Medikamentenreduktion und der resultierenden Anfallsfrequenz betrachtet. Illustrierend werden die Verläufevon zwei Patienten beschrieben.

Neuropsychologische Untersuchung

1) Konventionelle Tests (Patientengruppe 1 und 2)

Mnestische Funktionen

- *Verbales Gedächtnis*
  VLMT (Verbaler Lern- und Gedächtnistest nach Rey): 15 Wörter, 5 Lerndurchgänge **(v1 - v5)**; Interferenz-Wortliste, unmittelbarer freier Abruf**(v6)**
  und 30 Minuten später verzögerter freier Abruf**(v7)** sowie Wiedererkennen
  der gelernten Wörter (Cued Recall; **cr**).

- *Visuelles Gedächtnis*
  Benton Visual Retention Test: 10 Bilder steigenden Schwierigkeitsgrades,
  Präsentation für jeweils 10 Sekunden, freie Reproduktion. Bewertung: rich-
  tige Lösungen **(Ri.)** und Fehler **(F)**.

Aufmerksamkeit

d2-Aufmerksamkeits-Belastungstest (Brickenkamp): sog. „letter cancellation
test". Ausgewertet wird die um die Fehlerzahl reduzierte Leistungsmenge
(GZ-F).

Verbale Funktionen

Wortflüssigkeit (Untertest aus dem Leistungsprüfsystem/Horn): Zu 3 vorgegebenen Buchstaben müssen in je einer Minute Worte mit dem entsprechenden Anfangsbuchstaben aufgeschrieben werden. Auswertung: Summe der
richtig produzierten Wörter **(Wfl)**.

2) Computertests (Einzelverläufe)

Der Einsatz häufig wiederholbarer Computertests diente der Verlaufsbeobachtung über längere Zeiträume: 15 Wörter bzw. 9 Figuren, 3 Lernduchgänge
mit Präsentation und unmittelbarer Rekognition aus der doppelten Anzahl
Distraktoren; verzögerte Rekognition. Auswertung: Differenz zwischen insgesamt richtig und falsch erkannten Stimuli.

Ergebnisse

Eindosierung von Antiepileptika (Patientengruppe 1)

- *Leistungsunterschiede vor Behandlungsbeginn*
  Patienten mit cerebraler Vorschädigung zeigten signifikant schlechtere Ergebnisse als Kontrollpersonen oder Patienten ohne cerebrale Vorschädigung
  in der Aufmerksamkeit (GZ-F: F=6,8), der Wortflüssigkeit (Wfl: F=6,9),
  der verbalen Lernfähigkeit (v1 bis v5 addiert: F=4,3) sowie der visuellen
  Gedächtnisleistung (Ri.: F=8,4; F: F=5,8).

- *Leistungsänderungen unter antikonvulsiver Behandlung*
  Leistungsverschlechterungen im Vergleich zu Kontrollpersonen und Patienten ohne Läsion wiesen Patienten mit cerebraler Vorschädigung im verbalen Gedächtnis sowohl im freien verzögerten Abruf (v7: F=5,9) als auch
  im Wiedererkennen der Zielitems (cr: F=8,1) auf. Patienten ohne Läsion
  zeigten im Trend verbesserte Leistungen.

467

- *Anfallskontrolle*

Die Gruppe der Patienten ohne Läsion erzielte eine bessere Anfallskontrolle (6/8 Patienten anfallsfrei) als die der Läsionspatienten (3/8 Patienten anfallsfrei), wobei unter Behandlung keine Anfallszunahme beobachtet wurde.

Reduktion einer Polytherapie (Patientengruppe 2)

Nach Reduktion der Medikation verbesserten sich Patienten mit links-temporalem Fokus im Vergleich zu Patienten mit rechts-temporalem Fokus und Kontrollpersonen signifikant im visuellen Gedächtnis (Ri.: $F=4,41$) und in der Aufmerksamkeit (GZ-F: $F=4,34$). Patienten mit rechts temporalem Fokus zeigten eine verbesserte Wortflüssigkeit im Vergleich zu Patienten mit links temporalem Herd und Kontrollpersonen (Wfl: $F=5,17$).

Einzelverläufe

- *Patient 1*

Unter erniedrigten Serumkonzentrationen der antikonvulsiven Medikamente kam es zu einer Verbesserung der verbalen und visuellen Gedächtnisleistungen. Zwischenzeitlich auftretende Anfälle zeigten auf diese Leistungsentwicklung keinen Einfluß. Nach Aufdosieren auf die ursprüngliche Medikamentendosis sank das Leistungsniveau ebenfalls auf den Ausgangswert, so daß bei diesem Patienten maßgeblich eine medikamentöse Beeinträchtigung der Gedächtnisleistung erkennbar war.

- *Patient 2*

Die Reduktion der CBZ/PB-Kombinationstherapie führte zunächst zu einem stetigen Anstieg der Gedächtnisleistungen. Während intermittierender Anfallscluster kam es zu deutlich beeinträchtigten Leistungen, die innerhalb einiger Tage eine Restitution zeigten. In diesem Fall führte die Medikamenten-reduktion zwar zu einer Verbesserung der Leistungen, die jedoch durch post- und interiktale EEG-Veränderugen im Rahmen einer akuten Steigerung der Anfallsfrequenz intermittierend beeinträchtigt wurden.

Konklusion

Bereits vor der Behandlung mit Antiepileptika lassen sich deutliche kognitive Defizite bei Epilepsiepatienten nachweisen. Dies ist insbesondere der Fall, wenn eine läsionelle Schädigung nachweisbar ist. Patienten mit cerebraler Vorschädigung zeigen weiterhin eine erhöhte Vulnerabilität gegenüber kognitiven Medikamentennebenwirkungen. Unter akuter Medikamentenreduktion zeigen Leistungen der nicht-epileptischen Hemisphäre eher eine Restitution als Leistungen der epileptischen Region. Einzelverläufe zeigen, daß individuell unterschiedliche Faktoren die kognitive Leistungsfähigkeit determinieren. Während einerseits deutliche Verbesserungen unter Medikamentenreduktion beobachtbar sind, kann diese Leistungsentwicklung im anderen Fall durch vermehrt auftretende Anfälle entgegengerichtet sein.

Zusammenfassend zeigen die Ergebnisse, daß kognitive Defizite bei Epilepsiepatienten nicht allein auf der antikonvulsiven Behandlung beruhen. Interaktionen zwischen krankheitsbedingten Faktoren und der Medikation sind in jeder
der drei Versuchsanordnungen erkennbar, so daß zur Beurteilung einer Leistungs-
änderung - besonders im Einzelfall - mehrere Faktoren erfaßt werden müssen.
Bisherige und die drei vorgestellten Studien lassen erkennen, daß bei der Interpretation von Medikamenteneffekten folgende Aspekte berücksichtigt werden
sollten:

1. Ausmaß einer bestehenden Vorschädigung,
2. Dynamik der Epilepsie / erzielte Anfallskontrolle,
3. Sensitivität der Testverfahren gegenüber epilepsiebedingten Funktionsstörungen,
4. Durchführung der Untersuchungen bevorzugt im Steady state,
5. Längsschnittuntersuchungen unter Einbeziehung einer Kontrollgruppe statt
   Querschnittuntersuchungen.

Kardiovaskuläre Verträglichkeit von Lamotrigin - eine prospektive Untersuchung

B. J. Steinhoff, S.R.G. Stodieck*, F.-P. Tiecks*, R. Wedel*, B. Polatschek**
Abteilung Klinische Neurophysiologie, Universität Göttingen
* Neurologische Klinik, Klinikum Großhadern der Ludwig-Maximilians-Universität München
** Deutsche Wellcome GmbH, Klinische Forschung, Burgwedel

Abstract

After a patient treated with lamotrigine (LTG) had suffered from thoracal pain and showed repolarisation deficiencies in the electrocardiogram (ECG), we prospectively investigated 20 patients with focal epilepsies to assess cardiovascular side effects of LTG. During the study, LTG was added to a stable dosage of one to three first line antiepileptic drugs (AED). Physical examinations and ECG recordings were performed regularly. Clinical cardiovascular side effects did not occur. Only in single ECG traces of five patients were non specific abnormalities seen which had already been observed in four patients prior to LTG. Only in one patient, did the abnormalities (supraventricular extrasystoles and a first grade atrioventricular block) unequivocally appear initially under LTG. Our results do not give evidence for a specific cardiovascular toxicity of LTG.

Einleitung

Unerwünschte kardiovaskuläre Effekte sind seltene Nebenwirkungen von Antiepileptika (AED). So werden gelegentlich atrioventrikuläre Überleitungs-störungen unter Carbamazepin (CBZ) und Phenytoin (PHT) beobachtet (5). Lamotrigin (LTG) (3,5-Diamino-6-(2,3 Dichlorphenyl)-1,2,4-Triazin) wurde 1993 in der Bundesrepublik Deutschland zur Zusatzbehandlung bei Patienten mit fokalen und sekundär generalisierten tonisch-klonischen Anfällen zugelas-sen, nachdem seine antiepileptische Wirksamkeit bei diesen Anfällen in um-fangreichen Studien hatte bewiesen werden können (2). Es ist zu erwarten, daß der Indikationsbereich von LTG in den nächsten Jahren erweitert wird, da eine gute Wirksamkeit zum Beispiel auch bei generalisierten Epilepsien (6) und beim Lennox-Gastaut-Syndrom (7) zu bestehen scheint.
Die häufigsten Nebenwirkungen von LTG sind neben zentralnervösen Sympto-

men wie Schwindel, Diplopie, Müdigkeit, Kopfschmerzen und Ataxie Arznei-mittelexantheme (1). Über diskrete kardiovaskuläre Nebenwirkungen wurde in der Literatur bislang nur in Einzelfällen berichtet, die mit der Bildung des kardioaktiven, im menschlichen Urin in Spuren nachweisbaren 2-N-Methyl-derivates von LTG erklärt wurden (3).

Im Rahmen einer offenen Studie an Patienten mit pharmakoresistenten lokalisa-tionsbezogenen Epilepsien, die mit LTG als Zusatzmedikation behandelt wur-den, klagte eine unserer Patienten am fünften Tag der Eindosierung von LTG über Stenokardien. Da sich im EKG Erregungsrückbildungsstörungen (ERST) fanden, setzten wir LTG ab, ohne daß dessen Ursächlichkeit bewiesen war. Daraufhin untersuchten wir prospektiv 10 bereits in die Studie aufgenommene Patienten klinisch und elektrokardiographisch bei wiederholten Kontrollen und verglichen die Befunde unter LTG mit denen in einer Kontrollgruppe (n = 11) vor LTG. Bei 10 weiteren Patienten konnten die klinischen und elektrokardio-graphischen Befunde vor und während der Behandlung mit LTGintraindividuell im Verlauf untersucht werden.

Kasuistik

Die 20 Jahre alte Patientin L.S. mit einer pharmakoresistenten lokalisations-bezogenen Epilepsie mit einfach-fokal tonischen, myoklonischen und sekundär generalisierten tonisch-klonischen Anfällen wurde vor der zusätzlichen Gabe von LTG mit 3600 mg Valproinsäure (VPA) und 20 mg Clobazam (CLB) täg-lich behandelt. Während der ersten fünf Tage wurden 25 mg LTG/die gegeben. Am sechsten Behandlungstag wurde diese Dosis verdoppelt. Die Patientin klagte erstmals über retrosternale, in den linken Arm ausstrahlende Schmerzen. Im Elektrokardiogramm (EKG) bestanden ein Sinusrhythmus (102/Minute), ein Indifferenztyp und als abnorme Befunde eine T-Negativierung und eine ST-Senkung in den Ableitungen II, III, avF und V_4 bis V_6. Da sich trotz klinischer Befundrestitution an den Folgetagen noch drei Tage später in der Ergometrie Hinweise für eine Koronarinsuffizienz zeigten, setzten wir LTG am insgesamt zehnten Behandlungstag ab. Zwei Tage später waren EKG und Ergometrie nor-mal. Ursächlich blieben die kardiovaskulären Symptome ungeklärt, zumal vor der Eindosierung von LTG kein aktuelles EKG abgeleitet worden war. Da sich außerdem in der Literatur keine Hinweise auf kardiovaskuläre Nebenwirkun-gen von LTG fanden, wurde die nachfolgend beschriebene klinische Studie durch-geführt.

Patienten und Methodik

Zwischen April 1991 und November 1992 wurden 20 Patienten mit fokalen Epilepsien im Alter zwischen 18 und 50 Jahren anläßlich der im Rahmen einer offenen Therapiestudie mit LTG ohnehin vorgesehenen Wiedervorstellungs-

termine einmal bis dreimal klinisch kardiologisch und elektrokardiographisch untersucht. Die Patienten wurden in zwei Gruppen eingeteilt. Gruppe 1 umfaßte 10 Patienten, bei denen noch vor Behandlung mit LTG eine klinische und elektrokardiographische Basisuntersuchung durchgeführt werden konnte. Der Gruppe 2 wurden weitere 10 Patienten zugeteilt, die bei Beginn der Untersuchung bereits LTG einnahmen und von denen daher nur der kardiovaskuläre Befundverlauf unter LTG untersuchbar war. Die in dieser Gruppe erfaßten Daten verglichen wir mit einer 11 Patienten umfassenden Kontrollgruppe (Gruppe 3), die alle Einschlußkriterien der LTG-Therapiestudie erfüllten und bei denen eine kardiovaskuläre Befunderhebung mit EKG vor LTG möglich war.
Tabelle 1 dokumentiert die wesentlichen klinischen Daten.

Tab. 1: Klinische Daten

	GRUPPE 1	GRUPPE 2	GRUPPE 3
n	10	10	11
ALTER			
STREUBREITE	18;41	23;50	15;38
MITTELWERT	27,6	29,6	28,5
MEDIAN	27	27	27
EKG-DIAGNOSTIK			
EKG VOR LTG	JA	NEIN	JA
EKG UNTER LTG	JA	JA	NEIN
1 EKG UNTER LTG	10	10	0
2 x EKG UNTER LTG	7	5	0
3 x EKG UNTER LTG	2	3	0

LTG = Lamotrigin
EKG = Elektrokardiogramm

Die weitgehende Strukturgleichheit und damit statistische Vergleichbarkeit der Gruppen 2 und 3 war insofern gewährleistet, als alle Patienten dieser Gruppen ebenso wie die Patienten der Gruppe 1 an der offenen Therapiestudie mit LTG teilnahmen und die in Tabelle 2 aufgeführten Einschlußkriterien erfüllten.

Tab. 2

- Alter 12 bis 70 Jahre
- gesicherte Epilepsiediagnose, keine psychogenen Anfälle
- mindestens 6 Anfälle in den letzten 3 Monaten oder mindestens 2 Anfälle im Vormonat vor Lamotrigin
- Pharmakoresistenz gegenüber Antiepileptika der ersten Wahl
- keine Änderung der Medikation im Monat vor Beginn der Behandlung mit Lamotrigin
- keine zusätzliche antiepileptische oder kardiovaskulär wirksame Medikation während der Beobachtungszeit
- keine schwere organische oder psychische Erkrankung, keine schwere geistige Behinderung oder progrediente neurologische Erkrankung
- keine klinisch signifikant abnormen Laborwerte, die nicht auf Enzyminduktion zurückzuführen sind
- kein Status epilepticus in den letzten 6 Monaten und nicht mehr als ein Status epilepticus in den letzten 2 Jahren vor Beginn der Behandlung mit Lamotrigin
- Einnahme von nicht mehr als 3 Antiepileptika
- kein Mißbrauch von Alkohol und / oder anderen Substanzen
- keine Hinweise, daß eine schlechte Compliance, Nichterscheinen zu Untersuchungsterminen oder mangelnde Dokumentation von Anfällen oder erwünschten Wirkungen zu erwarten sind

Der klinisch-kardiologische Befund stützte sich neben einer ausführlichen körperlichen Untersuchung auf die Erfassung folgender Parameter: Kardiale Anamnese und Zwischenanamnese bei Wiedervorstellung, momentane kardiopulmonale Situation, Begleitmedikation und relevante Laborveränderungen von rotem und weißem Blutbild, GOT, GPT, Gamma-GT, Kreatinin, Triglyzeriden, Cholesterin, Glucose und Elektrolyten im Serum. Eine Gamma-GT bis 50 U/l wurde nicht als relevante Laborveränderung gewertet. Vor LTG (Gruppe 1 und 3) waren bei allen Patienten die kardiale Anamnese und die kardiopulmonale Situation unauffällig.

In Gruppe 1 wurden neben den 10 Elektrokardiogrammen vor LTG im Verlauf 19 weitere ausgewertet, wobei von sieben Patienten zwei und von zwei Patienten drei Elektrokardiogramme vorlagen. Das erste EKG unter LTG wurde nach ein bis neun Monaten (Mittelwert 3,8; Median 2), das zweite nach zwei bis 16 Monaten (Mittelwert 6; Median 4) und das dritte nach acht bzw. 19 Monaten abgeleitet. In Gruppe 2 wurden 18 Elektrokardiogramme unter LTG ausgewertet. Von fünf Patienten lagen zwei und von drei Patienten drei Elektrokardiogramme vor. Das erste EKG wurde nach einem bis 13 Monaten (Mittelwert 2,6; Median 2) nach Beginn der Behandlung mit LTG, das zweite nach zwei bis zehn Monaten (5; 2) und das dritte nach vier bis zehn Monaten (6,3; 5) erstellt. In Gruppe 3 wurde ein EKG pro Patient (n = 11) berücksichtigt. Vor der LTG-Behandlung bestanden bei zwei Patienten in Gruppe 1 EKG-Auffälligkeiten in Form eines AV-Blocks ersten Grades. Drei Elektrokardiogramme in Gruppe 3 wiesen ebenfalls Auffälligkeiten auf, wobei ein inkompletter Rechtsschenkelblock, eine Sinusarrhythmie und eine leichte ST-Hebung in Ableitung III nachgewiesen wurden.

Die Streubreite der LTG-Dosis lag in Gruppe 1 zwischen 50 mg und 550 mg (Mittelwert 257,9 mg; Median 200 mg), in Gruppe 2 zwischen 50 mg und 500 mg (236,1 mg; 300 mg).

Alle in dieser Studie ausgewerteten Elektrokardiogramme hatten einen Sinus-rhythmus. Bei allen Elektrokardiogrammen wurden folgende Parameter bestimmt: Herzfrequenz, PQ-Zeit, QRS-Zeit, QT-Zeit, QTc-Zeit. Abschließend erfolgte eine Klassifikation als normal oder pathologisch und im letzteren Falle nochmals eine genaue Beschreibung der Auffälligkeiten.

Die statistische Auswertung der EKG-Daten vor und unter LTG in Gruppe 1 wurde mit dem t-Test für verbundene Stichproben durchgeführt. Die Daten der Gruppen 2 und 3 wurden mit dem t-Test für unverbundene Stichproben und beim Vorliegen hierfür inadäquater Varianzen gemäß der Modifikation von Satterwaithe (4) statistisch verglichen. Statistische Signifikanz wurde bei $p < 0,05$ angenommen.

Ergebnisse

Klinische kardiovaskuläre Symptome oder relevante Laborveränderungen traten bei keinem Patienten auf. Unter LTG wurden bei drei Patienten zusätzliche Medikamente, nämlich Allopurinol, L-Thyroxin und Flunarizin, gegeben, ohne daß hierdurch klinische, laborchemische oder elektrokardiographische Änderungen eintraten.

Bei insgesamt sechs Patienten fanden sich EKG-Auffälligkeiten unter LTG (Tabelle 3). Bei drei dieser Patienten (Gruppe 2) bestand keine Möglichkeit zur kardiovaskulären Untersuchung vor LTG, so daß die bei diesen Patienten gefundenen EKG-Veränderungen (P mitrale und schleichende R-Progression in Ableitung V_5, präterminal negatives T in den Ableitungen II und avF sowie ein AV-Block ersten Grades) nicht auf LTG mit Sicherheit zurückgeführt werden können. Bei zwei von drei Patienten, von denen EKG-Vorbefunde existierten (Gruppe 1) und bei denen unter LTG EKG-Veränderungen auftraten, hatte entweder ein AV-Block ersten Grades unverändert unter LTG Bestand und wurde sogar in einem zweiten EKG später nicht mehr nachgewiesen oder wurde unter LTG eine unspezifische ST-Hebung in den Ableitungen V_2 und V_4 nachgewiesen, nachdem zuvor ein AV-Block ersten Grades bestanden hatte. Geringfügige EKG-Auffälligkeiten blieben also unter LTG erhalten oder wurden unter LTG durch eine unspezifische Auffälligkeit ersetzt. Nur bei einem einzigen Patienten trat erstmals unter LTG eine Auffälligkeit im EKG in Form eines grenzwertigen AV-Blocks ersten Grades mit supraventrikulären Extrasystolen auf. Dieser Befund war einmalig unter 100 mg LTG. Zwei spätere Elektrokardiogramme unter 200 mg und 500 mg LTG bei diesem Patienten waren normal.

Tab. 3: EKG-Veränderungen unter Lamotrigin

	n
PATIENTEN MIT AUSSCHLIESSLICH NORMALEM EKG UNTER LAMOTRIGIN	14
PATIENTEN MIT EKG-VERÄNDERUNGEN UNTER LAMOTRIGIN	6
PATIENTEN MIT GESICHERT ERSTMALS PATHOLOGISCHEM EKG-BEFUND UNTER LAMOTRIGIN	1
ART DER EKG-VERÄNDERUNGEN	
P MITRALE	1
SCHLEICHENDE R-PROGRESSION IN V5	1
PRÄTERMINAL NEGATIVES T IN II, avF	1
AV-BLOCK ERSTEN GRADES	3
VOLUMEN-T	1
SUPRAVENTRIKULÄRE EXTRASYSTOLEN	1
ST-HEBUNG IN V2 UND V4	1
GESAMTZAHL PATHOLOGISCHER EKG-ABLEITUNGEN	6*

EKG = Elektrokardiogramm
AV = Atrioventrikulärer Block
* = Einige der aufgeführten EKG-Veränderungen wurden simultan registriert.

Die statistische Auswertung der Reizleitungzeiten gehen aus den Tabellen 4 und 5 hervor. Der Vergleich der EKG-Daten vor und unter LTG ergab für die Patienten der Gruppe 1 keine intraindividuellen signifikanten Unterschiede (Tabelle 4).

Tab. 4:Einfluss von Lamotrigin auf EKG-Parameter vor und unter Lamotrigin (Gruppe 1, n = 10)

MESSPARAMETER	VOR LTG	UNTER LTG	SIGNIFIKANZ-NIVEAU
HERZFREQUENZ (ms)			N.S.
STREUBREITE	46;81	44;91	
MITTELWERT	69,3	67,7	
EKG-ANZAHL	10	19	
PQ-ZEIT (ms)			N.S.
STREUBREITE	128;180	114;202	
MITTELWERT	143,4	151,3	
EKG-ANZAHL	10	19	
QRS-ZEIT (ms)			N.S.
STREUBREITE	60;106	60;110	
MITTELWERT	87,4	91,1	
EKG-ANZAHL	10	19	
QT-ZEIT (ms)			N.S.
STREUBREITE	340;412	330;412	
MITTELWERT	364,6	362,6	
EKG-ANZAHL	10	19	
QTc-ZEIT (ms)			N.S.
STREUBREITE	350;431	350;400	
MITTELWERT	381,7	375,3	
EKG-ANZAHL	10	19	

N.S. = NICHT SIGNIFIKANT.
LTG = LAMOTRIGIN
EKG = ELEKTROKARDIOGRAMM

Der Vergleich der EKG-Daten zwischen der Gruppe 2 (Patienten unter LTG) und der Gruppe 3 (Patienten vor LTG) ergab keine signifikanten Unterschiede in der Herzfrequenz und den QRS-, QT- und QTc-Zeiten. Lediglich die PQ-Zeit war in Gruppe 2 signifikant verlängert. Auch die nochmalige Testung nach Elimination eines Extremwertes in Gruppe 2 (230 ms) bestätigte diesen signifikanten Unterschied ($p < 0{,}05$).

Tab. 5: Einfluß von Lamotrigin auf EKG-Parameter. Vergleich von Patienten unter Lamotrigin (Gruppe 2) mit Patienten ohne Lamotriginbehandlung (Gruppe 3)

MESSPARAMETER	GRUPPE 2 (N = 10)	GRUPPE 3 (N = 11)	SIGNIFIKANZNIVEAU
HERZFREQUENZ (ms)			N.S.
STREUBREITE	59;109	60;85	
MITTELWERT	74,8	68,5	
EKG-ANZAHL	17	11	
PQ-ZEIT (ms)			p < 0,05
STREUBREITE	130;230	126;166	
MITTELWERT	170,2	146,0	
EKG-ANZAHL	18	11	
QRS-ZEIT (ms)			N.S.
STREUBREITE	76;114	78;98	
MITTELWERT	91,1	86,4	
EKG-ANZAHL	18	11	
QT-ZEIT (ms)			N.S.
STREUBREITE	302;414	324;404	
MITTELWERT	360,6	372,4	
EKG-ANZAHL	18	11	
QTc-ZEIT (ms)			N.S.
STREUBREITE	354;416	340;411	
MITTELWERT	386,0	384,7	
EKG-ANZAHL	18	11	

N.S. = NICHT SIGNIFIKANT.
EKG = ELEKTROKARDIOGRAMM

Diskussion

Die Beobachtung von Stenokardien und ERST im EKG einer 20 Jahre alten Patientin unter 50 mg LTG veranlaßte uns zu einer prospektiven klinischen Untersuchung zur kardiovaskulären Verträglichkeit von LTG.

Bei 20 Patienten, die zwischen einmal und dreimal klinisch kardiologisch und im EKG während der LTG-Behandlung untersucht wurden, konnten wir klinisch keine kardiovaskulären Nebenwirkungen feststellen. Dies deckt sich mit den bisherigen Erfahrungen aus zahlreichen klinischen Studien, die ebenfalls keinen Anhalt für kardiovaskuläre Begleiteffekte von LTG ergeben hatten (1,2). Alle unter LTG beobachteten Auffälligkeiten waren von geringfügiger klinischer Relevanz. Nur bei einem Patienten traten sie gesichert erstmals unter LTG auf, waren aber unter höheren LTG-Dosen später nicht mehr nachweisbar, so daß ein unmittelbarer Zusammenhang zwischen LTG und den in diesem Fall beobachteten EKG-Veränderungen (AV-Block und supraventrikuläre Extrasystolen) eher unwahrscheinlich ist. Die statistische Auswertung der Reizleitungszeiten vor und unter LTG ergab weder beim Vergleich zweier ähnlicher Patientengruppen noch beim intraindividuellen Vergleich der Patienten, für die EKG-Daten sowohl vor als auch während der Behandlung mit LTG vorlagen, statistisch signifikante Veränderungen der Herzfrequenz und der QRS-, QT- sowie QTc-Zeiten.

Nur für die PQ-Zeit fanden sich kontroverse Ergebnisse. Der intraindividuelle Vergleich der Elektrokardiogramme der Patienten der Gruppe 1 (Tabelle 4) zeigte zwar im Mittel eine Verlängerung der PQ-Zeit, die jedoch statistisch nicht signifikant war (t-Test für verbundene Stichproben). Dagegen war die PQ-Zeit der Patienten, für die nur EKG-Daten unter LTG vorlagen (Gruppe 2) im Vergleich zu den PQ-Zeiten der annähernd strukturgleichen Patienten der Gruppe 3 signifikant verlängert (t-Test, modifiziert nach (3), $p < 0,05$). Allerdings zeigt der Vergleich der PQ-Zeiten aller Patienten unter LTG (Gruppen 1 und 2), daß der Mittelwert der Gruppe 2 auch gegenüber der Gruppe 1 deutlich erhöht ist. Wir möchten daher annehmen, daß individuelle Faktoren innerhalb der Gruppe 2 die signifikant verlängerten PQ-Zeiten in dieser Gruppe mitverursachten.

Unsere Studie ergab somit keinen eindeutigen Hinweis auf eine klinisch relevante Toxizität von LTG, bedarf aber der Überprüfung durch Untersuchungen an größeren Patientengruppen.

Zusammenfassung

Nachdem bei einer Patientin unter Lamotrigin (LTG) retrosternale Schmerzen und Erregungsrückbildungsstörungen im Elektrokardiogramm (EKG) aufgetreten waren, deren Zusammenhang mit der Medikation nicht hatte eindeutig geklärt werden können, untersuchten wir prospektiv 20 Patienten mit fokalen Epilepsien, um kardiovaskuläre Veränderungen unter LTG zu erfassen. LTG wurde als Komedikation zu einer antiepileptischen Basismedikation aus einem bis drei Antiepileptika hinzugegeben. Alle Patienten wurden regelmäßig klinisch und elektrokardiographisch untersucht. Kardiovaskuläre Nebenwirkungen zeigten sich klinisch bei keinem Patienten. Nur in einzelnen Elektrokardiogrammen bei insgesamt sechs Patienten bestanden geringfügige Auffälligkeiten. Nur bei einem einzigen Patienten traten diese gesichert erstmals unter LTG auf (atrioventrikulärer Block ersten Grades und supraventrikuläre Extrasystolen). Spätere Elektrokardiogrammen unter höheren LTG-Dosen ergaben bei diesem Patienten wieder Normalbefunde. Die statistische Auswertung der Reizleitungszeiten ergab keine statistisch signifikanten Veränderungen unter LTG ($p < 0,05$) bis auf eine Verlängerung der PQ-Zeit beim Vergleich zwischen einer Patientengruppe vor LTG (n = 11) und einer anderen Patientengruppe unter LTG (n = 10). Da sich dieser Unterschied statistisch beim intraindividuellen Vergleich der EKG-Daten vor und unter LTG in einer dritten Patientengruppe (n = 10) nicht bestätigen ließ, führen wir ihn eher auf Strukturungleichheiten der Vergleichsgruppen als auf einen echten LTG-Effekt zurück. Unsere Ergebnisse, die anhand größerer Patientenkollektive überprüft werden sollten, zeigten keine eindeutigen Hinweise auf eine LTG-spezifische Kardiotoxizität.

Literatur

(1)   Betts, T., Goodwin, G., Withers, R.M., Yuen, A.W.C.: Human safety of lamotrigine. Epilepsia 32 (Suppl.), 17-21, 1991

(2)   Brodie, M.: Lamotrigine. Lancet 339, 1397-1400, 1992

(3)   Krämer, G., Seddigh, S., Bredel-Geißler, A.: Lamotrigin (Lamictal°): ein neues Antiepileptikum zur Zusatzbehandlung bislang therapieresistenter Epilepsien. Akt Neurol 20, 111-122, 1993

(4)   Satterthwaite, F.: An approximate distribution of estimates of variance components. Biometrics Bull. 2, 110-114, 1946

(5)   Schmidt, D.: Epilepsien und epileptische Anfälle. Georg Thieme Verlag, Stuttgart-New York, 1993

(6)   Timmings, P.L., Richens, A.: Lamotrigine in primary generalised epilepsy [letter]. Lancet 339, 1300-1301, 1992

(7)   Timmings, P.L., Richens, A.: Lamotrigine as an add-on drug in the management of Lennox-Gastaut syndrome. Eur Neurol 32, 305-307, 1992

Pyridoxin-abhängige Epilepsie: Toxische Glutamat-Konzentration im Liquor

F.A.M. Baumeister, W. Gsell, S. Shin, J. Egger
Universitäts-Kinderklinik München im Dr. von Haunerschen Kinderspital, München

Abstract

Pyridoxine-dependent epilepsy is a rare autosomal recessive disorder. Untreated patients suffer from a progressive encephalopathy with mental retardation, intractable epilepsy and progressive neurological signs and symptoms. Lifelong supplementation with vitamin B_6 is the treatment of choice. However despite early treatment many patients develop mental retardation.

We examined CSF glutamate levels in a patient with pyridoxine dependency while on and off vitamin B_6 treatment. Off vitamin B_6 the glutamate level was two hundred times normal. The results indicate that control of epilepsy might not suffice as the therapeutic aim in treating of pyridoxine-dependency. In view of the evidence for the role of excitatory amino acids in the destruction of CNS nerve cells, the optimal treatment has to counteract the raised levels of CSF glutamate and the dosage of vitamin B_6 has to be adjusted accordingly. The development of mental retardation might theoretically be prevented by adjusting the dose of vitamin B_6 to achieve not only remission of epilepsy but also normalisation of CSF glutamate.

Einleitung

Die Pyridoxin-abhängige Epilepsie ist eine schwere, autosomal rezessiv vererbte neurodegenerative Erkrankung[1].

Ohne Therapie kommt es zu einer progressiven Enzephalopathie mit mentaler Retardierung, therapieresistenten Anfällen sowie fortschreitenden neurologischen Symptomen, z.B. Spastik. Die Kinder versterben binnen Monaten im Status epilepticus[2].

Die Therapie erfolgt mit Vitamin-B_6 in pharmakologischer Dosierung. Bei verspäteter oder mangelhaft eingestellter Therapie kommt es zur Encephalopathie mit mentaler Retardierung, Spastik und sekundärem Anfallsleiden. Trotz frühzeitigem Behandlungsbeginn entwickeln jedoch viele Patienten eine mentale Retardierung.

Als Ursache der Vitamin-B6 abhängigen Epilepsie wird eine Störung im Bereich der Glutamat-Decarboxylase des Gehirns (GAD) angenommen[1]. Die GAD benötigt die aktivierte Form des Vitamin-B6 (Pyridoxal-Phosphat = PLP) als Co-Enzym, um aus Glutamat GABA zu bilden. Glutamat ist der erregende Neurotransmitter des Zentralnervensystems. GABA ist ein hemmender Neurotransmitter. Als Folge der Störung von GAD kommt es zu einer verminderten Synthese von GABA [3, 4] und einer Anreicherung von Glutamat[4]. Früher wurde der GABA und der damit fehlenden Hemmung die Hauptrolle zugeschrieben und dem Glutamat keinerlei Beachtung geschenkt. Glutamat ist jedoch nicht nur ein erregender Transmitter des Gehirns, sondern durch seine Interaktion mit dem N-Methyl-D-Aspartat Rezeptor neurotoxisch [5, 6].

Ergebnisse

Wir untersuchten Glutamat [7], GABA [8] und PLP [9, 10] im Liquor eines Patienten mit Pyridoxin-abhängiger Epilepsie. Ohne Vitamin-B_6 war Glutamat 200fach erhöht. Mit 5mg/kg/Tag Vitamin-B_6 bestand Anfallsfreiheit, und das EEG war normal. Die Glutamat-Konzentration im Liquor war jedoch noch zehnfach erhöht. Erst mit einer Vitamin-B6-Dosierung von 10mg/kg/Tag normalisierte sich die Glutamat-Konzentration im Liquor.

Tab. 1: Glutamat, GABA und PLP im Liquor eines Patienten mit Pyridoxin-abhängiger Epilepsie ohne und mit Therapie (Vitamin B_6)

Normalbereich Mittelwert und SD	**vor Vitamin-B_6**	**5 mg/kg/Tag Vitamin-B_6**	**10 mg/kg/Tag Vitamin-B_6**
Glutamat (Glu) (0.54 +- 0.18 µM)[11] (0.48 +- 0.26 µM)[12]	105.4	4.95	0.16
GABA (92.5 +- 57.5 nM)	68	——	71
PLP (6.5 +- 3.5 µg/l)	4.5	22.5	28.0
Glu / GABA	1550	——	2.2

Schlußfolgerung

Die Bestimmung von Glutamat, GABA und PLP im Liquor ermöglicht Diagnostik und Therapie-Monitoring bei der Pyridoxin-abhängigen Epilepsie. Eine optimale Behandlung muß die erhöhte Liquor-Konzentration des neurotoxischen Glutamats berücksichtigen. Die Vitamin-B6-Dosis muß entsprechend den wiederholt bestimmten Glutamat-Konzentrationen im Liquor angepaßt werden.

Anfallsfreiheit und Normalisierung des EEG's sind als therapeutische Richtlinie für die Pyridoxin-abhängige Epilepsie nicht ausreichend.

Literatur

(1)   Scriver, C.R., Perry,T.L.: Disorders of w-amino acids in free and peptide-linked forms. In: Scriver, C.R., Beaudet, A.L., Sly, W.S., Valle, D. (eds.): The metabolic basis of inherited disease. 6th Ed., New York, McGraw-Hill, 1989, 755-771

(2)   Haenggeli, C.A., Girardin, E., Paunier, L.: Pyridoxine-dependent seizures, clinical and therapeutic aspects. Eur J Pediatr, 1991, 150, 452-455

(3)   Kurlemann, G., Löscher, W., Dominick, H.C., Palm, G.D.: Disappearance of neonatal seizures and low CSF GABA levels after treatment with vitamin B_6. Epilepsy Res, 1987, 1, 152-154

(4)   Lott, I.T., Coulombe,T., DiPaolo, R.V., Richardson, E.P., Levy, H.L.: Vitamin B_6-dependent seizures: Pathology and chemical findings in brain. Neurology, 1978, 28, 47-54

(5)   McGeer, P.L., McGeer, E.G.: Amino acid neurotransmitters. In: Siegel, G., Agranoff, B., Albers, R.W., Molinoff, P. (eds.): Basic neurochemistry. 4th ed., New York, Raven Press, 1989, 311-31

(6)   Perry, T.L., Hansen, S.: What excitotoxin kills striatal neurons in Huntington's disease? Clues from neurochemical studies. Neurology, 1990, 40, 20-24

(7)   Beutler, H.O.: L-Glutaminsäure. In: Bergmeyer, H.U. (ed.): Methods of enzymatic analysis. 3rd ed., Weinheim, Verlag Chemie, 1985, 1708-1713

(8)   Carchon, H.A., Jaeken, J., Jansen, E., Eggermont, E.: Reference values for free gamma-aminobutyric acid determined by ion-exchange chromatography and fluorescence detection in the cerebrospinal fluid of children. Clin Chim Acta, 1991, 201, 83-88

(9)   Shin, Y.S., Rasshofer, R., Endres, W.: Pyridoxal-5'-phosphate concentration as marker for vitamin-B_6-dependent seizures in the newborn. Lancet, 1984, 13, 870-871

(10)   Shin-Buehring, Y., Rasshofer, R., Endres, W.: A new enzymatic method for pyridoxal-5'-phosphate determination. J Inher Metab Dis, 1981, 4, 123-124

(11)   Goldsmith, R.F., Earl, J.W., Cunningham, A.M.: Determination of gamma-aminobutyric acid and other amino acids in cerebrospinal fluid of pediatric patients by reversed-phase liquid chromatography. Clin Chem, 1987, 33, 1736-1740

(12)   Spink, D.C., Swann, J.W., Snead, O.C., Waniewski, R.A., Martin, D.L.: Analysis of aspartate and glutamate in human cerebrospinal fluid by high-performance liquid chromatograghy with automated precolumn derivatization. Anal Biochem, 1986, 158, 79-86

Schätzung der Phenytoin-Erhaltungsdosis aus dem Konzentrationsverlauf einer Ladeinfusion: Computerverfahren ohne und mit Anwendung der Bayes-Methode

M, Theisohn[*], *G. Heck*[*], *R. Süverkrüp*[***], *M. Neveling*[**]
Institut für Pharmakologie[*] und Neurologische Klinik[**] der Universität zu Köln, Institut für Pharmazeutische Technologie[***] der Universität Bonn

Abstract
Individual estimation of phenytoin dose from the serum concentration time course during a loading infusion: using Bayesian and non-Bayesian computer methods

Therapy with phenytoin is complicated by the saturable metabolization (characterized by V_{max} and K_m) at therapeutic concentrations with the danger of intoxication at only small increases of the dosage. The pharmacokinetic constants exhibit a large variability and were usually determined from 2-3 steady state serum concentrations. Hence, it is very difficult to predict the necessary daily dosage from the phenytoin concentration reached at the end of a loading infusion. In the present investigation on patients of a neurologic intensive care unit we tried to estimate the relevant pharmacokinetic parameters from concentration values measured during and after a phenytoin loading infusion using various computer programs and computation methods.
12 patients (m:f=6:6, age: 27-80 (53) years, weight: 60-100 (75)) needing a loading infusion took part in the study after giving informed consent. Phenytoin concentrations were measured by HPLC before and at 3,6,9,12 h after the start of the infusion (11 mg/kg for 6 h) and daily in the morning before the next dose for 3-60 (21) days. The pharmacokinetic parameters were determined using iterating computer programs assuming linear and nonlinear one compartment models without (TOPFIT, APIFIT, DPHFIT) and with Bayesian approach (PKS, Abbott).
The former programs fitted the measured serum concentrations of the 1st day very well regardless of the model used (linear or nonlinear). However, the estimated parameters (V_d, k_e or V_{max} and K_m) resulted in values of the daily phenytoin dosage far beyond clinical relevance. Using the Bayesian method, the fit of the measured serum concentrations was rather poor, but the computed daily doses were in the clinically needed range.
Hence, the Bayesian method allows a rough estimation of the necessary daily

dose of phenytoin which should be verified by frequent serum level measurements in patients of intensive care units.

Einleitung

Das Antiepileptikum Phenytoin gehört zu den „problematischen" Arzneistoffen infolge seines nichtlinearen, sättigbaren, einer Michaelis-Menten-Kinetik entsprechenden Metabolismus.

Die Eliminationsparameter V_{max} (maximale Metabolisierungs-geschwindigkeit) und K_m (Halbsättigungskonzentration) unterliegen großen inter- aber auch intraindividuellen Schwankungen (V_{max}:100-1000 mg/d, K_m:1-15 mg/l). Bei Phenytoin-Serumkonzentrationen oberhalb der Halbsättigungskonstante K_m können kleine Steigerungen der Dosierung bereits zur Intoxikation führen.

Die Methoden nach Ludden et al., Mullen, Vozeh et al., Rambeck et al, Richens und Dunlop gehen bei der graphischen Schätzung dieser Michaelis-Menten-Parameter bzw. der notwendigen Phenytoindosierung von steady state-Werten aus, während neuere rechnergestützte Verfahren (Ludden et al., 1986, Crowley et al., 1987) auch ohne Einstellung eines steady state zur Berechnung der notwendigen Dosierung verwandt werden können.

In der hier vorgestellten Arbeit sollen durch Messung des Serum-Konzentrationsverlaufes von Phenytoin während und nach einer Phenytoin-Infusion (11 mg/kg in 6 Stunden) bei Patienten der neurologischen Intensivstation folgende Fragen bearbeitet werden:

1. Lassen sich die Meßwerte für Phenytoin während und nach einer Ladeinfusion besser an ein lineares oder ein nichtlineares Eliminationsmodell anpassen?
2. Ergibt die Verwendung der Methode nach Bayes realistischere Schätzwerte für V_{max}, K_m und die Erhaltungsdosis?
3. Bestätigen sich die pharmakokinetischen Schätzwerte bei Hinzunahme von Meßpunkten nach weiteren Phenytoingaben?
4. Führen die verwandten Rechenverfahren (TOPFIT, PKS) zu jeweils ähnlichen Ergebnissen?
5. Erlauben die mit verschiedenen Rechenverfahren ermittelten kinetischen Parameter eine sichere Vorhersage der notwendigen Dosierung?

Methoden
Klinische Studie
An der Studie, die der Ethikkommission der Medizinischen Fakultät zur Beratung vorgestellt worden war, nahmen 12 Patienten (m:f=6:6, Alter 27-80 (53) Jahre, Körpergewicht 60-100 (75) kg) der neurologischen Intensivstation teil, bei denen eine iv-Gabe von Phenytoin erforderlich war, nachdem sie über den

484

Zweck der Untersuchung, ihren Ablauf und mögliche Risiken informiert worden waren und dazu ihre Zustimmung gegeben hatten.

Phenytoin wurde zunächst als Infusion gegeben (11 mg/kg während 6 Stunden), und nach 12 Stunden wurde die Medikation mit 2-3 mal täglicher Gabe (oral oder parenteral) fortgesetzt, deren Höhe sich an den gemessenen Serumwerten und den klinischen Erfordernissen orientierte.

Die Messung der Phenytoinkonzentration erfolgte vor Beginn der Infusion, nach 3, 6, 9 und 12 Stunden und jeweils morgens vor der Gabe von Phenytoin. Der Beobachtungszeitraum betrug 3-60 (21) Tage.

Die Bestimmung der Phenytoinserumkonzentration erfolgte mittels HPLC (Extraktion mit Aether, RP18 Säule, Absorptionsmessung bei 205 nm).

Pharmakokinetische Berechnungen
Für die pharmakokinetischen Berechnungen wurden 3 unterschiedliche Programm-Pakete verwandt:
TOPFIT (Thomae, Schering, Gödecke), APIFIT/DPHFIT (Süverkrüp) und PKS der Fa.Abbott unter Verwendung der Methode nach Bayes.
.
Ersteres verwendet die Algorithmen „direct search","Marquard search", während APIFIT/DPHFIT das Simplex-Verfahren nutzt. Beide Verfahren verwenden als Zielfunktion die Minimierung der Abweichungsquadrate der errechneten Werten von den Meßwerten, wobei sie in TOPFIT durch Normierung dem Wert 1 zustrebt, in APIFIT/DPHFIT dem Wert 0. PKS verwendet ähnliche Iterationsverfahren, versucht aber durch Rückgriff auf Bevölkerungsdaten die Meßwerte primär an diese anzupassen. Dabei sind die herangezogenen Daten abhängig von der Nierenfunktion, dem Körpergewicht, dem Geschlecht etc.

Für die Berechnungen wurde jeweils ein offenes 1-Kompartment-System zugrunde gelegt. Im linearen Modell wurden das Verteilungsvolumen V_d und die Eliminationskonstante k_e geschätzt. Bei der nichtlinearen Sättigungskinetik wurden an Stelle von k_e die max.Metabolisierungsgeschwindigkeit V_{max} und die Michaelis-Menten-Konstante K_m sowie V_d bestimmt.
Bei oraler Gabe wurde eine langsame, aber fast vollständige Resorption angenommen und die Absorptionskonstante k_a=0.14 1/h gesetzt.

Zunächst wurde die Iteration der Meßwerte während und nach der Infusion mit 3 Programmpaketen sowohl im linearen als auch im nichtlinearen Modell durchgeführt. Von diesen Parametern ausgehend, wurden dann sukzessiv weitere Dosierungen und Meßwerte hinzugenommen. Die Qualität der Schätzung wurde sowohl graphisch überprüft als auch an Hand der Zielfunktion rechnerisch festgestellt.

Ergebnisse und Diskussion

1. Verlauf der Phenytoin-Konzentrationen

Die **Abbildung 1** zeigt den Verlauf der Mittelwerte der Phenytoinkonzentration und ihrer Streuung im Serum zu ausgewählten Zeitpunkten.

Nur 5 Patienten erreichen Phenytoin-Konzentrationen im Verlauf der Infusion über 13 mg/l.

2. Berechnung der pharmakokinetischen Parameter (1.Tag)
- lineares oder nichtlineares Modell

Die Tabellen 1+2 vergleichen die im linearen und nichtlinearen Modell und bei Verwendung der Bayes-Methode geschätzten pharmakokinetischen Parameter.

Das Verteilungsvolumen V_d wird mit allen Verfahren in gleicher Größenordnung geschätzt und entspricht den Literaturangaben.

Die Anpassung der Meßwerte des 1.Therapietages gelang mittels des linearen Modells besser (signifikant häufiger) als durch das nichtlineare Modell. Dies mag dadurch bedingt sein, daß einmal nur rel. geringe Serumkonzentrationen erreicht wurden, und zum anderen am Anfang einer Phenytoingabe wegen der rel. langsamen Verteilung im Organismus (Theisohn et al., 1985) und der sich dadurch nur langsam herausbildenden Sättigung der mischfunktionellen Oxydase der Leber eine Sättigungskinetik nicht gesehen werden kann.

Alle Verfahren zur Auswertung des linearen Modells - TOPFIT, APIFIT - ergeben für V_d und k_e bzw. t_2 fast identische Werte (**Tabelle 1**).

Für die Iteration der Michaelis-Menten-Paramter V_{max} und K_m wurden jeweils obere und untere Grenzwerte weit außerhalb des relevanten Bereiches definiert.

Bei Verwendung von **TOPFIT** konnte K_m nicht bestimmt werden (10mal oberer Grenzwert, 2mal unterer Grenzwert). Für V_{max} wurden 9mal mögliche Werte zwischen 4.5 und 160 mg/h errechnet. Mit **DPHFIT** gelang eine Anpassung in 9 von 11 Fällen, wobei aber nur in 4 Fällen relevante Wertepaare für V_{max} und K_m geschätzt wurden.

Mit PKS dagegen konnte bei jedem Patienten eine Schätzung durchgeführt werden (**Tabelle 2**). Die Anpassung der Kurve an die Meßwerte war aber eher schlecht. Dies ist insofern einsichtig, als durch die zusätzlichen Meßwerte bei diesem Verfahren die vorhandenen Populationsparameter modifiziert aber nicht neu iteriert und geschätzt wurden.

Während nach der Ladeinfusion die Anpassung der Meßwerte durch das lineare Modell besser erscheint, insbesondere im Vergleich mit PKS, findet sich nach wiederholter Phenytoingabe eine relevante Anpassung nur noch im nichtlinearen Modell (TOPFIT, nl, DPHFIT, PKS), insbesondere, wenn die Phenytoin-Serumkonzentrationen höher als 10 mg/l sind.

3. Schätzung der Erhaltungsdosierung aus den Meßwerten des 1.Tages

Die Abbildung 2 gibt die für eine Zielkonzentration von 15 mg/l Phenytoin im Serum geschätzte Tagesdosis an. Die „klinisch erforderliche Dosis" wurde an Hand von steady state-Werten aus der Anamnese oder späteren Meßwerten ermittelt (Rambeck et al., 1979). Die Tagesdosierungen der verschiedenen Rechenverfahren wurden unter Verwendung von V_d und k_e bzw. V_{max} und K_m errechnet.

Mit den mittels des linearen Modells errechneten Parametern kommt es zu einer z.T. extremen Überschätzung der erforderlichen Tagesdosis. Bei den wenigen Patienten, bei denen eine Parameterschätzung im nichtlinearen Modell möglich war, wurden geringere und realistischere Dosierungen errechnet.

Die nach Bayes mittels PKS ermittelten Dosierungen liegen dagegen erstaunlich dicht bei den empirisch gefundenen Dosierungen und können sicherlich für eine vorläufige Dosierung verwandt werden. Die Abweichungen sind aber weiterhin klinisch relevant, so daß häufigere Kontrollbestimmungen in den ersten Tagen der intensivierten Therapie mit Phenytoin erforderlich sind.

4. Parameterentwicklung bei Mehrfachapplikation von Phenytoin

Bei Hinzunahme weiterer Meßwerte kann mit TOPFIT mittels des nichtlinearen Modells nun in der Regel eine Schätzung von V_{max} und K_m durchgeführt werden, deren Größe aber während der Untersuchung stark und eher zufällig schwankt. Die Auswirkung auf die damit errechnete Erhaltungsdosierung zeigt die **Abbildung 3**. Die Abweichungen der Dosierung ist aber weiterhin wesentlich größer, als es klinisch toleriert werden könnte.

Bei Verwendung von PKS ergibt sich dagegen eine zunehmend bessere Anpassung der Kurve an die Meßwerte. Dadurch werden die alten Hinweise von Sheiner et al. (1979) erneut bestätigt, daß durch die Verwendung von Populationsdaten und das Bayes-Theorem schon nach 2 weiteren Meßdaten eine starke Verminderung der Varianz der Werte eintritt. Die aus den pharmakokinetischen Parametern errechnete Erhaltungsdosierung schwankt um den empirischen, gefundenen Wert (**Abbildung 4**). Aber auch hier gilt, daß bei der weiterhin vorhandenen Größe der Variabilität eine häufige Bestimmung der Serumkonzentrationen von Phenytoin bei Patienten der Intensivstation erforderlich bleibt.

Tab. 2: Pharmakokinetische Parameter (Serumwerte) - Nichtlineares Modell

Patient	B	TOPFIT V_d l	V_{max} mg/h	K_M mg/l	DPHFIT Fct.V.	V_d l	V_{max} mg/h	k_M mg/l	Sum_{sq} l	PKS V_d l	V_{max} mg/h	K_M mg/l
AA	0,9980	65	320000	985000 (u.l.)	0,0220	65	23,6	5,7	0,96	61,4	521	3,67
AH	0,9521	116	47	0,001 (l.l.)								
AI	0,9869	47	86	993 (u.l.)	0,2113	49	27057*	12831	9,52	47,7	622	3,24
DD	0,9996	65	61	998 (u.l.)	0,0151	65	1287	631	0,91	62,1	580	3,7
FB	0,9996	48	121	998 (u.l.)	0,019	49	29414	8798	2,66	58,7	559	3,67
JI	0,9864	45	118	995 (u.l.)	0,1384	46	10101	3296	8,94	55,8	538	3,37
LM	0,9817	75	86	988 (u.l.)	0,118	77	24351	7013	4,33	73,8	508	3,28
MH	0,9799	49	100	994 (u.l.)	0,0312	46	58,8	7,3	2,37	51,7	475	4,16
MM	0,9978	49	495000	997 (u.l.)	0,0249	48	33,7	6,1	3,3	50,8	502	3,53
PC	0,9895	64	156	998 (u.l.)	0,0793	62	60,5	2,0	4,47	74,5	488	3,57
SA	0,9840	61	42	0,001 (l.l.)	0,1276	66	34,3	0,001	7,08	75,8	575	3,38
Mittelwert		62,2				57,3				60,73	537	3,56
$\pm s_x$		19,4				10,4				10,20	44,2	0,256

Tab. 1: Pharmakokinetische Parameter (Serumwerte) Berechnung mit linearem Modell

| Patient | TOPFIT | | | | APIFIT | | | |
	B	V_d l	k_e 1/h	t_2 h	Fct.V.	V_d l	k_e 1/h	t_2 h
AA	0,9980	65	0,0324	21,6	0,0216	65	0,033	21,2
AH	0,9349	146	0,113	6,2	0,1980	148	0,112	6,3
AI	0,9876	47	0,0523	13,4	0,205	49	0,053	13,2
DD	0,9982	66	0,0388	18,1	0,0148	66	0,039	18,0
FB	0,9998	49	0,0783	8,9	0,0002	52	0,067	10,4
JI	0,9867	46	0,0763	9,2				
LM	0,9824	76	0,0575	12,2	0,1178	76	0,058	12,1
MH	0,9980	52	0,0468	15,0	0,024	62	0,019	36,8
MM	0,9978	49	0,0496	14,1	0,0239	49	0,049	14,3
PC	0,9898	65	0,0991	7,1	0,081	65	0,099	7,1
SA	0,9797	85	0,04	17,5				
Mittelwert		67,8	0,0622	13,0		70,2	0,0588	15,5
$\pm s_x$		27,6	0,0249	4,7		28,8	0,0285	8,8

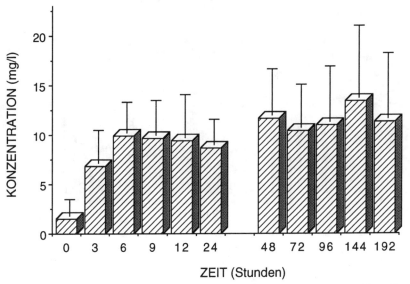

Abb. 1: Verlauf der Serumkonzentration von Phenytoin zu ausgewählten Zeitpunkten. Angegeben sind der Mittelwert und die Standardabweichung.

PHENYTOIN-DOSIERUNG

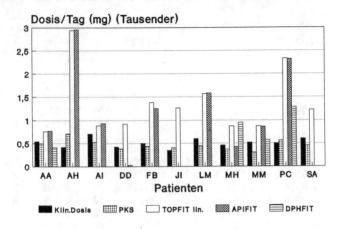

Nach 1.Tag geschätzte (TOPFIT,APIFIT,
DPHFIT,PKS) und gebr.Dosis (15 mg/l)

Abb. 2: Im Rahmen der verschiedenen, verwandten Rechenprogramme mit linearem und nichtlinearem Modell wurde die für die Erzielung einer steady state-Konzentration von 15 mg/l notwendige Tagesdosis geschätzt und mit den tatsächlich benötigten bzw. aus steady state-Konzentrationen geschätzten Dosierungen (Nomogramm nach Rambeck et al.) verglichen. Die Werte sind für jeden Patienten getrennt angegeben.

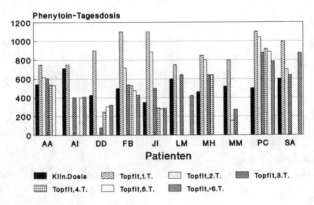

Berechnung der Phenytoindosis mittels
Topfit aus Km und Vmax für 15 mg/l

Abb. 3: Durch die Hinzunahme weiterer Talspiegelwerte kommt es zu einer deutlichen Annäherung der Dosisschätzwerte (für 15 mg/l) bei Verwendung von TOPFIT und nichtlinearer Kinetik während 1 Woche. Die Berechnung der Schätzwerte erfolgt mittels V_{max} und K_m.

490

Phenytoin-Dosierungen
Wiederholte Gabe

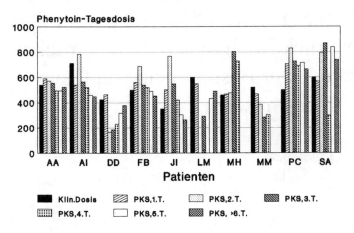

Phenytoin-Tagesdosis

Patienten

■ Klin.Dosis   ▨ PKS,1.T.   ▢ PKS,2.T.   ▩ PKS,3.T.

▦ PKS,4.T.   ▢ PKS,5.T.   ▩ PKS, >6.T.

Berechnung der Phenytoindosis mittels
PKS für 15 mg/l

Abb. 4: Bei Verwendung des PKS-Programms und der Methode nach Bayes kommt es ebenfalls zu einer deutlichen Angleichung der geschätzten Dosierung mit der klinisch erforderlichen Dosis. Die Schätzung wurde durch das Programm vorgenommen.

Literatur

(1)   Crowley, J.J., Koup, J.R., Cusack, B.J., Ludden, T.M., Vestal, R.E.: Evaluation of a proposed method for Phanytoin maintenance dose prediction following an intravenous loading dose. Eur J Clin. Pharmacol. 32, 1987, 141-148

(2)   Ludden, T.M., Allen, J.P., Valutsky, W.A. et al.: Individualization of phenytoin dosage regimens. Clin Pharmacol Ther 21, 1977, 287-293

(3)   Ludden, T.M., Beal, St., Peck, C.C., Godley, P.J.: Interpretation of phenytoin concentration-time data using Bayesian regression analysis: An initial evaluation. Clin Pharm 5, 1986, 580- 585

(4)   Mullen: Optimal phenytoin therapy: A new technique for individualizing dosage. Clin Pharmacol Ther 23, 1978, 229-232

(5)   Rambeck, B., Boenigk, H.E., Dunlop, A., Mullen, P.W., Wadsworth, J., Richens, A.: Predicting phenytoin dose - a revised nomogram. Ther Drug Monit 1, 1979, 325-333

(6)   Richens, Dunlop: Serum-phenytoin levels in management of epilepsy. Lancet II, 1975, 247-248

(7)   Sheiner, L.B., Beal, S., Rosenberg, B., Marathe, V.V.: Forecasting individual pharmacokinetics. Clin.Pharmacol.Ther. 26, 1979, 294-305

(8)   Vozeh et al.: Predicting individual phenytoin dosage. J Pharmacokin Biopharm 9, 1981, 131-146

Vergleich eines neuen Sofortanalysen-Systems (Biotrack 516) mit einer hochdruckflüssig-chromatographischen Methode zur Bestimmung von Phenytoin und Carbamazepin

B. Rambeck[1], Th. May[1], U. Jürgens[1], E. Korn-Merker[2],
A. Sälke-Kellermann[2]
[1] Biochemisches Labor der Gesellschaft für Epilepsieforschung, Bielefeld
[2] Kinderklinik Kidron, Bethel, Bielefeld

Abstract
A new patient-side analysis system (Biotrack 516) for the assay of phenytoin and carbamazepine in whole blood is compared under realistic conditions with a high pressure liquid chromatographic (HPLC) method. The Biotrack system, which is based on the immunoassay principle, consists of an electronic monitor and a disposable cartridge containing reagents and liquid diluents. The result of the assay is given as the plasma equivalent value. Samples from 220 patients with carbamazepine and from 150 patients with phenytoin were assayed. A comparison of the results of the analyses for carbamazepine showed altogether good agreement between both methods ($r > 0.93$). The Biotrack system gave values which were slightly above (mean 11%) those of the HPLC analyses. As it may be supposed that the differences are caused by cross reactivity of the immunoassay with carbamazepine epoxide, the influences of the carbamazepine epoxide concentration and the co-medication were investigated. The results of the analyses for phenytoin showed very good agreement between both methods ($r > 0.96$). The Biotrack system gave values which were only slightly (mean 7%) above the HPLC values. The Biotrack system enables the quantification of carbamazepine concentrations from 2.0 to 20 µg/ml and of phenytoin concentrations from 2.5 to 30 µg/ml. These upper limits, especially for phenytoin, can represent a certain limitation in clinical practice. The advantages of the Biotrack system are the rapid determination of the drug concentration (< 5 min) from a few drops of whole blood and the simplicity of use.

492

Einleitung und Fragestellung

Das Biotrack-System (Ciba-Corning) ist ein Sofortanalysen-System zur quantitativen Bestimmung von Carbamazepin (CBZ) und Phenytoin (DPH) im Vollblut. In unserer Studie wird die Übereinstimmung der Biotrack-Werte mit den HPLC-Werten für die Carbamazepin- und Phenytoin-Konzentrationen verglichen. Ferner werden die praktischen Erfahrungen im Umgang mit dem Biotrack-System berichtet und die Vorteile und Nachteile des Biotrack-Systems im Vergleich zur HPLC diskutiert.

Patientenproben und Methoden

Blutproben von Patienten aus der Klinik Mara I und der Kinderklinik Kidron des Epilepsiezentrums Bethel wurden untersucht. Die Blutentnahme erfolgte im Rahmen der üblichen Routineuntersuchungen. In der Regel handelte es sich um Morgen- bzw. Nüchtern-Werte. Das Blut wurde unmittelbar nach Abnahme in zwei getrennte Röhrchen gefüllt. Für die Biotrack-Bestimmung wurde ein mit EDTA präpariertes Röhrchen verwendet. Das Blut für die Biotrack-Bestimmung wurde nicht gelagert oder eingefroren, sondern ca. 30 Min. bis 90 Min. nach der Blutentnahme untersucht. Für die HPLC-Bestimmung wurde das Blut zur Serumgewinnung zentrifugiert.

Die Bestimmung der Konzentrationen von Carbamazepin und Phenytoin (und der Komedikation) in den Serumproben per Hochdruckflüssigkeits-Chromatographie (HPLC) erfolgte nach der Methode von U. Jürgens (1).

Das Biotrack-516-Meßsystem von Ciba-Corning besteht aus einem elektronischen Monitor und speziellen Test-Kassetten, welche Trockenreagenzien und flüssige Verdünnungsmittel enthalten. Der Biotrack 516 arbeitet nach dem turbidimetrischen Latex-Agglutinationsprinzip. Die immunologische Reaktion wird photometrisch erfaßt. Das Meßergebnis wird als plasmaäquivalenter Wert in µg/ml oder µmol/l angezeigt oder ausgedruckt. Zur Überprüfung der korrekten Funktionsweise des Gerätes wurden die mitgelieferten Kontrollproben verwendet.

Als **Meßbereiche** des Biotrack-Systems sind für **CBZ** der Bereich **2,0 - 20,0 µg/ml** und für **DPH** der Bereich **2,5 - 30,0 µg/ml** angegeben. Werte außerhalb dieser Bereiche werden nicht quantifiziert.

In Tabelle 1 sind die Mittelwerte und Standardabweichungen für die gemessenen CBZ- und DPH-Konzentrationen zusammengefaßt.

	X ± SD (μg/ml)	Range (μg/ml)	N
DPH - Biotrack	18,89 ± 7,66	2,7 - 29,5	82
DPH - HPLC[a]	17,51 ± 6,78	3,7 - 29,4	82
DPH - HPLC (alle)	*21,62 ± 9,68*	*1,2 - 41,9*	*122*
CBZ - Biotrack	10,71 ± 3,66	2,3 - 19,9	216
CBZ - HPLC[a]	9,61 ± 3,02	2,6 - 17,0	216
CBZ - HPLC (alle)	*9,56 ± 3,11*	*1,8 - 17,0*	*219*

[a] Für den direkten Vergleich konnten nur diejenigen Proben ausgewertet werden, für die die Biotrack-Werte im Meßbereich lagen.

Statistische Auswertung
Zur statistischen Auswertung wurden regressionsanalytische Verfahren eingesetzt (2). Die Auswertung erfolgte mit SPSS for Windows (3).

Ergebnisse
1. Vergleich der Phenytoin-Bestimmungen
Abbildung 1 zeigt, daß insgesamt eine gute Übereinstimmung zwischen beiden Verfahren besteht (r=0,985, standard error of estimate SEE 1,34 μg/ml)). Die Regressionsgerade (y = 1,084 · x) verdeutlicht, daß die Biotrack-Werte systematisch etwas höher (ca. 8,5%) als die HPLC-Werte liegen. Im oberen HPLC-Bereich (DPH > 25 μg/ml) treten mit zunehmender Wahrscheinlichkeit Meßbereichsüberschreitungen auf. Es gibt jedoch keinen Hinweis, daß fürHPLC-Werte bis 25 μg/ml eine nicht-lineare Beziehung bestehen würde.

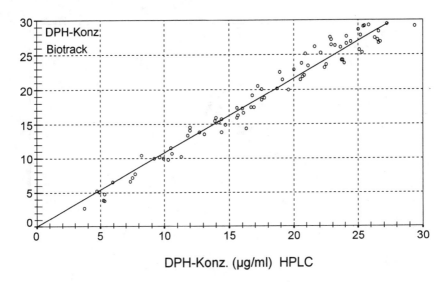

DPH-Konz. (µg/ml) HPLC

Abb. 1: Vergleich der DPH-Bestimmungen HPLC vs. Biotrack [n=82]
Korrelationskoeffizient r=0,985, SEE Standard Error of
Estimate = 1,342 µg/ml, Regressionsgerade: y = 1,084 · x
(y = DPH-Biotrack; x = DPH-HPLC)

Von den untersuchten 122 Patientenproben trat bei 3 Proben eine Unterschreitung und bei 37 Proben (30%) eine Überschreitung des Biotrack-Meßbereichs auf. Von diesen 37 Proben hatten 14 Proben einen HPLC-Wert unter 30 µg/ml.

Mittels schrittweiser Regression wurde überprüft, ob die Serumkonzentrationen von Carbamazepin, Carbamazepin-Epoxid, Phenobarbital, Vigabatrin und Valproinsäure die Biotrack-Meßwerte beeinflussen. Gleichzeitig gegebene Antiepileptika beeinflussen die Meßergebnisse mit dem Biotrack-System **nicht**. Nur für Valproinsäure (VPA) ergab sich ein geringer, aber statistisch signifikanter Einfluß ($p < 0.01$), der aber von der Größenordnung zu vernachlässigen ist.

2. Vergleich der Carbamazepin-Bestimmungen
Abbildung 2 zeigt, daß die Übereinstimmung zwischen den beiden Verfahren für CBZ ($r = 0,931$, standard error of estimate SEE 1,34 µg/ml) insgesamt schlechter ist als für DPH. Die Regressionsgerade ($y = 1,116 · x$) verdeutlicht, daß die Biotrack-Werte wiederum systematisch etwas höher (ca. 11,5%) als die HPLC-Werte liegen. Die zufälligen, absoluten Fehler steigen mit den HPLC-Werten an.
Es gibt keinen Hinweis auf eine nicht-lineare Beziehung. Die CBZ-Epoxid-Konzentration beeinflußt **nicht** die CBZ-Biotrack-Konzentration (keine „Kreuzreaktion"), und auch Meßwertüberschreitungen sind kein Problem beim CBZ (2 Unterschreitungen und 1 Überschreitung).

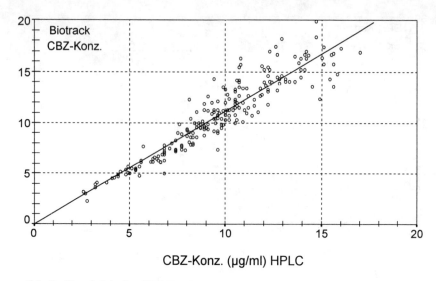

CBZ-Konz. (µg/ml) HPLC

Abb. 2: Vergleich der CBZ-Bestimmungen HPLC vs. Biotrack [n=216]
Korrelationskoeffizient r=0,931,
SEE Standard Error of Estimate = 1,334 µg/ml
Regressionsgerade: y = 1,116 · x
(y = CBZ-Biotrack; x = CBZ-HPLC)

Es zeigt sich ein statistisch-signifikanter ($p < 0.05$), wenn auch nur geringer Effekt der VPA, während die andere Komedikation keinen Einfluß hat. Der Einfluß von VPA ist von der Größenordnung her vernachlässigbar.

Zusammenfassung und Schlußfolgerungen

Zu den Vorteilen des Biotrack-Systems zählen die hohe Genauigkeit für die Bestimmung der DPH-Konzentrationen, die geringe erforderliche Blutmenge, die schnelle Durchführbarkeit (Ergebnisse nach ca. 3 Min.), die einfache Bedienbarkeit und der geringe Platzbedarf. Als Nachteile sind u.E. der zu enge Meßbereich für DPH (< 30 µg/ml) und die gelegentlich größeren Abweichungen beim CBZ zu benennen. Eine Bestimmung des CBZ-Epoxids ist, wie bei anderen immunologischen Verfahren, nicht möglich. Bisher können mit dem Biotrack-System nur die Antiepileptika CBZ und DPH bestimmt werden, demnächst soll aber auch die Bestimmung von PB und VPA möglich sein. Es sei angemerkt, daß das Biotrack-System zur Zeit noch nicht auf dem deutschen Markt erhältlich ist.

Einer im Vergleich zu anderen Methoden etwas geringeren Präzision der CBZ-Bestimmung und einem eingeschränkten Meßbereich für DPH (<30 µg/ml) stehen gewichtige Vorteile des Biotrack-Systems gegenüber. Das Biotrack-System ist vor allem dann eine interessante Alternative zu bestehenden Analysensystemen, wenn eine **einfache** und **schnelle** Bestimmung von DPH- und CBZ-Konzentrationen benötigt wird und häufig nur **geringe Blutmengen** (z.B. bei Kindern) zur Verfügung stehen.

Literatur

(1)   Jürgens, U.: Simultaneous determination of zonisamide and nine other anti-epileptic drugs and metabolites in serum. J. Chromatogr. 385, 223-240, 1987

(2)   Draper, N.R., Smith, H.: Applied regression analysis. Wiley, New York, 1981

(3)   Norusis, M.J.: SPSS for Windows. SPSS Inc. Chicago, 1992

Neurotoxische Spätwirkung von Valproat im Kindesalter

M. Petermöller, G. Groß-Selbeck
Kinderneurologisches Zentrum Düsseldorf

Abstract

A 6 year old boy treated with valproic acid for over 2½ years without complications suddenly developed drowsiness, sleepiness, vomiting, refusal of food, weakness, and was unable to walk. The EEG showed marked slowing. Transaminases, especially γ-GT were highly increased, platelets reduced. After the therapy was discontinued, the boy recovered within one week, blood examinations were normalised within 9 weeks. A CCT during the period with acute symptoms showed a marked hydrocephalus internus, which improved within 6 weeks after treatment was stopped.

Einleitung

Valproinsäure gilt für die Behandlung idiopathischer Epilepsien als Medikament der 1.Wahl. An Nebenwirkungen ist neben verschiedenen - meist dosisabhängigen - Symptomen vor allem die allerdings sehr selten auftretende toxische Hepatopathie mit Gerinnungsstörung bekannt. Darüber hinaus ist die in der frühen Einstellungsphase meist in Kombinationstherapie mit Phenobarbital auftretende „Valproat-Encephalopathie" beschrieben, die in der Regel spontan oder nach Dosisreduktion rückläufig ist.

Schöndienst und Wolf beschrieben 1992 das Auftreten schleichender neurotoxischer Spätwirkungen unter Valproattherapie bei mit hohen VPA-Dosen behandelten Erwachsenen, die vor allem das spinozerebelläre und extrapyramidale System betrafen und mit einer psychomotorischen Verlangsamung bis hin zu dementiellen Symptomen einhergingen.

Wir berichten über einen jetzt 6jährigen Jungen, der nach mehrjähriger VPA-Therapie ähnliche Symptome in Kombination mit Zeichen einer Hepatopathie entwickelte.

Kasuistik

S. M.-B., männl., geb. 19.6.87

Wegen einer bei einem bis dahin neurologisch und in seiner Entwicklung unauffälligen Kind im Alter von 2;10 Jahren beginnenden idiopathischen Epilepsie mit generalisierten großen und kleinen Anfällen Behandlung in einer auswärtigen Klinik mit VPA, CBZ, VPA/ESM, VPA/MES, bei uns dann VPA/MES/Brom, zuletzt VPA/MES/PB.

Im Dezember 1992 wurde das VPA wegen des vermehrten Auftretens von grand mal-Anfällen im Wachzustand bei Spiegeln um 90 µg/ml um 150 mg auf 2550 mg (~ 110 mg/kg) gesteigert. Zwei Wochen später entwickelte S. sehr rasch zunehmend eine ausgeprägte Müdigkeit und Verlangsamung. Unter dem Verdacht auf eine durch die Steigerung des VPA verursachte PB-Intoxikation (75,7 µg/ml) wurde das PB reduziert. Nach leichter Besserung der Symptomatik trat im Januar 1993 im Rahmen eines minimalen Luftwegsinfekts eine akute Verschlechterung auf. S. konnte nicht mehr frei laufen, die Sprache war stark verlangsamt, S. schlief fast nur noch, war zwar weckbar, dann auch voll orientiert, schlief jedoch immer wieder sofort ein. Er verweigerte die Nahrungsaufnahme, erbrach häufig. Im EEG fand sich eine ausgeprägte Verlangsamung mit spannungsreichen polymorphen 1,5 - 3/sec.-Wellen. SGOT, vor allem aber γ-GT waren deutlich erhöht, Thrombozyten und Quick leicht erniedrigt. Die VPA-Spiegel lagen bis auf zwei Ausnahmen am 5. und 13.Tag unter 100 µg/ml. Nach 1 Woche trat langsam eine klinische Besserung ein, gleichzeitig bildeten sich die Veränderungen im EEG vollständig zurück.

Zwei Monate später wiederholte sich dieser Zustand im Rahmen eines leichten fieberhaften Luftwegsinfekts in stärkerer Ausprägung. Es fand sich eine massive Erhöhung der γ-GT, eine deutliche Erhöhung der SGOT, ein ausgeprägter Abfall der Thrombozyten; das Ammoniak war unauffällig. Der VPA-Spiegel lag bei 141,4 µg/ml, der PB-Spiegel bei 50,8 µg/ml. Das CCT zeigte eine ausgeprägte Erweiterung der inneren und äußeren Liquorräume.

Unter dem Verdacht auf das Vorliegen einer VPA-induzierten Hepatoencephalopathie wurde das VPA abgesetzt. Darunter besserte sich das klinische Bild innerhalb von einer Woche, die γ-GT normalisierte sich innerhalb von 9 Wochen.

S. ist bei nach wie vor bestehender Ataxie motorisch deutlich sicherer geworden. Die Überprüfung der intellektuellen Leistungsfähigkeit kurz nach Absetzen des VPA ergab im Verbalteil des HAWIVA ein knapp durchschnittliches Ergebnis, im Handlungsteil ein stark unterdurchschnittliches Ergebnis bei gravierenden Schwächen in der handmotorischen Koordination und der Visuokonstruktion und bei geringer Aufmerksamkeitsspanne.

Eine Kontrolle des CCT 6 Wochen nach Absetzen des VPA zeigt einen leichten Rückgang der inneren und äußeren Atrophie.

Diskussion

Bei unserem Patienten trat nach 2;7jähriger VPA-Behandlung im Rahmen eines leichten Infekts ein Zustand auf mit Lethargie, schwerer Erweckbarkeit, ausgeprägter Verlangsamung im EEG, Erhöhung der γ-GT und SGOT sowie Abfall der Thrombozyten. Innerhalb einer Woche kam es zu einer Spontanremission. 8 Wochen später wiederholte sich dieser Zustand unter gleichbleibender Medikation wiederum im Rahmen eines Infekts. Die Symptomatik war sehr viel stärker ausgeprägt u.a. mit massiver Erhöhung der γ-GT und deutlichem Abfall der Thrombozyten. Nach Absetzen des VPA erholte sich das Kind innerhalb einer Woche, die Laborwerte normalisierten sich in einem Zeitraum von 9 Wochen. Im Akutzustand wurde eine deutliche Erweiterung der inneren und äußeren Liquorräume nachgewiesen, die sich bei einer Kontrolle 6 Wochen später teilweise wieder zurückgebildet hatte.

Wir haben die beiden beschriebenen Episoden als Hepatoencephalopathie eingeordnet und sie als Spätwirkung des VPA interpretiert.

Schöndienst und Wolf beschrieben 1992 acht Patienten (sieben Erwachsene, eine 15jährige Jugendliche), die nach längerer komplikationsloser Einnahme von VPA zunehmend Symptome wie Vitalitätseinbuße, Tremor, Ataxie und Demenz zeigten (2). Von einigen wurden CCT angefertigt, die in der Akutphase eine innere oder auch globale Hirnatrophie zeigten, die nach Absetzen des VPA - ebenso wie die klinischen Symptome - rückläufig war. Unseres Wissens ist ein solcher Verlauf jedoch bisher nicht bei Kindern beschrieben worden.

Im Gegensatz zu den von Schöndienst und Wolf beschriebenen Fällen zeigte unser Patient über die Encephalopathie hinaus deutliche Zeichen einer Hepatopathie. Die in der Akutphase nachgewiesene und später teilweise wieder rückläufige Erweiterung der inneren und äußeren Liquorräume interpretieren wir wie McLachlan (1) als Pseudoatrophie. Die unter VPA-Therapie stark ausgeprägte und nach Absetzen des VPA deutlich geringer nachweisbare Ataxie sowie die Störung im Bereich der handlungsgebundenen Intelligenz und der zentral-visuellen Wahrnehmung werden von uns als mögliche Folge einer neurotoxischen Wirkung des VPA diskutiert.

Literatur

(1) McLachlan, R.: Pseudoatrophy of the Brain with Valproic Acid Monotherapy. Can. J. Neurol. Sci., 1987, 14, 294-296

(2) Schöndienst, M., Wolf, P.: Zur Möglichkeit neurotoxischer Spätwirkungen durch Valproinsäure. In: Krämer, G., Laub, M.C. (Hrsg.): Valproinsäure: Pharmakologie, klinischer Einsatz, Nebenwirkungen, Therapierichtlinien. Berlin-Heidelberg-New York, Springer-Verlag, 1992, 259-265

Enzephalopathien nach Valproat-Reexposition

N. Füratsch, M. Schöndienst
Epilepsiezentrum Bethel, Klinik Mara I, Bielefeld

Abstract

VPA -as it is well known- can induce encephalopathies, when used as an add-on-drug to PB or DPH. To our knowledge it has not been described so far in the literature, that there is a risk of VPA-encephalopathy on reexposition, even when higher dosages of VPA in combination with PB or another AED formerly have been tolerated well.

In each of our cases cerebellar signs were found; in one case (W.S.) it was the leading symptomatology. The differential diagnosis is not so easy as the temporal relationship between clinical symptomatology and VPA-reexposition may suggest. VPA-encephalopathy must be distinguished from non-convulsive state, encephalities and intoxication.

When disturbances of consciousness and/or vigilance and cerebellar symptomatology occur approximately at the time of VPA-reexposition and typical EEG-abnormalities, it is justified to stop VPA-medication. Typical EEG-abnormalities are a slowing of backgroundactivity and frontal delta rhythms. After VPA-drug-holidays either the EEG or the clinical symptomatology should improve within 48 hours.

Pharmacokinetic interactions do not suffice for an explanation for this kind of VPA-encephalopathy. To prove the hypothesis, that VPA induces paradoxical subcortical epileptogenic activity, MEG may be useful.

Einleitung

Seitdem Valproat-(VPA-)Spiegelbestimmungen zur klinischen Routine gehören, fiel mitunter auf, daß nach Eindosierung selbst geringfügiger Dosen toxisch anmutende Störungen auftreten konnten (1). Diese wurden aufgrund oft im unteren therapeutischen Bereich liegender VPA-Serumspiegel von Intoxikationen unterschieden und daher als akute „Enzephalopathien" bezeichnet. Als besonders gefährdet erwiesen sich Patienten mit Kombinationstherapien.

Auch die Möglichkeit unter VPA schleichend sich einstellender chronischer Enzephalopathien ist mittlerweile als gut belegt anzusehen (2,4).

Die in ihren therapeutischen Konsequenzen bedeutungsvolle rechtzeitige Erkennung einer Enzephalopathie ist nicht immer leicht: der eher niedrige Valproat-

Serumspiegel lenkt zu Unrecht von der Medikation ab, und das klinische Bild wie auch der als unspezifisch geltende EEG-Befund lassen oft ebenso einen non-konvulsiven Status wie auch eine Enzephalitis als möglich erscheinen. Treten die Symptome der Enzephalopathie bei Patienten auf, die in früherer Zeit VPA in höheren Dosen ohne Nebenwirkungen gut vertragen hatten, liegt besonders nahe, VPA als Agens zu übersehen.

Daß eine vormals gute Verträglichkeit keineswegs vor einer idiosynkratischen Reaktion schützt, beobachteten wir in den vergangenen 12 Monaten in vier Fällen, über die deshalb im Folgenden berichtet werden soll:

Patientin B.M., 21 Jahre
Diagnose: Epilepsie mit fokalen und generalisierten Zeichen bei hereditärer Belastung und hypotropher Frühgeburt mit tonischen und komplex-fokalen Anfällen sowie Absencen ab dem 11. Lebensjahr. Minderbegabung.

Im EEG bei Aufnahme: Grundrhythmus 5 - 7 Hz, keine epilepsietypischen Potentiale.

Unter der Medikation von 562 mg Primidon (PRIM) (Phenobarbital=PB 37 µg/ml) 400 mg Diphenylhydantoin (DPH 21,2 µg/ml) und 1800 mg Valproinsäure (VPA 112 µg/ml) neurologischer Aufnahmebefund: intoxikiert mit cerebellärer Symptomatik.

Verlauf: nach Weglassen von DPH, unter Belassung zunächst von VPA (70 µg/ml) und PRIM (PB 40 µg/ml) Wegfall der cerebellären Symptomatik und Grundrhytmusbeschleunigung auf 8 Hz im EEG. Nach Absetzen von VPA weitere Beschleunigung auf 10 - 11 Hz. Resistenznachweis für PRIM in Monotherapie. Zu PRIM (gut vertragene Spiegel PRIM 6,4 µg/ml, PB 40,5 µg/ml) 600mg VPA hinzugegeben, am 4. Tag danach Gangataxie, später Sopor.

EEG: Grundrhythmus von 4 - 5 Hz. Daraufhin Absetzen von VPA, 3 Tage später klinisch vollständig restituiert, während im EEG erst 8 Wochen später wieder ein normaler Grundrhythmus nachzuweisen war.

Patient U.K., 24 Jahre
Diagnose: Lennox-Gastaut-Syndrom nach ABO-Inkompabilität mit ab dem 6. Lebensmonat aufgetretenen tonischen, später auch myoklonisch-astatischen und Grand-mal-Anfällen sowie atypischen Absencen. Geistige Behinderung.

Im EEG: Slow Spike-Wave-Komplexe und Polyspikes generalisiert sowie multiregional. Grundrhythmus 6/sec.

Unter der Aufnahmemedikation von 1800 mg VPA (50,2 µg/ml), 200 mg Barbexaclon (PB 34,7 µg/ml), 2000 mg CBZ (6,9 µg/ml, Epoxid 2,4 µg/ml) und 15 mg Diazepam körperlich-neurologischer Befund: ungestört.

Verlauf: Resistenznachweis für CBZ, PB und DPH in Monotherapie. Zu DPH (400 mg/die, 25,3 µg/ml) Zugabe von VPA zunächst in Schritten à 300 mg alle 4 Wochen; ab 900 mg VPA pro Tag zeitweise desorientiert, so daß unter Verdacht auf Absence-Serien zügiger bis auf 2400 mg gesteigert wurde. Darunter bei VPA-Serumspiegeln um 40 µg/ml Verwirrtheit, Antriebsarmut, intermittierende Somnolenz, Gangataxie.

EEG: Grundrhythmus 1,5 - 5 Hz, 1 - 3/sec - Spike-Wave-Komplexe.
Nach Reduktion auf 1500 mg VPA Grundrhythmusbeschleunigung auf 3 - 5 Hz, zunächst zögernde, nach VPA-Absetzen dann komplette klinische Restitution.

Patient H.D.L., 31 Jahre
Diagnose: fokale Epilepsie bei Hippocampus-Sklerose rechts ab dem 5. Lebensjahr mit diffusen Grand mal und von epigastrischen Auren eingeleiteten komplex-fokalen Anfällen. Geringe geistige Behinderung.

Im EEG: spezifischer rechts temporaler Herd, einmalig (1968) vorbeschriebene auch „generalisierte Krampfaktivität".
Anamnestisch gute Verträglichkeit der Kombinationsmedikationen
VPA 2400 mg + PB 30 mg + Barbexaclon 3000 mg bzw.
VPA 2400 mg + PB 300 mg + CBZ 800 mg bekannt.

Unter der Aufnahmemedikation von 1600 mg CBZ (8,7 µg/ml, Epoxid 3,0 µg/ml) und 3000 mg VPA (96 µg/ml) neurologischer Befund: kongenitale, beidseitige Hypakusis. Bradydiadochokinese beidseits. Ruhe- und Haltetremor beider Hände. Rebound beidseits. Unsicherer Knie-Hacken-Versuch.

Verlauf: nach initialem VPA-Absetzen Beschleunigung des Grundrhythmus von 6 auf 8 Hz. Anschließend Resistenznachweis für CBZ, DPH und PB in Monotherapie. Unter noch laufender PB-Behandlung (300 mg/die) Wiedereinführung von VPA um 600 mg alle zwei Tage bis auf 1800 mg/die. Am 6. Tag (VPA 71,8 µg/ml, PB 44 µg/ml, wobei PB bis 48 µg/ml stets problemlos vertragen worden war) Desorientierung, am folgenden Tag Dysarthrie, Ataxie, Sopor sowie Auftreten bis dato bei diesem Patienten unbekannter bilateraler Gesichtsmyoklonien.

EEG: Grundrhythmus auf 1,5 - 2 Hz verlangsamt, generalisierte Sharp Waves neu aufgetreten; i.v.-Gabe von Benzodiazepinen ohne Effekt.
Nach Absetzen von VPA binnen 2 1/2 Tagen klinisch komplette Restitution, im

EEG nach 7 Tagen noch mittelschwere Allgemein-Veränderung mit FIRDAs und vereinzelten generalisierten Sharp Waves.

<u>Patientin W.S., 43 Jahre</u>
Diagnose: fokale Epilepsie ungeklärter Ätiologie ab dem 15. Lebensjahr mit tonischen und komplex-fokalen Anfällen.

Im EEG: 80% links temporal, 20% rechts temporal Sharp Waves, vereinzelt außerdem von links temporal im Sinne einer sekundären bilateralen Synchronie ausgehende generalisierte Polyspikes.

Unter der Aufnahmemedikation von 1500 mg VPA (41 µg/ml) und 1000 mg CBZ (5,1 µg/ml, Epoxid 0,9 µg/ml)
neurologischer Befund: bei unauffälligem Finger-Nase-Versuch und Eudiadocho-kinese Knie-Hacken-Versuch ataktisch, Blindgang schwankend, ebenso Romberg pathologisch, Einbein-Stehen und -Hüpfen nicht möglich.

Verlauf: zu Behandlungsbeginn Absetzen von VPA, Resistenznachweis für CBZ und DPH in Monotherapie. Zu DPH (25 µg/ml) Zugabe von VPA in Schritten von 150 mg pro Tag. Am 5. Tag Hypersomnie, Verschwommensehen, Übel-keit, Rumpf- und Extremitätenataxie, faciale Hyperkinesen (kein Nystagmus, Liquor nicht pathologisch). VPA-Serumspiegel auch zum Zeitpunkt maximaler Symptomatik nie >50 µg/ml.

EEG: Grundrhythmusverlangsamung (von 9) auf 4 - 6 Hz bei gleichzeitiger Häufigkeitszunahme der links betonten Sharp Waves mit sekundärer bilateraler Synchronie. Am 7. Tag der Enzephalopathie vollständiges Absetzen von VPA, Umstellung von DPH auf PB und sehr langsame klinische Restitution über 6 Wochen hinweg, während der EEG-Grundrhythmus bereits 4 Tage nach Ab-setzen wieder im Alpha-Bereich lag.

Überlegungen zur ätiologischen Rolle von VPA
Folgende Gesichtspunkte scheinen uns die für die Enstehung der Enzephalopathie ausschlaggebende Bedeutung von VPA zu belegen:
- In 3 unserer 4 Fälle stellte sich die Symptomatik innerhalb weniger Tage nach Wiedereinführung von VPA in die Behandlung ein, beim vierten ambulant über Monate hinweg mit VPA wieder aufdosierten Patienten entsprechend verzögert.
- Die zum Zeitpunkt der VPA-Reexposition zusätzlich verabreichte anti-epileptische Medikation war in gleichen oder sogar höheren Spiegeln gut ver-tragen worden.
- Nach Reduktion bzw. Absetzen von VPA löste sich die Symptomatik inner-

halb von Tagen bis Wochen vollständig auf.

- In dem Fall (H.D.L.), in welchem zeitgleich mit der Enzephalopathie im EEG generalisierte Spike-Waves aufgetreten waren, hatte die wiederholte ex juvantibus-Gabe von Benzodiazepinen i.v. weder Einfluß auf das EEG noch auf die klinische Symptomatik.

Es ist bekannt, daß die Zugabe von VPA insbesondere zu DPH und PB zu Enzephalopathien führen kann. Daß bei unseren Patienten lediglich eine interaktionsbedingte Anhebung des freien PB- oder DPH-Anteils zur Enzephalopathie geführt haben könnte, wäre allenfalls für den Patienten U.K. als Erklärung zu diskutieren; bei den Patienten B.M. und H.D.L. waren in der Vorbehandlung dagegen Kombinationen mit höheren PRIM/PB- und VPA-Serumspiegeln gut vertragen worden; bei der Patientin W.S. schließlich , bei der VPA zu DPH hinzugegeben worden war, war der freie DPH-Anteil mit 8 % keineswegs erhöht.

Die verschiedentlich angeführte Beobachtung, Enzephalopathien träfen nur Patienten mit fokalen Epilepsien, woraus die Annahme abgeleitet wurde, der Enzephalopathie läge eine paradoxe fokale Epileptogenese von VPA im Einzelfall zugrunde (3), bestätigte sich in unserer Patientengruppe insoweit nicht, als sie sowohl Patienten mit einer rein fokalen Epilepsie (W.S.), einer ausschließlich generalisierten Epilepsie (U.K.) wie auch Patienten mit Epilepsien mit generalisierten und fokalen Zeichen (B.M., H.D.L.) umfaßt.

Dennoch ist die Frage offen zu halten, inwieweit die Enzephalopathie auf eine durch VPA verursachte Imbalance zwischen exzitatorischen und inhibitorischen Transmittersystemen zurückzuführen ist, insbesondere angesichts dessen, daß bei zwei unserer Patienten die klinische Symptomatik mit einer Zunahme (W.S.) bzw. Manifestation (H.D.L.) generalisierter Aktivität im EEG einhergingen.

Da unmittelbare biochemische Einblicke in die komplexen Effekte von VPA nicht nur auf GABA, sondern auch auf die iktogene Aminosäure Gamma-OH-Butyrat beim Menschen kaum zu erwarten sind, dürfte die Frage, inwieweit Enzephalopathien subkortikale Status zugrunde liegen, am ehesten mittels der Magnet-Enzephalographie weiter zu verfolgen sein.

Ob VPA-Enzephalopathien nach Erst- bzw. Re-Exposition unterschiedliche Pathomechanismen zugrunde liegen, ist unklar; *dafür* spricht die im Falle zweier Patienten (B.M., H.D.L.) vorbeschriebene gute Verträglichkeit einer identischen Kombination (VPA + PRIM bzw. VPA + PB) zu früherer Zeit.

Differentialdiagnose

Die vorausgegangene gute Verträglichkeit von VPA war bezüglich der Diagnose einer akuten VPA-Enzephalopathie zunächst irreführend. Besonders bei eingeschränkter Kooperation minderbegabter Patienten war eine verläßliche Erfassung mentaler Veränderungen zu Beginn der Entwicklung nicht immer möglich.

Die Diagnosestellung fiel insofern schwer, als sie die Konsequenz beinhaltete, auf weitere Diagnostik zu verzichten und statt dessen nur VPA abzusetzen und auf Besserung des Befindens zu warten. Je nach individueller Anamnese wurden zunächst die Verdachtsdiagnosen non-konvulsiver Status, Enzephalitis, Intoxikationen und Demenz erwogen.

Der Ausschluß des non-konvulsiven Status erforderte mitunter den - erfolglosen - Versuch einer medikamentösen Unterbrechung unter EEG-Kontrolle. Gegen eine Enzephalitis sprachen stets das Vorhandensein cerebellärer Störungen bei gleichzeitigem Fehlen von Nystagmus und/oder Augenmotilitätsstörungen.

Zusammenfassung:

- Daß die Hinzugabe von VPA zu Behandlungen mit DPH oder PB Enzephalopathien auslösen kann, ist bekannt (5).
- Nicht beschrieben ist unseres Wissens nach, daß auch eine vormals gute Verträglichkeit einer selbst höher dosierten Kombination von VPA oder PB (oder einem anderen Antiepileptikum) keineswegs eine Enzephalopathie nach Reexposition ausschließt.
- Ebenfalls berichtenswert erschien uns, daß bei jedem unserer Fälle cerebelläre Störungen nachweisbar waren, und in einem Fall (W.S.) sogar die führende Symptomatik bildeten.
- Die Differentialdiagnose ist keineswegs so einfach, wie der enge zeitliche Zusammenhang erwarten läßt.
- Der eigentümliche nosologische Ort, der die VPA-Enzephalopathie ansiedelt zwischen non-konvulsivem Status, Enzephalitis und Intoxikation, erschwert ihre Auffindung.
- Bewußtseins- und/oder Vigilanzstörungen sowie cerebelläre Auffälligkeiten in engem zeitlichen Zusammenhang mit VPA-(Wieder-) Eindosieren und typische EEG-Veränderungen berechtigen zum Absetzen von VPA.
- Typische EEG-Veränderungen sind Grundrhythmusverlangsamung sowie gelegentlich auch frontal betonte Delta-Rhythmen.
- Nach einem VPA-Weglaßversuch sollten sich entweder im EEG oder klinisch innerhalb von 48 h Besserungszeichen nachweisen lassen.
- Pharmakokinetische Interaktionen allein liefern keine ausreichende Erklärung dieser Enzephalopathie.
- Der Hypothese, daß an ihrer Entstehung eine paradoxe, subkortikalepileptogene VPA-Wirkung beteiligt ist, wäre am ehesten mittels MEG nachzugehen.

Literatur

(1)   Bauer, J., Elger, C.E.: Die akute Valproat-Enzephalopathie. Akt. Neurologie, 20, 1993, 16-21
(2)   Dehling, E., Wolf, P.: Reversible Demenz unter Valproattherapie. In:
Wolf, P. (ed.): Epilepsie 88. Einhorn-Presse, Reinbek, 1989, 406-410
(3)   Marescaux, C. et al.: Stuporous episodes during treatment with sodium
valproate: report of sevenb cases. Epilepsia, 23, 1982, 297-305
(4)   Schöndienst, M.: Hirnatrophie durch Valproat? - 4 Fallstudien. In:
Wolf, P. (ed.): Epilepsie 88. Einhorn-Presse, Reinbek, 1989, 401-405
(5)   Völzke, E., Doose, H.: Dipropylacetate (Depakine, Ergenyl) in the
treatment of epilepsy. Epilepsia, 14, 1973, 185-193

Piracetam bei Progressiven Myoklonus-Epilepsien
- 2 Fallbeispiele -

F. Tracik, S. Ried, J. Wilde-Frenz, D. Hasse, W. Poewe
Freie Universität Berlin, Universitätsklinikum Rudolf Virchow, Neurologie, Berlin

Abstract
We investigated the antimyoclonic effect of piracetam as add-on therapy in 2 patients with progressive myoclonus epilepsy. They took part in a double blind cross-over placebo-controlled study. Both patients have already been on antiepileptic drug therapy (valproic acid, clonazepam). The amount and frequency of myoclonus activity were recorded by a videometry processor with polygraphic measurement of EEG, EMG, EOG and ECG. The data were visually quantified and analysed. The administration of 18 g/day Piracetam in addition to antiepileptic medication produced a clear decrease in the rate and severity of the myoclonic events. Further improvement could be demonstrated to photosensitive myoclonic activity.

Einleitung

Progressive Myoklonus-Epilepsien umfassen eine heterogene Gruppe von Erkrankungen unterschiedlicher Ätiologie, die durch folgende Symptome charakterisiert werden: epileptische Anfälle, Myoklonien, neurologische Symptome mit progredientem Verlauf (z.B. Ataxie) und dementielle Entwicklung unterschiedlicher Ausprägung.

Bislang erwiesen sich, mit Ausnahme der biotinreagierenden Variante [1], die Progressiven Myoklonus-Epilepsien als schwer therapierbar. Meist werden Valproat, Clonazepam und Barbiturate als Mono- oder Kombinationstherapie eingesetzt. Gerade die, den Patienten oftmals stark behindernden Myoklonien erweisen sich als therapierefraktär. In jüngster Zeit [2,3] wurde die antimyoklonische Wirksamkeit von Piracetam als Add-on-Therapie bei verschiedenen neurologischen Erkrankungen, u.a. auch bei Progressiven Myoklonus-Epilepsien, beschrieben.

Wir berichten über die antimyoklonische Wirksamkeit von Piracetam add-on versus Plazebo bei 2 Patienten mit Ramsay-Hunt-Syndrom.

Methodik

Die Untersuchung der beiden Patienten wurde als Doppelblind-Versuch mit einem Plazebo-kontrolliertem cross-over-Design konzipiert, wobei die Reihenfolge der Substanzgabe randomisiert wurde. Plazebo bzw. Piracetam wurde zur bestehenden antiepileptischen Medikation als Einmalgabe mit einer Dosis von 18g/die á 3 Einzeldosen zu 6g per os verabreicht.

Die Häufigkeit der Myoklonien wurde mit Hilfe einer EMG-Aktometer-Polygraphie ermittelt. Über allen vier Extremitäten (M. flexor carpi radialis bds., M. tibialis ant. bds.) wurden simultan EMG- und Aktometerpotentiale abgeleitet. Als Myoklonien wurden kurze (< 500 ms), nicht periodisch auftretende, phasische Ereignisse im EMG mit entsprechendem Aktometerkorrelat definiert. Das Bewegungsverhalten wurde mittels eines Videometrie-Prozessors erfaßt. Weiterhin wurden polygraphisch abgeleitet: EEG, EOG, EMG (Kinn) und EKG. Zur Auswertung wurde die polygraphische Ableitung in 3-Sekunden-Intervalle segmentiert. Intervalle mit myoklonischer Aktivität in der EMG- und Aktometerableitung wurden mit 1 bewertet, Intervalle ohne Aktivität mit 0. Die positiv bewerteten Intervalle wurden summiert.

Die Daten wurden unter Ruhebedingungen, d.h. während eines 8stündigen Nachtschlafes, und bei Photostimulation erhoben. Die Patienten wurden vor Schlafbeginn und nach Schlafende mit Frequenzen von 5 bis 21 Hz photostimuliert. Die Auswertung der Schlafstadien erfolgte visuell nach den Kriterien von Rechtschaffen und Kales[5].

Patientenvorstellung und Ergebnisse

Patient A: Der 31jährige Patient erlitt erstmals mit 14 Jahren einen generalisierten tonisch-klonischen Anfall. Etwa 1 Jahr nach dem ersten epileptischen Anfall traten Aktions- und Spontanmyoklonien an allen Extremitäten auf, wobei aktionsinduzierte Myoklonien im Vordergrund standen. Daneben wurde eine über die Jahre zunehmende Ataxie bemerkt. Aufgrund der Myoklonien und der Stand- und Gangataxie war der Patient bei Aufnahme rollstuhlpflichtig. Unter der zuletzt bestehenden Medikation mit Valproat und Clonazepam war der Patient seit ca. 3 Jahren anfallsfrei. Während der neurologischen Untersuchung fielen eine sakkadierte Blickfolgebewegung, Dysarthrie, häufige Myoklonien sowie deutliche Zeigeataxie aller Extremitäten auf. Das interiktal abgeleitete EEG zeigte beidseits frontotemporal lokalisierte Sharp-slow-wave- und Spike-wave-Komplexe.

Patient B: Der 21jährige Patient bemerkte ½ Jahr vor Aufnahme erste Symptome im Sinne einer Gang- und Standataxie. Wenige Wochen nach Auftreten der Ataxie erlitt der Patient seinen ersten generalisierten tonisch-klonischen Anfall. Zudem traten persistierende Spontanmyoklonien, die hauptsächlich das linke Bein betrafen, auf. Im neurologischen Untersuchungsbefund fanden sich eine sakkadierte Blickfolgebewegung, Dysarthrie sowie eine Zeigeataxie. Im interiktalen EEG konnte neben einer Allgemeinverlangsamung beidseits parietal lokalisierte rhythmische Thetaaktivität gesehen werden. Während der Polygraphie-EEG-Ableitung konnte mit einer Latenz von ca. 55 ms myoklonische Aktivität über dem M. tibialis ant. abgeleitet werden. Der Patient war zum Zeitpunkt der Untersuchung unter Valproat und Clonazepam nicht anfallsfrei. Bislang hatte der Patient ca. 2 Grand mal-Anfälle innerhalb 6 Monate.

Eine dementielle Entwicklung konnte bei keinem der Patienten beobachtet werden. Schwangerschaft, Geburt und frühkindliche Entwicklung verliefen bei beiden Patienten normal. Es gab keine Hinweise auf eine familiäre neurologische Erkrankung. Bemerkenswert ist, daß beide Patienten aus dem Norden Deutschlands kommen und skandinavische Vorfahren haben.

Unter Piracetam wurde im Gegensatz zu Plazebo eine deutliche Abnahme von Frequenz und Schwere der Myoklonien gesehen. Die Auftretenshäufigkeit der Myoklonien während Photostimulation (siehe Abb.1) war unter Piracetam um 70% bei Patient A und um 93% bei Patient B gegenüber Plazebogabe reduziert. Unter Ruhebedingungen (siehe Abb.2) konnte die Anzahl der Myoklonien um 51,4% bei Patient A bzw. um 50,8% bei Patient B gesenkt werden. Die bei Patient A im Vordergrund stehenden Aktionsmyoklonien nahmen genauso ab, wie die bei Patient B vorherrschenden Spontanmyoklonien. Mit Reduktion der Auftretenshäufigkeit der Myoklonien erfuhren beide Patienten deutliche klinische Besserung. So konnte der bei Aufnahme rollstuhlpflichtige Patient A nach Gabe von Piracetam wieder mit Gehstützen gehen.
Schlafeffizienz, Einschlaflatenz und der prozentuale Anteil von Schlafstadium 1 und 2 am Gesamtschlaf wurden durch Piracetam uneinheitlich beeinflußt; bei Patient B im Sinne einer Schlafverbesserung, bei Patient A im Sinne einer geringfügigen Schlafeffizienzabnahme. Die Werte lagen jedoch alle im Normbereich.

Diskussion

Progressive Myoklonus-Epilepsien sind, besonders in Hinblick auf die Myoklonien, sehr schwer zu therapieren. Eine kausale Therapie ist nur bei der biotinreagierenden Form möglich. Deshalb müssen symptomatische Therapien mit dem Ziel der Anfallsfreiheit und der weitmöglichsten Reduktion der Myoklonien durchgeführt werden. Bezüglich des biochemischen Wirkungsmechanismus wird derzeit eine GABA- und/oder serotoninagonistische Wirkung[6] diskutiert. Durch die Bestimmung der Auftretenshäufigkeit der Myoklonien mittels EMG-Aktometer-Polygraphie unter Piracetam und Plazebo konnte der antimyoklonische Effekt von Piracetam gut demonstriert werden. Bei beiden Patienten konnte eine deutliche Abnahme der Myoklonien unter Piracetam als Add-on-Therapie zu Valproat und Clonazepam gesehen werden. Bislang konnten wir bei einem 2jährigen (Pat. A) bzw. 10monatigen Follow-up (Pat. B) keinen Wirkungsverlust von Piracetam beobachten. Allerdings zeigte sich, daß eine Monotherapie mit Piracetam bei Patient B einen wesentlich geringeren antimyoklonischen Effekt zur Folge hatte, so daß in Übereinstimmung mit der Literatur[4] eine Kombinationstherapie mit Valproat und Clonazepam zu empfehlen ist. Eine eindeutige Auswirkung auf den Nachtschlaf konnte nicht beoabachtet werden; Piracetam wurde von beiden Patienten gut vertragen.

Myoklonien bei Photostimulaion: **Myoklonien bei Ruhebedingungen:**

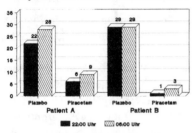

Abb. 1

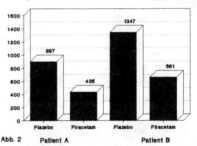

Abb. 2

Literatur

(1) Bressman, S., Fahn, S., Eisenberg, M., Brin, M., Maltese, W.: Biotin-responsive encephalopathy with myoclonus, ataxia and seizures. In: Fahn, S., Marsden, C.D., van Woert, M. (eds.): Myoclonus. Adv. in Neurol., Vol. 43. Raven, 119-125, New-York, 1986

(2) Brown P., Steiger, M.J., Thompson, P.D., Rothwell, J.C., Day, B.L., Salama, M., Waegemans, T., Marsden, C.D.: Effectiveness of piracetam in cortical myoclonus. Movement disorders, Vol. 8, No. 1, 63-68, 1993

(3) Obeso, J.A., Artieda, J., Rothwell, J.C., Day, B., Thompson, P., Marsden, C.D.: The treatment of severe action myoclonus. Brain 112, 765-777, 1989

(4) Paulus, W., Ried, S., Stodieck, S.R.G., Schmidt, D.: Progrediente Myoklonusepilepsie: Behandlung mit Piracetam. In: Wolf, P. (eds.): Epilepsie 1989, 406-408, 1990

(5) Rechtschaffen, A., Kales, A.: A manual of standardized terminology, techniques and scoring system for sleep stages of human subjects. Los Angeles: Brain Research Institute/Brain Information Services, UCLA, Los Angeles, 1968

(6) Tacconi, M.T., Wurtman, R.J.: Piracetam: Physiological disposition and mechanism of action. In: Fahn et al. (eds.): Myoclonus. Adv. in Neurol., Vol. 43. Raven, 675-685, New-York, 1986

Topiramat bei therapieresistenten fokalen Epilepsien

G. Proest, S. Ried, D. Schmidt
Klinikum Rudolf Virchow, FU Berlin

Abstract

Topiramate, a fructo pyranose sulfamate derivate is a new antiepileptic drug. As part of a European double-blind, parallel, placebo controlled add-on-study, 8 patients with intractable partial epilepsy were included.
The seizure frequencies during the subsequent 8-weeks fixed dose treatment phase were compared to baseline frequencies. Three patients on topiramate completed the study: One patient became seizure free, one patient had a seizure reduction of 54%, and one patient did not respond. In the placebo group, two patients showed a mean reduction of 9% and two patients an increase of their seizure frequency. One patient on topiramate prematurely discontinued the study because of adverse events. Tiredness, cognitive dysfunction and weight loss were the most frequent side effects found in the topiramate group. Three of the four patients receiving placebo during the double-blind-phase entered the long term open study. One patient had a mean reduction of 35%. Two patients, one having no seizure reduction, the other showing a seizure reduction of 86% discontinued Topiramate on account of side effects such as tiredness, aggressivity and slurred speech.

Einleitung

Für das neue Antiepileptikum Topiramat, einem Derivat des Fructopyranose-sulfamats, konnte sowohl in Tierversuchen als auch in klinischen Phase II-Untersuchungen eine antiepileptische Wirkung bei guter Verträglichkeit nachgewiesen werden. Tierexperimentell zeigte sich, daß die antikonvulsive Wirkung von Topiramat vornehmlich auf einer Hemmung der Erregungsausbreitung basiert, weniger auf der Erhöhung der Erregungsschwelle[1]. Topiramat ist ein Carboanhydrasehemmer, dessen diesbezügliche Wirkung, verglichen mit dem bekannten Carboanhydrasehemmer Azetazolamid (Diamox)®, wesentlich schwächer ist. Ferner sprechen die tierexperimentellen Daten dafür, daß Topiramat keine Interaktion mit den GABA-Rezeptoren zeigt, jedoch eine Interaktion mit Katecholaminen besteht. Es konnte gezeigt werden, daß die Gabe von katecholaminentspeichernden Substanzen die Wirkung des Topiramats schwächt. Topiramat wird nach oraler Verabreichung zügig resorbiert, das Maximum der

Serumkonzentration stellt sich nach 4 - 5 Stunden ein. Topiramat wird lediglich zu 15% an Proteine gebunden, nicht metabolisiert und vollständig renal ausgeschieden. Interaktionen mit anderen Antiepileptika sind nicht bekannt.

Methode und Patienten

In den USA erhielten bisher ca. 1000 Patienten Topiramat add-on im Rahmen von Arzneimittelstudien. Die vorliegende Untersuchung wurde als Teil einer europäischen multizentrischen, doppelblinden, parallelen, placebokontrollierten add-on-Studie an 8 Patienten mit einer bislang pharmakoresistenten fokalen Epilepsie durchgeführt. An der Studie nahmen 3 Frauen und 5 Männer im Alter von 32 - 53 Jahre teil. Sie erhielten Topiramat add-on zu einer vorbestehenden antiepileptischen Medikation aus ein oder zwei Antiepileptika. Patienten mit einer psychiatrischen Vorgeschichte und/oder täglichen Einnahme von Psychopharmaka konnten nicht in das Studienprotokoll eingeschlossen werden. Patientinnen im gebärfähigen Alter konnten ebenfalls nicht an der Studie teilnehmen. Die Patienten erhielten nach einer 8wöchigen Baseline-Periode und Voruntersuchungen, wie EEG, bildgebende Diagnostik in Form eines cranialen Computertomogramms oder eines Kernspintomogramms, EKG und Serumkonzentrationsbestimmung der begleitenden Antiepileptika, randomisiert entweder Topiramat oder Placebo.

Die weitere Studie unterteilte sich in eine 6wöchige Titrationsphase mit anschließender 8wöchiger Stabilisierungsphase. Während der Titrationsphase erhielten die Patienten ab der ersten Woche 100 mg Topiramat bzw. Placebo, 200 mg während der zweiten Woche, danach konnte jede Woche um 200 mg Topiramat oder Placebo erhöht werden bis zum Erreichen der Maximaldosis von 800 mg oder dem Auftreten von Nebenwirkungen. Zwei Patienten erreichten die Maximaldosis von 800 mg/die, ein Patient wurde unter 100 mg Topiramat add-on anfallsfrei. Da er unter 200 mg Topiramat Nebenwirkungen entwickelte, erhielt dieser Patient während der Stabilisierungsphase lediglich 100 mg. Nach der Stabilisierungsphase, in der die Patienten die während der Titrationsphase gefundene Dosis konstant einnahmen, wurde der Code gebrochen, und die Patienten hatten die Möglichkeit, an der sich anschließenden offenen Studie teilzunehmen.

Ergebnisse

Die Ergebnisse der Doppelblindstudie sind in der Abb. 1 zusammengefaßt:

Abb. 1

Phase III (Stabilisation)		
Antwort bzgl. Anfallsfrequenz	Topiramat	Placebo
- 76 - 100%	1	0
- 51 - 75%	1	0
- 26 - 50%	0	0
- 0 - 25%	1	2
+ 1 - 25%	0	2

Verglichen wurde die Anfallsfrequenz der Stabilisierungsphase mit der der Baseline-Periode. Drei von vier Patienten, die Topiramat erhielten, beendeten die Studie. Ein Patient wurde anfallsfrei, ein anderer war um 54% anfallsreduziert, und ein dritter blieb in der Anfallsfrequenz unverändert. Ein vierter Patient beendete die Studie vorzeitig wegen Nebenwirkungen in Form von Konzentrationsstörungen und Müdigkeit.

In die offene Langzeitstudie wurde eine Patientin übernommen, die die Maximaldosis von 800 mg Topiramat pro Tag erhalten hatte. Sie blieb unter einer Dosis von 100 mg Topiramat pro Tag für weitere 6 Monate anfallsfrei. Die Dosisreduktion war aufgrund von Nebenwirkungen wie Müdigkeit, Aggressivität und verwaschener Sprache notwendig geworden.

Drei der vier Patienten, die Placebo während der Doppelblindphase erhielten, nahmen an der offenen Folgestudie teil. Ein Patient zeigte eine Anfallsreduktion um 35% unter 800 - 1400 mg Topiramat/die. Die beiden anderen Patienten, von denen einer eine Anfallsreduktion um 86%, der andere keine Anfallsreduktion aufwies, beendeten die Topiramateinnahme bei Dosen von 400 bzw. 600 mg wegen Nebenwirkungen, wie Konzentrationsstörungen und Müdigkeit. Insgesamt wurden keine Veränderungen der Plasmakonzentrationen der begleitenden Antiepileptika beobachtet.

Nebenwirkungen

Die Nebenwirkungen, die in der Doppelblindstudie und in der offenen Studie beobachtet wurden, sind in Abb. 2 zusammengefaßt.

Abb. 2

Nebenwirkungen	Placebo	Topiramat doppel-blind	offen
	N=4	N=4	N=4
Müdigkeit	0	3	3
Konzentrations-störungen	0	3	2
Gewichtsverlust	1	2	2
Aggressivität	0	2	1
Doppelbilder	0	1	0
Antriebslosigkeit	0	1	2
Diarrhoe	1	1	1
Parästhesien	0	1	0
vorübergehende Mikropsie	0	1	0

Ein Patient entwickelte eine Mikropsie, die ca. 10 Minuten anhielt und existentielle Ängste auslöste, die zur Beendigung der Topiramateinnahme führten. Bei diesem Patienten war eine Mikropsie in geringerer Intensität bereits vor der Topiramateinnahme schon einmal aufgetreten. Gewichtsverlust, als Nebenwirkung bekannt, führte bei keinem Patienten zum Studienabbruch. Ein Patient entwickelte eine Nierenkolik durch einen Nierenstein. Nach Spontanabgang des Steines besserten sich die Beschwerden. Die bisherigen Studien zeigten ein erhöhtes Risiko, unter Topiramateinnahme einen Nierenstein zu entwickeln. Diese Erkenntnis führte dazu, daß bei künftigen Studien die Anamnese eines Nierensteins als Ausschlußkriterium gilt.

Zusammenfassung

Zwei von drei Patienten, welche Topiramat in der Doppelblindphase erhielten, zeigten eine Anfallsreduktion > 50%. In der offenen Folgestudie zeigten zwei von vier Patienten eine Anfallsreduktion um mehr als 50%. Eine Patientin, die in der Doppelblindphase unter 800 mg Topiramat/Tag anfallsfrei wurde, blieb weitere 6 Monate bei einer reduzierten Dosis von 100 mg/Tag anfallsfrei. Interessanterweise sahen wir bei zwei Patienten eine schnelle Anfallsreduktion bei einer geringen Tagesdosis von 100 - 200 mg Topiramat/Tag. Diese Erfahrung entspricht denen der multizentrischen europäischen Studie[2].

Die häufigsten Nebenwirkungen sind: Müdigkeit, Konzentrationsstörungen und Gewichtsverlust.

In unserer Studie - an einer kleinen Patientenzahl - erwies sich Topiramat als wirksames add-on-Antiepileptikum für Patienten mit einer bislang pharmakoresistenten fokalen Epilepsie.

Literatur

(1) Brown, S.D., Wolf, H.H., Swingard, E.A., Twyman, R.E., White, H.S.: The Novel Anticonvulsant Topiramate Enhances GABA-Mediated Chloride Flux. Epilepsie 34, Supp.2, 1993

(2) Ben-Menachen, E., Dam, M., Mikkelsen, M., Engelskjon, T., Henriksen, O., Johannessen, S.J., Schmidt, D., Ried, S., Proest, G.: Topiramate Add-on Treatment in Patients with Intractable Partial Epilepsy: A Multicenter Study. Epilepsia 34, Supp.2, 1993

Vitamin D-Messungen bei Mutter und Kind nach Antiepileptika-Therapie während der Schwangerschaft

S. Koch*, G. Offermann#, A. Deichl*, D. Rating+, H. Helge*
* Kinderklinik -KAVH- des Klinikum Rudolf Virchow
   der Freien Universität Berlin
Medizinische Klinik des Klinikum Steglitz der Freien Universität Berlin
+ Abteilung für Pädiatrische Neurologie,
   Kinderklinik der Universität Heidelberg

Abstract

Epileptic patients, treated with antiepileptic drugs, are at risk of vitamin D dependant osteomalacia. Antiepileptic drugs inhibit intestinal calcium resorption and accelerate vitamin D metabolism by enzyme induction.
In pregnant women, turnover of bone metabolism is more rapid, due to the supply of the fetus. Anyway in healthy pregnant women vitamin D (25(OH)D) concentrations are within normal limits.
We measured 25(OH)D serum concentrations in epileptic women at delivery and in cord blood. All women had been treated with antepileptic drugs before pregnancy. Children were followed up to 6 years with regular clinical examinations.
Compared to healthy pregnant women at delivery and to their neonates, epileptic women as well as their neonates had significantly lower 25(OH)D concentrations. Infants showed no clinical signs of rickets. Fontanells in the drug-exposed infants were significantly greater than in the controls at 6 months.
It is advisable to check parameters of bone metabolism in pregnant epileptic women. Substitution of vitamin D_3 may be necessary near the end of pregnancy, and substitution in the newborns and infants is recommended.

Einleitung

Kruse (1968) war der erste, der das Augenmerk auf Veränderungen am Knochen bei langzeitbehandelten Patienten mit Epilepsie lenkte. Die der ersten Beobachtung folgenden Untersuchungen von Offermann und Kruse (1979) konnten die klinische Beobachtung durch biochemische Veränderungen des Knochenstoffwechsels erklären. Köhler (1990) wies darauf hin, daß eine Osteopathia antiepileptika beim Kind als Rachitis antiepileptika, aber auch beim älteren Patienten als Osteomalazia antiepileptika (nach Epipysenfugenschluß) vorkommen kann.

Die Einnahme von Antiepileptika führt zum einen zur Induktion verschiedener Enzymsysteme; es ist zu spekulieren, daß auch die D-Vitamine rascher metabolisiert werden. Zum andern hemmen Antiepileptika die intestinale Calciumabsorption, und es ist ferner eine hemmende Wirkung auf das Vitamin D am Endorgan zu diskutieren (Haussler 1977).

Vor diesem Hintergrund sollte in der Studie über „Epilepsie, Schwangerschaft und Kindesentwicklung" geprüft werden, ob sowohl bei schwangeren Frauen mit einer Antiepileptika-Therapie als auch bei ihren in utero gegenüber Antiepileptika exponierten Kindern biochemische und klinische Veränderungen des Knochenstoffwechsels zu finden sind, ob diese möglichen Veränderungen die Neugeborenenperiode überdauern und im Säuglings- und Kleinkindesalter noch wirksam sein können.

Patienten und Methoden

Der Gesamtstudie (Einzelheiten s. Koch, 1983) gehören 116 Frauen mit Epilepsie und Antiepileptika-Therapie vor und in der Schwangerschaft, ihre Kinder sowie 116 „matched pairs" (Mutter-Kind-Paare) der Kontrollgruppe an.

Wir berichten hier über 19 Frauen mit Epilepsie und ihren Kindern, bei denen die Konzentration von 25(OH)D (Calciferol) im Serum der Mutter und des Neugeborenen bei der Entbindung gemessen wurde.

Alle Frauen waren schon vor der Schwangerschaft mit Antiepleptika behandelt worden. Ihre Therapien sind Tab. 1 zu entnehmen.

Die Bestimmung des 25(OH)D erfolgte nach der Methode von G. Offermann et al. (1974; Normalwerte in diesem Labor: 15-55 ng/ml). Als Kontrollgruppe dienten 15 Mutter-Kind-Paare, bei denen die Frauen keine Antiepileptika eingenommen hatten und deren 25(OH)D-Konzentrationen sowie diejenigen ihrer Kinder bei der Geburt im gleichen Labor gemessen worden waren.

Im ersten Lebensjahr wurden alle Kinder 1/4jährlich nachuntersucht, wobei besonders auf klinische Rachitis-Zeichen (Kraniotabes, Schwitzen, Doppelhöcker an der Knorpel-Knochengrenze, Glockenthorax) geachtet wurde. Als ein Maß für das Knochenwachstum betrachteten wir den Fontanellenschluß. Bei allen Säuglingen der Gesamtstudie wurde die Fontanellengröße nach Popich (1972) gemessen, indem der Längs- und Querdurchmesser addiert und die Summe davon gemittelt wurde.

Die Gruppendarstellung erfolgte durch den Medianwert, die statistische Prüfung von Unterschieden durch den parameterfreien Wilcoxon-Test.

Ergebnisse

Die Medianwerte der 25(OH)D-Konzentrationen lagen bei Frauen mit Epilepsie und Antiepileptikaeinnahme niedriger als bei den Kontrollen (13 vs. 31.0 ng/ml; p< 0.05). Bei den Neugeborenen waren die 25(OH)D-Konzentrationen in der Studien- und der Kontrollgruppe jeweils niedriger als bei ihren Müttern. Neugeborene epileptischer Frauen hatten im Vergleich zur Kontrollgruppe nochmals signifikant erniedrigte 25(OH)D- Konzentrationen (5.0 vs.14.5; p<0.05). Zum Teil befanden sich die Vitamin D-Werte im Nabelschnurblut unterhalb der Nachweisgrenze von < 2.5 ng/ml (Tab.1).

Tab. 1: 25(OH)D-Konzentrationen im Serum bei Entbindung von Frauen mit Epilepsie und antiepiletischer Therapie sowie bei ihren Neugeborenen

	Antiepileptika	25(OH)D (ng/ml)	
		Mutter	Kind
1	Primidon	20.0	14.0
2	Primidon	5.7	< 2.5
3	Primidon	18.0	5.4
4	Primidon	14.0	6.8
5	Phenobarbital + Phenytoin + Ethosuximid	4.8	< 2.5
6	Phenobarbital + Clonazepam	4.3	3.7
7	Phenobarbital + Phenytoin + Clonazepam	3.0	< 2.5
8	Phenobarbital + Phenytoin	19.5	12.0
9	Phenobarbital + Phenytoin	10.8	2.9
10	Carbamazepin	8.6	< 2.5
11	Carbamazepin	35.0	19.0
12	Carbamazepin	19.0	16.0
13	Carbamazepin + Ethosuximid + Clonazepam	32.0	14.0
14	Valproat	7.2	4.3
15	Valproat	12.0	3.8
16	Valproat + Phenytoin	15.0	8.4
17	Phenytoin	11.2	<2.5
18	Phenytoin	32.0	8.0
19	Phenytoin	14.0	5.8

Eine Therapie mit Phenobarbital bzw. Primidon, dessen Hauptmetabolit Phenobarbital ist, war häufiger mit erniedrigten Vitamin D-Konzentrationen assoziiert als die Therapie mit anderen Antiepileptika wie Valproat, Carbamazepin, Phenytoin. Bei 6 von 9 Frauen mit Phenobarbital-Behandlung lag die Vitamin D-Konzentration unterhalb des Bereiches von 15 ng/ml. Bei allen 9 Phenobarbital-exponierten Kindern war die Vitamin D-Konzentration geringer als 15 ng/ml (Tab.1).

Bei keinem der 19 Kinder traten im ersten Lebensjahr oder später klinische Zeichen einer Rachitis auf. Kraniotabes war in der gesamten Zielgruppe bei 10 Kindern und bei 5 Kontrollkindern aufgefallen. Die Fontanellen waren im Alter von 6 Monaten bei den Kindern der gesamten Zielgruppe größer als bei den Kontrollkindern (p<0.05; Abb.1).

Diskussion

Mit den hier vorgelegten Befunden können wir nur anekdotisch zu dem Problem des Knochenstoffwechsels einer mit Antiepileptika behandelten Frau beitragen. Die Epilepsie bestand bei diesen Frauen in der Regel seit der Kindheit oder Adoleszens. Sie war deshalb schon vor der Schwangerschaft langjährig mit Antiepileptika behandelt worden. Die bei einer langen Behandlungsdauer bekannten Veränderungen des Knochenstoffwechsels (Kruse, 1968, Offermann, 1979) könnten also schon vor der Schwangerschaft bestanden haben. Daten liegen uns für unser Kollektiv jedoch leider nicht vor. Bei der Hälfte der Frauen mit Epilepsie war der 25(OH)D-Spiegel auf unter 15 ng/ml erniedrigt. Normalerweise verändert sich nach Haussler (1977) der Plasmaspiegel des 25(OH)D während einer Schwangerschaft nicht. Am Ende der Schwangerschaft steigt das eigentlich wirksame Vitamin D, das 1,25-(OH)2D, um das Doppelte an, und das Transportprotein ist ebenfalls erhöht. Auf diese Weise wird wahrscheinlich der physiologische Mehrbedarf bei der Mineralisierung des Feten gesichert. Wir führen die jetzt beobachteten niedrigeren 25(OH)D-Konzentrationen daher in erster Linie auf die langjährige Antiepileptika-Einnahme zurück.

Nach unserer Kenntnis liegen von Neugeborenen, welche in der Fetalzeit gegenüber Antiepileptika exponiert gewesen waren, keine weiteren Bestimmungen des 25(OH)D vor. Die Neugeborenen der Zielgruppe, aber auch Kontrollkinder, wiesen niedrigere Vitamin D-Konzentrationen auf als ihre Mütter. Eine Erklärung ist derzeit hierfür nicht bekannt. Zu spekulieren ist, daß die fetale Eiweißbindung für Vitamin D kleiner als die maternale ist.

Bei einer Therapie, welche Phenobarbital enthielt, waren die Vitamin D-Konzentrationen bei Mutter und Kind besonders niedrig. Bei den Neugeborenen lagen die Vitamin D-Spiegel teilweise unter der Nachweisgrenze. Aus anderen Zusammenhängen ist pränatale Enzyminduktion durch Phenobarbital bekannt. Rating (1983) konnte bei den gegenüber Phenobarbital bzw. Primidon exponierten Kindern dieser Studie eine rasche N-Demethylierung von Aminopyrin nachweisen. Möglicherweise sind es also die Neugeborenen, die infolge der pränatalen Enzyminduktion zusätzlich zum raschen Abbau des Vitamin D beitragen.

Über die Hälfte der in utero gegenüber Antiepileptika exponierten Kinder wiesen Vitamin D-Werte von < 8 ng/ml auf. Solch niedrige Konzentrationen sind von Kindern mit Rachitis bekannt (Kruse, 1993).

Das Studienprotokoll sah die Aufklärung über die Bedeutung der Vitamin D-Substitution im ersten Lebensjahr alle 3 Monate vor. Auf Befragung der Eltern waren auch alle Kinder regelmäßig mit Vitamin D substituiert worden. Höchstwahrscheinlich beobachteten wir deshalb bei keinem der Kinder klinische Mangelerscheinungen im Sinne einer Rachitis. Wiederum zeigen die in der Gesamtstudie erhobenen Befunde, daß zumindest in der Mitte des ersten Lebensjahres das Wachstum der Schädelknochen verzögert ist. Dieser Befund deckt sich mit den Beobachtungen von Bethenod (1975), Loughnan (1976) und Frederich (1981). Eine systematische Untersuchung des Vitamin D-Stoffwechsels konnte leider nach der Neugeborenenzeit nicht erfolgen.

Bei einer langjährigen Therapie mit Antiepileptika, insbesondere mit dem enzyminduzierenden Phenobarbital, sollte während der Schwangerschaft auf eine ausreichende Zufuhr des Vitamins über die Nahrung, auf Sonnenexposition und auf Bewegungen vorbeugend geachtet werden. Es ist ratsam, am Ende der Schwangerschaft den Vitamin D-Spiegel zu bestimmen und gegebenenfalls das Vitamin zu substituieren. Die Neugeborenen sind als Rachitis-gefährdet zu betrachten. Deshalb sollte eine Vitamin D3-Substitution mit 500 bzw. 1000 (bei Frühgeborenen) IE/d regelmäßig erfolgen.

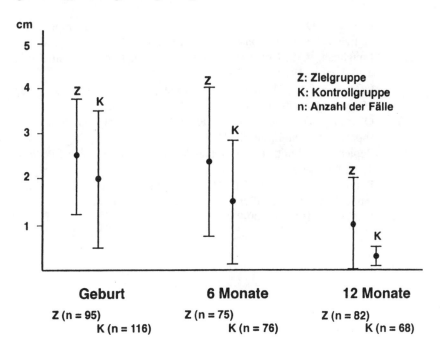

Referenzkollektiv (Popich, 1972) bei Geburt: M = 2,1 cm ± 2 SD = 1,5
Quer- und Längsdurchmesser werden gemittelt.

Abb. 1: Fontanellengrößen bei Geburt in Ziel- und Kontrollgruppe
Mittelwerte und Standardabweichungen

Literatur

(1) Bethenod, M., Frederich, A.: Les enfants des antiepileptique. Pediatrie. 1975, 30, 227-248

(2) Frederich, A.: Lesions osseuse des nouveau-nes de mère prenant des anticonvulsant. Arch Fr Pediatr 1981, 38, 221-225

(3) Haussler, M.R., McCain, T.A.: Basis and clinical concepts related to vitamin D metabolism and action. New Eng J Med, 1977, 297, 1041-1050

(4) Köhler, B.: Osteopathien nach antiepileptischer Langzeitbehandlung. Beobachtungen bei Kindern und Jugendlichen. Arzneimitteltherapie, 1990, 10, 322-329

(5) Koch, S., Göpfert-Geyer, I., Jäger-Roman, E., Jakob, S., Huth, H., Hartmann, A., Rating, D., Helge, H.: Antiepileptika während der Schwangerschaft. Dtsch med Wochenschr, 1983, 7, 250-257

(6) Kruse, K.: Calcium-Phosphat-Stoffwechselstörungen. In: Kruse, K. (Hrsg.): Pädiatrische Endokrinologie. Ferdinand Enke, Stuttgart, 1993, 90-131

(7) Kruse, R.: Osteopathien bei antiepileptischer Langzeittherapie (vorläufige Mitteilung). Monatsschr Kinderheilk, 1968, 116, 378-381

(8) Loughnan, P.M., Gold, M., Vance, J.C.: Phenytoin teratogenicity in man. Lancet, 1973, 1, 70-72

(9) Offermann, G., Dittmar, F.: A direct protein-binding assay for 25-hydroxycalciferol. Horm Metab Res, 1974, 6, 634

(10) Offermann, G., Pinto, V., Kruse, R.: Antiepileptic drugs and Vitamin D supplementation. Epilepsia, 1979, 20, 3-15

(11) Popich, G.A., Smith, D.W.: Fontanels: Range of normal size. J Pediatr, 1972, 80, 749-752

(12) Rating, D., Jäger-Roman, E., Nau, H., Kuhnz, W., Helge, H.: Enzyme induction in neonates after fetal exposure to antiepileptic drugs. Pediatr Pharmacol, 1983, 3, 209-218

Einzelreiz-getriggerte und spontane epileptische Aktivität im Niedrig-Mg^{2+}-Modell: Latenzzunahme antiepileptischer Wirkung von Verapamil bei Reizung

R. Köhling[1], H. Straub[1], E.-J. Speckmann[1,2]
[1] Institut für Physiologie, Universität Münster
[2] Institut für Experimentelle Epilepsieforschung, Universität Münster

Abstract
An antiepileptic efficacy of the organic calcium channel blocker verapamil has been demonstrated on spontaneously occurring discharges in low Mg^{2+} epilepsy and other experimental models. The aim of the present study was to test whether verapamil also acts on low Mg^{2+}-induced epileptiform field potentials (EFP) triggered by single electrical stimuli.
The experiments were carried out on hippocampal slices of guinea pigs maintained in a submersion recording chamber. EFP were elicited by omission of Mg^{2+} from the superfusate and recorded in CA1 subfield with conventional electrophysiological techniques. Single electrical stimuli were applied to Schaffer collaterals. Verapamil was added to the bath solution in concentrations of 40 and 60 µmol/l in normal (4 mmol/l) and elevated (8 mmol/l) K$^+$levels. After omission of Mg^{2+} from the superfusate, spontaneously occurring EFP appeared in all trials. These spontaneously occurring EFP were suppressed dose-dependently on addition of verapamil to the superfusate. In elevated K$^+$levels, the latencies of suppression were significantly reduced. Triggered EFP reappeared upon stimulation after spontaneously occuring EFP had been suppressed, except for trials with 60 µmol/l verapamil in elevated K$^+$. The stimulus evoked EFP were abolished with continuing superfusion of verapamil except for trials with 40 µmol/l verapamil in normal K$^+$. This effect was again dose-dependent and enhanced by elevating the K$^+$ level. In all experiments, stimulus evoked EFP reappeared upon wash-out of verapamil.
A possible primary action of verapamil on pacemaker functions in epileptogenic tissue is discussed.

Einleitung

In zahlreichen experimentellen Epilepsiemodellen konnte gezeigt werden, daß der organische Calciumantagonist Verapamil spontane epileptische Aktivität unterdrückt, die durch Veränderung des extrazellulären ionalen Mikromilieus oder durch Applikation epileptogener Substanzen induziert wurde (1,2,3,4,5). Ziel der vorliegenden Untersuchung ist es, die Wirkung von Verapamil auf einzelreizgetriggerte epileptische Aktivität zu ermitteln.

Methodik

Die Untersuchungen wurden an hippocampalen Gewebeschnittpräparaten des Meerschweinchens durchgeführt. Epileptische Aktivität wurde durch Überspülung mit Mg^{2+}-freier Badlösung mit normalem (4 mmol/l) und angehobenem (8 mmol/l) K^+-Spiegel induziert. Verapamil (40 und 60 µmol/l) wurde dem Superfusat zugefügt. Die Schaffer-Kollateralen wurden mit elektrischen Einzelreizen stimuliert. Epileptiforme Feldpotentiale (EFP) wurden im str. pyramidale und str. radiatum der Region CA1 registriert. Zur Quantifizierung epileptischer Aktivität wurde das Flächenintegral der EFP ermittelt. Alle Zeitangaben beziehen sich auf Mittelwerte ± mittlerer Fehler des Mittelwertes.

Ergebnisse und Diskussion

Überspülung mit Mg^+-freier Lösung rief spontane EFP in allen Schnitten bei normalem K^+-Spiegel nach 18 ± 4 und bei angehobenem K^+-Spiegel nach 6 ± 1 Minuten hervor (Abb. 1). Spontane EFP wurden dosisabhängig nach Zugabe von Verapamil unterdrückt (Abb. 1). Unter angehobenem K^+-Spiegel war die antiepileptische Wirkung von Verapamil verstärkt (Abb.1). Nach Unterdrückung spontaner EFP konnten unter fortgesetzter Gabe von 40 µmol/l Verapamil im normalen und angehobenen K^+-Spiegel EFP durch Einzelreiz-Stimulation in allen Versuchen wieder ausgelöst werden. Die Wiederauslösung einzelreizgetriggerter EFP gelang unter Gabe von 60 µmol/l Verapamil nur bei normalem, nicht jedoch bei angehobenem K^+-Spiegel (Abb. 1). Die einzelreizgetriggerten EFP wurden wie die spontan auftretenden EFP dosisabhängig durch Gabe von Verapamil unterdrückt. Auch hierbei zeigte sich eine Potenzierung der Verapamilwirkung in angehobenem K^+-Spiegel (Abb. 1). Eine Ausnahme bildeten die Versuche, in denen Verapamil in einer Konzentration von 40 µmol/l bei normalem K^+-Spiegel appliziert wurde. Hierbei gelang keine Unterdrückung innerhalb eines Zeitraumes von 240 Minuten (Abb. 1). Die Tatsache, daß einzelreizgetriggerte EFP weitaus später als spontane EFP durch Verapamil ausgelöscht wurden, deutet darauf hin, daß dieser Calciumantagonist zunächst eine Schrittmacherfunktion epileptischer Aktivität unterdrückt. Erst im weiteren Verlauf hebt Verapamil auch die Fähigkeit auf, EFP zu generieren.

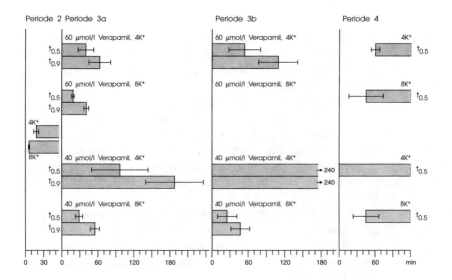

Abb. 1: Latenzen des Auftretens spontaner epileptiformer Feldpotentiale (EFP, Periode 2; Mg^{2+}-freie Lösung), der Unterdrückung spontaner (Periode 3a) und Einzelreiz-getriggerter EFP (Periode 3b) durch den organischen Calcium-antagonisten Verapamil sowie Latenzen des Wiederauftretens von EFP (Periode 4; Auswaschen von Verapamil). Balken: Vorhandensein von EFP; Mittelwert ± mittlerer Fehler des Mittelwertes. Hippocampale Schnittpräparate, CA1-Region. EFP wurden durch Überspülung mit Mg^{2+}-freier Lösung ausgelöst. Die Schaffer-Kollateralen wurden mit elektrischen Einzelreizen stimuliert. Verapamil wurde dem Superfusat in Konzentrationen von 40 und 60 µmol/l in normalem (4 mmol/l) und angehobenem (8 mmol/l) K^+-Spiegel zugegeben. $t_{0.5}$ und $t_{0.9}$: Zeitpunkte, zu denen die in Periode 2 auftretenden EFP zu 50% bzw. 90% unterdrückt wurden oder auf ein entsprechendes Niveau zurückkehrten.

Literatur

(1) Bingmann, D., Speckmann, E.-J.: Specific suppression of pentylenetetrazol- induced epileptiform discharges in CA3 neurons by the organic calcium channel antagonists flunarizine and verapamil. Exp. Brain Res. 74, 1989, 239-248

(2) Mody, I., Lambert, J.D.C., Heinemann, U.: Low extracellular magnesium induces epileptiform activity and spreading depression in rat hippocampal slices. J. Neurophysiol 57,1987, 869-888

(3) Pohl, M., Straub, H., Speckmann, E.-J.: Low magnesium induced epileptiform dicharges in guinea pig hippocampal slices: depression by the organic calcium antagonist verapamil. Brain Res 577, 1992, 29-35

(4) Straub, H., Köhling, R., Speckmann, E.-J.: Low magnesium induced epileptiform discharges in neocortical slices (guinea pig): increased antiepileptic efficacy of organic calcium antagonist verapamil with elevation of extracellular K^+ concentration. Comp. Biochem. Physiol, 1992,.103C, 57-63

(5) Straub, H., Lücke, A., Köhling, R., Moskopp, D., Pohl, M., Wassmann, H., Speckmann, E.-J.: Low magnesium induced epileptiform activity in the human neocortex maintained in vitro: Suppression by the organic calcium antagonist verapamil. J. Epilepsy 5, 1992, 166-170

Wirkungen von Carbamazepin auf das Membranpotential und auf Membranströme sensorischer Spinalganglienzellen

A. Mayer[1], K. Schirrmacher[2], M. Berger[1], J. Walden[1,3], D. Bingmann[2]
[1] Psychiatrische Universitätsklinik Freiburg
[2] Institut für Physiologie Essen
[3] Tropon GmbH Köln

Abstract

Although carbamazepine (CBZ) is an established antiepileptic drug, the elementary mechanisms of this substance are hardly understood. For further clarification, effects of CBZ on membrane properties of cultured sensory spinal ganglion cells of newborn rats were analyzed electrophysiologically. Intracellular recordings revealed that CBZ (50 - 100 μmol/l): 1) affected neither the membrane potential nor the membrane resistance. 2) markedly decreased neuronal excitability within 5 - 10 min. 3) reversibly diminished calcium-components of action potentials which form distinct shoulders in the repolarisation phase. This suppression occurred within 10 - 20 min. Patch clamp studies (whole cell mode) revealed that CBZ 1) depressed voltage-dependent calcium currents (peak and steady state currents). After withdrawal of CBZ a recovery of this current could be seen in some experiments. 2) did not affect or slightly increased voltage-dependent potassium currents.

As a whole, CBZ exerts various effects on sensory spinal ganglion cells among which the calcium-antagonistic effect seems to be of major functional significance for the antiepileptic action of this drug.

Die elementaren Mechanismen, auf denen die antiepileptische Wirkung von Carbamazepin (CBZ) beruht, sind bislang nicht vollständig geklärt. Erste Hinweise deuten darauf hin, daß CBZ neben einer Vielzahl von Wirkungen auch auf spannungsabhängige Calciumkanäle einen Einfluß ausübt (Walden et al. 1992, 1993). In einer weiteren Analyse des Wirkmechanismus wurde nun an einzelnen Nervenzellen mit Hilfe elektrophysiologischer Methoden die Wirkung von CBZ auf Membraneigenschaften getestet. Dazu wurden sensorische Spinalganglienzellen in der Zellkultur untersucht.

Von sensorischen Spinalganglienzellen neugeborener Ratten wurden primäre

Zellkulturen angelegt. Nach einer Wachstumsphase von mindestens drei Wochen wurden die Membraneigenschaften von isoliert liegenden Zellen entweder mit konventioneller intrazellulärer Ableitung oder im Ganzzell-Modus der „patchclamp" Methode untersucht. Bei der konventionellen Ableitung dienten intrazellulär applizierte Serien von hyperpolarisierten Pulsen zur Prüfung des Membranwiderstandes und depolarisierende Einzelpulse zur Auslösung von Aktionspotentialen. In der „patch-clamp"-Untersuchung wurden einzelne Ionenströme durch Zugabe von Kanalblockern zur Badlösung oder durch Substitution bestimmter Ionen isoliert dargestellt. Während der elektrophysiologischen Untersuchungen wurden die Zellkulturen kontinuierlich mit einer physiologischen Salzlösung überströmt. 50 - 100µmol/l CBZ wurden in 0,2% DMSO gelöst. Kontrollen wurden mit 0,2% DMSO durchgeführt und ergaben, daß das Lösungsmittel selber keine Wirkung entfaltet.

Als Ergebnis zeigt sich, daß CBZ (50 oder 100 µmol/l) weder das Ruhemembranpotential noch den Membranwiderstand veränderte. Unter CBZ verminderte sich reversibel die Calciumkomponente von Aktionspotentialen, was an der Abnahme der Schulter in der Repolarisationsphase und an der somit eintretenden Verkürzung der AP-Dauer erkennbar war. Die neuronale Erregbarkeit der Zellen nahm hingegen unter CBZ deutlich ab. Messungen der Calciumströme mit Hilfe der „patch-clamp"-Technik sind in einem typischen Experiment in Abbildung 1 dargestellt. Wie aus der Abbildung hervorgeht, wurden sowohl die „peak"- als auch die „steady-state"-Komponenten von spannungsabhängigen Calciumströmen durch CBZ reduziert. Nach dem Auswaschen von CBZ wurde in einigen Zellen eine Erholung der Calciumströme beobachtet. Spannungsabhängige Kaliumströme wurden in den meisten Neuronen nicht beeinflußt, in einigen Ableitungen zeigte sich eine leichte Vergrößerung der Kaliumströme.

Die Untersuchungen an sensorischen Spinalganglienzellen in der Primärkultur zeigen, daß CBZ sowohl calciumabhängige Potentiale als auch spannungsabhängige Calciumströme hemmt. CBZ beeinflußte kaum die spannungsabhängigen Natrium- und Kaliumströme. Der calciumantagonistische Effekt von CBZ mag neben der Senkung der neuronalen Erregbarkeit wesentlich zur antiepileptischen Wirksamkeit der Substanz beitragen. Darüberhinaus bietet die calciumantagonistische Wirkung von CBZ auch einen Hinweis auf die Wirkung dieser Substanz in der Prophylaxe effektiver Störungen (Schirrmacher et al., 1993; Walden et al., 1993).

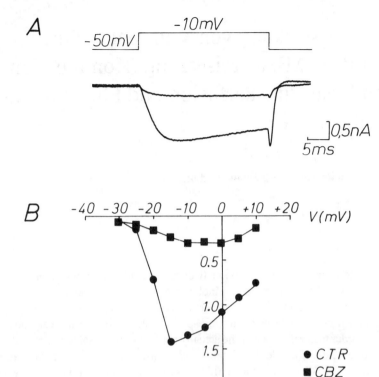

Abb. 1: Calciumströme, die aus kultivierten Spinalganglienzellen der Ratte abgeleitet wurden. Es wurden depolarisierende Pulse von -50 auf -10 mV appliziert und Calciumströme unter Kontrollbedingungen und 3 Minuten nach der Applikation von 50 μmol/1 CBZ registriert.

Literatur

(1) Schirrmacher, K., Mayer, A., Walden, J., Düsing, R., Bingmann, D.: Effects of carbamazepine on action potentials and calcium currents in rat spinal ganglion cells in vitro. Neuropsychobiol. 27, 176-179, 1993

(2) Walden, J., Grunze, H., Bingmann, D., Liu, Z., Düsing, R.: Calciumantagonistic effects of carbamazepine as a mechanism of action in neuropsychiatric disorders: studies in calcium dependent model epilepsies. Eur. Neuropsychopharmacol. 2, 455-462, 1992

(3) Walden, J., Grunze, H., Mayer, A., Düsing, R., Schirrmacher, K., Liu, Z., Bingmann, D.: Calciumantagonistic effects of carbamazepine in epilepsies and affective psychoses. Neuropsychobiol. 27, 171-175, 1993

In vivo-Wirkung von Valproat auf die nigrale GABA-Freisetzung: Kombination von Push-Pull-Perfusion und Fluoreszenz-Histochemie

R. Wolf, U. Tscherne
Psychiatrische Universitätsklinik Freiburg

Abstract

In order to further study the previously demonstrated suppressive *in vivo* effect of valproate (VPA) on gamma-aminobutyric acid (GABA) release in preoptic area (POA), this examination was performed on GABA neurotransmission in substantia nigra (SN), utilizing the push-pull-cannula technique in freely moving rats. In order to clarify whether the actually perfused area in SN is pars reticulata, we applied the retrograde fluorescence tracer Fast Blue via the cannula. Nigral perfusion with VPA caused a significant suppression of local GABA release. This effect was more marked in a subgroup with retrogradely labelled cells in striatum. Thus, VPA inhibits GABA release in SN as it does in POA, which agrees with our hypothesis of enhanced GABAergic transmission by VPA, causing a suppression of presynaptic GABA release via negative feedback on the GABA autoreceptor complex. Furthermore, combination of push-pull technique with retrograde tracer application appears to be an important tool to prove afferent connections of the actually perfused area within neuronal networks.

Einleitung

Um die kürzlich erhobenen Befunde einer suppressiven *in vivo*-Wirkung von Valproat (VPA) auf die Freisetzung von γ-Aminobuttersäure (GABA) in der Präoptischen Region (Wolf et al., 1988, 1992) in einer anderen Hirnregion zu überprüfen, wurde in dieser Arbeit der Einfluß von VPA auf die GABAerge Neurotransmission in der Substantia nigra mittels der Push-Pull-Kanülentechnik an wachen, frei beweglichen Ratten untersucht.

Um zu klären, ob das tatsächlich perfundierte Hirnareal in der Pars reticulata der Substantia nigra (SNr) liegt, jener Region, die starken GABAergen Input aus dem Striatum erhält, haben wir nach jedem Perfusionsexperiment den retrograden Fluoreszenz-Tracer Fast Blue über die Push-Pull-Kanüle appliziert.

Material und Methode

Erwachsenen ovarektomierten Wistar-Ratten wurden im Alter von zwei Monaten unter Pentobarbital/Ketamin-Anästhesie Push-Pull-Kanülen in die Substantia nigra implantiert (Koordinaten nach DeGroot, 1959: A 2,8; L 2,0; V -3,5). Das Push-Pull-Perfusionsexperiment wurde an wachen, frei beweglichen Tieren durchgeführt unter Verwendung von artifizieller Cerebrospinalflüssigkeit (CSF) im Wechsel mit 80 µg Valproat/ml enthaltender CSF. Kontrolltiere wurden kontinuierlich mit CSF perfundiert. Die Perfusat-Fraktionen wurden bei einer Flußrate von 20 µl/min in 15-min-Intervallen gesammelt.

GABA wurde mit einer modifizierten Version (Wolf et al., 1988) eines enzymatisch-fluorimetrischen Assays (Graham und Aprison, 1966) bestimmt.

Nach der Push-Pull-Perfusion wurde der Fluoreszenz-Tracer Fast Blue über die implantierte äußere Kanüle appliziert, ohne eine zusätzliche Verletzung des Gewebes zu verursachen. Nach 24 Stunden wurde das Gehirn entnommen und gefroren. Anschließend wurden 20-µm-Schnitte an einem Cryomicrotom angefertigt und in 4% Formalin fixiert.

Bei der mikroskopischen Auswertung wurde jeder fünfte Hirnschnitt nach retrograd markierten Zellen abgesucht, und zwar mit einem Fluoreszenzmikroskop (Zeiss, BRD) unter Verwendung der Filtersysteme A, 340-380/430 nm, und D, 355-425/460 nm.

Resultate

1. Nach 24stündiger Tracer-Applikation über die Push-Pull-Kanüle waren bei einer Gruppe von Tieren eine große Anzahl Zellen im Striatum retrograd markiert. Diese Zellen besaßen also axonale Projektionen zur Applikationsstelle in der Substantia nigra pars reticulata, SNr.
2. Semiquantitative fluoreszenz-histochemische Diskrimination:
    Gruppe I: keine oder wenige markierte Zellen im Striatum, d.h. außerhalb der SNr;
    Gruppe II: mehrere bis zahlreiche Zellen, d.h. innerhalb der SNr.
3. Die prozentuale Änderung der GABA-Freisetzung unter VPA-Perfusion in den Gruppen I und II ist in Tabelle 1 dargestellt.

Tab. 1: Wirkung von Valproat (VPA) auf die nigrale GABA-Freisetzung

	Gruppe I (außerhalb der SNr)		Gruppe II (innerhalb der SNr)	
	GABA Konz. vor der Behandlung	Änderung während der Behandlung	GABA Konz. vor der Behandlung	Änderung während der Behandlung
	[pmol/FP]	[%]	[pmol/FP]	[%]
Kontrolle	601 + 48 (4)	- 3.4 + 1.4	936 + 70 [a] (5)	-4.1 + 1.6
VPA	643 + 45 (4)	-10.1 + 1.9 [b]	856 + 76 (6)	-22.1 + 2.5 [a,c]

Mittlere GABA-Konzentration pro Fraktionsperiode von 15 min [pmol/FP], gemittelt über 8 Fraktionen während der Vorbehandlungsperiode von 2 Stunden.
Mittlere Änderung der GABA-Freisetzung [%] während der Behandlung mit VPA, bezogen auf die Vor-Behandlungsperiode.
Mittelwert ± SEM. Anzahl der Tiere in Klammern.
[a] p<0.01 vs. Gruppe I; [b] p<0.05 vs. Kontrolle; [c] p<0.001 vs. Kontrolle.

Diskussion

Die Push-Pull-Kanülen-Technik wurde benutzt, um den lokalen Effekt von Valproat auf den in vivo-Release des Neurotransmitters GABA in der Substantia nigra zu untersuchen.

Die anschließenden fluoreszenz-histochemischen Untersuchungen wurden durchgeführt, um die tatsächlich perfundierte Hirnregion als innerhalb (Gruppe II) oder außerhalb (Gruppe I) der Pars reticulata der SN zu spezifizieren. Es zeigte sich, daß diese histochemische Differenzierung durch die neurochemischen Unterschiede, und zwar anhand der GABA-Freisetzung und ihrer Änderung während der VPA-Perfusion, bestätigt wurde.

Übereinstimmend mit unseren früheren Befunden in der Präoptischen Region (Wolf et al., 1988, 1992) verursachte VPA in der SN eine Reduktion der GABA-Freisetzung. Dies könnte durch präsynaptische $GABA_A$-Autorezeptoren in der SN verursacht sein, da Muscimol die Kalium-evozierte Freisetzung von [3H]-GABA hemmt (Arbilla et al., 1979). Außerdem zeigen extrazelluläre Ableitungen, daß VPA selektiv die $GABA_A$-mediierte Hemmung von Neuronen im Locus coeruleus verstärkt (Olpe et al., 1988).

Diese in vivo beobachtete Suppression der extrazellulären GABA-Freisetzung scheint im Gegensatz zu anderen Autoren zu stehen, die eine ansteigende GABA-Konzentration im Gewebe-Homogenat der SN nach VPA-Applikation finden (Farrant et al., 1989; Löscher, 1989). Andererseits ist zu berücksichtigen, daß die GABA-Anstiegshypothese für den Wirkungsmechanismus von VPA auf zum Teil hohen VPA-Konzentrationen über dem therapeutischen Bereich beruht (Johnston, 1984). Außerdem ist eine Erhöhung der Gesamtkonzentration von GABA im Homogenat nicht notwendigerweise Ausdruck einer gesteigerten präsynaptischen GABA-Freisetzung, was in den Experimenten von Chapman et al. (1982) und Kapetanovic et al. (1988) gezeigt wurde. Darüber hinaus konnte eine Reduktion der GABA-Syntheserate durch VPA nach Blockade des GABA-Abbaus mit Gabaculin beobachtet werden (Bernasconi et al., 1984), und schließlich wurde der in der präoptischen Region beobachtete biphasische Effekt von VPA (Wolf et al., 1988) kürzlich im Hippokampus bestätigt (Biggs et al., 1992): Abfall der GABA-Freisetzung bei niedrigen, Anstieg der GABA-Konzentration bei hohen VPA-Konzentrationen.

Zusammenfassend sind diese Ergebnisse in Übereinstimmung mit unserer Hypothese einer verstärkten GABAergen Neurotransmission durch VPA, wobei bei niedrigen, therapeutisch relevanten Konzentrationen eine Reduktion der präsynaptischen GABA-Freisetzung und damit eine Reduktion der extrazellulär vorhandenen GABA-Konzentration stattfindet, die möglicherweise über das negative Autofeedback einer GABA-synergistischen Wirkung von VPA verursacht wird.

Literatur

(1) Arbilla, S., Kamal, L., Langer, S.Z.: Presynaptic GABA autoreceptors on GABAergic nerve endings of the rat substantia nigra. Eur J Pharmacol 57, 1979, 211-217

(2) Bernasconi, R., Hauser, K., Martin, P., Schmutz, M.: Biochemical aspects of the mechanism of action of valproate. In: Emrich, H.M., Okuma, T., Müller, A.A. (eds.): Anticonvulsants in affective disorders. Arnsterdam, Elsevier, 1984, 14-32

(3) Chapman, A.G., Riley, K., Evans, M.C., Meldrum, B.S.: Acute effects of sodium valproate and gamma-vinyl GABA on regional amino acid metabolism in the rat brain: incorporation of 2-[14C]glucose into amino acids. Neurochem Res 7, 1982, 1089-1105

(4) DeGroot, J.: The rat forebrain in stereotaxic coordinates. Trans R Neth Acad Sci 52, 1959, 1-40

(5) Farrant, M., Webster, R.A.: Neuronal activity, amino acid concentration and amino acid release in substantia nigra of the rat after sodium valproate. Brain Res 504, 1989, 49-56

(6) Graham, L.T., Aprison, M.E.: Fluorometric determination of aspartate, glutamate, and gamma-aminobutyrate in nerve tissue using enzymatic methods. Analytical Biochemistry 15, 1969, 487497

(7) Johnston, D.: Valproic acid: Update on its mechanism of action. Epilepsia 25 (Suppl. 1), 1984, 1-4

(8) Kapetanovic, I.M., Yonekawa, W.A., Torchin, C.D., Kupferberg, H.J.: Effects of pharmacological manipulations on basal and newly synthesized levels of GABA, glutamate, aspartate and glutamine in mouse brain cortex. Biochem Pharmacol 37, 1988, 4445-4449

(9) Löscher, W.: Valproate enhances GABA turnover in the substantia nigra. Brain Res 501, 1989, 198-203

(10) Olpe, H.-R., Steinmann, M.W., Pozza, N.F., Brugger, F., Schmutz, M.: Valproate enhances GABA-A mediated inhibition of locus coeruleus neurons in vitro. Naunyn-Schmiedeberg's Arch Pharmacol 38, 1988, 655-657

(11) Wolf, R., Tscherne, U., Emrich, H.M.: Suppression of preoptic GABA release caused by push-pull-perfusion with sodium valproate. Naunyn-Schmiedeberg's Arch Pharmacol 338, 1988, 658-663

(12) Wolf, R., Tscherne, U., Emrich, H.M.: Valproate effects on preoptic GABA release and pituitary LH secretion in the rat. J Psychopharmacol 6, 1992, 265-272

(13) Wolf, R., Strehle, F., Emrich, H.M.: Carbamazepine effects on preoptic GABA release and pituitary LH secretion in the rat. Epilepsia 34, 1993, 1110-1116

Eigene Erfahrungen mit Vigabatrin beim Kind

H. Steinböck, T. Elstner, B. Neophytou, S. Elstner-Uhl
St. Anna Kinderspital, Wien

Abstract

Over a period of 2 1/2 years we treated 67 children (mainly with infantile spasms, Lennox-Syndromes, and focal epilepsies with generalisation) with vigabatrin, mainly add-on, in a dosage ranging from 50 to 450 mg/kg. 11 became seizure-free, 14 improved, 18 were unchanged, and in 24 children the seizures increased. Vigabatrin showed good efficacy in infantile spasms as a drug of first choice so that ACTH could be avoided.

Even in focal epilepsies with severe cerebral lesions vigabatrin was effective. In case of side effects such as insominia, agression, obstruction, fatigue, weight gain or increase of seizure frequency, treatment was discontinued. All side effects were reversible.

Improvement in EEG activity occured 1-3 months after improvement of convulsions.

Patients with psychomotoric defects became more alert.

Unfortuntely, effectiveness quite frequently decreased after about 6-12 months.

Methode

Wir behandelten mit Vigabatrin:

6	BNS als Erst-Therapie
12	BNS als Add-on-Therapie
10	BNS die bereits in fokale oder multifokale Epilepsie übergegangen waren
4	myoklonisch astatische Epilepsien
9	Lennox-Syndrome
16	fokale Epilepsien mit Generalisation
9	fokale Epilepsien mit schweren Cerebralschäden
1	Landau-Kleffner-Syndrom
67	

Wir behandelten mit 40 mg/kg add-on, ausgenommen die 6 BNS-Epilepsien als Ersttherapie. Die Dosis wurde jede 2. Woche gesteigert bis die Patienten entweder anfallsfrei waren oder Nebenwirkungen auftraten. So wurde eine maximale

Dosierung von 450 mg/kg erreicht. Die Begleitmedikation wurde nicht verändert. Wir führten jedes 2. oder 3. Monat ein EEG durch.
Wir stellen unsere so gewonnenen Erfahrungen der letzten 2 1/2 Jahre vor:

Die Ätiologie war		DieTherapiedauer betrug
21	Perinatalschäden	7 x bis zu 1 Monat
19	kryptogenetisch	26 x bis zu 6 Monate
6	tuberöse Hirnsklerose	10 x bis zu 12 Monate
4	Hirnfehlbildungen	11 x bis zu 18 Monate
	(incl.Gyrierungsstörungen)	12 x bis zu 24 Monate
3	St.p. Reanimation	1 x bis zu 30 Monate
2	Encephalitis	
2	Toxoplasmosen	Die Dosierung betrug
2	angeborene	23 x 100 mg/kg
	Stoffwechselerkrankungen	3 x 250 mg/kg
2	Leukodystrophien	3 x 300 mg/kg
1	Mitochondriopathie	2 x 450 mg/kg

Ergebnisse
Die **Wirksamkeit** bei allen 67 Kindern waren
   11 x anfallsfrei
   14 x Anfallsreduktion
   18 x unverändert
   24 x Anfallszunahme

6 BNS-Epilepsien als Ersttherapie:
   2 x anfallsfrei
   3 x Besserung (Übergang in eine fokale oder multifokale Epilepsie)
   1 x Anfallszunahme

12 BNS-Epilepsien als Add-on Therapie:
   3 x anfallsfrei
   3 x Besserung
   6 x Anfallszunahme

10 BNS-Epilepsien, die bereits in fokale oder multifokale Epilepsien übergegangen waren:
   1 x anfallsfrei
   1 x Besserung
   4 x unverändert
   3 x Anfallszunahme

4 myoklonische-astatische Epilepsien:
1 x anfallsfrei
2 x Besserung
1 x Anfallszunahme

9 Lennox-Syndrome:
nur 1 x Besserung
5 x unverändert
3 x Anfallszunahme

16 fokale Epilepsien mit Generalisation:
1 x anfallsfrei
4 x unverändert
7 x Anfallszunahme

9 fokale Epilepsien mit Generalisation und schweren Cerebralschäden:
3 x anfallsfrei
1 x Besserung
3 x unverändert
2 x Anfallszunahme

An **Nebenwirkungen** sahen wir bei den 67 Kindern an 39 Kindern:

15 x Schlafstörung	4 x depressive Bilder
11 x Gewichtszunahme	3 x Hyperkinesien
10 x Müdigkeit	2 x pulmonale Obstruktion
8 x Hypersalivation	2 x Inappetenz
8 x Aggressivität	1 x rez. Magenblutungen bei
8 x Agitiertheit	einem stark kyphoskoliotischem
	Kind

Zusammenfassung

67 Kinder mit vorwiegend BNS-Epilepsie, Lennox-Syndrom und fokalen Epilepsien mit Generalisierung wurden 2 1/2 Jahre mit Vigabatrin mit einer Dosierung von 50 - 450 mg/kg, vorwiegend als Add-on-Therapie, behandelt. Davon wurden 11 anfallsfrei, 14 gebessert, 18 blieben unverändert, 24 zeigten eine Anfallszunahme.

Vigabatrin zeigte gute Wirkung bei der Ersttherapie der BNS-Epilepsie, wodurch die Hormonbehandlung vermieden werden konnte. Bei Nebenwirkungen wie Schlafstörung, Aggression, Obstruktion, Müdigkeit, Gewichtszunahme, Anfallsfrequenzzunahme oder Anfallsänderung wurde die Behandlung beendet. Alle Nebenwirkungen waren reversibel. Die Rückbildung der EEG-Veränderungen erfolgte 1-3 Monate nach Wirkungseintritt. Kinder mit schweren

Cerebralschäden waren in ihrer Vigilanz gebessert. Ein Wirkungsverlust erfolgte oft 6-12 Monate nach Therapiebeginn.

Literatur

(1)   Chiron, L. et al.: Vigabatrin in infantile spasms. Lancet 10, 1990, 363-364

(2)   Dulac, O. et al.: Vigabatrin in childhood epilepsy. Child Neurol. 6, 1991, 2530-2537

(3)   Livingstone, J.H. et al.: Vigabatrin in the treatment of epilepsy in children. Br.J.Clin.Pharmacol 27, 1989, 1095-1125

(4)   Luna, D. et al.: Vigabatrin in the treatment of childhood epilepsies: A single-blind placebo-controlled study. Epilepsia 30, 1989, 430-437

Eigene Erfahungen mit Lamotrigine beim Kind

H. Steinböck,T. Elstner, B. Neophytou, S. Elstner
St. Anna Kinderspital, Wien

Abstract

Lamotrigine was given over a period of 2 - 12 months to 23 children in a dosage of 0.5 mg/kg - 20 mg/kg depending on co-medication (with valproat low dosage, with carbamazepin or phentoin high dosage). We increased the dose every two week until the patients were seizure free or medication had to be stopped due to side effects.

	Epilepsies	improved	unchanged	increased
2	infantile spasms	1	1	
5	infantile spasms that have progressed into focal or multifocal epilepsies	1	3	1
4	myoclonic astatic epilepsies	3	1	
2	early childhood absence epilepsies	1	1	
5	focal epilepsies with generalis.	1	2	2
5	Lennox	1	3	1
23	total: all epilepsies	8	11	4

Side effects were seen in 10 out of 23 children:
Toxic exanthema (3), Fatigue (3), Insomnia (1), Agitation (1), Decrease in school performance (1), Aggression (1).

The most severe side effect is toxic exanthema that may be avoided by a slow increase of dosage: 1/4 of a 25 mg tablet every week.
2 children who had developed a toxic exanthema could be treated again that way. All side effects were dose related and reversible.

Aetiology:
 Cryptogentic (6), Perinatal (6), Malformations of the brain (3), Touberous sclerosis (1), Reye-Syndrome (1), Toxoplasmosis (1), Trauma (1), Encephalitis disseminata (?) (1), Inborn error of metabolism (1).

Lamotrigine offers a new chance in the treatment of childhood epilepsies. It seems that generalised epilepsies, like e.g. myoclonic astatic seizures, can also be improved, especially by add-on-therapy with valproat.

Methode

Wir behandelten 2 - 12 Monate 23 Kinder mit 0,5 mg/kg - 20 mg/kg Lamotrigine Add-on: die niedrige Dosierung in der Kombination mit Valproat (1/2 Dosierung) und die hohe Dosierung mit Carbamazepin oder Phenytoin. Wir steigerten die Dosis jeweils jede 2. Woche, bis der Patient entweder anfallsfrei war oder Nebenwirkungen auftraten.

Ergebnisse

Epilepsien	gebessert	unverändert	Anfalls-zunahme
2 BNS	1	1	
5 BNS, die in fokale oder multifokale Epilepsien übergegangen sind	1	3	1
4 myoklonische astatische Epilepsien	3	1	
2 frühkindl. Absence-Epilepsien	1	1	
5 fokale Epilepsien mit Generalis.	1	2	2
5 Lennox	1	3	1
23 Epilepsien	8	11	4

Nebenwirkungen traten bei 10 von 23 Kindern auf:
3 toxische Exantheme
3 Müdigkeit
1 Schlafstörung
1 Agitiertheit
1 Schulleistungsabfall
1 Aggression

Die schwerwiegendste Nebenwirkung ist das toxische Exanthem, das durch ein langsames Einschleichen (1/4 Tabl. der 25 mg Tabletten jede Woche) vermieden werden kann. So konnten 2 Kinder, bei denen bereits ein toxisches Exanthem aufgetreten war, neuerlich behandelt werden. Alle Nebenwirkungen waren dosisabhängig und reversibel.

Ätiologie

6 Kryptogen
6 Perinatal
3 Gehirnfehlbildungen
1 tuberöse Hirnsklerose
1 Reye-Syndrom
1 Toxoplasmose
1 Trauma
1 Encephalitis disseminata (?)
1 Angeborene Stoffwechselerkrankung

Lamotrigine stellt eine neue Möglichkeit in der Behandlung kindlicher Epilepsien dar. Auch generalisierte Epilepsien wie myoklonisch astatische Epilepsien besserten sich besonders in Kombination mit Valproat.

Literatur

(1)   Wallace, S.J.: Add-on open trial of Lamotrigine in resistant childhood seizures. Brain Develop., 1990, 12, 734
(2)   Wallace, S.J.: Lamotrigine in resistant childhood epilepsy. Neuropediatrics, 1989, 20-116
(3)   Dulac, O. et al.: Add-on Lamotrigine in pediatric patients with treatment-resistant epilepsy. Epilepsia, 1991, 1, 95
(4)   Richens, A. et al.: Overview of the clinical efficacy of Lamotrigine. Epilepsia, 1991, 32 (Suppl. 2), 13-16
(5)   Betts, T. et al.: Sicherheit von Lamotrigin beim Menschen. Epilepsia, 1991, 32 (Suppl. 2), 17-21
(6)   Timmings, P.L. et al.: Lamotrigin bei primär generalisierter Epilepsie. Lancet, 1992, 339/8804, 1300-1301

Ein Fall einer Valproat-Encephalopathie mit Demenz-ähnlichem Syndrom bei einem 6 Jahre alten Knaben

H. Steinböck, B. Nephytou
St. Anna Kinderspital, Wien

Abstract

We treated a 6 3/12 year old boy suffering from absence-grand-mal epilepsy with Valproate. No improvement was seen during 10 months of treatment. The maximum dose was 60 mg/kg with maximum blood level of 130 ug/ml (usually 30 - 120 ug/ml). A dementia-like syndrome developed: the alertness at school and the short time memory deteriorated. The EEG continued to show 3c/s generalized synchrone spike wave paroxysm and a slowing of background activity. A thrombopenia of 30 000 forced us to discontinue treatment. Within a few days the boy's intellectual development as well as the EEG returned to normal. Within 2 more months he again developed an absence-grand-mal epilepsy. Within 6 monthes ESES (electrical status epilepticus in sleep) was diagnosed - again progressed to a dementia-like syndrome. After treatment with Sultiam together with Clobazam he recovered within a week.

Einleitung

Wir behandelten einen 6 3/12 Jahre alten Knaben mit einer Absence-Grand-mal-Epilepsie 10 Monate lang in steigender Dosierung bis zu 60 µg/kg und einem Blutspiegel von 140 µg/ml (therapeut. Bereich 30 - 120 µg/ml), wobei sich ein Demenz-ähnliches Bild entwickelte: starker Rückgang der Schulleistungen und des Kurzzeitgedächtnisses. Das EEG zeigte unverändert wiederholt 3c/s generalisierte hochamplitude synchrone Spike- Wave-Paroxysmen und schließlich auch eine Verlangsamung der Grundaktivität. Wegen einer Thrombopenie bis 30.000 wurde das Valproat abgesetzt, worauf in wenigen Tag die intellektuelle Entwicklung und das EEG normalisiert waren.

Nach 2 Monaten entwickelte sich die Absence-Grand-mal-Epilepsie wieder mit einem Demenz-ähnlichen Zustand, wobei nach 6 Monaten schließlich ein ESES (electrical status epilepticus in sleep) nachgewiesen werden konnte. Nach einer Sultiam+Clobazam-Therapie über 1 Woche normalsierte sich das EEG, und die intellektuellen Leistungen besserten sich.

Fallbericht

Familienanamnese, Schwangerschaft und Geburt normal. Geboren am 24.12. 1985 mit einer sofort operativ verschlossenen Myelomeningocele, wobei mit 1 Monat der 1. Shunt, mit 3 Monaten der 2. und mit 3 1/2 Jahren der 3. Shunt notwendig war.

Neurologische Entwicklung war sehr gut, da keine Paresen bestanden. Der Junge hat eine incontinentia alvi et urinae sowie Klumpfüße beidseits. Die Meilensteine der Entwicklung wurden annähernd zeitgerecht erreicht; alleine Gehen mit 19 Monaten.

Anfallsanamnese	Therapie	EEG	Bemerk.
29. 1. 91 Grand mal aus dem Schlaf heraus (1 Min.)		„normal"	
30. 1. 91 Grand mal aus dem Schlaf heraus (1 Min.)			
2/3 91 „Zwinkertic" „Reaktion auf die Geburt der Schwester"			
12/91 16. 2. 92 25. 3. 92 . 28. 3. 92 jeweils Grand mal aus dem Schlaf heraus (1 Min.)			
30. 3. 92	Valproat	Viele „Absencen" 1,5-3 c/s ohne Klinik Grundaktivität normal	Erst- vorst. MRT normal
14. 8. 92 10. 9. 92		unverändert mehr Absencen	
6.11. 92		weniger Absencen, aber Focus re. frontotemp.	

5. 1. 93		unverändert	
22. 1. 93	Valproat 130µg/ml Th.: Ende	unverändert plus Grund- rhythmusver- langsamung bis Delta	30 G/l Thrombo
25. 1. 93		„normal"	
24. 3. 93 Grand mal aus dem Schlaf heraus	Carbamazepin		anderes Spital
3. 4. 93 fokaler Anfall Kloni re. Gesicht bei getrübtem Bewußtsein			
4. 4. 93 Anfall? Müde und Kopfschmerzen			
8. 4. 93 fokaler Anfall wie oben			
13. 4. 93	Carbamazepin Th: Ende Suxinutin	wie 6.11.92	(wieder unser Spital)
15. 4. 93 Grand mal	Primidon		
23. 6. 93		weniger Absencen	
9. 7. 93		mehr Absencen	
21. 7. 93			CT o.B.
31. 7. 93			Demenz- ähnl. Bild
16. 8. 93		ESES *)	

27. 8. 93	Suxinutin Primidon Sultiam		ver- waschene Sprache, schlechte Konzentr., Kurzzeit- gedächtnis
9. 9. 93		unverändert	
28. 9. 93		unverändert Grundaktivit. Frequenzzu- nahme	gebessert
22.10.93	Suxinutin Primidon Sultiam Clobazam		
02.11.93	Suxinutin	„normal"	
19.11.93	Th: Ende Primidon Sultiam Clobazam		
08.12.93	Primidon Th: Ende Sultiam Clobazam		

*) Prof. Zeitelhofer, Neurolog. Univ. Klinik

Zusammenfassung

Wir behandelten 10 Monate lang einen 6 3/12 Jahre alten Knaben mit einer Absence/Grand-mal-Epilepsie bis zu einer Dosierung von 60 µg/kg, wobei dann aufgrund einer Thrombopenie (30.000) abgesetzt wurde. Sehr rasch bildete sich die langsam aufgetretene Demenz zurück. Auch das „Absence"-EEG, in dem schließlich auch die Grundaktivität stark verlangsamt war, normalisierte sich. In den darauffolgenden 6 Monaten entwickelte sich ein ESES (electrical status epilepticus in sleep), das aber gut auf Sultiam+Clobazam ansprach. Auch der beim ESES entwickelte Demenz-ähnlicher Schub bildete sich wieder zurück.

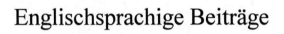

Englischsprachige Beiträge

Legislation on Epilepsy in Italy

M.P.Canevini
Epilepsy Centre, San Paolo Hospital, Milano

Abstract

There is still lack of information and deeply-rooted prejudices regarding epilepsy. A report conducted in Italy in 1990 has demonstrated that 16% of the population is not aware of epilepsy at all. Several legislative arguments still reveal obsolete and unjust views about epilepsy. The author will briefly explain in this paper major legislative problems regarding epilepsy in Italy (Military Service, Driving Licences, Work, Sports).

In industrialised countries about 1% of the population is affected by epilepsy (E). In Italy there are more than 500 000 people living with E and, each year there are 25 000 to 30 000 new cases. E thus remains a considerable social problem in Italy, in 1965 identified as a „social illness".

There is still lack of information and deeply-rooted prejudices regarding E. A report conducted by DOXA (the Italian Institute of Public Opinion) and commissioned by the Italian League Against Epilepsy in 1990 has demonstrated how there is very little knowledge on the subject: 16% of the population proved not to be aware of E at all. This figure, although smaller than in the previous DOXA report of 1983, where 27% of the interviewed declared not to know what E was, is still not satisfying and shows that much work has still to be done to increase general knowledge.

Several legislative arguments still reveal obsolete and unjust concepts on E.

In this report I will try to briefly explain the major legislative problems regarding E in Italy.

Military Service

E is listed as one of the infirmities and deficiencies which are a cause of non-eligibility for military conscription. The medical staff of the army can now avail itself with the sanitary documentation compiled by public institutions to certify the candidate temporarily unfit, to be seen after 12 months, or not eligible at the moment of the first examination. Previously it was also possible to utilise information resulting from the inquiries of the Military Police. Under the legislative act of Nov. 1979 n.390 (presented by the On. Achille and promoted by the Lombard Association against Epilepsy) all the documents regarding the discharge are compiled so as to omit the causes of non-eligibility to military service. This statutory law represents an important result for individuals suffering from E, since in the past the cause of rejection was registered on the certificate of discharge and this brought many difficulties to the individual when looking for a job or when asking for a driving licence. So, many preferred going through military service, hiding their illness whether it was still present or not.

The problem is greater concerning E diagnosed in individuals who work in the Army, because the diagnosis determines the non-eligibility and therefore the dismissal from service. Only among the Police Force do we find employees who are not eligible for active service working for civil purposes. For the Law Enforcement Agencies - Warders, Military Policemen, Inland Revenue Servicemen - re-engagement is possible if the „non-eligibility comes from a secondary infirmity caused by service".

The presence of alterations in the EEG is a sufficient cause for paratroopers to be discharged from drops and flights. An EEG is still required by the Arma dei Military Police and Polizia Police Force when issuing a fast-driving licence.

Driving Licence

The procedure required to obtain the medical certificates for the issue, the confirmation and the review of the driving licences, has been regulated by a new rule which is based on the principles of the European legislation. On E the rule states: „the granting to epileptics of a driving licence for classes A and B is permitted only to individuals who have not had an epileptic seizure in the past two years whether or not they have been on anti-epileptic therapies of maintenance or control.... the licence will be valid for a period of no more than two years. The same is true for the confirmation and the review of a driving licence. For classes C, D and E (licence issued for occupational purposes), there will be no issue or confirmation for individuals who suffer or have suffered in the past from E".

An important problem which has still to be solved by the EU is that concerning patients who are definitely „cured" (for example benign epilepsy with centro temporal spikes) and for whom the law regarding military service and the limited two-years driving licence which involves continuous renewals should be revised.

Working World

65 to 70% of epileptics are capable of the same working performance as the rest of the population. Many of those who do not work, or who have never had a job, have other handicaps which play an important role in determining the impossibility to find employment.

It is important to emphasize that the percentage of accidents occurring during work after a seizure is a lot less than might be imagined. Those studying the matter say that the risk of accident is the same as for the rest of the population. It is commonly agreed that individuals who have a job present less seizures than those with the same seriousness of illness but out of work.

Still, contrary to these data we are often confronted with the difficulty that E individuals encounter when entering the working world both at the moment of employment, if the illness is known, and after a seizure while at work. It is not uncommon for employment to occur only after the E individual has accepted a professional downgrading. The statutory laws which regulate employment in Italy, are: one on ordinary employment and one on compulsory employment. The latter concerns the classes of individuals whose psycho-social status forces the community to undertake important moral commitments. In these classes we find the civil disabled in which the E are included. To enter the list a 46% civil disability must be certified.

The committees for certification of civil disability have, from Feb 1992, new reference tables which give to E a specific percentage of reduced working capacity:

E - Generalised	with annual	seizures	in treatment	20%
E - Generalised	with monthly	seizures	in treatment	46%
E - Generalised	with weekly/daily	seizures		100%
E - Focal	with annual	seizures	in treatment	10%
E - Focal	with monthly	seizures	in treatment	41%
E - Focal	with weekly/daily	seizures		91-100%

It is clear from this table that specialists in E have certainly not participated to its compilation! It is hoped that these criteria will be modified so as to consider, for example, the semeiological characteristics during seizure; whether there is a fall or not, if there is a loss of consciousness and the circadian incidence of the seizure.

Compulsive employment can only occur if "the nature and the degree of disability do not compromise the health and safety of the other employees or the integrity of plant."

For employed individuals with E which was not stated at the moment of assumption or which occurred afterwards, it must be noted that if the individual is working in a firm with less than 15 employees he can be fired without an adequate cause or a justified reason. If instead he is working in a firm with more than 15 employees, he can only be fired if there is an adequate cause or a justified reason. In this case the occurrence of a seizure is not an adequate cause or a justified reason unless the characteristics and the seriousness of the illness are such as to be dangerous for the safety of the individual, the other employees and the integrity of the plant. The individual can then ask for civil disability which if equal or more than 60% determines the entry in the disability list of the firm.

Sports

The fitness certification to the practice of sports is complex because there is still the habit to deny sports to E individuals especially at a professional level. The fitness evaluation of an E individual should depend exclusively on the type of E, whether seizures occur, whether there are conditioning factors and obviously on the kind of sport chosen. An individual with generalised idiopathic E with grand mal seizures at waking, may be considered unfit for a sport activity which implies early-waking or causes relevant alterations of the wake-sleep rhythms even if he does not present seizures. Instead an individual with presently occurring seizures must be considered unfit for those sport activities which, during a seizure, may be dangerous for the individual or the community (e.g. driving motor-vehicles or motor-bikes, mountaineering, unsupervised swimming, parachuting, flying etc).

The Decree of the Ministry of Health of February 18th 1982 (O.G. March 5th 1982) concerning the certification for the practice of professional sports ordains: „For the specific certification of fitness to a particular professional sport the individual must undergo the compulsory medical examinations for the specific sport with the recurrence indicated in the tables...“ (art.3). Both a neurological examination and an EEG are required for the following sports: motor-racing, bobsledding, motor-cycling (speed), speedboat-racing, toboggan sliding, mountain skiing (downhill race), combined ski-special jumping, boxing and diving.

Under the second article of the same statutory law „the professional qualification is entrusted to the national sport federations or other recognised sport bodies“. But for these federations there are no precise rules concerning the certification of fitness for E individuals. The lack of rules, and in particular the lack of information on E among the medical staff are the cause of a non-qualification to a sport activity even at a professional level for an E individual.

An important discriminative element is the EEG, whose positivity results in a non-qualification for sports „with a high risk of danger“. In the absence of a clinical seizure however a pathological EEG can allow the practice of a professional sport activity but only if the activity does not cause a „facilitation for a clinical convulsion,“ and the sport is not considered dangerous. These elements may be found in a text which is used by many sports doctors as a guide.

We do not agree with this practice. A positive result in an EEG with no clinical manifestations is compatible with any kind of activity (it is common to find epileptiform anomalies in individuals who do not suffer from E and not a few individuals with E have a normal EEG between seizures). If the sports doctor gives a negative evaluation it is important to note that „the individual concerned can within 30 days appeal to the County Commission, who for each single case can consult medical specialists. For us the Commission should be compelled to consult a specialist in E so as to avoid the non-qualification of epileptics, who too frequently are marginalized with unpredictable psychological consequences.

Conclusions

Undoubtedly we have come far from days when the Code of Hammurabi did not permit E individuals to marry or to testify in a judicial inquiry. Nonetheless, there are still many unjust laws and unfortunately lawmakers do not collaborate closely with medical specialists. This would help improve the innovations present in both the lawmaking and the passing of judgements.

Still, the direct action on the authority and on the public opinion which must be carried out by people with epilepsy is of primary importance. Only through a direct involvement of people with epilepsy and a full understanding of their rights will it be possible to eliminate the persisting discriminations and prejudices.

References

(1)   Canger, R.: Aspetti medici e psico-sociali delle epilessie. In: Bergonzi, P. et al. (Eds.): Epilessia: tra emarginazione e negazione. Ed. OASI, 1983, 125-137

(2)   Canger, R., Cornaggia, C.: Public attitudes toward epilepsy in Italy: Results of a Survey and Comparison with U.S.A. and West German data. Epilepsia 26 (3), 221-226, 1985

(3)   Canger, R.: In tema di patente di guida. Boll Lega It Epil 65, 13, 1989

(4)   Canger, R.: In tema di ticket, d'invalidità e di responsabilità civile. Boll Lega It Epil, 68, 16-17, 1989

(5)   Canger, R., Canevini, M.P.: Epilessia e sport. In: Rovelli, E. (Ed): Causali di non idoneità alla pratica sportiva agonistica. 1991, 107-112

(6)   Belvedere, D., Minotti, L., Canger, R.: Problematiche sociali delle epilessie. In: Canger, R. (Ed): Le Epilessie. oggi. Ed Masson, 1992, 205-216

Epilepsy and Insurance

C.M. Cornaggia *°, S. Gianetti*, G. Invernizzi
(*) Istituto di Clinica Psichiatrica, Università di Milano
(°) Chairman IBE Commission on „Epilepsy, Risks, and Insurance"

Abstract

Patients with epilepsy often have problems in obtaining insurance, is principally due to old beliefe: epilepsy is supposed to be associated to high risks (of mortality, accidents and so on). This attitude is supported by the lack of uniform data about the prevalence of risks in subjects with epilepsy in comparison to the general population. This article summarises all data available about principal risks in epilepsy.

Introduction

In several life circumstances, people suffering from epilepsy are considered to be at higher risk than the general population. It is anyhow true that a sudden, unexpected seizure may, in some situations be damaging, such as swimming, bathing, or driving a car. These considerations show that when people speak about the risks in epilepsy, they may refer to general opinions that are often influenced by prejudices and not by valid statistical data. In fact these risks are related to several clinical variables and, keeping these variables in mind, the risks can be well controlled. On the contrary, many other risk situations are highly underestimated, as the above linked to sudden unexpected death or to the early work retirement.

It is also suprising that epilepsy is a condition which, in most cases, influences only a part of life; in 75% of the cases it disappears completely. Its treatment does not imply, in almost all cases, high toxicity risks, neither does it compromise the intellectual capacities. Neverthless, epilepsy causes a low quality of life. It can be said that if the treatment of epilepsy had a greater developement in past years, it was not correlated by a similar development of the laws or the social life of people with epilepsy.

A significant example of this last consideration is the risk evaluation and consequently the possibilty of insurance for the people suffering from epilepsy. This problem is particularly serious in some countries, like Australia and the United States, which do not have a welfare system. However it is becoming important also in Europe, as economic and health situations are presently more critical than in the past years.

The lack of valid statistical data on risks that people with epilepsy may meet in everyday life, or at work, at school, sporting and so on implies that either the insurance companies usually do not accept people with epilepsy or ask them to pay very high premiums.

This lack of data influences directly the person with epilepsy and their personal medical doctor. In fact, taking risks is a part of normal life, but a subject with seizures may have some difficulty determining which is an acceptable or reasonable „risk level". On the other hand the doctor sometimes has the responsibility of answering some difficult questions about the „risk level" (for example, many youths with epilepsy ask their doctors if they can go bicycling). After having considered these facts regarding both the quality of life (which means the right prescription of rules of life for subjects with epilepsy) and the grade of insurability (under legal point of view), the International Bureau for Epilepsy has created a Commission in order to promote initiatives about epilepsy, risks and insurance. Recently, the members of this Commission published a book which reported all literature data pertaining to the risks in epilepsy (Cornaggia et al., 1993).
Below the summary of what are the principal risks in epilepsy.

Risk of sudden death
Sudden unexpected death is a non-traumatic death in a person who has been previously healthy, or suffering from a disease which would not ordinarily be expected to produce immediate or sudden death and in whom no cause is found after autopsy.
It seems that epilepsy is connected to a small but demonstrated risk of sudden death. An old study (Munson, 1910) reported that in 19% of the cases (in a total number of 592 deaths in subjects with epilepsy) deaths were sudden and unexpected. More recently, Hauser et al. (1980) registered one case of sudden death in every 370 cases of death in subjects with epilepsy. In a British sample of people (National Society for Epilepsy report) with severe epilepsy the rate was 1 death every 260 cases per year, but it may have been higher in the younger age group. This suggest that there are at least 250 cases of sudden unexpected death in patients with epilepsy in the United Kingdom every year.
A variety of explanations for sudden unexpected death in epilepsy have been advanced over the years. These have included several factors as deleterious action of antiepileptic drugs, autonomic effects of a seizure affecting the heart, cardiac arrythmias and the release of endogenous opioids in the brain causing respiratory depression or pulmonary neurogenic post-ictal oedema (it was described since 1908 and it is characterized by visceral venous congestion and lung weight increase) but a causal role has not been established for any of these.
In 1989 Leestma et al. showed a higher number of sudden death in black males with epilepsy, aged between 20 and 40 years old, with low therapy compliance and a tendency to abuse alcohol.

Risk of mortality

Apart from sudden unepected death, it has been assumed that subjects wih epilepsy have a generally higher risk of mortality.

There are two types of studies on mortality and epilepsy: proportional studies and cohort studies. Proportional studies are more numerous, and they show that epilepsy by itself is not an important cause of death (about 5%). The other causes of death, that sometimes are the same which determe also epilepsy, are the more important cause of mortality: tumors, strokes, cardiac diseases, and so on (fig. 1).

Cohort studies give us more detailed and exact information. In particular, in a famous study by Hauser et al. (1980) in Rochester, the risk of mortality in subjects with epilepsy proved to be twice as high as expected (237 out of 108); these data were in agreement with other cohort studies which considered the risk of mortality in people with epilepsy twice that of the general population (Hendricksen et al., 1967; Zielinsky, 1974; Singer, 1976). The increased risk of death was not the same for all patients with epilepsy but it is influenced by two variables: the etiology of epilepsy and the duration of epilepsy. Mortality risk is significantly higher in the first ten yars of epilepsy (Fig.2). Hauser et al. (1980), considering the different etiologies of epilepsy, showed that the standarized mortality rate, which was 2.1 for all patients, was 1.57 in idiopathic epilepsy and 2.76 in remote symptomatic epilepsies (Fig.3). In the same study, mortality risk in children with epilepsy and neurological deficits proved to be seven times higher than the general population.

In conclusion, considering all literature data, it can be said that people with epilepsy may have a difference in risk of early death in respect to general population but the only factors implicated are the etiology and the duration of epilepsy.

Risk of suicide and psychiatric complications

Many articles have been published about the risk of suicide and psychiatric complications in past years but, if we review this literature carefully we can conclude that there is little reliable data. These studies are often contradictory and conducted with methodological faults. Some authors report that there is an increased risk of suicide in people with epilepsy, while others deny this increased risk.

Hauser et al. (1980) report only 3 cases of suicide in 1 85 deaths in 30 years of follow-up. Chandra et al (1983) identified 231 suicides in a total of 29.065 deaths, with a percentage of 0.8%. Other authors (Mittan et al., 1983) state that there is an increased risk of suicide only if epilepsy is associated with depression and hostility but they fail to identify a predicting factor for suicide. Hawton et al. (1980) found a higher risk of suicide but only in unemployed patients with a history of several suicide attempts. From these example it is clearly that all studies do not indicate any subgroup and factors that, in many cases, are more linked to suicide than epilepsy. Anyhow, all studies agree that when suicide occurs, it is significantly in subjects younger than 40 years.

Regarding psychiatric complications, it must be pointed out that we should consider only the psychiatric diseases associated to epilepsy and not, as many studies do, the psychiatric symptoms that sometimes are an expression of epilepsy (as, for example, peri-ictal or post-ictal psychoses): these last events are just epileptic symptoms and not a different psychiatric syndrome. Also in this case, the little data at our disposal is influenced by methodological inaccurccies. However, it generally seems that the incidence of psychoses is the same as than in general population and that it is doubtful if there is an increased risk for affective disturbances (in any case, marginal). We must not forget that, whenever epilepsy becomes a chronic condition, the depressive feeling of the affected patient may be just secondary to the consciousness of being "always ill".

In conclusion, even if the literature is apparently full of worrying data, it can be said that in subjects with epilepsy an increased risk of suicide or of psychiatric hospital admission may exist but the methodological strategies utilized in several studied failed to identify any risk factor.

Risk of epilepsy in daily life

Risks that interest people with epilepsy and their relatives or parents are the ones connected with accidents, especially in daily life. A lot of studies have been conducted on this point. All studies agree that subjects with epilepsy are at lower risk of accidents in daily life than the general population. This fact can be explained if we consider that people with epilepsy have generally more care, they reduce their activities and so they reduce their risks. In all subjects with epilepsy there is only a small group, with general symptomatic epilepsy and high frequency of convulsive generalized seizure, which is at higher risk of accidents, which are in any case not serious and which happen mostly at home Apart from swimming, subjects with epilepsy seem not to be at higher risk of accidents in daily life (sometimes they are at lower risk). Once more, the presence of neurological or psychiatric deficits must be considered as a potential risk factor.

Risk of traffic accidents

Literature data on risk of traffic accidents in subjects with epilepsy are exhaustive. If the subjects follow the legal rules the risk of traffic accidents is not only similar to the one in general population but can be lower.

Accidents at work

This argument is complicated by the almost complete lack of data. For this reason it is not possible to make any hypothesis about the existence of an increased risk of accidents at work in subjects with epilepsy in respect to the general population. A German study (Thorbecke, 1993) reveals that a higher risk was present in subjects with epilepsy and neurological associated deficits; it is interesting that these accidents were caused by a reduced agility and mobility. On the contrary, it is commonly and erroneously believed by both subjects with epilepsy and employers that there is a higher risk of accidents. An educational policy on this argument should be supported both by medical and social organizations: this could help to solve the employment problem in epilepsy.

Risk of being unfit to work and early retirement

Even on this topic there is a lack of valid statistical data, in particular there is no comparison with the general population.

However, some studies in subjects with epilepsy have been conducted (Sillampaa, 1993; Thorbecke, 1993) and they show that there are some variables which are most associated with being unfit to work and early retirement. Once more, these variables are neurologial and psychiatric associated deficits, a low educational level and a low social developement, a low therapeutic compliance and drug resistance.

Risk of morbidity and hospitalization

First of all, we must differentiate between iatrogenous morbidity (adverse reactions to antiepileptic treatments) and „natural" morbidity. In the first case, the morbidity is foreseeable and in general not dangerous. Whereas, regarding the „natural" morbidity, a recent study (Canger et al., 1993) showed that epilepsy is the chronic condition that implies the least hospitalization (if compared with other chronic conditions). There are not data in comparison with general population.

Conclusions

From all these considerations, it can be said that risks in subjects with epilepsy are very reduced to what is commonly believed; in daily life there is really a decreased risk of accidents in subjects with epilepsy in comparison with general population. If a higher risk exists, it is associated with swimming or bathing in the sea. Other accidents happen at home and are not a grat deal.

It is clear that more data and more prospective studies are needed if we want to approach the insurance Companies with serious proposals; for this reason a study conducted in several European centres (financed by CEE) is now being conducted and we hope to have more data in the next three years.

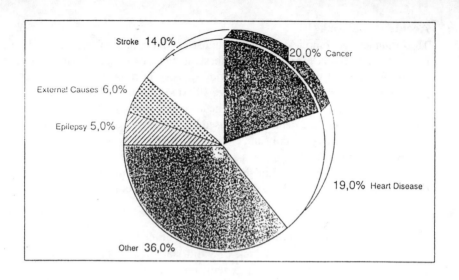

Fig. 1: Proportional mortality in epilpsy (Annegers, 1993)

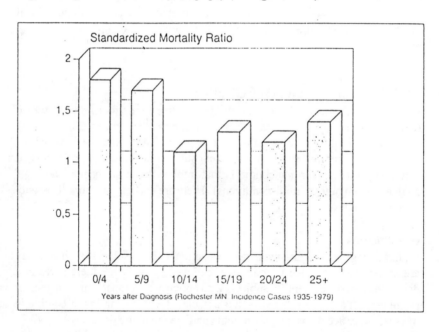

Fig. 2:Mortality rates by duration of idiopathic epilepsy (Annegers, 1993)

558

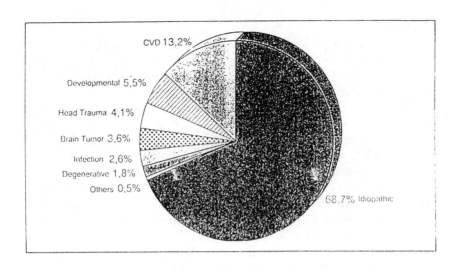

CVD 13,2%

Developmental 5,5%

Head Trauma 4,1%

Brain Tumor 3,6%

Infection 2,6%

Degenerative 1,8%

Others 0,5%

68,7% Idiopathic

Fig. 3: Epilpsy etiology: presumed predisposing cause (Annegers, 1993)

References

(1)   Annegers, J.F.: Risks of mortality in persons with epilepsy. In: Cornaggia, C.M., Beghi, E., Hauser, A.W., Loeber, J.N., Sonnen, A.E.H., Thorbecke, R. (eds): Epilepsy and risks: a first-step evaluation. Ghedini Editore, Milano, 31-36, 1993

(2)   Canger, R., Beghi, E., Fiordelli, E., Totis, A.: The risk of hospitalization in patients with epilepsy. In: Cornaggia, C.M., Beghi, E., Hauser, A.W., Loeber, J.N., Sonnen, A.E.H., Thorbecke, R. (eds): Epilepsy and risks: a first-step evaluation. Ghedini Editore, Milano, 117-124, 1993

(3)   Chandra, V., Bharucha, N.E., Schoenberg, B.S.: Death related to epilepsy in the United States. Neuroepidemiology 2, 148-155, 1983

(4)   Cornaggia, C.M., Beghi, E., Hauser, A.W., Loeber, J.N., Sonnen, A.E.H., Thorbecke, R.: Epilepsy and risks: a first-step evaluation. Ghedini Editore, Milano, 1993

(5)   Hauser, W.A., Annegers, J.F., Elveback, L.R.: Mortality in patients with epilepsy. Epilepsia 21, 399-412, 1980

(6)   Hawton, K., Fagg, J., Marsack, P.: Association between epilepsy and attempted suicide. J. Neurol. Neurosurg. Psychiatr. 43, 168-170, 1980

(7)   Hendricksen, P.B., Juul-Jensen, P., Lund, M.: The mortality of epileptics. Acta Neurol. Scandinavica, Suppl. 31, 164-165, 1967

(8)   Leestma, J.E., Walczack, T., Huges, J.R., Kalekar, M.B., Teas, S.G.: A prospective study on sudden unexpected death in epilepsy. Annal of nurol. 26, 195-203, 1989

(9)   Mittan, R., Locke, G.E., Gatica, M.: Suicidal impulses among white and minority epileptics. International Epilepsy symposium, Washington, 26, 30.9.1983

(10)   Munson, J.F.: Death in epilepsy. Med. Rec. 77, 58-62, 1910

(11)   Sillampaa, M.: Risk of being unfit to work and early retirement. In: Cornaggia, C.M., Beghi, E., Hauser, A.W., Loeber, J.N., Sonnen, A.E.H.,Thorbecke, R. (eds): Epilepsy and risks: a first-step evaluation. Ghedini Editore, Milano, 87-95, 1993

(12)   Singer, R.A.: Neurological and psychiatric disease. In: Singer, R.D., Lewinson, L. (eds): Medical risks: patterns of mortality and survival. Levington Books, Levington Mass, 248-249, 1976

(13)   Thorbecke, R.: Risk of accidents at work: personal comments. In: Cornaggia, C.M., Beghi, E., Hauser, A.W., Loeber, J.N., Sonnen, A.E.H., Thorbecke, R. (eds): Epilepsy and risks: a first-step evaluation. Ghedini Editore, Milano, 83-85, 1993

(14)   Thorbecke, R.: Risk of being unfit to work and early retirement: personal comments. In: Cornaggia, C.M., Beghi, E., Hauser, A.W., Loeber, J.N., Sonnen, A.E.H., Thorbecke, R. (eds): Epilepsy and risks: a first-step evaluation Ghedini Editore, Milano, 97-99, 1993

(15)   Zielinsky, J.J.: Epilepsy and mortality rate and cause of death. Epilepsie 16, 191-201, 1974

Synergistic Neuroimaging in Epilepsy

G. Lucignani, A. Del Sole, C. Grana, G. Rizzo, C. Messa,
R.M. Moresco, C. Landoni, F. Fazio
INB-CNR, Dept. of Nuclear Medicine, University of Milan,
Scientific Institute H San Raffaele, Milan

Abstract
The imaging of the morphological and functional features of the central nervous system has an important role in the diagnostic work-up and therapeutical planning for patients affected by epileptic seizures. To achieve the goal of a correct diagnosis and proper therapy, various examinations are usually performed in sequence, in the search for anomalies that can explain all the symptoms. However, the information that can be acquired is often complementary and a full comprehension of the features of the pathologic status can be obtained only with the integration of the information obtained by assessing morphological, electromagnetic, biochemical and physiological variables by use of neuroimaging methods. The correlation and integration of this information can be achieved by the use of algorithms that allow us the registration of the different studies in a common reference space and to obtain a point by point correspondence of the same anatomical-functional structures. The synergistic use of different imaging modalities can bring new insight on the status and function of the CNS with little added cost and may become the basis for the modification of current diagnostic procedures.

Neuroimaging methods have a considerable impact in the diagnostic work-up, staging, therapeutical planning and follow-up of patients with neurological diseases. These methods of structural and functional imaging, including X-ray computed tomography (X-ray CT), magnetic resonance imaging (MRI), electroencephalography mapping (EEG), magneto-encephalography (MEG), magnetic resonance spectroscopy imaging (MRSI) and emission tomography (ET) allow us an evaluation of the morphological, electromagnetic, biochemical and physiological variables of the CNS. For diagnostic purposes, all these imaging techniques are currently used in a specific and orderly chronological sequence. The clinical information that can be obtained with each method is often complementary, thus it is a common practice to take advantage of the potentials of more than one imaging modality to obtain a more accurate understanding of the features of each pathological state. It is possible to find anomalies of the morphological, biochemical, physiological and electromagnetic variables in the patients affected by epilepsy. The anatomy of the brain is best studied with X-ray CT and MR; by use of these methods it is often possible to identify and determine the nature of the lesions which can explain the origin of seizures. Biochemical variables can be studied by means of ET or MRSI: the assessment of regional glucose metabolism (rCMRglc) with positron emission tomography in the interictal state usually shows a low metabolic activity in the epileptogenic site which reverts to a high activity during seizures, while the MRSI shows high concentration of metabolites during seizures. Regional cerebral blood flow (rCBF) in epilepsy is commonly assessed by single photon emission tomography and microsphere-like tracers labelled with ^{99m}Tc for their flexibility in the clinical practice. Also rCBF is reduced in the epileptogenic site in the interictal state, whereas it is increased in the ictal state. The electrical activity, which is the very first physical variable to be assessed in epilepsy, can be displayed in a 3D volume and be considered as part of neuroimaging. The EEG mapping can help to localize the epileptogenic site and how the epileptic activity spreads through the neuronal networks. Recently it has been possible to record the magnetic activity associated with this electric activity: MEG will surely add new knowledge in epileptology.

The collation of all the information obtained with these examinations is the clinician's task. However recently a new strategy is emerging aimed at a synergistic use of the neuroimaging methods: without any further patient involvement and with the little added cost of computer data network and dedicated software, it is possible to correlate and integrate information obtained with different modalities. This is, for example, the case of the integration of MR imaging, whose information is mostly morphological, with ET images of physiological and biochemical processes, which are limited by their poor spatial resolution, or MR imaging with EEG mapping or magnetoencephalography, to exactly localize in the brain the path of the epileptic discharge. This synergistic use of the available neuroimaging methods is also crucial for an effective diagnostic process and economic use of the available technology.

To evaluate the potential of each imaging method we must consider some physical properties of the instrumentation available such as spatial, contrast and temporal resolution.

At the moment the best spatial resolution is provided by X-ray CT and MRI. Other neuroimaging methods like ET lose their accuracy due to low spatial resolution if partial volume effect and tissue heterogeneity are not taken into account. However current PET scanners are characterized by a spatial resolution of 4-5 mm, while the resolution of the latest SPET dedicated systems is in the range of 7-8 mm. EEG mapping is able to discriminate electrical sources that are some centimetres apart, while MEG can localize magnetic activity with a resolution of some millimetres.

The contrast resolution of MRI is superior to that of X-ray CT and can be further enhanced by use of different acquisition sequences. In MRI and X-ray CT it can also be enhanced by use of contrast agents. In ET, an improvement of the signal-to-noise ratio can be achieved either by using different tracers, or time of acquisition, or by optimizing the instrumentation performances. The signal-to-noise ratio is also of concern when the electrical activity is to be studied, as the electric signal can be greatly distorted and influenced by the various tissues of the body. MEG signals seem to be less affected by the tissue and should permit a better localization.

The temporal resolution is irrelevant when non-dynamic studies are carried out, such as morphological or steady state examinations, and the patients collaborate. On the other hand it is a matter of concern if dynamic or fast studies are to be acquired as in activation studies or when the patients cannot lie motionless for a long time. With new helicoidal rotation X-ray CT scanners it is possible to obtain good quality images of large volumes within a few seconds. Recent software and hardware developments have made it possible to have high-quality echo-planar MR images in only some milliseconds; with the availability of very intense magnetic gradients up to 30mT/min it is now possible to study in-vivo some physiological processes and open new frontiers in MR functional imaging. The time necessary for ET studies is dependent upon the amount of tracer injected and is short in new dedicated devices; however the steady state condition is always required. In EEG mapping and MEG the temporal resolution is not usually a matter of concern as the available instrumentation allows us to record and analyze the generation of electromagnetic signals in real time.

The integration of techniques containing such varied information requires the registration of the various tomographic images in order to set a point by point correspondence of the same anatomical-functional structures, thus, the different image volumes must be remapped in a unique reference space. To obtain this, many registration algorithms are used to estimate the transformation parameters among various examinations. The easiest procedure is based on the use of contrast agent or radioactive external reference markers to determine the transformation parameters among different studies. Then a minimization algorithm is used to compute the best geometric transformation to overlap the markers' position in the different image volumes. This technique is simple and can be adopted in a wide range of clinical situations but requires a predefined acquisition protocol and a good marker reposition among the various instruments used. A similar method is based on the use of internal anatomical markers. The use of such markers allows a retrospective registration of the examinations, but is applicable only in those imaging modalities in which several homologous anatomic structures can be correctly defined. A different registration algorithm is based on the matching of the surfaces of the volumes defined by each modality. This method seems to be particularly useful in correlating MRI and X-ray CT with PET images. However it must be stressed that all these registration methods are still highly interactive and are affected by the objectivity and the experience of the user. A fully automated registration procedure is available at the moment only to correlate images which have been acquired with the same neuroimaging technique. This seems to be a very powerful tool in the analysis of PET follow-up, test-retest or activation studies. This procedure is based on the assumption that images obtained with the same technique contain the same morphologic information. Its applicability in a multimodality ground is still to be evaluated.

From a clinical point of view, electrophysiological methods and clinical evaluation are fundamental in the evaluation of patients with seizure disorders. While these procedures are sufficient for the work-up of patients with primary generalized epilepsy, they may not be sufficient to resolve doubts about the cause of seizure and location of the epileptogenic area in patients with partial seizures. Partial epilepsy may be the consequence of a brain lesion, but, in many cases, the assessment of brain morphology with X-ray CT or MRI does not demonstrate a detectable lesion, even though structural alterations below the resolution of the instrumentation may be present (cryptogenetic seizures). In patients with partial seizures the assessment of perfusion and metabolism by ET may allow us to observe areas of interictal hypoperfusion and hypometabolism, and/or increases of perfusion and metabolism during the ictal phase even without evidence of morphological lesions. Assessment of perfusion and metabolism is used by some surgeons in the presurgical evaluation of patients with medically refractory partial epilepsy to confirm the uniqueness of the focus and its location. However, the poor spatial resolution of ET makes it difficult to identify exactly the location of the anomalies. Thus, it is necessary to correlate the ET study with a morphologic image such as MRI or X-ray CT.

Another new method can help to identify the location of the epileptic site: with the discovery of superconductive materials, it has been possible to record the magnetic field associated with the electrical activity of the brain. While the detection of the origin of the electrical activity is difficult due to the different conductivity of the various regions of the body, the magnetic field is not disturbed and permits an exact localization in a reference space of the magnetic activity. Thus, the pathway of the epileptic discharge from its site of origin along the neuronal network can be mapped, but to exactly localize it in the brain it is strictly mandatory to correlate it with the anatomy obtained with other neuroimaging methods, and the most suitable is a 3D MR set of images.

There are many different methods to assess several variables, but none of them, taken alone, is able to „tell all the truth" in the epileptic patient. Only by taking all the information together in a integrated environment is the clinician able to fully evaluate the physiopathology of epilepsy.

References

(1) Baldy-Moulinier, M., Lassen, N.A., Engel, J., Askienazy, S. (ed): Focal epilepsy; clinical use of emission tomography. London, Paris, Rome, John Libbey, 1989

(2) Engel, J.: The role of neuroimaging in the surgical treatment of epilepsy. Acta Neurol. Scand 45, 1988, 84-89

(3) Habert, M.O., Parietti, L., Lebtahi, R., Piketty, M.L., Tassi, L., Mary, R., Broglin, D., Askienazy, S., Munari, C.: A ^{99m}Tc-HmPAO interictal study in severe partial epilepsies: correlations with anatomical and electrophysiological data. In: Baldy-Moulinier, M., Lassen, N.A., Engel, J. Jr, Askienazy, S. (ed): Current problems in epilepsy. (7) Focal Epilepsy; Clinical use of emission tomography. London, Paris, Rome, John Libbey, 1989, 197-209

(4) Matthews, P.M., Andermann, F., Arnold, D.L.: A proton magnetic resonance spectroscopy study of focal epilepsy in humans. Neurology 40, 1990, 985-989

(5) Pelizzari, C.A., Chen, G.T.Y., Spelbring, D.R., Weichselbraum, R.R., Chen, C.T.: Accurate Three-Dimensional Registration of CT, PET and/ or MR Images of the Brain. J.Comput. Assist. Tomogr. 13, 1989, 20-26

(6) Podreka, I., Lang, W., Mayr, N., Goldenberg, G., Schmidbauer, M., Topitz, A., Steiner, M., Müller, C., Brücke, Th., Asenbaum, S., Deecke, L.: Ictal and Postical HmPAO SPECT studies in patients suffering from partial complex seizures. In: Baldy-Moulinier, M., Lassen, N.A., Engel, J.Jr, Askienazy, S. (ed): Current problems in epilepsy. (7) Focal Epilepsy; Clinical use of emission tomography. London, Paris, Rome, John Libbey, 1989, 167-175

(7) Rowe, C.C, Berkovic, F., Benjamin Sia, S.T., Austin, M., McKay, J.W., Kalnins, R.M., Bladin, P.: Localization of epileptic foci with postictal single photon emission computed tomography. Ann. Neurol. 26, 1989, 660-668

(8) Schneider, S., Hoenig, E., Reichenberger, H., Abraham-Fuchs, K., Moshage, W., Oppelt, A., Stefan, H., Weikl, A., Wirth, A.: Multichannel biomagnetic system for study of electrical activity in the brain and heart. Radiology, 176, 1990, 825-830

(9) Theodore, W H.: Epilepsy. In: Theodore, W.H. (ed): Clinical Neuroimaging. New York, Alan R. Liss, inc., 1988, 183-210

Epilepsy and Gyral Disorders: Electrographic, Magnetic Resonance Imaging and Pathological Correlations

R. Guerrini (1), O. Robain (2), C. Dravet (3),
J. Mancini (4), R. Canapicchi (5)

(1) IRCCS Stella Maris - Institute of Developmental Neurology,
    Psychiatry and Educational Psychology-University of Pisa, Italy
(2) INSERM u 29 Hôpital Saint Vincent de Paul, Paris, France
(3) Centre Saint Paul, Marseille, France
(4) Service de Neuropediatrie, CHU La Timone, Marseille, France
(5) Department of Neuroradiology, S. Chiara Hospital, Pisa, Italy

Abstract

Gyral disorders represent the morphological marker of cortical malformations of various types and severity. They are probably the most frequent malformative finding in the magnetic resonance imaging (MRI) scans of patients with symptomatic epilepsy. All diffuse forms are neuronal migration disorders. Agyria, pachygyria, band heterotopia with diffuse cortical dysplasia, and Aicardi Syndrome are constantly accompanied by epilepsy, which is often intractable and has quite homogeneous electroclinical features, although varying within a spectrum. Disordered gyration in Walker-Warburg and Zellweger syndromes do not have distinctive electroclinical features. Congenital bilateral perisylvian syndrome is a bilateral microgyria of the insular and opercular regions. The associated clinical syndrome is quite homogeneous but not all patients have epilepsy, and EEG findings, seizures types and severity may vary considerably. Hemimegalencephaly is a disorder of neuronal proliferation involving one hemisphere, associated with early epileptic encephalopathy in typical cases. Hemispherectomy may prevent the healthy hemisphere from the deleterious effect of transmitted epileptiform activity. Focal cortical dysplasia of Taylor's type is a localized disorder of neuronal proliferation and is accompanied by focal epilepsy and focal EEG abnormalities. Unilateral microgyria is infrequently a discrete lesion: in spite of apparently localized MRI changes, electroclinical and pathological findings suggest widespread cortical involvement. However, in all gyral disorders, as in other malformations, the severity and types of epilepsy are not necessarily correlated with the extent of the lesion.

Gyral disorders, either localized or diffuse, are found often in the magnetic resonance imaging (MRI) scans of patients with symptomatic epilepsy. These malformations should be classified according to neuropathologic criteria, but the clinician is obviously restricted to the gross morphological analysis provided by MRI. With this technique, it is possible to assess the distribution and depth of cortical sulci, cortical thickness, the boundaries between grey and white matter, as well as the variations in signal intensity.

However, it is not always possible to know the time of lesion onset with respect to neuroblastic migration.

When studying the correlations between cortical dysplasias detected by MRI, epilepsy and EEG abnormalities, it is important to note that a detectable lesion can be associated with more diffuse, microscopic dysplasia (Guerrini et al, 1992b) and that the severity and type of epilepsy are not necessarily correlated with the extent of the lesion. Only in certain categories of cortical dysplasias will the recognition of constant correlations between imaging and electrographic data permit their use for diagnostic and prognostic purposes. In choosing surgical strategies for intractable epilepsies associated with cortical malformations, the epileptogenic potential of the type of dysplasia in question must be assessed as accurately as possible. With these needs in mind, we propose a classification of gyral disorders (Table) based on MRI morphology and supported by a neuropathologic study in the majority of categories.

Diffuse Forms

These include gyral disorders of different types and severity.

Agyria

We included under this heading malformations ranging from the total absence of gyri to the presence of extensive areas of agyria and pachygyria (Grades 1 to 111 of Dobyns, 1992). This malformation is often associated with short life span. Cortical surface is totally, or almost, without convolutions; the lateral fissure may be the only detectable sulcus. The cortex is very thick and the white matter thin.

Microscopically, the cortex is four-layered with 1) a molecular layer, 2) an external layer with pyramidal neurons perpendicular to the surface and often inversely oriented, 3) an acellular layer, containing few neurons and many astrocytes, and 4) a thick layer of neurons. These neurons are oriented radially but have not completed their migration.

Patients with this disorder have severe hypotonia from birth; their development is very poor and seizures occur constantly, often appearing in the first days of life (from day one to 6 months in our series).

Infantile spasms are frequent, not associated with hypsarrhythmia and difficult to treat. Evolution is often towards symptomatic generalized forms or mixed seizure disorders that are difficult to classify. Background EEG shows high voltage fast or alpha-like activity, with focal or multifocal paroxysmal abnormalities.

Pachygyria

We included patients with widespread pachygyria without areas of agyria (Grade IV of Dobyns) and those with extensive areas of pachygyria involving both hemispheres, with random location, interspersed with areas of apparently normal gyration. This range of malformations does not imply early death. The clinical picture is as variable as the cortical abnormality. Some patients have severely retarded development and early-onset epilepsy.

Others have predominantly regional abnormalities and partial seizures with onset during adolescence. The malformation is bilateral and symmetrical, but often not homogeneous with respect to anterior-posterior axis. The structure of the cortex does not differ from agyria, but there can be varying degrees of cortical organization.

Our 21 patients were aged 5 to 35 years (mean 13 years) and were followed-up from age 4 to 35 (mean 9 years).

All had epilepsy and mental retardation (highest FSIQ = 60). Age at epilepsy onset ranged from 4 months to 19 years (mean 3y 6m). Epilepsy was generalized in 52% of patient and was drug resistant in 57% of the cases.

Sixty-seven percent of patients had 2 or more seizure types.

Drop attack seizures, almost always tonic, were observed in 48% of patients and were the most disabling seizure type. Atypical absences were observed in a equal percentage of cases. In most patients (71%) background EEG showed fast or alpha-like activity with a tendency to diminish progressively with age. Interictal paroxysmal abnormalities were both multifocal and diffuse in all patients.

Band heterotopia with diffuse cortical dysplasia

This rare malformation associates diffuse laminar heterotopia with a variable degree of pachygyria (Palmini et al., 1991).

These patients have a highly variable cognitive impairment which can be associated with various seizure types, though drop attack (tonic) seizures or atypical absences seem to occur most frequently (Ricci et al., 1992; Guerrini et al., 1993).

Some authors recommend callosotomy as a procedure that results in reduction of drop attack seizures (Palmini et al., 1991; Landy et al., 1993).

EEG findings were not different from pachygyria.

Studies with depth electrodes have shown the heterotopic grey matter to generate epileptiform discharges that are independent from those generated in the normally migrated cortex (Morrell et al., 1992).

Aicardi Syndrome

This syndrome is limited to females and defined by the association of corpus callosum agenesis, chorioretinal lacunae and infantile spasms (Aicardi et al., 1965). This is a neuroblastic migration disorder, i.e. diffuse unlayered micropolygyria, with a thin cortex having fused molecular layers, periventricular and subcortical nodular heterotopia (Billette de Villemeur et al., 1992). This microgyria is different from the classical four-layered type. The electroclinical characteristics of the syndrome are rather homogeneous: association of early onset spasms with focal seizures, involving mainly the face and eyes. Partial seizures and spasms often occur in the same series. Seizures are resistant to treatment. There is no hypsarrhythmia and EEG abnormalities are typically asynchronous and asymmetrical. There is little tendency for EEG to modify over time.

Hepatorenal syndrome of Zellweger

This is a very rare autosomal recessive disorder due to absence of peroxisomes. The cerebral cortex shows a typical combination of macrogyria, microgyria and grey matter heterotopia (Volpe and Adams, 1972).
Microscopically, there appears to be a severe deficit in the cortical laminar organization. Seizures are frequent and have an early onset, but do not have a distinctive electroclinical picture.

Walker-Warburg Syndrome

This is an autosomal recessive disorder (Mc Kusick, 1988), also known as type II lissencephaly or HARD±E syndrome (hydrocephalus, agyria, retinal dysplasia ± encephalocele) (Walker, 1942; Warburg, 1976). The cortex is smooth and irregular. There are periventricular heterotopia. Microscopic examination of the cortex shows cellular and acellular areas. Seizures are rare and there are no characteristic EEG findings.

Congenital bilateral perisylvian syndrome

This is a bilateral microgyria of the insular and opercular regions (Guerrini et al., 1992, 1993). MRI shows thick gyri with few shallow sulci and reduced digitations between grey and white matter (Fig 1) (Guerrini et al., 1922b).
The associated clinical syndrome is quite homogeneous (Kuzniecky et al., 1989; Guerrini et al., 1992a, Kuzniecky et al, 1993), with pseudobulbar palsy in all patients and mental retardation and epilepsy in the majority.
We observed 15 patients with this syndrome; fourteen of them had epilepsy. Age at follow-up ranged from 3 to 47 years (mean 17 yrs) and age at onset of epilepsy ranged from 3 months to 15 years (mean 6y6m). Epilepsy was focal in 9 patients and generalized in 5. Eight patients (58%) had medically-resistant seizures. Eight patients had only one seizure type, while five had two or more types. Unilateral clonic, drop attacks (tonic or atonic) and atypical absences were the most frequent types of attacks. Focal epilepsy evolved into generalized

whenever seizures become intractable. It is very probable that this transition is due to phenomena of secondary bilateral synchrony, as indirectly confirmed by the beneficial effect of callosotomy on generalized seizures (Guerrini et al., 1992; Kuzniecky et al., 1993). Moreover, while EEG may be normal in patients with infrequent partial seizures, those with generalized epilepsy have continuous bilateral centro-temporal slow abnormalities and diffuse slow spike-waves.

Hemispheric Forms
Hemimegalencephaly
In this malformation, one cerebral hemisphere is larger and structurally abnormal, with thickened cortex, wide convolutions and reduced sulci. At histology, laminar organization is absent in the cortex, white matter contains numerous neurons and there is no boundary between white and grey matter. There are giant neurons (up to 70 µm in diameter) and large bizarre glial cells within the normal glia. Abundant Rosenthal fibers are often present (Robain et al., 1988).

Typical forms of hemimegalencephaly are associated with early epileptic encephalopathy. Three main types of EEG abnormalities have been described: high voltage triphasic complexes in patients with very early seizure onset and poorest prognosis; unilateral alpha-like activity; unilateral suppression bursts (Paladin et al., 1989). Hemispherectomy can be of great benefit in cases with intractable seizures that are either life-threatening to the child or have serious consequences on development by interfering with the activity of the healthy hemisphere (Vigevano et al., 1989).

One of our patients with this malformation, now 9 years old, had intractable focal motor seizures since birth. Hemispherectomy, performed at age 4, resulted in seizure disappearance and global developmental improvement.

Unilateral pachygyric-like changes
In this condition, MRI always shows a reduction in the size of the malformed hemisphere, which has few convolutions and thickened cortex (Fig. 2). These patients usually have mild to moderate cognitive deficit, hemiparesis and a contra-lateral somatic hemiatrophy.
Epilepsy shows variable electroclinical findings, which do not seem to be distinct from those observed in patients with more restricted (multilobar or focal) gyral disorders. Therefore, as concerns the epilepsy, all these patients will be considered together in the following paragraph.

Multilobar and focal abnormalities

Focal cortical dysplasia (Taylor's type)

MRI can evidence an area of thickened cortex, with reduced sulci and irregular boundaries (Fig. 3). There may be an increased signal in the adjacent white matter. The dysplastic area varies as to site and extent (Taylor, 1971) and is not always detectable by MRI (Kuzniecky et al., 1991). Neuropathological study shows a loss in horizontal lamination, giant pyramidal neurons scattered throughout the cortex (Fig. 4) and glial hyperplasia with giant multinucleated cells. This histological aspect resembles hemimegalencephaly.

We found MRI findings indicating focal cortical dysplasia in 4 patients referred for focal seizures. All showed strictly focal interictal EEG abnormalities, which were consistent with seizure clinical or electrographic semeiology and led to recognition of an epileptogenic area corresponding to the dysplastic cortex. There were no clinical or EEG signs indicating damage in other cortical areas. Therefore, these patients should be considered potential candidates for surgical treatment of the seizure disorder. In fact, resection of the dysplastic cortex, performed in two of our patients, resulted in almost complete seizure control, as observed after 4 years of follow-up.

Our findings agree with those of Palmini et al., (1992), who performed electrocorticographic recordings over dysplastic lesions, showing the common occurrence of focal electrographic ictal activity. It would seem that these lesions are highly epileptogenic and cause seizures independently of their effects on adjacent, normal brain tissue.

Unilateral Perisylvian Micropolygyria

This abnormality involves the entire hemisphere (see above) or the perisylvian area. The cortex has clear boundaries, the underlying white matter is reduced and the overlying sub-arachnoid spaces are enlarged (Fig. 5).

Pathological examination of the brain, performed in one of our patients who died early in life, showed four-layered microgyria involving both hemispheres, despite localized appearance at MRI (Guerrini et al., 1992).

Nineteen out of 25 patients with lateralized dysplasia (6 hemispheric; 19 multilobar or focal) had epilepsy, seizure onset occurred between 6 months and 15 years (mean 5 years 6 months). The majority of these patients had clinical and EEG signs indicating more severe neurological damage than expected from MRI. Interictal EEG abnormalities were focal or lateralized in 9 patients (47%) and both multifocal and diffuse in 4 patients (21%). A generalized form of epilepsy with intractable atypical absences, associated with various seizure types, such as focal, unilateral or generalized, was a common feature in 8 patients (42%). Of these patients, 4 initially had focal seizures which progressively became intractable and were subsequently accompanied by generalized seizures and EEG abnormalities. No generalized features appeared in those patients with well controlled partial seizures. Therefore, none of these patients seemed to be a good candidate for surgical treatment of epilepsy.

Tab. 1: Distribution of Gyral Abnormality

	78 patients	%
Diffuse	34	44%
Agyria	7	
Pachygyria	21	
Pachygyria plus band heterotopia		
(double cortex)	2	
Aicardi syndrome	4	
Zellweger syndrome	-	
Walker-Warburg syndrome	-	
Bilateral localized	15	19%
Insulo-opercular macrogyric-like appearance	15	
Hemispheric	10	13%
Unilateral pachygyric-like appearance	6	
Hemimegalencephaly	4	
Multilobar (or regional) and focal	19	24%
Perisylvian macrogyric-like appearance		
(microgyria)	15	
Focal cortical dysplasia	4	

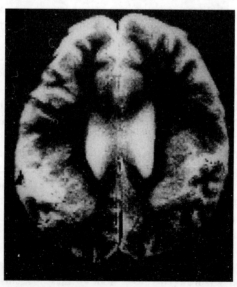

Fig. 1: Bilateral perisylvian cortical dysplasia

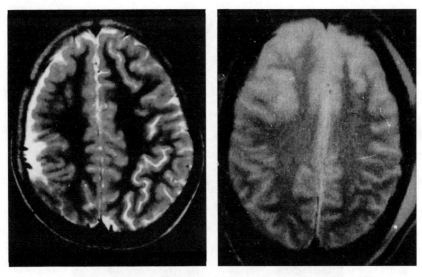

Fig. 2: Dysplasia involving the whole right hemisphere which is also reduced in size (the right is on the reader's left in all figures).

Fig. 3: Morphological abnormality of the cortex in the right frontal lobe. Note that the area of structural abnormality appears of greater size compared to the contralateral, normal hemisphere. This lesion proved to be focal cortical dysplasia (see Fig. 4).

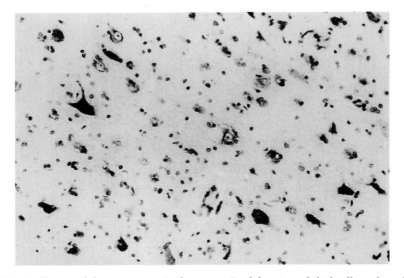

Fig. 4: Abnormal, large neurons in the cortex. Proliferation of glial cells gathered in small groups (Cresyl violet; x 80).

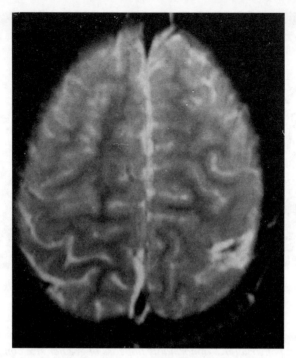

Fig. 5: Left perisylvian cortical dysplasia involving in this patient the left central and postcentral cortex.

References

(1)   Aicardi, J., Lefèbvre, J., Lerique-Coechlin: A new syndrome: spasma in flexion, callosal agenesis, ocular abnormalities. Electroenceph Clin Neurophysiol 1965, 19, 609-610

(2)   Billette de Villemeur, C., Chiron, C., Robain, 0.: Unlayered polymicrogyria and agenesis of the corpus callosum: a relevant association? Acta Neuropathol 1992, 83, 265-270

(3)   Dobyns, W.B., Elias, E.R., Newlin, M.S., Pagon, R.A., Ledbetter, D.H.: Causal heterogeneity in isolated lissencephaly. Neurology 1992, 42, 1375-1388

(4)   Guerrini, R., Dravet, C., Raybaud, C., Roger, J., Bureau, M., Battaglia, A., Livet, M.-0., Colicchio, G., Robain, O.: Neurological findings and seizure outcome in children with bilateral opercular macrogyric-like changes detected by magnetic resonance imaging. Dev Med Child Neurol 1992a, 34, 694-705

(5)   Guerrini, R., Dravet, C., Raybaud, C., Roger, J., Bureau, M., Battaglia, A., Livet, M.O., Gambarelli, D., Robain, 0.: Epilepsy and focal gyral anomalies detected by magnetic resonance imaging: electroclinico-morphological correlations and follow-up. Dev Med Child Neurol 1992b, 34, 706-718

(6)   Guerrini, R., Robain, 0., Dravet, C., Canapicchi, R., Roger, J.: Clinical, electrographic and pathological findings in the malformations of cerebral cortex. In: Fejerman, N., Chamoles, N.A. (eds.): New trends in pediatric neurology. Amsterdam, Elsevier, 1993, 101-107

(7)   Guerrini, R., Canapicchi, R., Raybaud, C., Dravet, C., Battaglia, A., Livet, M.0.: Risonanza magnetica nella sindrome opercolare congenita. Rivista di Neuroradiologia 1992c (Suppl 1), 79-83

(8)   Kuzniecky, R., Andermann, F., Tampieri, D., Melanson, D., Olivier, A, Leppik, I.: Bilateral central macrogyria: epilepsy, pseudobulbar palsy, and mental retardation - a recognizable neuronal migration disorder. Ann Neurol 1989, 25, 547-554,

(9)   Kuzniecky, R., Garcia, J.H., Faught, E., Morawetz, R.B.: Cortical dysplasia in temporal lobe epilepsy: magnetic resonance imaging correlations. Ann Neurol 1991, 29, 293-298

(10)   Kuzniecky, R., Andermann, F., Guerrini, R. and the CBPS Multicenter Collaborative Study: Congenital bilateral perisylvian syndrome: study of 31 patients. Lancet 1993, 341 608-612

(11)   Landy, H.J., Curless, R.G., Ramsay, R.E., Slater, J., Ajmone-Marsan, C., Quencer, R.M.: Corpus callosotomy for seizures associated with band heterotopia. Epilepsia 1993, 34, 79-83

(12)   Mc Kusick, V.: Mendelian inheritance in man. 8th edition John Hopkins. University Press, Baltimore and London, 1988

(13)   Morrell, F., Whisler, W.W., Hoeppner, T.J., Smith, M.C., Kanner, A.M., Pierre Louis, S. J.-C., Chez, M.G., Hasegawa, H.: Electrophysiology of heterotopic gray matter in the double cortex syndrome. Epilepsia 1992 33 (suppl 3), 76

(14)   Paladin, F., Chiron, C., Dulac, O., Plouin, P., Ponsot, G.: Electroencephalographic aspects of hemimegalencephaly. Dev Med Child Neurol 1989, 31, 377-383

(15)   Palmini, A., Andermann, F., Aicardi, J., Dulac, O., Chaves, F., Ponsot, G., Pinard, J.M., Goutières, F., Livingston, J., Tampieri, D., Andermann, E., Robitaille, Y.: Diffuse cortical dysplasia, or the double cortex syndrome: the clinical and epileptic spectrum in 10 patients. Neurology 1991, 41, 1656-1662

(16)   Palmini, A., da Costa, J., Andermann, F., Rosa Neto, P., Portuguez, M., Garcias-da Silva, L.F., Paglioli, E., Paglioli Neto, E., Aesse, F., Raupp, S.: Focal electrographic ictal activity during acute cortical recording over dysplastic lesions in humans. Epilepsia 1992, 33 (suppl 3), 75

(17)   Ricci, S., Cusmai, R., Fariello, G., Fusco, L., Vigevano, F.: Double cortex. A neuronal migration disorder as a possible cause of Lennox-Gastaut syndrome. Arche Neurol 1992, 49, 61-64

(18)   Robain, O., Floquet, C., Heldt, N., Rozenberg, F.: Hemimegalencephaly: a clinicopathological study of four cases. Neuropathol Appl Neurobiol 1988, 14, 125-135

(19)   Taylor, D.C., Falconer, M.A., Bruton, C.J., Corsellis, J.: Focal dysplasia of the cerebral cortex in epilepsy. J Neurol Neurosurg Psychiatry 1971, 34, 369-387

(20)   Vigevano, F., Bertini, E., Boldrini, R., Bosman, C., Claps, D., di Capua, M., di Rocco, C., Rossi, G.F.: Hemimegalencephaly and intractable epilepsy: benefits of hemispherectomy. Epilepsia 1989, 30, 833-843

(21)   Walker, A.E.: Lissencephaly. Arch Neurol Psychiat 1942, 48, 13-29

(22)   Warburg, M.: Heterogeneity of congenital retinal non-attachement, falciform folds and retinal dysplasia. A guide to genetic counselling. Hum Hered 1976, 26, 137-146

(23)   Volpe, J.J., Adams, R.D.: Cerebro-hepato-renal syndrome of Zellweger: an inherited disorder of neuronal migration. Acta Neuropathol 1972, 20, 175-198

Neuropsychological and Developmental Disorders in Children with Epilepsy

E.P.G. Vining
Johns Hopkins University School of Medicine, Baltimore

Epilepsy is one of the most frequent chronic neurologic problems of childhood and is often seen in association with other neurological dysfunction: mental retardation, cerebral palsy, autism, language disorders and more subtle neuropsychologic dysfunction that interferes with learning and behavior. This paper provides an overview of the epilepsy/ developmental disability interface focusing on epidemiology, certain epilepsy syndromes and therapeutic issues of particular concern when such co-morbidity exists. It also discusses neuropsychological issues in children who are less obviously handicapped. The nature of the neuropsychological dysfunction is examined and the treatable, preventable aspects are reviewed, particularly the role of antiepileptic medication.

Epilepsy and Developmental Disabilities
Epidemiology
In the setting of the various developmental disabilities is a frequent co-morbid condition. It is, in addtion, one of the most treatable aspects. However, in treating, the physician must always be certain that the therapy chosen produces more beneficial effect than harm. In recognizing the co-morbidity it may also be possible to begin to better understand the causes of these conditions, perhaps even leading to prevention or better treatment.

Definition and ascertainment biases influence the frequency in which epilepsy is reported in various conditions. In general, approximately 30% of children with cerebral palsy will have epilepsy. Epilepsy is seen in 10-30% of children who are mentally retarded, depending on the severity of the mental retardation. If cerebral palsy and mental retardation occur together, signifying greater central nervous system damage, epilepsy is seen in approximately 50% of these children. In autism, again because of variations in definition, there is wide variation in the prevalence of epilepsy, ranging from 10-35% (1).

Goulden and colleagues (2) have very carefully examined the relationship of mental retardation and epilepsy. In a prospective, longitudinal study of children followed to age 22 in Aberdeen, Scotland, 33 of 221 persons with mental retardation were diagnosed with epilepsy by age 22. There was less risk if there was no cerebral palsy or other evidence of brain injury. If a person was diagnosed as having only mental retardation,the risk of epilepsy was quite low, approximately 5%. If the child had mental retardation and cerebral palsy, the risk of epilepsy was almost 40%. If the child had experienced mental retardation in association with postnatal injury, the risk of epilepsy was extremely high, almost 75%. Mental retardation was seen as part of a syndrome, then the risk of epilepsy was about 15%. In addition, the authors point out another important epidemiologicphenomenon. The risk of remission, being seizure free for at least 5 years, was closely associated with whether epilepsy was associated with problems other than mental retardation. The chance of remission was quite low if mental retardation and epilepsy were linked to postnatal injury or other neurologic syndromes. 0-10% versus 75% for mental retardation alone (Figure 1).

The question of co-morbidity can be examined from an alternative perspective, asking how frequently other neurologic or developmental disablities occur in children identified with epilepsy. Sillanpaa examined this in his study of 143 children identified as having epilepsy, a prevalence of 0.68% in the population studied (3). This would appear to be a group with either mild or well controlled epilepsy since in 62% at least one year had passed since the last seizure. An acessory neurological deficit was noted in 40%. Mental retardation was seen in 31%, speech disorders in 28%, learning disorders in 23% and minimal brain dysfunction in 10%. Although children with epilepsy did not have disability (restriction or lack of ability resulting from impairment) than the control population, they had a 20 fold increase in handicap (disadvantage resulting from impairment or disability that limits normal activities) over controls. This was true even when there were no other accessory neurological deficits.

Aksu examined the relationship between cerebral palsy (CP) and epilepsy in a study comparing 57 children with CP and epilepsy with 117 children with epilepsy and no cerebral palsy (4). A number of striking differences emerged. Children who had CP and epilepsy were more likely to have secondarily generalized seizures, the onset of seizures before age seven and were more likely to relapse if medications were withdrawn; they were less likely to have a normal CT scan, less likely to have seizures controlled with monotherapy or to have their medications withdrawn (Figure 2).

Special Syndromes
Certain epilepsy syndromes are virtually synonymous with other developmental disabilities, particularly mental retardation. West syndrome and the Lennox-Gastaut syndrome are excellent examples and illustrate the dimensions of the difficulties involved in treating the seizures and minimizing the handicapping aspects.

West syndrome consists of infantile spasms, arrest of psychomotor development and hypsarrhythmia. This syndrome accounts for 35-52% of all afebrile seizures occurring in the first year of life (5,6). Depending on ascertainment and etiology, 20-70% will have other neurological abnormalities and 68-97% will ultimately be mentally retarded (7). It would seem that those children who are described as having „symptomatic" West syndrome (related to structural abnormalities, infection, metabolic or genetic abnormalities) are less likely to remit and have their seizures controlled and are twice as likely to have IQs under 50. Symptomatic West syndrome is seen in 40-86%. Interesting observations concerning the co-morbidity of seizures and other brain dysfunction have been made. The seizures may be cured with medications such as ACTH, but the child may still become mentally retarded. Although the seizures may be devastating and the EEG may be the most chaotic pattern imaginable, the return of these aspects to normal frequently does not reflect normalcy of intellectual development. Why is there this discordance in so many children? Speculation can be raised concerning the role of the reticular activating system in this process and questions can be raised about the potential long-term impact of inhibition on development (9).

Another interesting question emerges concerning the nature of these seemingly „generalized" seizures. The clinical and electroencephalographic features of most of the typical seizures suggest bilateral involvement. However, in children with identifiable focal or regional abnormalities presenting with infantile spasms, the removal of the abnormal tissue frequently results in control of the seizures and in these individuals removal of the abnormal cortex and control of seizures is usually associated with normal or near normal intellectual development. (10).

The Lennox-Gastaut syndrome accounts for 3-10% of childhood epilepsy and mental retardation is seen in up to 90% of these children. Twenty to sixty percent are noted to be retarded before the onset of seizures; 48-55% of these children are severely retarded. Multiple types of seizures are seen and they are notoriously difficult to control with 25-76% of the children experiencing intractable seizures. These patients continuously present therapeutic dilemmas. Frequently they experience periods of non-convulsive status epilepticus that are virtually unresponsive to medications (11). None of the antiepileptic medications have been extremely effective in controlling these seizures, although one of the newest medications, felbamate, has shown some potentially better efficacy. In 73 patients treated with 45mg/kg/d or 3600mg/day, a 34% decrease in atonic seizures was noted compared to a 9% decrease with placebo and 19% decrease in total seizure frequency was seen compared with 4% on placebo. In addition, global evaluation scores assessing function were higher on felbamate (12). The use of the ketogenic diet should also be carefully considered for these children since its efficacy certainly appears to be equal to most antiepileptic medications (13). Surgical intervention is occasionally considered for these children because of the frequency of seizures leading to falling and injury. In general, focal/excisional surgery is not likely to be effective for what appears to be a generalized or multifocal phenomenon, but corpus callosotomy can be palliative by eliminating the tonic and atonic seizures (14).

Therapeutic Intervention

Advanced technology and the availability of prolonged video EEG monitoring (intensive monitoring) has begun to be applied to children with developmental disabilities in order to define whether paroxysmal behaviors might be epilepsy. In addition, attempts are being made to use this technology to establish whether EEG abnormalities can be shown to interfere with behavior, suggesting that optimized use of antiepileptic medication might lead to an improved EEG and by implication improved behavior. Intensive monitoring also may have a role in monitoring or quantifying the impact of various interventions.

Several authors have reported on their experiences with the use of such technology. Holmes and co-authors (15) reported on 38 mentally retarded persons. The behavior in question war recorded 95% of the time; however, less than 40% were actually seizures. They also noted that there were no good clinical clues within this population as to which behaviors were more likely to be epileptic. Donat and Wright (16) reported 31 neurologically impaired persons who were monitored because of abnormal behaviors; 39% had a clear history of seizure in the past. No EEG changes were seen in association with these questioned behaviors although 55% of the patients were on antiepileptic medication to try to control these episodes. Such monitoring, though expensive and labor intensive, may be critical to providing appropriate therapy and avoiding overmedication.

The principles of therapeutic rationalization must also be applied to children with developmental disabilities and epilepsy. This involves first making an accurate diagnosis. If seizures are actually present, an appropriate medication should be used and increased until seizures are controlled or until toxicity is seen in the patient. It involves avoiding polypharmacy wherever possible. This may lead to better seizure control, less toxicity, less costly care since medications and the cost of their administration and monitoring are minimized; and there may be some children who do not need any medication since they do not have epilepsy. Collacott and colleagues (17) demonstrated this by following 172 patients for four years in a mental retardation (handicap unit. Initially 22% were seizure free and at the end of a program of therapeutic rationalization 41% were seizure free. Ten percent were on more than two antiepileptic medications at the beginning of the study and only 2% were on more than two at the end.

The Importance of Co-morbidity

The recognition of the co-morbidity of epilepsy and developmental disabilities provides an opportunity to focus on several important areas; delivery of care, therapeutic issues and etiologic mechanism.

In the past, when epilepsy coexisted with other severe developmental disabilities such as mental retardation and cerebral palsy, children were frequently institutionalized. Expertise was variable under such conditions and care was often not optimal; attempts at improving seizure control frequently led to improved choices of more appropriate medication, fewer medications, fewer side effects and often to opportunities for the patients to participate in a wider range of activities since seizure were better controlled and staff did not feel as compelled to restrict activities in an effort to prevent injuries (18). Recent shifts in delivery of care have emphasized deinstitutionalization and the provision of care within group homes and community settings. This creates a need to educate a much larger number of caretakers and to establish a pool of physicians who are willing and able to treat these patients in a variety of seetings.

Although children with both epilepsy and developmental disablilities frequently have very difficult to control seizures, it is estimated that 35-50% will enter into remission. This means that it is important to be aggressive in seeking to control seizures in these children. Inherent in this is the recognition that risks and benefits must be weighed carefully and individualized in this population. Physicians must question whether it is worth large does of often sedating or behavior altering antiepileptic medication in order to provide improved seizure control. Perhaps an importent question to ask is how much the seizures are interfering with a child's function? If a child is wheelchair bound and totally dependent, some brief myoclonic seizures may be preferable to perhaps three antiepileptic medications. Though a child may be profoundly retarded, frequent atonic seizures may be interfering with that child's life, both from the point of view of injury and the amount of protection that must be provided to try to insure safety. In that setting, aggressive use of antiepileptic medication is warranted and even consideration of corpus callosotomy. Many centers prefer not to offer epilepsy surgery to young people who are mentally retarded since some early studies suggested that outcomes were not as good. Recent work suggests that this is not true (19).

It is not clear how many of these multiply handicapped children who have had their seizures completely controlled can have their medications withdrawn recurrence of their seizures. In several studies it would appear that about 50% will experience recurrence. However, the risk may be worth taking. In many, withdrawal of a long-term antiepileptic medication, especially phenobarbital, may allow the patient to function better. Although seizures may recur, there is an opportunity to substitute an alternative medication (20).

The search for the etiology of disorders in which epilepsy exists in conjunction with other neurologic abnormalities allows researchers a better defined problem than when epilepsy exists in an otherwise normal appearing brain. This is the case in many entities such as infantile spasms, tuberous sclerosis. Rasmussen's syndrome and perhaps some of the mitochondrial disorders. Researchers can look for common mechanisms that would lead to altered and sustained neuronal firing and to be unusual seizures and circumstances of infantile spasms, to the hamartomas of tuberous sclerosis, to the multifocal inflammatory process of Rasmussen's syndrome or to the effect of precipitants in producing the often catastrophic pictures associated with MELAS or MERFF. Although clinicians often feel pessimistic in realizing that a child has both mental retardation or hemiplegia and epilepsy, perhaps they should also realize that there is hope that one day these interrelationships will be understood and that from this will come more appropriate and complete therapy.

Neuropsychological Dysfunction
The Nature of the Problems
Aretaeus described people with epilepsy as „languid, spiritless, stupid, unsociable ... (and) slow to learn from torpidity of the understanding and the senses..." Such a description has unfortunately embedded itself in mythology and now in public opinion. Much of the advocacy movement focused on epilepsy has sought to dispel this concept. But in dispelling the mythology it is critical that reality be kept in mind and that we do not do a disservice for people with epilepsy by not insuring that real problems are identified and that appropriate services are provided. We must recognize where there are cognitive/ psychological problems.

Various estimates of the intelligence quotient in a population of persons with epilepsy can be expected, depending on the populations surveyed. Farwell and colleagues (21) demonstrated a significant shift to the left in a clinic population with 63% of the population having an IQ <100. In a population described as having „active epilepsy" Rodin (22) found almost 40% with an IQ <70. This is certainly higher than the population in general where about 3% have an IQ <70. In Rodin's population almost 30% had an IQ in the 70-75 range, suggesting that although these individuals were of „normal" intelligence, their cognitive abilities were likely compromised.

Huberty and colleagues (23) describe 136 children of normal intelligence; however, one third are in special education and 40% repeated at least one grade. They were not able to offer a satisfactory explanation for lowered achievement test scores since they did not appear to be related to a variety of seizure variables such as age at onset or seizure type. Several auothors including Aldenkamp and Binnie (24, 25) have reviewed the extent of learning disabilities in children with epilepsy.

Epilepsy: Contributing Factors

The cognitive/ psychologic function of a child certainly depends on a variety of influences including the child's intelligence and personality as well as environmental influences such as the family, school and opportunities for advancement. For a child who has epilepsy a number of other factors must be considered, particularly those related to the epilepsy itself (etiology, age at onset, type of seizure, number of seizures, duration of the disorder and interictal activity) and to the treatment (medication, counselling) (28).

Bourgeois and colleagues (27) reported on 72 children who had been followed with yearly intelligence tests. Those with idiopathic epilepsy were found to have a mean IQ of 102.5 while those whose epilepsy was believed to be symptomatic had a mean IQ of 89. Although some IQ's appeared to decrease over time there was no evidence that this was related to etiology. Ellenberg and colleagues (28) reported on a very different cohort of children followed with febrile seizures by the National Collaborative Perinatal Project. When mental retardation was seen in this population, it was related to prior abnormal development, again suggesting a relationship to etiology, not to the seizures themselves.

There is some evidence that the earlier the age of onset of seizures, the worse the intellectual prognosis (29). All of these studies are confounded by seizure type and duration of seizure disorder. Certainly seizure types associated with infantile spasms and the Lennox-Gastaut syndrome are related to intellectual impairment. Much recent work has examined the more subtle neuropsychologic problems possibly associated with complex partial seizures; behavioral dysfunction, memory problems, and language difficulties. There is much interest in left versus right temporal lobe epilepsy and even the effect of epilepsy on the opposite („normal") temporal lobe.

The effect of frequent seizures on intellectual function is clearly complicated by medication since those with frequent seizures tend to be more heavily medicated. In the National Collaborative Perinatal Project a febrile seizure population showed no effect or recurring febrile seizures on IQ. This was reinforced by a control population of siblings without febrile seizures (30). The duration of the seizure disorder also appears to be a factor; Farwell et al. (21) reported that lower IQ was associated with longer duration of a seizure disorder. This is also related to the nature of the seizure disorder and the type of epilepsy that is persistent and not controllable.

The role played by interictal activity in affecting cognitive/ psychological function remains unclear. Browne and co-workers (31) showed that spike-wave activity impaired reaction time and vigilance. Wilkus and Dodrill (32) showed that epileptiform activity was correlated to cognitive function. Recent advances, using computerized technology continues to reinforce this concept. Brinciotti and colleagues (33) showed that subclinical spike-wave activity was significantly associated with a decrease in IQ. Kasteleijn-Nolst Trenite and co-workers (34) showed a significant increase in errors in 36% of test sessions when epileptiform discharges were recorderd, particularly noting that worse visual-spatial function was related to discharges on the right and worse verbal function to discharges from the left. This area of investigation is of great concern because it implies that we should be monitoring the interictal activity of patients more closely and endeavoring to eliminate it. Traditionally physicians have appropriately treated clinical seizures, realizing their inability to constantly monitor patients' EEGs and recognizing that there are many people who have abnormal electroencephalograms who do not have epilepsy and who should not be treated with antiepileptic medication simply because of EEG abnormalities. The role of continuous EEG monitoring in this setting has not been fully delineated (35).

Treatment: Contributing Factors
In 1985 the American Academy of Pediatrics issues a statement that, „there is now sufficient information to suggest that antiepileptic therapy has an adverse influence on mental and behavioral function" (38). The currently used medications were carefully reviewed. in particular, concern was raised about the possible detrimental effects of the sedative/hypnotic medications. Unfortunately, a number of studies that they cited pertained to adults and not to children. Since then, some additional information has continued to accumulate.

Phenobarbital has been more thoroughly investigated in children and with better controlled methodology.Vining and colleagues (37) studied 21 children with epilepsy who participated in a six month double-blind crossover study of phenobarbital and sodium valproate. They achieved equivalent seizure control and satisfactory therapeutic ranges for testing. While on phenobarbital children showed significantly poorer cognitive function in terms of performance and full scale IQ and paired-associate tasks as compared to valproate. In addition there was evidence of significantly poorer behavior while on phenobarbital as measured by parental questionnaires.

Farwell's group (38) recently published confirmatory information in a double-blind placebo controlled study of phenobarbital in febrile seizures, showing a significant lowering of IQ in children assigned to phenobarbital as compared with placebo. From a psychological perspective, Brent has raised concerns about the role of phenobarbital in depressive disorders, demonstrating that 40% of adolescents on phenobarbital vs 4% on carbamazepine showed major depressive disorder with similarly high increase in suicidal ideation (39).

Continued controversy continues to exist concerning the nature and degree of the cognitive/behavioral impact of other antiepileptic medications. A number of these studies are reviewed by Carpenter and Vining (40) with careful consideration of studies focusing on children. There is growing consensus that phenytoin impacts motor tasks and thus impairs cognitive testing (41,42). O'Dougherty showed some adverse effect from carbamazepine on efficiency of learning new information and on memory-scanning rate (43). Aman's study actually showed some small improvements in response etempo, attention/ impulsivity and motor steadiness with higher carbamazepine concentrations (44). Aman also studied sodium valproate and found that children in the high dose group showed significantly more seat movements, poorer auditory-visual integration and worse performance on a maze task (45). Forsythe's recent study compared phenytoin, carbamazepine and valproate in children (46). Although there were some methodological problems with the study, it would appear that carbamazepine seemed to interfere with memory and that there was a temporary effect on processing associated with phenytoin and carbamazepine.

Through the years researchers have shown the potential adverse effects of polypharmacy versus monotherpa. In general one can achieve equal efficacy with concerted monotherapy and studies have shown improved alertness, concentration, motor speed and problem solving when polypharmacy has been eliminated (47, 48).

There are many reasons to consider antiepileptic medication withdrawal when seizures have been controlled for a sufficiently long period of time, generally 2-4 years. One of these is certainly the potential for improvement in cognitive/ behavioral function. Gallassi und co-workers (49) recently demonstrated some of these changes in a study of medication withdrawal. No changes were reportedly seen as carbamazepine was withdrawn. Phenobarbitale withdrawal affected visuomotor performance and immediate spatial memory. Valproate withdrawal led to improved attention, visuomotor performance, sensory discrimination and verbal spans at various points during discontinuation. Phenytoin discontinuation appeared to affect intelligence and visuomotor performance. Although the authors were able to demonstrate these changes, they minimized their clinical importance.

In conclusion, there is evidence that antiepileptic medication may affect the cognitive and psychologic function of children. It is one of the areas that a physician can control, unlike the etiology or type of seizures. It is imperative that the physician carefully monitor the impact of therapy, assuring maximum benefit in terms of seizure control and minimal risk in terms of side effects of medication (50).

Conclusions

Children with developmental disabilities and epilepsy frequently persent difficult therapeutic situations. However, they also provide opportunities for truly improving the quality of life through rational therapeutics and a commitment to improving seizure control without unwarranted side effects. They also present a unique and potentially fertile area for investigation of the processes and substrates that can yield multiple neurologic problems under certain unique circumstances.

Children with epilepsy often experience neuropsychological dysfunction apart from the more serious problems of mental retardation. This is generally poorly understood, with performance frequently not reflecting intelligence. The reason for this discrepancy is unclear. This dysfunction, whether related to the underlying disorder, psychological stressors, interictal electroencephalographic abnormalities, medication or other factors, must be better understood. Until then, physicians must recognize the possibility for this dysfunction and ameliorate it when possible, particularly through appropriate educational placement and careful use and monitoring of medications.

The author wishes to express gratitude to Dr.Georg Spiel and the Organizing Committee of the Regional Conference of the International League Against Epilepsy for the opportunity to present this paper in Merano, and particularly the Government of Bozen for their support.

Fig. 1: Epilepsy in MR

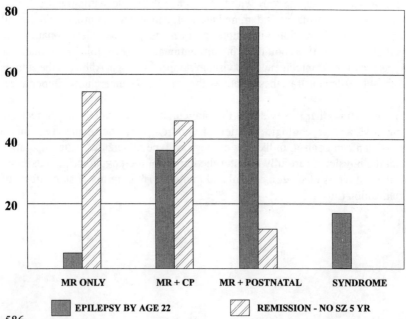

Fig. 2: Seizures and CP - Nature and Prognosis

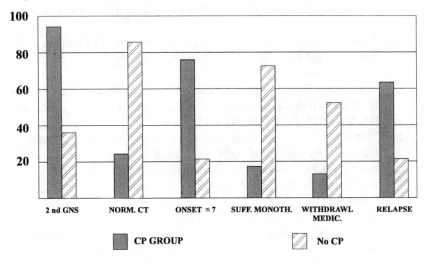

References
(1) Hauser, W.A., Hesdorffer, D.C.: Epilepsy: Frequency, Causes and Consequences. Landover, MD: EpilepsyFoundation of America, 1990
(2) Goulden, K.J., Shinnar, S., Koller, H., Katz, M., Richardson, S.A.: Epilepsy in children with mental retardation: a cohort study. Epilepsia 32, 1991, 690-697
(3) Sillanpaa, M.: Epilepsy in children: prevalence, disability, and handicap. Epilepsia 33, 1992, 444-449
(4) Aksu, F.: Nature and prognosis of seizures in patients with cerebral palsy (see comments). Dev Med Child Neurol 32, 1990, 661-668
(5) Chevrie, J.J., Aicardi, J.: Convulsive disorders in the first year of life: neurological and mental outcome and mortality. Epilepsia 19, 1978, 67-74
(6) Chevrie, J.J., Aicardi, J.: Convulsive disorders in the first year of life: etiologic factors. Epilepsia 18, 1977, 489-498
(7) Riikonen, R.: A long-term follow-up study of 214 children with the syndrome of infantile spasms. Neuropediatrics 13, 1982, 14-23
(8) Hrachovy, R.A., Frost, J.D.Jr.: Infantile spasms. Pediatric Clinics of North America 36, 1989, 311-329

(9)   Vining, E.P.: Chaos, balance, and development: thoughts on selected childhood epilepsy syndromes. (Review). Epilepsia 31, Suppl. 3, 1990, 30-36

(10)   Freeman, J.M., Vining, E.P.G.: Hemispherectomy - The ultimate focal resection. In: Lüders, H. (ed.): Epilepsy Surgery. New York, Raven Press, 1991, 111-118

(11)   Markand, O.N.: Slow-spike wave activity in EEG and associated clinical features: often called „Lennox" or „Lennox-Gastaut" syndrome. Neurology 27, 1977, 746-757

(12)   Felbamate Study Group in Lennox-Gastaut Syndrome: Efficacy of felbamate in childhood epileptic encephalopathy (Lennox-Gastaut syndrome). New England Journal of Medicine 328, 1993, 29-33

(13)   Kinsman, S.L., Vining, E.P., Quaskey, S.A., Mellits, D., Freeman, J.M.: Efficacy of the ketogenic diet for intractable seizure disorders: review of 58 cases. Epilepsia 33, 1992, 1132-1136

(14)   Andermann, F., Olivier, A., Gotman, J., Sergent, J.: Callosotomy for the treatment of patients with intractable epilepsy and the Lennox-Gastaut Syndrome. In: Niedermeyer, E., Degen, R. (ed.): The Lennox-Gastaut Syndrome. New York, Alain R. Liss. Inc., 1988, 361-376

(15)   Holmes, G.L., McKeever, M., Russman, B.S.: Abnormal behavior or epilepsy? Use of long-term EEG and video monitoring with severely to profoundly mentally retarded patients with seizures. American Journal of Mental Deficiency 87, 1983, 456-458

(16)   Donat, J.F., Wright, P.S.: Episodic symptoms mistaken for seizures in the neurologically impaired child. Neurology 40, 1990, 156-157

(17)   Collacott, R.A., Dignon, A., Hauck, A., Ward, J.W.: Clinical and therapeutic monitoring of epilesy in a mental handicap unit. British Journal of Psychiatry 155, 1989, 522-525

(18)   O'Neill, B.P., Ladon, B., Harris, L., Riley, H.L.III., Dreifuss, F.E.: A comprehensive, interdisciplinary approach to the care of the institutionalized person with epilepsy. Epilepsia 18, 1977, 243-250

(19)   Spencer, S.S.,: Corpus callosum section and the other disconnection procedures for medically intractable epilesy. Epilepsia 29 (Suppl. 2), 1988, 85-99

(20)   Shinnar, S., Vining, E.P., Mellits, E.D. et al.: Discontinuing antiepileptic medication in children with epilepsy after two years without seizures. A prospective study. N Engl J Med 313, 1985, 976-980

(21)   Farwell, J.R., Dodrill, C.B., Batzel, L.W.: Neuropsychological abilities of children with epilepsy. Epilepsia 26, 1985, 395-400

(22)   Rodin, E.A., Schmaltz, S., Twitty, G.: Intellectual functions of patients with childhood-onset epilepsy. Developmental Medicine and Child Neurology 28, 1986, 25-33

(23) Huberty, T.J., Austin, J.K., Risinger, M.W., Mc Nelis, A.M.: Relationship of selected seizure variables in children with epilepsy to performance on school-administered archievement tests. J.Epilepsy 5, 1992, 10-16

(24) Aldenkamp, A.P., Alpherts, W.C., Dekker, M.J., Overweg, J.: Neuropsychological aspects of learning disabilities in epilesy. Epilepsia 31 (Suppl. 4), 1990, 9-20

(25) Binnie, C.D., Channon, S., Marston, D.: Learning disabilities in epilesy: neuropsychological aspects. Epilepsia 31 (Suppl. 4), 1990, 2-8

(26) Vining, E.P.: Educational, social, and life-long effects of epilepsy (Review). Pediatr Clin North Am 36, 1989, 449-461

(27) Bourgeois, B.F., Prensky, A.L., Palkes, H.S., Talent, B.K., Busch, S.G.: Intelligence in epilepsyia: a prospective study in children. Ann Neurol 14, 1983, 483-444

(28) Ellenberg, J.H., Nelson, K.B.: Febrile seizures and later intellectual performance. Arch Neurol 35, 1978, 17-21

(29) O'Leary, D.S., Lovell, M., Sackellarcs, J.C. et al.: Effects of age of onset of partial and generalized seizures on neuropsychological performance in children. J Nerv Ment Dis 171, 1983, 624-629

(30) Nelson, K.B., Ellenberg, J.H.: Prognosis among children with febrile seizures. Pediatrics 61, 1978, 720-727

(31) Browne, T.R.III., Penty, J.K., Porter, R.J., Dreifuss, F.E.: Responsiveness before, during and after spike-wave paroxysms. Neurology 24, 1974, 659-665

(32) Wilkus, R.J., Dodrill, C.B.: Neurophsyyhological correlates of the electroencephalogram in epilepties: 1. Topographic distribution and average rate of epileptiform activity. Epilepsia 17, 1976, 89-100

(33) Brinciotti, M., Matricardi, M., Paolella, A., Porro, G., Benedetti, P.: Neuropsychological correlates of subclinical paroxysmal EEG activity in children with epilepsy. 1. Qualitative features (generalized and focal abnormalities). Functional Neurology 4, 1989, 235-239

(34) Kasteleijn-Nolst Trenite, D.G., Siebelink, B.M., Berends, S.G., van Strien, J.W., Meinardi, H.: Lateralized effects of subclinical epileptiformEEG discharges on scholastic performance in children. Epilepsia 31, 1990, 740-746

(35) Binnie, C.D., Marston, D.: Cognitive correlates of interictal discharges. Epilepsia 33 (Suppl. 6), 1992, 11-17

(36) Committee on Drugs American Academy of Pediatrics. Behavioral and cognitive effects of anticonvulsant therapy. Pediatrics 76, 1985, 644-647

(37) Vining, E.P., Mellitis, E.D., Dorsen, M.M. et al.: Psychologic and behavioral effects of antiepileptic drugs in children: a double-blind comparison between phenobarbital and valproic acid. Pediatrics 80, 1987, 165-174

(38) Farwell, J.R., Lee, Y.J., Hirtz, D.G. et al.: Phenobarbital for febrile seizure: effects on intelligence and on seizure recurrence. N Engl J Med 322, 1990, 364-369

(39) Brent, D.A., Crumrine, P.K., Varma R. et al.: Phenobarbital treatment and major depressive disorder in children with epilepsy. Pediatrics 80, 1987, 909-917

(40) Carpenter, R.O., Vining, E.P.G.: Antiepileptics (Anticonvulsants). In: Werry, J.S., Aman, M.G. (ed.): Practitioner's Guide to Psychoactive Drugs for Children and Adolescents. New York. Plenum Medical, 1993, 321-346

(41) Meador, K.J., Loring, D.W., Huh, K. et al.: Comparative cognitive effects of anticonvulsants. Neurology 40, 1990, 391-394

(42) Meador, K.J., Loring, D.W., Allen, M.E. et al.: Comparative cognitive effects of carbamazepine and phenytoin in healthy adults. Neurology 41, 1991, 1537-1540

(43) O'Dougherty, M., Wright, P.S., Cox, S. et al.: Carbamazepine plasma concentration relationship to cognitive impairment. Arch Neurol 44, 1987, 863-867

(44) Aman, M.G., Werry, J.S., Paxton, J.W. et al.: Effects of carbamazepine on psychomotor performance in children as a function of drug concentration, seizure type, and time of medication. Epilepsia 31, 1990, 51-60

(45) Aman, M.G., Werry, J.S., Paxton, J.W.: Effect of sodium valproate on psychomotor performance in children as function of dose, fluctuations in concentration, and diagnosis. Epilepsia 28, 1987, 115-124

(46) Forsythe, I., Butler, R., Berg, I., McGuire, R.: Cognitive impairment in new cases of epilepsy randomly assigned to carbamazepine, phenytoin, and sodium valproate. Developmental Medicine and Child Neurology 33, 1991, 524-534

(47) Trimble, M.R., Thompson, P.J.: Anticonvulsant drugs, cognitive function, and behavior. Epilepsia 24, 1983, 55-63

(48) Schain, R.J., Ward, J.W., Gutbric, D.: Carbamazepine as an anticonvulsant in children. Neurology 27, 1977, 467-480

(49) Galassi, R., Morreale, A., Lorusso, S., Procaccianti, G., Lugaresi, E., Baruzzi, A.: Carbamazepine and phenytoin; comparison of cognitive effects in epileptic patients during monotherapy and withdrawal. Arch Neurol 45, 1988, 892-894

(50) Vining, E.P.: Cognitive dysfunction associated with antiepileptic drug therapy (Review). Epilepsia 28 (Suppl. 2), 1987, 18-22

Epilepsy or Paroxysmal Kinesigenetic Choreo-athetosis ? A Case Report

A. Beaumanoir*, L. Mira**, A. Van Lierde***
*Fondazione Mariani, **Servizio di Neurologia,
***II Clinica Pediatrica dell'Università, Milano

Abstract

Epileptic seizures induced by sudden movement and paroxysmal kinesigenic choreo-athetosis (PKC) have often been confused in the past, owing to the close resemblance of the attacks, the equally good response to anti-convulsants, and the frequent occurrence of epilepsy and PKC in the same family, or even in the same patient. The pathophysiology of PKC is still unclear and its relationship with epilepsy is under discussion. The retention of consciousness and the lack of postictal phenomena are constant features of PKC, thus differentiating this syndrome from epilepsy.

A case is reported of an 8-year-old boy with frequent brief tonic attacks without loss of consciousness, triggered by sudden movement. There were no postictal phenomena. The neurological examination using EEG and MRI did not help to differenciate between epilepsy and PKC. Only the occurrence of a seizure with secondary generalization, and the recording of the postictal abnormalities on EEG permitted a diagnosis of reflex epilepsy induced by movement.

Introduction

The term „seizures induced by movement" has been confusingly applied in the past both to epileptic seizures elicited by voluntary movements, and to attacks of paroxysmal kinesigenic choreo-athetosis (PKC) (1). The close similarity between the attacks, the equally good response to anticonvulsants and the frequent occurrence of epilepsy and PKC in the same family, or even in the same patient, have contributed to the confusion. A case is reported of a child with frequent brief tonic attacks and no known neurological disorder, where the differential diagnosis has been made possible by the recording of the postictal EEG.

591

Case Report

An 8-year-old boy was referred to our service for „abnormal movements". His family history was negative. He had no antecedent serious diseases, apart from a mild head trauma with no sequelae, 8 months before. He had begun complaining two months previously of a fleeting „pricking" sensation in the left flank. When he came to us he had already experienced a few brief tonic attacks, ushered in by the sensation of pricking. The father, who witnessed an attack during a football game, described it as sudden arching of the trunk in a convex manner to the left, immediately after the child had started to move toward the ball. The attack lasted a few seconds; the child did not lose consciousness, or show neurovegetative manifestations, and immediately resumed his activity. He remembered afterwards what had happened, beginning with the initial sensation of pricking, but was unable to say why he bent to the left. A neurological examination was negative. An EEG was performed, showing a low amplitude polymorphic theta activity over the vertex and right frontal regions (fig 1). An MRI of the brain revealed in T2 a high intensity signal image in the white substance of the first right frontal circumvolution, at the premotor site (fig. 2), which showed no enhancement after neuromagnetic contrast. No calcifications were observed on a CT scan. An hypothesis of amartoma, or as an alternative, of white matter sclerosis, was made. In the meantime, seizures increased in frequency, averaging two or three a day. The seizures were now characterized by the bending of the trunk to the left, and at the same time by a slow abduction of the left shoulder, with internal rotation of the arm and a stiffening of the left leg which in some instances caused unsteadiness and even a fall. The attacks were always stereotyped, brief and the patient maintained full consciousness. No other types of seizures were reported. On close questioning, the boy admitted that almost all attacks had been started by a sudden movement, and that they were more frequent if he was nervous or tense. We could witness one during an examination: rising abruptly from the chair where he had been sitting for some time, the child had an attack which began like the others but lasted longer (1-2 minutes) and was followed by some clonic movements of the left leg and a clouded conscience. An EEG performed immediately after the seizure (fig. 3) showed a postictal delta activity over the vertex and frontal regions, more on the right side. Carbamazepine therapy was begun and proved very effective in suppressing the attacks. At follow up, after two years of treatment, the child is seizure free. The neurological examination is normal. The MRI is unchanged.

Discussion

The history of the patient, the stereotyped brief tonic attacks with initial paresthesia, the neuroradiological aspects could point either to a symptomatic paroxysmal choreo-athetosis, or to a reflex epilepsy triggered by a sudden movement.

Cases of symptomatic PKC are rare and mostly related to a multiple sclerosis or a head trauma.(2) Equally rare is epilepsy with seizures induced by movement, especially those cases where there are no other types of seizures, or no extensive neurological damage. However, even small lesions localized to the superior border of a hemisphere, like in the case operated by Falconer (3), or at the internal surface of a frontal lobe (4), can be responsible for this symptomatology. Mild interictal EEG abnormalities have been previously reported in PKC (5) and are of no significant value; in our case they were related to the underlying lesion. Some authors (6,7) report abnormal EEG findings during the course of PKC attacks, which were not considered by them to be pathognomonic of epileptic disorders. Even if the seizure itself could not be recorded, the secondary generalization of the seizure with clouding of consciousness and the slow postictal activity on EEG can only be the result of an epileptic seizure arising from the supplementary motor area. We believe that recording of the seizure and the postictal phase may in many cases not only help to establish the diagnosis but also to throw more light on the relationship between epilepsy and PKC.

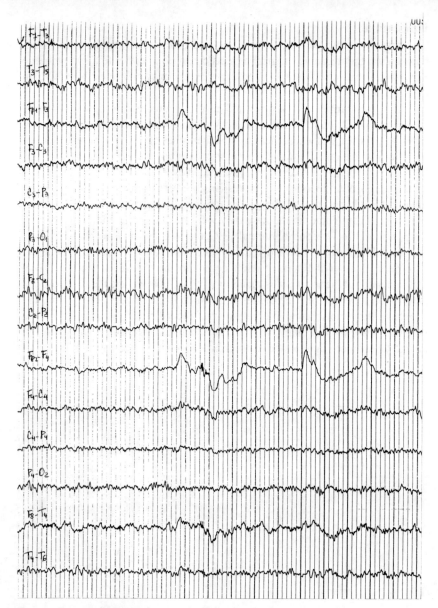

Fig. 1: First wake EEG showing low amplitude theta activity over the vertex and right frontal region

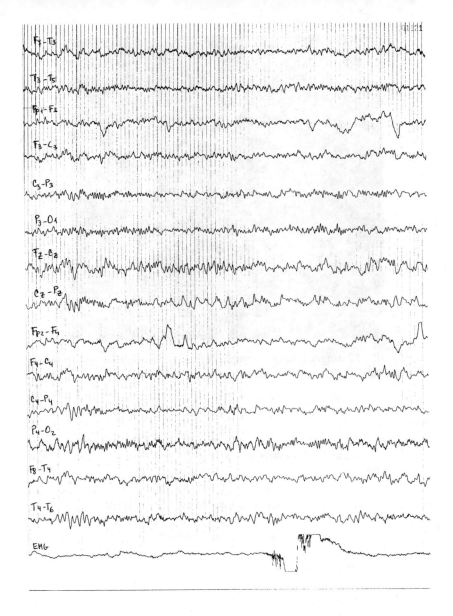

Fig. 3: An EEG recorded five minutes after the seizure demonstrates the postictal activity over the vertex and right frontal region

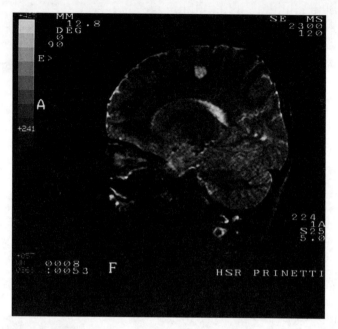

Fig. 2: MRI: T2 weighted image shows a high intensity signal in the white matter of the first right frontal circumvolution

References

(1)   Loiseau, P., Duché, B.: Seizures induced by movement. In: Reflex seizures and reflex epilepsies. ed. Médecine et Hygiène, Genève, 1989, 109-114

(2)   Perez Borja, C., Tassinari, C.A., Swanson, A.G.: Paroxysmal choreoathetosis and seizures induced by movement. Epilepsia 1967, 8, 260-270

(3)   Falconer, M.A., Driver, M.V., Serafetinides, M.A.: Seizures induced by movement. Report of a case relieved by operation. J Neurol Neurosurg Psychiatry 1963, 26, 300-307

(4)   Kennedy, W.A.: Clinical and electroencephalographic aspects of epileptogenic lesions of the medial surface and superior border of the cerebral hemisphere. Brain 1959, 82, 147-161

(5)   Lishman, W.A., Simmonds, C.P., Witty. G.W.M., Willison, R.G.: Seizures induced by movement. Brain 1962, 85, 93-108

(6)   Jung, S.S., Chen, K.M., Brody, J.A.: Paroxysmal choreoathetosis: report of Chinese cases. Neurology 1973, 23 749-755

(7)   Hirata, K., Katayama, S., Saito, T., Ichihashi, K. et al.: Paroxysmal kinesigenic choreoathetosis with abnormal electroencephalogram during attacks. Epilepsia 1991, 32(4), 492-494

Complex Partial Epilepsy and Subcortical Cerebrovascular Lesion - A Case Report

E. Ferrante, A. Savino
Neurological Department „Businco" Hospital Cagliari

Abstract

Short complex partial seizures characterised by verbal automatisms and loss of consciousness started abruptly in a seventy year old man. The seizures occurred one or more times a day. The patient was treated with Carbamazepine (CBZ) at 200 mg per day divided into two administrations which controlled the seizures. Neurological examination showed slight cognitive deficit. Intercritical EEG was normal. Brain CT scan one month after onset of the seizures showed a malacic area in the left caudatum and a moderate „ex vacuo" dilatation of the left frontal horn. This case is interesting because of the association of complex partial seizures with a subcortical cerebrovascular lesion and the seizure relief with low dosage of CBZ.

Introduction

Complex partial seizures (CPS) are caused by a discharge in the „aspecific" associative cortical areas or in the subcortical structures connected with them. Consciousness, memory, affectivity and perception are often affected during the seizures. Consciousness is impaired. Verbal automatisms occur consisting of mumbling, often incomprehensible singing frequently interrupted by sighs or exclamations or repeating of stereotyped sentences which seem to express anxiety or fear.

We report the case of a patient with CPS characterised by verbal automatisms and presence of a subcortical cerebrovascular lesion.

Patient and Method

A 65-year-old man was admitted to the neurological department of our hospital for global transient amnesia. Brain CT scan was normal.

When he was 70, he developed short lasting (about 15 secs) CPS characterised by impairment of consciousness and verbal automatisms (the patient mumbled incomprehensible words and did not answer when called). At the end of the

597

seizure the patient appeared bewildered and could not remember what had happened. Seizures occurred once a week initially, but they were occurring one or more times a day one month after onset. The patient was then treated with 200 mg CBZ divided into 2 administrations per day. The seizures stopped in spite of the patient's CBZ blood level (2 ug/ml) being below the therapeutic range. Neurological examination revealed slight cognitive deficit (Mini Mental State = 21/30). Intercritical EEG was normal. Doppler examination of the supraortic vessels showed turbulent flow at the origin of the internal carotid artery without significant stenosis. ECG showed ischemic cardiopathy (previous cardiac infarction). Brain CT scan one month after onset of seizures showed a malacic area in the left caudatum and a moderate „ex vacuo" dilatation of the left frontal horn.

Discussion

This patient's CPS were probably related to the ischemic subcortical lesion revealed by CT scan. The possible occurrence of seizures during cerebrovascular disease has been discussed in the literature. A high incidence of seizures starting one week after ischemic cortical lesions has been described and the rarer occurrence of precursory seizures (premonition of strokes) also reported. In spite of normal intercritical EEG, the epileptic nature of the symptomatology was diagnosed on clinical grounds and was supported by the response to the treatment. This case is interesting because of the subcortical localization of the lesion and the control of seizures by low CBZ dose.

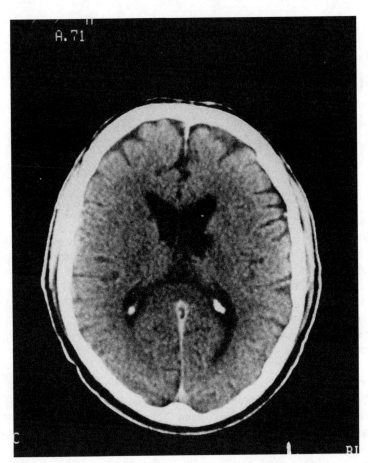

Fig.: Brain CT scaned one month after onset of the seizures showed a malacic area in the left caudatum and moderate "ex-vacuo" dilation of the left frontal horn

References

(1)   Natalè, E., Mattaliano, A., Tassinari, C.A., Daniele, O.: Ictus cerbrale e crisi epilettiche. Boll Lega It Epil 70/71, 325-326, 1990

(2)   Daniele, O., Mattaliano, A., Tassinari, C.A., Natalè, E.: Crisi contemporanee e tardive dell'epilessia vascolare negli anziani. Boll Lega It Epil 70/71, 471-472, 1990

(3)   Bravaccio, F., Volpe, E., Guizzaro, A. et al.: Epilessia e stroke: studio su 47 pazienti. Boll Lega It Epil 70/71, 469-470, 1990

(4)   Fazio, C., Loeb, C.: Le epilessie. cap. 29. Neurologia. S.E.U. Editore, 982-1028, 1989

Clinical prognosis of early onset epilepsy in a population with severe mental retardation

R. Massironi, C. Leozappa, E. Allievi, G. Cattabeni,
N. Cerisola, D. Cerati, P.L. Mascetti, C. Peruzzi, G. Porro
Corberi Hospital, Limbiate (MI)

Abstract

Thirty-five subjects with severe neuropsychiatric disabilities, who had shown seizures in their first year of life, were studied. Their clinical history, the available electroencephalographic findings, the neuroimaging data, and the cognitive levels were reviewed. The results of the present investigation do not suggest an age-related (onset in the first month of life or onset in the following months up to one year) different prognosis.
Our data do not seem to argue for a correlation between the age of onset of the seizures and the mental retardation level.

Introduction

In the first year of life, convulsive phenomena may be separated into two groups (neonatal seizures and breast-fed seizures) characterized by different etiology, type of seizures, EEG patterns etc. The aim of this report is discussing the clinical evolution of some mentally handicapped subjects with epilepsy beginning in the first year of life, through a review of their clinical history.

Study population and methods

178 patients with severe mental retardation and different clinical diagnosis, resident in an Institute, were enrolled in this study.
From this sample we have selected 82 cases (46%) with epilepsy in their history. In 35 subjects (42.6% of the group with epilepsy) the onset of seizures was within the first year of life; this is the sample studied in this investigation. They ranged in age from 18 to 43 years (mean age 32.34 + 5.29; 22 males and 13 females). In 10 patients the onset of epilepsy was in the neonatal period, in 25 patients in the following months.
We reviewed the clinical history, the available EEG recordings, the neuroimaging data (PEG, TAC, MRI) of these subjects.
It was impossible to test the I.Q. with usual scales, so we estimated the present degree of mental deterioration according to the standards of „codification-decodification (cod-decod) processes" with a score from 1 to 6 (1).

Results

The results are expressed in the following tables:

Tab. 1: Type of seizures at the onset

a) Neonatal seizures	
Clonic seizures	1
Multifocal seizures	2
Subtle seizures	3
Tonic seizures	1
Status epilepticus	1
Unknown	2
b) Infant seizures	
Infantile spasms	5
Tonic seizures	4
Other generalized seizures	8
Partial seizures	5
Unknown	3

Tab 2: Etiology

	Newborn	Infant	Total
Unknown	1	7	8
Post-vaccinal meningoencephalitis	0	1	1
Meningoencephalitis	2	4	6
Post-Traumatic	0	1	1
Complicated perinatal course	6	9	15
Dysplasias	1	2	3
Rubella during pregnancy	0	1	1

Tab. 3: Seizure control

Drug-refractory epilepsy(more than 1 seizure/a month)	10
Controlled epilepsy (1-2 seizures/a year)	12
Seizure-free (from at least one year)	13

Tab. 4: Level of mental deterioration

	Newborn	Infant	Total
Grade 1	2	4	6
Grade 2	5	9	14
Grade 3	1	10	11
Grade 4	2	2	4

The findings of our study are summarized below:
- the presence of epilepsy in 46% of subjects with mental retardation is the same as we can find in literature (2)
- we found pathological findings in a similar rate (92%) to other workers (3)
- the onset of seizures in the first month of life does not seem to have a prognostic value with respect to the onset in later ages
- substantial differences between the degree of mental retardation and the age of onset of seizures are not registered
- West Syndrome cases have a poor mental development prognosis, but from an epileptic point of view, three patients were seizure-free and in the other three cases the therapy controlled the seizures
- two patients out of ten with a diagnosis of Lennox-Gastaut Syndrome are seizure-free, 2 are partially controlled, 6 present drug-refractory seizures, according to the data of literature.

References
(1)   Cannao, M., Moretti, G.: Il grave handicappato mentale. Armando Editore Roma, 1990, 52-61
(2)   Mariani, E., Smirne, S., Strambi, L.T. et al.: Studio epilettologico in 1023 pazienti istituzionalizzati per patologie cerebrali. Boll.Lega It.Epil. 54/55, 1986, 319-321
(3)   Bracchi, M.: Nuove metodiche d'indagine:Risonanza magnetica (RM), Tomografia ad emissione di positroni (PET) e tomografia ad emissione di fotone singolo (SPECT). Manuale Italiano di Epilettologia. LICE (Ed.), Piccin Padova, 1992, 999-1017

Freetime efficacy in school-age children affected with epilepsy

D. Gianatti, F. Bonaventura, P. Costa, A. Cernibori
Centro Regionale per l'Epilessia - Ospedale Civile di Sondrio

Summary
A Self Efficacy questionnaire was administered to 37 subjects with epilepsy. Scores were compared with a normal sample. Our results show disabilities in performing social tasks in children with epilepsy (in comparison with the normal sample) and a perceived difficulty in freetime organization in children who receive pharmacological therapy (in comparison with the sample without therapy).

Epilepsy, a chronic neurological disease, implies social and psychological difficulties especially in childhood. We tried to evaluate how the individual responded to environmental demands because the main difficulties appear to be related to them. We adopted the notion of Self Efficacy introduced by Bandura (1) about perceived capabilities to mobilize motivation, cognitive resources, and courses of action needed to meet given situational demands. Self percepts of efficacy affect what people choose to do, how much effort they will mobilize in a given endeavour and how long they will persevere in the face of difficulties and setbacks. Therefore, individuals with a sense of inefficacy generate debilitating thought patterns and stress reactions which create internal obstacles to effective functioning. This is much more evident in patients with chronic disease (2).

In accordance with this point of view, we used the self-evaluation questionnaire of Efficacy (translated and validated by „Individual Differences Laboratory" - University of Rome „La Sapienza" - Caprara, in preparation).

Material and Method
The questionnaire was administered to 37 school-age children with epilepsy (aged from 8 to 15) and the score was compared with normal children. Children with epilepsy are not affected by any other psychological or neurological disease; all of them are out-patients in our Clinic at the Regional Centre for Epilepsy, Ospedale Civile di Sondrio.

Results

We evaluated scores for both the Total Scale and all the dimensions of the questionnaire (Table 1); we also considered the medium score in both samples. Scores in children with epilepsy are lower than in the normal sample; above all, differences are statistically significant in the social sphere (Table 2).

With regard to the sample of children with epilepsy, we made a distinction between: a) subjects without therapy and b) subjects in therapy with Valproate (DPA). We did not consider subjects in therapy with CBZ or PB because those drugs are more often associated with psychological side effects; moreover this choice allowed us to cut off subjects with partial criptogenetic or symptomatic epilepsy. A syndromic classification in our sample was not undertaken because the number of subjects per group was not sufficient for statistical analysis.

The analysis of variance (using SPSS), relating to the scores of the two samples for the Total Scale and all the sub-dimensions, shows only a weak tendency for the dimension of Freetime (p=.084).

Conclusion

In this study we found that children affected with epilepsy show a lower self efficacy to face environmental demands (above all social ones); these subjects frequently experience insecurity and feelings of inferiority and inadequacy (3,4). Chronic intake of anti-epileptic drugs may be associated with various implications on the individual perception of disease. The major consequences appear to be in relation to the organization of freetime; it seems likely that a child who takes drugs at fixed hours would suffer greater limitations in performance because they consider themselves „ill" and also because their parents would be over-protective as they also consider the child to be „ill".

Tab. 1: Description of the dimension considered

Dimensions	How much I am able to ...
Self Efficacy Calling for Help	call for help to someone (teachers, friends, parents, schoolmates ...)
Self Efficacy School	learn subjects (english, mathematics, history, science, geography ...)
Self Efficacy Regulatory Learning	organize, program school activities, concentrate in study...
Self Efficacy Freetime	learn new sports, dancing, music
Self Efficacy Regulatory	hold out against others´ pressure to put oneself into trouble (Smoke, drink alcohol ...)
Self Efficacy Other´s Expectation	fulfil one´s own, friends´, parents´ expectations
Self Efficacy Social	make friends with someone, work together in a group
Self Efficacy Assertive	express one´s own opinion, found the way out of it if someone makes fun of you

Tab. 2: *Medium scores and standard deviations for the two groups considered*

DIMENSION	CHILDREN WITH EPILEPSY n = 37	NORMAL GROUP n = 37	
Self Efficacy (SE) Total score	172.54 20.39	184 15.87	p=.012
SE calling for help	13.62 3.27	14.73 2.72	
SE school success	22.61 4.03	24.06 3.34	
SE autoregulatory learning	40.24 7.25	43.23 5.74	p=.064
SE freetime activities	26.32 4.66	28.81 4.27	P=.045
SE regulatory	20.97 2.8	20.51 3.15	
SE others' expectations	15.16 2.74	16.3 1.93	p=.050
SE social	16.08 3	17.75 1.57	p=.023
SE assertive	16.8 1.75	18.03 1.82	p=.009

References

(1)   Bandura, A.: Social Foundation of Thought and Action: A Social Cognitive Theory. Englewood Cliffs, NJ: Prentice-Hall, 1986

(2)   Bandura, A.: Self-Efficacy Mechanism in Physiological Activation and Health-Promoting Behavior. In: Madden, J., Matthysse, S., Barchas, J. (Eds.): Adaptation, learning and affect. New York, Raven Press, 1989

(3)   Hermann, B.P., Whitman, S., Wyler, A.R., Anton, M.T., Vanderzwagg, R.: Psychosocial Predictors of Psychopathology in Epilepsy. British Journal of Psychiatry, 156, 98-105, 1990

(4)   Kim, W.J.: Psychiatric Aspects of Epileptic Children and Adolescents. J. Am. Acad. Child Adolesc. Psychiatry, 30, 6, November 1991

Epilepsy and Migraine, Epidemiological and Pathogenetic Data - A Non-Fortuitous Association

B. Costa, L. Fabbri, O. Zerbini, P. Zagnoni*
Medical Directorate, Glaxo S.p.A., Verona
* Department of Neurology, Santa Croce Hospital, Cuneo

Abstract

Two recent studies underline that some forms of epilepsy seem to be highly related to migraine, despite the conflicting results of several previous epidemiological studies. This review of the literature reports these studies and compares the most important 20th century investigations.

Introduction

It has long been thought that there is a close relationship between epilepsy and migraine. Tissot (1781) was the first to suggest a relationship between the 2 diseases, after observing forehead and eyebrow muscle movements - sometimes extending to the muscles of the whole body - during a migraine episode (1).

At the end of the last century, Jackson hypothesized that some migraine cases were sensorial epilepsies, interpreting the associated headache and vomiting as post-critical manifestations (2).

In an article published in Haemicrania in 1972, Whitty stated that certain classic headache forms, especially with slight or no headache, could be extraordinarily similar to sensorial epilepsies (2).

Direct clinical observation reported by many authors surely support the hypothesis of a close relationship between the 2 diseases, though there is still controversy. Against this background, we analysed the most recent epidemiological data on the prevalence of the 2 diseases.

According to a number of authors, the estimated prevalence of migraine in the normal population is 5-10%. This does not seem to differ from the prevalence identified in epileptic populations by 20th-century epidemiological studies (Tab. 1) (3).

The prevalence of epilepsy in the normal population is generally estimated as about 0.5-1%. Tab. 2 presents data from the main epidemiological studies on the prevalence of epilepsy in migraine sufferers (3).

Based on the hypothesis that migraine and epilepsy could be genetically related, many studies investigated the prevalence of migraine in relatives of epileptic

patients against those of patients with other diseases (Tab. 3) (1) (3).
High prevalence of electroencephalographic anomalies in migraine patients suggested common pathogenetic mechanisms in the 2 diseases. Results of the major studies are reported (Tab. 4,5,6)(4).
Tab. 7 and 8 reproduce the results of 2 recent controlled studies to determine the prevalence of migraine in pediatric groups with different forms of epilepsy and with head injury (5,6).
The prevalence of migraine, in the population with Rolandic epilepsy, was about 60%, significantly higher than in the control group and considerably higher than the 8% recorded for patients with partial epilepsy and head injury. Prevalence in the latter group was comparable to that for migraine in the normal population (5-10%), commonly reported in the literature.

Conclusion

Our bibliographic search highlights a finding of particular scientific interest, i.e. that the prevalence of migraine in patients with Rolandic epilepsy is significantly higher than in patients with epileptic absences, partial epilepsy or head injury.
Control groups of patients with partial epilepsy and electroencephalographic anomalies from head injury show a prevalence of migraine close to that reported in the literature for the normal population.
It could be suggested that migraine may be related only to some types of epilepsy, which would justify the great variability of the previously reported results for prevalence of migraine in populations with different forms of epilepsy.
Only further large-scale epidemiological studies with strictly standardised methodologies can afford definitive conclusions of common interest to 2 branches of medicine, clarifying whether these areas of study are closely related to one another or totally separate.

Tab. 1: PREVALENCE OF MIGRAINE IN EPILEPTIC POPULATIONS

AUTHORS	CASES OF EPILEPSY	PERCENTAGE WITH MIGRAINE
WEBBER, S.G., 1893	100	8.7
ELY, F.A., 1930	171	15.0
PASKIND, H.A., 1934	783	8.4
LENNOX, W.G., LENNOX, H.C., 1960	1610	11.1
SEPTIEN, L., PELLETIER, J.L., 1991	107	35.5

Tab. 2: PREVALENCE OF EPILEPSY IN MIGRANEOUS POPULATIONS

AUTHORS	CASES OF MIGRAINE	PERCENTAGE WITH EPILEPSY
ELY, F.A., 1930	104	8.6
LENNOX, W.G., LENNOX, H.C., 1960	405	6.5
SELBY, G., LANCE, J.W., 1960	348	11.0
OSTFELD, A.M., 1963	114	2.63
DALSGAARD NIELSEN, T., 1969	100	1.0
LANCE, J.W., ANTONY, M., 1966	500	1.6
BASSER, L.S., 1969	1830	5.9
HOCKADAY,J.M.,WHITTY,C.V.M.,1969	560	16.6
SLATTER, K.H., 1968	184	7.6
NINCK, B., 1970	591	3.9
TAMIKAWA, T. ET AL., 1980	402	2.5
TERZANO, M.G. ET AL., 1981	450	3.5
TANIKAWA, T., 1980	47(CLASSIC)	17.0

Tab. 3:

	N° of cases	Migraine in Relatives %	Migraine in one Parent %	Migraine in Patient %
Cobb, 1932				
Normal Control	1896	1.56	-	-
Epilepsy	**9139**	**4.5**	-	-
Paskind, 1934				
Non-neurological disturbances	331	14.4	10.2	3
Trigeminal Neuralgia	342	37.7	30.1	23.3
Epilepsy	**783**	**35.2**	**30.8**	**8.4**

Tab. 4: PREVALENCE OF EEG ALTERATIONS (%); MEAN OBTAINED FROM 14 DIFFERENT NON-CONTROLLED STUDIES

MIGRAINEOUS	43	(RANGE 25-70)
HEALTHY		5-15

Tab. 5: MEAN PERCENTAGE (RANGE) OF ABNORMAL EEG IN MIGRAINEOUS PATIENTS, HEALTHY OR WITH TENSIVE MIGRAINE ONES

	MIGRAINEOUS	NORMAL CONTROL	TENSIVE HEADACHE
CHILDREN	41 (22-70)	25 (15-50)	
ADULTS	38 (22-46)		27 (24-29)

Tab. 6: PREVALANCE (PERCENTAGE) OF "NORMAL" EEG IN PATIENTS SUFFERING OF DIFFERENT TYPES OF MIGRAINE

FIRST AUTHOR	MIGRAINE WITHOUT AURA % N.		MIGRAINE WITH AURA % N.	
GOLDENSOHN	30	(75)	37	(38)
HOCKADAY	56	(145)	55	(446)
ROWAN	49	(183)	33	(46)
SLEVIN	30	(27)	11	(28)
LAURITZEN	0	(11)	20	(10)

Tab. 7: PREVALENCE OF MIGRAINE IN EPILEPTIC POPULATIONS (7 - 16 YEARS OLD)

	TOTAL N.	MIGRAINE (%)	MIGRAINE IN RELATIVES
ROLANDIC EPILEPSY	40	26 (63%)	14 (50%)
ABSCENCE EPILEPSY	27	9 (33%)	
PARTIAL EPILEPSY	40	3 (7%)	
BENIGN CRANIAL TRAUMA	22	2 (9%)	

Tab. 8: PREVALENCE OF MIGRAINE IN EPILEPTIC POPULATIONS (8 - 15 YEARS OLD)

	TOTAL N.	MIGRAINE (%)
ROLANDIC EPILEPSY	34	21 (62%)
ABSCENCE EPILEPSY	20	7 (34%)
PARTIAL EPILEPSY	34	3 (9%)
BENIGN CRANIAL TRAUMA	18	1 (6%)

611

References

(1)   Pashkind, H.A.: Relationship of migraine, epilepsy and some other neuropsychiatric disorders. Arch. Neurol. Psychiatry, 32, 45-50, 1932

(2)   Whitty, C.W.M.: Migraine and Epilepsy. Haemicrania, 2, 2-4, 1972

(3)   Andermann, E., Andermann, F.: Migraine-epilepsy relationships: epidemiological and genetic aspects. In: Andermann, F., Lugaresi, E. (eds.): Migraine and Epilepsy. London, Butterworths, 281-291, 1987

(4)   Sand, T.: EEG in migraine: a review of literature. Funct. neurol. 6, 1, 7-22, 1991

(5)   Septien, L., Pellettier, J.L. et al.: Migraine in patients with history of centrolateral epilepsy in childhood: a Hm-Pao SPECT study. Cephalalgia, 11, 281-4, 1991

(6)   Giroud, M., Couillault, G. et al.: Epilepsie à paroxysmes rolandiques et migraine, une association non fortuite. Résultats d'une étude contrôlée.

Complete Double Cortex - A Case Report

G. Sideri, C. de Lena, M. Gennaio, S. Bastianello, L. Bozzao
Dipartimento di Scienze Neurologiche, Università "La Sapienza", Roma

Abstract

A complete double cortex, demonstrated by magnetic resonance imaging (MRI), in a 23 years old woman with mild degree of mental retardation associated with intractable epilepsy is reported.

MRI scans show a generalized and complete subcortical laminar heterotopia, isointense with grey matter, separated by a thin layer of white matter from the cortical mantle. Two previous computed tomographic (CT) scans showed only a subcortical atrophy.

The electroencephalogram (EEG) was normal before the onset of epileptic syndrome and then became progressively abnormal with typical Lennox-Gastaut patterns.

The mental retardation preceded the epileptic encephalopaty but it became worse as the epilepsy worsened.

Introduction

Band heterotopia, or subcortical laminar heterotopia, or double cortex, is a disorder of neuronal migration identified during post-mortem observation since the second half of last century (1). MRI allows its singling out „in vivo" as a band of ectopic grey matter expanding bilaterally along the semi-oval centre (2). Double cortex, that occurs almost exclusively in females, is associated with drug-resistant epilepsy and with mental retardation (3).

In some cases it has been noticed in patients affected with Lennox-Gastaut syndrome and pointed out as one of its probable causes (4).

Case Report

23 years old woman affected with drug-resistant epilepsy and mild degree of developmental delay. Some undefined critical events are referred to a maternal cousin: they arose when she was 40 years old, after an operation to remove a meningioma. Her mother, when she was 7 months pregnant, presented an isolated febrile episode lasting 24 hours. Dystocic delivery (forceps application) occurred 20 days after the term (3700 g. at birth). Difficulty in sucking during the first weeks of life. Acquisition of normal deambulation. Acquisition of speech at 30 months. School acquisitions: secondary school with very low profit. Dyslexia,

dysgraphia and high difficulty in computation and in orientation in time and space are pointed out during the school age.

From 2 to 6 years old:
- night episodes characterized by a sudden waking, weeping, vomiting and diffused tremor, without involving consciousness, diagnosed as night terrors and unsuccessfully treated with phenytoin;
- normal waking and sleeping EEGs.

From 6 to 13 years old:
- at the first, clonic jerks of head on awaking, it seems without loss of consciousness;
- afterwards, adversative seizures with forced head and eyes deviation towards the right side, with apparently preserved consciousness;
- after that, typical absence and myoclonic absence attacks, more frequent in the morning, with the fall of the head and the dropping of objects from the hands;
- EEG: from the first, bilateral delta waves, prevalent in the temporal-frontal regions and then generalized slow spike and wave complex discharges;
- CT scans (1979): ventricular dilatation prevalently localized in lateral ventricles (Fig 1);
- CT scans (1982): subcortical cerebral atrophy, prevalently posterior.

From 13 years old:
- generalized tonic and tonic-clonic seizures with the frequency of 2-3 p.a.;
- myoclonic seizures and myoclonic absences mostly in the morning;
- EEG: prevalence of paroxystic bursts of generalized slow spike and wave discharges and global slowing down of the background activity (Fig 2);
- MRI scans (1993) (T1, protonic density, T2 weighted): area with signal characteristics like those of the cortical grey matter, of band morphology, localized at the subcortical level, which completely surrounds the ventricular cavity and is separated from the cortex by a thin layer of white matter (Fig 3).

Neurological examination: prevalent diffused hypotonicity concerning the neck and the head with stable attitude of head flexion, half-open mouth and loss of saliva. Slight mental retardation.

Discussion

The clinical history and the other characteristics of our case are in accordance with what is described in literature, particularly because of the occurrence in females and because of the association of epilepsy and mental retardation (3).

Concerning the patient we have studied, we think that it is interesting her electroencephalographic findings that show a normality of the EEGs during the first years and in concomitance with the rising up of clinical symptoms, but a worsening pathological evolution during the years, with a final picture of severe (epileptic) encephalopathy.

Such data would confirm that the malformation constitutes the substrate where epilepsy is included and that this one would have its peculiar evolution, extremely changeable for its severity, as other cases in literature have already pointed out (3,4).

The seizure's polymorphism, in our case, does not match a typical Lennox-Gastaut syndrome, that we think could be associated to, but could not be an integral and constant part of the syndrome picture linked to the double cortex, as referred by other authors (3).

We think, in accordance with literature (3,4), that mental retardation is not exclusively linked to epilepsy because it seems to us that it may be noticed in a period preceding the starting of epileptic seizures, but that its worsening may be referred to the epileptic encephalopathy.

This related case of double cortex must be added to all the other cases of this migration anomaly, which are more frequent than we supposed a few years ago, emphasising the importance of MRI, which must be always carried out with sequences and methods which set out to prove the evidence of such anomalies.

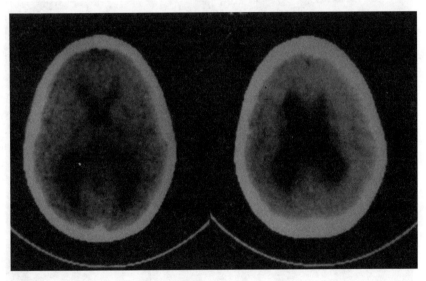

Fig. 1:

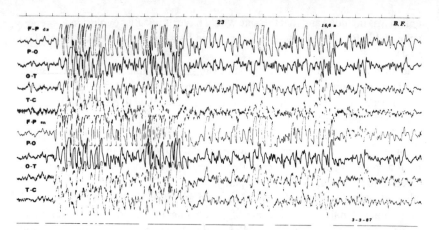

Fig. 2:

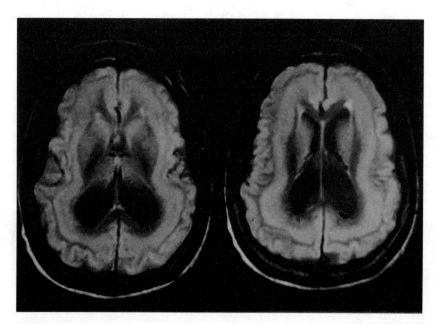

Fig. 3:

References

(1)   Matell, M.: Ein Fall von Heterotopie der grauen Substanz in den beiden Hemisphären des Grosshirns. Arch Psychiat Nervenkr 1893, 25, 124-136

(2)   Barkovich, A.J. et al.: Band heterotopias: a newly recognized neuronal migration anomaly. Radiology 1989, 171, 455-458

(3)   Palmini, A. et al.: Diffuse cortical dysplasia or the „double-cortex" syndrome: the clinical and epileptic spectrum in 10 patients. Neurology. 1991, 41, 1656-1662

(4)   Palmini, A. et al.: Stages and patterns of centrifugal arrest of diffuse neuronal migration disorders. Developmental Medicine and Child Neurology, 1993, 35, 331-339

Neuronal Migration Disorders and Epilepsy: Clinical-Radiological Correlations in 19 Patients

P. Ruosi, S. Striano, R. Meo, L. Bilo, M. Soricellis,
*A. Estraneo, C. Nocerino, A. Caporella, *F. Bossa, *S. Cirillo*
Epilepsy Centre, Neurological Department and
*Radiological Science Institute 2, School of Medicine „Federico II", Naples

Abstract

Cortical dysplasias are malformations occurring in the first two trimesters of gestation, commonly associated to a variety of neurological manifestations and, in particular, to epilepsy. MRI is superior and more sensitive than CT in detecting these anomalies, enabling diagnosis of neuronal migration disorders (NMDs) during life.

The authors report the data of 19 epileptic patients with NMDs diagnosed by MRI. Two groups of patients were identified: those with a localized NMD and those with a complex or multiple NMDs. Clinical manifestations (epileptic syndrome, age of onset of seizure, neuropsychological functions) were analyzed and correlated with the morphological aspects.

Introduction

Neuronal migration disorders (NMDs) consist of structural abnormalities characterized by a wide spectrum of neuropathological findings, depending on the gestational period in which the developmental disturbance occurs. A complete failure or an arrest of neuronal migration toward the cortical plate may be observed, giving rise to different entities: localized NMDs, diffuse NMDs, or associations of different NMDs (4,5). The clinical picture can be also variable, but seizures are generally the first and more relevant sign (2). Neuroimaging techniques, in particular high-resolution MRI, have greatly contributed to the in vivo diagnosis of NMDs (3).

Patients and method

Over a three-year period about 200 epileptic patients were submitted to MRI when presenting one or more of the following features:
- clinical picture suspect for NMD (microcephaly, facial dysmorphysm, mental retardation, etc.);
- epileptologic or EEG findings suggestive for NMD (extreme spindles, burst-suppression, atypical hypsarrythmia, split-brain picture etc.);
- drug-resistant (DR) epilepsy;
- CT scan evoking an NMD.

The NMDs were distinguished in 1) single and localized, and 2) multiple or complex; on the basis of the clinical and EEG picture, the epileptic syndromes were classified as Generalized Epileptic Syndrome (GES) or Partial Epileptic Syndrome (PES), according to the 1989 ILAE Proposal for Classification.

Results

19 epileptic patients, 10 F and 9 M, aged 1 to 48 years, were identified as presenting an NMD. Seven patients belonged to group 1 and 12 to group 2. All patients of group 1 were affected by a PES; the age of seizure onset ranged from early infancy to adolescence. The seizures were DR in 5/7, but associated neurological and/or mental impairment was present only in 2/7. The group 2 contained 12 patients, 6 of them with a GES and 6 with a PES. All the patients affected by GES showed the picture of an early-onset encephalopathy, with DR epilepsy in 5/6 and severe neurological and mental impairment in all cases. In the 6 patients with PES the seizures were of later onset, during late childhood or adolescence; epilepsy was DR only in 1/6, and variable-entity neurological or mental dysfunction was seen in half the cases.

Discussion

NMDs are developmental disorders commonly associated with epilepsy; according to some analyses they can be responsible for up to 30% of DR-PES (6). Actually, the results of our study and data coming from more recent literature (1,6) suggest that they can be associated with a treatable epilepsy as well. NMDs can cause also an GES; in this case the NMD is usually multiple or complex. In our study a multiple or complex NMD can be associated with the same frequency to a GES or to a PES; in the first case a severe, early-onset epileptic encephalopathy takes place; in the second case the epileptic syndrome is late-onset, frequently treatable, associated with a neurological dysfunction only in some patients. In the single, localized NMDs, epilepsy displays always partial seizures, frequently DR, with an age of onset variable from early infancy to adolescence; other signs of neurological impairment are often lacking. Further studies are required to quantify the real prevalence of NMDs also in the treatable partial epilepsies.

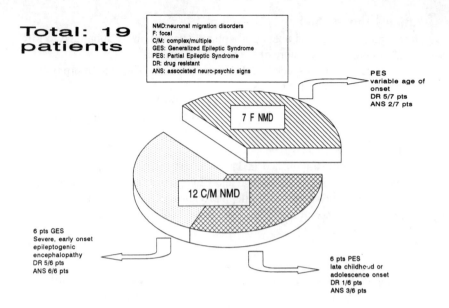

Total: 19 patients

NMD: neuronal migration disorders
F: focal
C/M: complex/multiple
GES: Generalized Epileptic Syndrome
PES: Partial Epileptic Syndrome
DR: drug resistant
ANS: associated neuro-psychic signs

7 F NMD

12 C/M NMD

PES
variable age of onset
DR 5/7 pts
ANS 2/7 pts

6 pts GES
Severe, early onset epileptogenic encephalopathy
DR 5/6 pts
ANS 6/6 pts

6 pts PES
late childhood or adolescence onset
DR 1/6 pts
ANS 3/6 pts

References

(1)   Ambrosetto, G.: Treatable partial epilepsy and unilateral opercular neuronal migration disorder. Epilepsia, 34, 604-608, 1993

(2)   Andermann, F., Olivier, A., Melanson, D. et al.: Epilepsy due to focal cortical dysplasia with macrogyria and the forme fruste of tuberous sclerosis. A study of 15 patients. In: Wolf, P., Dam, M., Janz, D., Dreifuss, F.E. (eds): Advances in Epileptology. XVIth Epilepsy International Symposium. Raven Press, N.Y., 35-38, 1987

(3)   Barkovich, J.: Pediatric Neuroimaging. Raven Press, New York, 1990, 77

(4)   Barth, P.G.: Disorders of cerebral migration. Canadian Journal of Neurological Sciences, 14, 1-16, 1987

(5)   Friede, R. L.: Developmental Neuropathology. Springer-Verlag, Berlin, New York, 330, 1975

(6)   Palmini, A., Andermann, F., Olivier, A. et al.: Focal neuronal migration disorders and intractable partial epilepsy: a study of 30 patients. Annals of Neurology, 30, 741-749, 1991

Sixteen Cases of NMD and Epilepsy with Favourable Evolutions

R.Bellomo, L.M. Specchio
Epilepsy centre, II Neurological clinic, Bari University

Abstract

Neuronal Migration Disorders (NMD) are usually associated with intractable epilepsy, neurological features and mental retardation. We describe 16 epileptic patients with NMD detected by MRI; there was always a good correlation between the localisation of NMD, interictal epileptic activity and EEGs and ictal semiology. Ten patients were responded well to antiepileptic treatment, the others had only sporadic seizures compatible with a normal standard of life. The monolateral lesions of small extension and relatively late onset of seizures are probably related to the favourable evolution of these epileptic patients.

The disorders of neuronal migration (NMD) are disturbances of the organogenesis characterised by troubles in stratification of the cerebral and cerebellar cortex and by ectopic localisation of neurones (1).

The NMD are frequently the cause of epilepsy associated with motor deficits and mental failure of differing severity (2-4).

The epilepsy connected with NMD was previously reported as a form resistant to drug treatments and in which a surgical approach is suggested (3-5).

We describe 16 patients affected by NMD, all diagnosed by MRI, who developed epilepsy at a relatively advanced age, ranging from 7 to 40 years.

The patients, 7 males and 9 females (aged 16 - 53), were followed for a period ranging from 3 to 13 years, and underwent clinical examination, neurological and psychiatric evaluation, chromosomal map, anti-cytomegalovirus anti-body dosage, oculist examination, kidney and liver ecography, electromiographic exam with motor and sensitive speed, waking and sleeping EEG.

Two patients presented slight anomalies, predicting association with other malformations; eight had a motor and mental delay, evolved in the adult age in an psychic deficit of different levels and, in three of them, in neurological deficits.

The anomalies diagnosed were:

> in 3 cases schizecephaly
> in 4 cases heterotopia
> in 7 cases pachygyria
> in 2 cases dysplasia.

In some cases the anomalies appear to be associated, as in 2 patients also presenting agenesia of corpus callosum.

At the onset, the seizures were PSG in 13 cases, PS in 1 case, and PC in 2 cases, appearing multiple times in a week.

On EEGs, the anomalies were mono- or bi-focal, always according to the site of the malformation.

The anti-epileptic therapy allowed in 10 cases the complete control of seizures, while in the other 6 the seizures passed to a less complex semiology, and a remarkable reduction of the frequency, compatible with an adequate level of working and social life.

The most important data are reported in the table.

We report our experience to stress that partial epilepsy with onset in young-adult age can be sustained by cortical anomalies like NMD.

The analysis of our data does not show any correlation between the type of NMD and severity of epilepsy.

Anyway, unilateral and smaller malformations are more frequent in patients who have reached the control of seizures, even if very serious lesions were present in patients completely free from seizures (pts. 1-2-5-7-11). On the contrary, in a patient with a small focal lesion (pt. 13) the seizures were not controlled.

Generally, the early onset of seizures is frequently correlated with a more evident psychic deficit and double EEG focus, more than with a poor response to therapy

Even if we do not identify any clinical, neurophysiological and neuropsycological pattern typical of the various forms of NMD, our observation underline the possibility of a good clinical evolution of the epilepsy in patients affected by NMD.

References

(1) Barth, P.G.: Disorders of neuronal migration. Can J Neurol Sci 14, 1-16, 1987

(2) Barkovich, A.J., Chuang, S.H., Nonnan, D.: MR of neuronal migration anomalies. AJNR 8, 1009-1017, 1987

(3) Palmini, A., Andermann, F., Olivier, A., Tampieri, D., Robitaille, Y., Andermann, E., Wright, G.: Focal neuronal migration disorders and intractable partial epilepsy: a study of 30 pts. Annals of Neurology 30, 741-749, 1991

(4) Barkovich, A.J., Gressens, P., Evrard, P.: Formation, maturation and disorders of brain neocortex. AJNR 13, 423-446, 1992

(5) Brodtkorb, E., Nilsen, G., Smevik, O., Rinck, P.A.: Epilepsy and anomalies of neuronal migration: MRI and clinical aspects. Acta Neurologica Scandinava, 24-32, 1992

PTS	CLINICAL DATA	MRI	EEG
1) m 21 ys	Q.I.: 0.69	right parietal f.l..schizencephaly left parietal pachigyria	left and right parieto-temporal rare spi and sharp waves, biparietals fast rhyth
2) f 44 ys	Q.I.: 0.70	right posterior temporal f.l. schizencephaly	right temporal high-voltage slow wave
3) m 33 ys	Q.I.: 0.59	right parietal f.l. schizencephaly ACC	right fronto parietal and left temporal spikes and sharp waves. right parieto temporal rapid rhythms
4) m f8 ys	Q.I.: 0.99	right parieto-occipital nodular heterotopia, right fronto parietal micropolygyria	right temporal high voltage slow wave with generalisation
5) f 26 ys	Q. I.: 0.66 dysarthria clumsiness	right temporo parietal nodular heterotopia, right occipito temporal pachygyria. ACC	right fronto-temporal medium voltage slow and sharp ways
6) f 26 ys	Q. I.: 0. 50 dysarthria clumsiness	double cortex heterotopia	right temporal and left parietal mediun -voltage sharp waves
7) f 24 ys	Q.I.: 0.85	nodular periventricular heterotopia	right temporo-parietal and left fronto -parietal medium voltage spikes
8) f 16 ys	Q.I.: 0.112	left parietal pachygyria	left temporal high voltage slow and sharp waves with diffusion. fronto temporal rapid rhythms
9) m 21 ys	Q.I.: 0.76	left parieto temporal pachygyria	left temporal medium voltage sharp waves
10) f 28 ys	Q. I.: 0.59	left temporal pachygyria	left temporo-parietal high voltage sharp waves with generalisation
11) t 22 ys	Q.I.: 0.67	left parieto temporal pachygyria	left temporo-parietal high voltage sharp waves with generalisation
12) m 42 ys	Q. I.: 0.70 dysarthria	biparietal pachygyria	left fronto-temporal and right parietal medium voltage spikes and sharp waves. sleep burst of polispikes
13) m 29 ys	Q. I.: 0. 94	fronto mesial pachygyria	left fronto-temporal high voltage sharp waves with controlateral diffusio
14) f 27 ys	Q. I.: 0.75	left parasagittal parieto occipital pachygyria	left fronto-parietal high voltage slow waves with controlateral diffusion
15) f 27 ys	Q.I.: 0.71	right parietal dysplasia	right temporo parietal medium voltage sharps and subcontinuous slow waves right temporal fast rhythms
16) m 34ys	Q.I. : 0.72	right occipital dysplasia	right occipital rare slow waves bioccipital fast rhythms

624

EVOKED POTENTIALS	MALFORMATIONS	ONSET AND STATE OF SEIZURES
small amplitude with slight form distortion of N20-P25 to left median stimulation	none	18 ys well controlled
small amplitude with slight form distortion of N22-P30 to left median stimulation	moles	40 ys well controlled
small amplitude with slight form distortion of N20-P25 to left median stimulation	none	14 ys < 1 seizure/month
abscence of N20-P25 and P22-P30 to left median stimulation	facial hemiatrophy	14 ys > 1 seizure/month
not well identification of N20-P25 and P22-N30 to left median stimulation	facial hemiatrophy	18 ys well controlled
bilateral form distortion with not well identification of N20-P25 and P22-30	none	14 ys > 1 seizure/month
	none	23 ys well controlled
abscence of N20-P25 to right median stimulation	none	10 ys well controlled
small amplitude and form distortion of N20-P25 to right median stimulation	none	10 ys well controlled
normal		9 ys well controlled
abscence of N20-P25 and P22-N30 to right median stimulation	none	15 ys well controlled
abscence of P22-N30 to right and form distortion of N20-P25 and small amplitude of P22-N30 to left median stimulation	none	24 ys < 1 seizure/month
normal	none	13 ys 1 seizure/month
	café-au-lait macules	7 ys 1 seizure/month
normal	café-au-lait macules	13 ys well controlled
normal	moles	20 ys well controlled

Vigabatrin and Visual Contrast Sensitivity Changes during Combined Treatment with Carbamazepine in Partial Epilepsy

F. Sartucci, R. Massetani, L. Domenici*,
Alfonso Iudice, Gloria Tognoni, Renato Galli, Luigi Murri
Institute of Neurology, Department of Clinical Neurophysiology,
University of Pisa
* Institute of Neurophysiology, National Research Council, Pisa

Abstract

Thirty-eight patients with partial epilepsy resistant to monotherapy with carbamazepine (CBZ) at the highest tolerated individual dose received vigabatrin (VGB) add-on therapy by increasing daily doses up to 2-3 g for 6 months. Seizure frequency was significantly reduced in most patients without prominent emerging side effects.

Visual contrast sensitivity (VCS), i.e. the ability to perceive modifications of visual contrast for stimuli of different dimensions, was assessed at baseline and monthly after VGB add-on, by means of the constant stimuli method. During treatment with CBZ, the VCS was significantly reduced in comparison with the results of an age and sexmatched control group. The addition of VGB determined, from the 2nd month onward, a progressive recovery of VCS, although still below normal values compared with controls.

These results seem to confirm a positive effect of VGB on GABAergic transmission in visual pathway, assessed through VCS, at variance with what is already known for CBZ.

Introduction

A reliable technique to assess visual function is represented by Visual Contrast Sensitivity (VCS), defined as the reciprocal value of the contrast threshold, i.e. the minimum contrast necessary to perceive a given black and white grating pattern with elements of various dimensions. Some evidence suggests that phenobarbital (PB) and carbamazepine (CBZ) may cause an impairment of VCS, with or without being associated to clinical side effects (1,2).

The present study was designed to explore the potential effect of vigabatrin (VGB) on VCS. Since GABA is known to be the principal inhibitory neurotransmitter of the visual pathways, it may be expected that the GABA enhancement induced by VGB cause changes in VCS.

Subjects and Methods
Patients. Thirty-eight patients with partial epilepsy refractory to carbamazepine monotherapy at the maximum tolerated individual dose, were enrolled in the study. The data reported here refer to a sub-group of 20 patients (11 female and 9 male, age 18-57; 16 complex, 4 simple partial seizures) who have completed the study to date.

After observation for one month, the patients received open add-on treatment with VGB 1.5 g/day b.i.d. The dosage was modified afterward, according to the clinical response, by incremental steps of 0.5 g/month and continued up to 6 months. Efficacy and tolerability parameters were assessed monthly.

Visual contrast sensitivity
VCS was measured at baseline and at monthly intervals following VGB treatment by the method of constant stimuli (3). A group of normal subjects, age and sex-matched, was taken as control for VCS measurements.

Statistics
Statistical comparisons were performed by Wilcoxon's signed ranked test (changes of seizure rates) and by paired t-test (CBZ serum levels and changes of VCS).
The protocol was approved by the local Ethics' Committee and informed consent was obtained in all cases.

Results
Nineteen patients completed the study. One patient dropped out due to side effects after 2 months of VGB 1.5 g/day, while he was seizure free.

The average daily dose of CBZ - kept unchanged throughout the study period - was 1200 mg (range 1000-1600). The final daily doses of VGB in patients who completed the treatment were 3g in 13 cases, 2.5g in 4 cases and 2g in 2 cases.

The median monthly seizure frequency decreased from 10 (inter quartile range 9-19) during CBZ monotherapy at baseline to 3 (1-6) during the last month on vigabatrin ($p<0.001$). Fifteen (75%) patients showed a greater than 50% reduction in seizure frequency during VGB compared with CBZ monotherapy; four of them were seizure free. One patient did not improve by the end of the study, and the other 4 (20%) patients exhibited a <50% seizure frequency reduction during VGB therapy.

At baseline, seven patients were complaining of either diplopia or blurred vision, which remained unchanged throughout the study period. Apart from one patient who developed dizziness and ataxia and therefore dropped out, only mild weight gain was observed in 2 cases during VGB add-on treatment. Serum levels of CBZ did not change significantly after VGB.

Visual contrast sensitivity

VCS assessed at baseline (i.e. during CBZ monotherapy) showed an average decrease of 50% for all explored spatial frequencies when compared with normal controls (Figure 1).

From the 2nd month of VGB administration onwards, VCS exhibited a constant and progressive recovery for the intermediate spatial frequencies, which reached a level of statistical significance ($p<0.01$) after 5 and 6 months of treatment (Figure 2). This trend was also observed in the group of seven patients who presented visual disturbances at baseline (Figure 1, inset). Compared with the control group, VCS was still reduced after VGB administration by an average value of 20% ($p< 0.05$). Moreover, the changes of VCS during VGB intake appeared to be different for vertical grating compared with those observed for right-oblique grating (Figure 2, a and b).

Conclusions

The results confirmed that VGB add-on administration to patients refractory to CBZ was effective in reducing seizure frequency in most cases. Simple and complex partial seizures improved to a similar extent. The clinical tolerability of VGB was remarkably good.

The VCS, which was impaired at baseline, i.e. during CBZ, improved significantly on VGB, although it remained subnormal when compared with normal controls. This effect could probably be related to the GABAergic mechanism of the drug. The different recovery to vertical and oblique grating of VCS might suggest that changes induced by VGB are mainly attributable to a cortical effect.

References

(1)   Bodis-Woller, I., Camisa, M. In: Lessell, S., van Dalen, J.T.W. (eds): Neuro-ophtalmology. Excerpta Medica, Amsterdam 1980
(2)   Thomson, T. et al.: Arch Neurol 1988, 45, 897-900
(3)   Sartucci, F. et al.: Boll Lega It Epil 1991, 74, 223-224

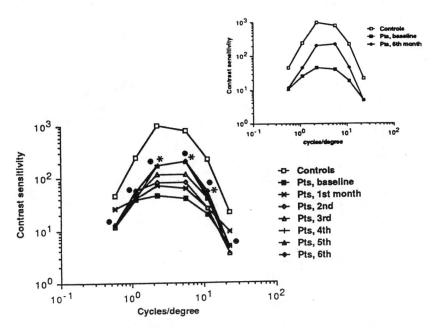

Fig. 1: Visual Contrast Sensitivity (VCS) for sinusoidal vertical grating (mean values) as function of spatial frequency (cycles/degree) in epileptic patients receiving CBZ before and monthly after VGB add-on treatment, compared with normal control subjects.

The insert on the upper right corner shows VCS obtained in 7 patients who complained of blurred „vision" as side effect before VGB add-on and six month later.

* p < 0.01 (4th, 5th and 6th month versus baseline)
** p < 0.01 (6th month versus controls)

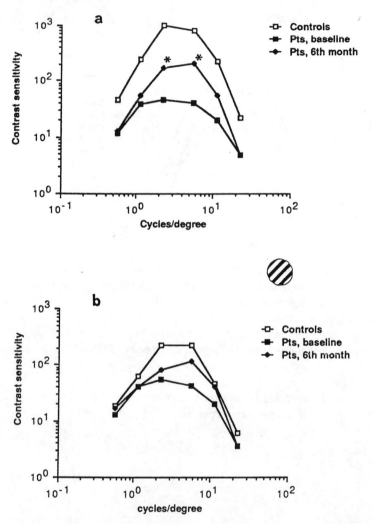

Fig. 2: Visual Contrast Sensitivity as function of spatial frequency (cycles/degree) in epileptic patients receiving CBZ before and after 6 months VGB add-on treatment, compared with normal control subjects; on the top (a) values for vertical orientation, on the bottom (b) for right oblique grating.

Note that the VCS obtained at 6 month follow-up show some significant difference between vertical and oblique grating orientation (* $p < 0.05$); these findings prove the existence of orientation-selective contrast modifications, suggesting cortical involvement.

Risk of Relapse in Epileptic Patients after Discontinuation of Therapy

A.A.Ciurleo, A.T. Lazzaro, A.Bellini
Neurology Department, Latina Hospital

Abstract

Times and methods for specific discontinuation of therapy in epileptic patients with crisis free periods of two years or more have been the subject of numerous studies whose results have not always been in agreement. We performed a retrospective study of epileptic patients attending the diagnosis and treatment centre for epilepsy at the hospital in Latina. 650 cases were studied, all differing in age, residence, syndromic diagnosis and pharmacological treatment. Patients who had been crisis free for two years or longer were given the opportunity of gradually reducing and when possible suspending the antiepileptic therapy. They were controlled periodically through clinical evaluation, EEG and the hematic level of A.E.D. The study examined the following parameters:1) age, 2) sex, 3) family history 4) frequency and type of crisis, 5) duration of illness, 6) presence and type of EEG anomalies before and after therapy interruption, 7) A.E.D.'s used and their dosage. The data from this study were compared with the frequency of relapse in the five years following discontinuation and the methods for A.E.D. discontinuation.

Introduction

Discontinuation of A.E.D. therapy in crisis free patients for two years is not only controversial in itself but also in its in times and methods. We performed a retrospective study on patients attending the epileptic treatment centre of the hospital in Latina. The aim was to find predictive relapse factors in patients where total discontinuation had been reached.

Materials and Method

45 patients were found among the 650 attending the centre, of whom 29 men (64.5%) and 16 women (35.5%), who had been able to discontinue therapy at least two years previously. Included in the study were 31 patients with generalised crises and 14 patients with secondary partial generalised crises aged between 1 and 73 (more specifically 5 days and 43 years for men and 1 and 73 years for women). Patients with only one crisis, feverish convulsions and benign partial

631

epilepsy were excluded from the study.

Discontinuation therapy was performed by reducing doses by a quarter every six months in 20 cases, by a half every six months in 17 cases; by over half every six months in 8 cases. Patients in polytherapy had their drugs reduced gradually as with monotherapy. Clinical tests were carried out every six months, EEG'S, A.E.D. doses. The following parameters were considered to identify predictive factors: age of onset, sex, family history, crisis type and frequency, duration of illness, etiology, presence and seriousness of EEG anomalies, A.E.D. 's used, methods and timing of discontinuation.

In reference to age of onset, in 50% cases (6 patients) relapse occurred where the age of onset was between 11 and 20 years of age; in 22% (2 patients) relapse occurred where age of onset was over 20 years of age; in 18.3% (2 patients) where the age of onset was under 10 years of age. Duration of illness: the highest number of patients who relapsed (8) is in the ten year bracket. Crisis frequency is one or more per month in 60% of cases and one every six months or one every twelve months in 40%. Only three cases confirmed family history. EEG anomalies were absent or virtually absent in 80% and noticeably present in 20%. No neurological or mental deficits were found in the great majority of cases (9 out of 10). Epilepsy was primary in nine cases and symptomatic in only one. Six patients were treated with monotherapy, four with polytherapy. Relapse frequency varies according to epilepsy type. It is higher (60%) in generalised forms, lower in secondary complex partial generalised (30%) and in partial elementary (10%). 70% of relapses occurred when the period between the last crisis and therapy reduction varied from two to three years and 30% when it was between three and five years. In patients where this period was longer no relapse occurred. The following results refer to reduction method: 60% relapse when the daily dose was reduced by a quarter every six months; 30% relapse when the daily dose was reduced by a half every six months; 10% when the reduction was greater than 50%. Relapse occured in the three years following discontinuation in 70% (in the first year for two patients, in the second for three and in the third for two); 30% within five years. No relapse occurred in patients who had discontinued therapy for over five years (13 out of 35).

Conclusions

In agreement with other studies (1) our relapse percentage was 22.22%. In analysing our study we found a difference in the age groupings regarding relapse: lower - 8.3% when onset was before the age of ten, 22% when onset occured over the age of twenty; higher - when onset occured between the ages of eleven and twenty (50%). Crisis type (2): less favourable for generalised epilepsy (G.M., G.M. + P.M., PMM) with a relapse frequency of 33.3%; 6.6% secondary complex generalised types.

The duration of the crisis free period before discontinuation therapy seems to be inversely correlated to relapse: 70% relapse occured in patients with a crisis free period of up to three years; 30% varied from four to five years. No relapse occured in patients with longer crisis free periods. (3) The reduction ratio seems unimportant as prognosis is better when discontinuation is more rapid. This could be attributed to greater care being given to patients with more frequent crises. Little value can be given to family history (4) (5) and to EEG's during discontinuation (6) however, a negative prognosis must be given to the greater frequency of crisis factors. One final result worth underlining, although it still needs further confirmation is that 70% of relapse occurs within the first three years and 100% within the first five years.

References

(1)   Specchio, L.M., La Neve, A., Ostillo, G., Pizzulli, F.: Sospensione della terapia antiepilettica: risultati preliminari di uno studio prospettico. Boll.Lega It. Epil. 74, 1991, 231/32

(2)   Canevini, M.P., Pontrelli, V., Mai, R., Tassi, T., Belvedere, D., Canger, R.: Riduzione della terapia antiepilettica: studio retrospettico su un gruppo di pazienti con epilessie genealizzate primarie ed epilessie parziali. Boll. Lega It. Epil., 66/67, 1989, 369-372

(3)   Oller-Daurella, L., Oller, L.F.: Influence of the „lost time" on the outcome of Epilepsy. Eur Neurol, 31 (3), 1991, 175-177

(4)   Beck-Mannagetta, G., Janz, D., Hoffmeister, U. et al.: Morbidity risk for seizures in offspring of patients with epilepsy. In: Beck-Mannagetta, G. et al (ed.): Genetic of the epilepsies. Springer, Berlin - Heidelberg - New York, 1989, 119-126

(5)   Janz, D.: Syndrome related reoccurrance risk in offspring of parents with epilepsy. Boll. Lega It. Epil., 66/67, 1989, 29-33

(6)   Tartara, A., Manni, R., Galimberti, C.A., Zucca, C., Parietti, L.: Il valore prognostico dell'EEG nella sospensione della terapia antiepilettica. Boll. Lega It. Epil., 66/67, 1989, 363-364

Lamotrigine and Phenytoin:
A Possible Negative Interaction

P.G. Zagnoni, S. Giubergia
Dept. Neurology, S. Croce Hospital, Cuneo

Abstract

Lamotrigine (LTG) is a new antiepileptic drug which will be soon introduced in the clinical practice, and therefore the knowledge of pharmacological interaction with other antiepileptic drugs is of utmost importance. We describe the case of a patient treated with Phenytoin (PHT) and Clobazam (CLB) who presented, during six month periods of observation, a monthly median seizure frequency of 38, which was reduced to 19 during add-on treatment with LTG and after PHT withdrawal a further reduction to a monthly median of 2 seizures during LTG treatment.

Similar results were observed in 3 other patients who were enrolled in a multi-centre international study on the efficacy of LTG monotherapy. We conclude that a „clinically negative" pharmacodynamic interaction exists between PHT and LTG since PHT, owing to its hepatic enzyme inducing effect, lowers LTG plasma concentrations and therefore reduces LTG clinical efficacy.

Introduction

Lamotrigine (LTG) is a new antiepileptic drug which will soon be introduced in the clinical practice. LTG acts by preventing the excessive release of excitatory amino-acids, particularly that of glutamate, in a dose dependent manner achieving a membrane stabilizing effect through the blockade of voltage dependent sodium channels in the presynaptic membrane, while normal glutamate release is unaffected by LTG. (1)

The drug is completely absorbed and peak plasma levels are attained after 2-3 hours; its half life is 29 hours in healthy volunteers (2-3.) The concomitant administration of CBZ and PHT accelerates LTG metabolism, reducing the half life to 15 hours, while it is prolonged to 59 hours by the concomitant administration of VPA (4).

Case Report 1

A.M. is a 31 years old male patient affected by Down's syndrome who presented complex partial seizures resistant to drug therapy after various AED's associations.

While on PHT (300mg/day) and CLB (30mg/day) treatment he presented 247 seizures (monthly median: 38) during a six months period. LTG for compassionate needs was administered at increasing doses from 50 mg/day to 400 mg/day, while CLB daily dose was kept constant and PHT gradually withdrawn over a six months period, during which he presented 121 seizures (monthly median: 19). In the following six months, while on CLB and LTG treatment, the seizures number decreased to 15 (monthly median:2). (Fig.1)

Case Reports 2, 3, 4

Three epileptic subjects treated with PHT monotherapy for partial seizures were enrolled in a multi-centre international study, during which LTG was added to PHT for a 4 months period followed by 3 months during which PHT was gradually tapered to withdrawal and finally LTG was administered as monotherapy for 3 months.

The median monthly seizures frequency during PHT, add-on, PHT withdrawal and LTG monotherapy periods are reported in Tab 1, which shows that all the patients during PHT monotherapy presented fewer seizures than during PHT monotherapy. It shows also that during the add-on and PHT withdrawal periods, except in Pat.1 no synergic effect was evident. On the contrary Pat. 2 showed a worsening of seizures frequency during these periods, which was followed by a 50% reduction of seizures during LTG monotherapy. Pat. 3 presented fewer monthly median seizures during add-on and PHT withdrawal periods, but an increased range of monthly seizures, which stabilized to a lower frequency, during LTG monotherapy.

Comment

Case 1 appears worth noting because it shows the LTG efficacy in a patient treated with PHT. This suggests that even if the mechanism of action of these drugs is similar they are not therapeutically overlapping.

Secondly the PHT+LTG association was less efficacious in seizure control than LTG monotherapy. This could be due to a „negative" pharmacodynamic interaction leading to lower LTG plasma concentrations during the association period owing to the inducing effect of PHT on hepatic metabolism. The demonstration of this hypothesis could be obtained by measuring LTG plasma levels.

The data actually available in the literature does not show any variation of LTG half life during various comedications, but an increase in CBZ plasma levels during LTG therapy has been reported (5).

The case reports 2-3-4 present the results obtained during a study on the efficacy of LTG as single drug therapy: in fact they show that LTG monotherapy was more efficacious than PHT monotherapy. The results reported in table 1, however, show also that the LTG+PHT association is less potent in seizure control than LTG monotherapy and this could be amenable to the negative interaction hypothesized.

It appears therefore necessary to draw specifically designed study protocols on LTG interactions with other AEDs.

In conclusion, LTG seems to be an efficacious A.E. agent when used as single drug, particularly because no synergic effect with PHT is to be expected.

Tab. 1: Median (range) monthly seizures

	PHT	PHT+LTG	PHT withdr.	LTG
Pat. 1	4 (2-4)	2 (1-4)	1 (0-2)	1 (1-2)
Pat. 2	4 (4-5)	4 (2-9)	8 (6-12)	2 (2-3)
Pat. 3	4 (3-5)	2 (2-7)	4 (2-8)	3 (3)

References

(1)   Leach, M.J., Marden, C.M., Miller, A.A.: Pharmacological studies on lamotrigine, a novel potential antiepileptic drug: II: Neurochemical studies on the mechanism of action. Epilepsia, 1986, 27 (5), 490-497

(2)   Jawad, S., Richens, A., Goodwin, G., Yuen, W.: Controlled trial of Lamotrigine (Lamictal) for refractory partial seizures. Epilepsia, 1989, 30, 356-363

(3)   Loiseau, P., Yuen, W., Duchè, B., Menager, T., Arnè-Bes, M.: A randomized, double blind, placebo controlled, crossover, add-on trial of lamotrigine in patients with treatment-resistant partial seizures. Epilepsy Res., 1990, 7, 136-145

(4)   Richens, A.: Pharmacokinetics of lamotrigine. In: Richens, A. (ed.): Clinical update on lamotrigine: a novel antiepileptic agent. Wells Medical Limited, 1992, 21-30

(5)   Zagnoni, P.G., Ambrogio, L., Gerbino Promis, P.C., Camilla, T., Grasso, E.: Risultati preliminari di uno studio multicentrico sulla Lamotrigina nelle epilessie farmaco resistenti. Rev. Esp. de Epil. 1992, Vol. 7, n. 1

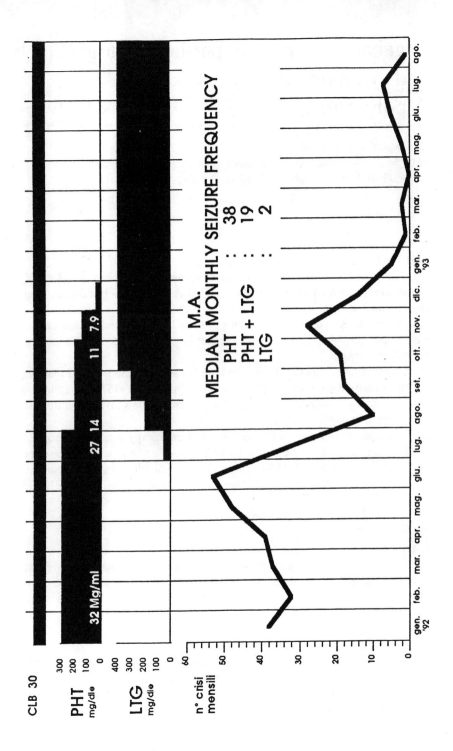

Vigabatrin therapy in partial cryptogenetic and symptomatic epilepsy: A polycentric study

O. Mecarelli, M.R.de Feo (Roma), S. Striano, R. Tata (Napoli),
M.G. Marciani (Roma), P. D'Alessandro, M. Piccirilli (Perugia),
M. Onofri (Chieti), G. Cerone (L'Aquila), A. Ortenzi (Ancona)

Abstract

Vigabatrin (GVG) is an enzyme-activated irreversible inhibitor of GABA-T which causes a marked increase in cerebral GABA concentration and a resulting anti-convulsant action.

It has been studied in drug-resistant epilepsy since 1982 in several clinical studies which have provided evidence that Vigabatrin is a potent and well-tolerated antiepileptic drug.

In this polycentric study GVG has been tested as add-on therapy in 241 patients affected by partial symptomatic (126 cases) or cryptogenic (115 cases) epilepsy, refractory to usual antiepileptic drugs. The minimum follow up is 3 months, the maximum 12 months.

Our preliminary results show that GVG as add-on therapy suppresses seizures in 11-15% of the patients; moreover a reduction of seizure frequency greater than 50% is obtained in 35-45 %. The initially favourable therapeutic response was generally maintained throughout the observation period with an overall good clinical tolerance.

Introduction

Clinical studies in adult patients with refractory epilepsy have shown that oral Vigabatrin (GVG) as an add-on drug significantly reduces the seizure frequency and has few side effects (Rimmer and Richens, 1984; Browne et al., 1987; Tassinari et al., 1987; Tartara et al., 1989). Also in children GVG is effective and well tolerated (Livingston et al., 1989; Luna et al., 1989).

In Italy Vigabatrin was introduced in 1992.

Purpose of this collaborative non-controlled study between 8 Italian Centres for Epilepsy is to give a contribution to the evaluation of the therapeutic effect and the safety of GVG as add-on therapy in patients with partial epilepsy, refractory to other anticonvulsant drugs.

Methods

The study included 241 patients of either sex (mean age = 32.1 years) affected by simple or complex partial seizures, receiving already one to three other antiepileptic drugs (mainly PB, CBZ and DPH).
The etiology of epilepsy was symptomatic in 126 cases and cryptogenic in 115.
The seizure frequency before GVG administration was at least monthly.
The clinical characteristics of the patient population, the follow-up available at 3, 6, 9, 12 months and the mean dose of GVG are shown in Table 1.

Results

The modifications of the seizure frequency obtained in the totality of the patients at different times of the follow-up are shown in Tab. 2.
Type and incidence of adverse effects (including number of patients who dropped out) are reported in Tab. 3.

Conclusion

Our preliminary results show that:

- GVG as add-on therapy suppresses seizure in 11-15 % of the patients, the percentage being constant through the whole period of the follow-up.

- A reduction of seizure frequency greater than 50 % is obtained in 35-45 % of the patients, with a progressive increase of the percentage during the follow-up.

- A reduction of seizure frequency lower than 50 % is observed in 18-21 % of the patients, without substantial modifications during the treatment.

- If we consider together the patients with suppression and reduction greater than 50 % of the seizure frequency we obtain a percentage of 49-56 % of patients who substantially benefit by GVG administration.

- The most common adverse effect is the weight gain (7.8 %).
  Side effects are usually mild and only in few cases (5) it has been necessary to stop the GVG treatment.

Tab. 1: Characteristics of the patients and their treatment

Total patient number: 241 (mean age: 32.1 years)

Seizure type: - 37 Simple Partial Seiz. (16 Sec. Gen.)
              - 204 Complex Partial Seiz. (101 Sec. Gen.)

Seizure frequency before GVG:
- daily (67)　　- plurimonthly (146)　　- monthly (28)

Follow Up: 3 m (236) - 6 m (201)　　- 9 m (161)　　- 12 m (114)

Mean dose GVG (mg/day):
　　　　　　　3 m (1772) - 6 m (2068)　- 9 m (2239)　- 12 m (2164)

Tab. 2: Percent change in seizure frequency at different intervals during GVG therapy

Follow up	Seizure reduction			No change/Increase
	100 %	>50 %	<50 %	
3 months	14	35	19	32
6 months	15	40	19	26
9 months	14	41	18	27
12 months	11	45	21	23

Tab. 3: Side Effects and Drop-out during GVG therapy

Adverse effects		
- Weigth gain	19 pts	(7.8 %)
- Anxiety, irritability	12 pts	(4.9 %)
- Drowsiness, confusion, sedation	11 pts	(4.6 %)
- Weakness	9 pts	(3.7 %)
- Nausea,epigastric pain	5 pts	(2 %)
- Vertigo	5 pts	(2 %)
- Hematologic changes	4 pts	(1.6 %)
- Psychotic symptoms	2 pts	(0.8 %)
- Headache	1 pts	(0.4 %)

Drop-out: 44 pts (18.2%)
- 33 pts: No change or increase of seizure frequency
- 6 pts: No change of seizure frequency and adverse effects
- 5 pts: Adverse Effects

References

(1) Rimmer, E.M., Richens, A.: Double-blind study of gamma-vinyl-GABA in patients with refractory epilepsy. Lancet 1, 89-90, 1984

(2) Browne, T.R., Mattson, R.H., Penry, J.K. et al.: Vigabatrin for refractory complex partial seizures: Multicenter single-blind study with long-term follow-up. Neurology 37, 184-189, 1987

(3) Tassinari, C.A., Michelucci, R., Ambrosetto, G. et al.: Double-blind study of vigabatrin in the treatment of drug resistant epilepsy. Arch Neurol 44, 907-910, 1987

(4) Tartara, A., Manni, R., Galimberti, C.A. et al.: Vigabatrin in the treatment of epilepsy: a long-term follow-up study. J Neurol Nerosurg and Psychiatr 52, 467-471, 1989

(5) Livingston, J.H., Beaumont, D., Arzimanoglou, A., Aicardi, J.: Vigabatrin in the treatment of epilepsy in children. Brit J Clin Pharmacol 27, 109-112, 1989

(6) Luna, D., Dulac, O., Pajot, N., Beaumont, D.: Vigabatrin in the treatment of childhood epilepsies: a single-blind placebo-controlled study. Epilepsia 30, 430-437, 1989

Verzeichnis und Index der Autoren und Referenten

651

Stichwortverzeichnis

Index

Antiepileptische Substanzen

Substanz	Einführungs-jahr	Kontraindiziert bei folgenden Anfällen
Phenobarbital	1912	Absencen
Phenytoin	1940	Kleine generalisierte Anfälle bei idiopathischen oder kryptogenen Epilepsien
Ethosuximid	1960	Generalisierte tonisch-klonische Anfälle
Carbamazepin	1964	Kleine generalisierte Anfälle bei idiopathischen oder kryptogenen Epilepsien
Valproat (als ERGENYL®)	1973	– – – – – – – –

Neuere Substanzen: nur zur add-on-Therapie

Vigabatrin	1992
Lamotrigin	1993

Ergenyl® – zugelassen für alle Anfallsformen

▶ **modernste Substanz unter den "Standard-Antiepileptika"**

▶ **einziges Antiepileptikum, das bei keiner Anfallsform kontraindiziert ist**

Das Ergenyl®-Leistungsprofil

▶ **Breite Produktpalette für individuelle Therapie**

▶ **Grundlagenstudien bei generalisierten und fokalen Epilepsien**

▶ **Umfassende wissenschaftliche Dokumentation**

▶ **Langjährig in täglichem Einsatz erprobt**

▶ **Bekanntes Verträglichkeitsprofil**

▶ **Umfangreicher Arzt- und Patientenservice**

▶ **Video-Fortbildungen**

▶ **Compliancefördernde Packungsausstattung**

▶ **Günstige Tagestherapiekosten**

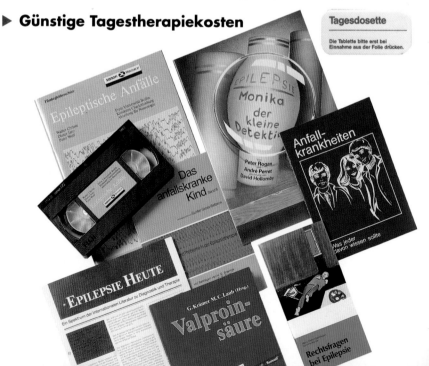

Für ein anfallsfreies Leben

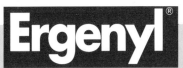

Breitband-Antiepileptikum

	Mittlere Tagesdosis in mg	Mittlere Dosis
Kleinkinder (½ - 3 Jahre)	150 - 450	
Kinder (4 - 6 Jahre)	300 - 600	30 mg/kg KG
Schulkinder (7 - 14 Jahre)	450 - 1500	
Jugendliche	1200 - 2100	25 mg/kg KG
Erwachsene	1200 - 2100	20 mg/kg KG

Die Tagesdosis kann auf 2 - 4 Einzelgaben verteilt werden.
Die mittlere Tagesdosis ist nur eine Empfehlung und muß individuell angepaßt werden.

Berechnungstabelle für eine **Einzeldosis** ERGENYL Lösung

mg	≙	Pipetten	+	Tropfen
50	≙			5
100	≙			10
150	≙	1		
200	≙	1	+	5
250	≙	1	+	10
300	≙	2		
350	≙	2	+	5
400	≙	2	+	10
450	≙	3		
500	≙	3	+	5
550	≙	3	+	10
600	≙	4		

Pipette ≙ Markierungsstrich ≙
150 mg Valproat ≙
½ ml ERGENYL Lösung

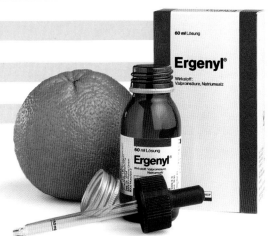

Für ein anfallsfreies Leben

Ergenyl®

Breitband-Antiepileptikum

Ergenyl®
Zusammensetzung: Ergenyl 150: 1 magensaftresistente Filmtablette enthält 150 mg Valproinsäure, Natriumsalz. Ergenyl 300: 1 magensaftresistente Filmtablette enthält 300 mg Valproinsäure, Natriumsalz. Ergeny retard: 1 magensaftresistente Retardtablette enthält 300 mg Valproinsäure, Natriumsalz. Ergenyl: 1 Tablette enthält 300 mg Valproinsäure, Natriumsalz. Ergenyl Lösung: 1 ml enthält 300 mg Valproinsäure, Natriumsalz. Ergenyl 500: 1 magensaftresistente Filmtablette enthält 500 mg Valproinsäure, Natriumsalz. **Anwendungsgebiete:** Generalisierte Anfälle in Form von Absencen, myoklonischen Anfällen und tonisch-klonischen Anfällen; wirksam auch bei fokalen und sekundär generalisierten Anfällen. Bei Kleinkindern ist Valproinsäure nur in Ausnahmefällen Mittel 1. Wahl; es sollte unter besonderer Vorsicht und möglichst als Monotherapie angewendet werden. **Gegenanzeigen:** Überempfindlichkeit gegen Valproinsäure, gestörte Leberfunktion. Eine mögliche Gefährdung besteht bei vorausgegangenen Lebererkrankungen sowie bei schweren familiären Lebererkrankungen, besonders wenn sie auf Arzneimittel zurückzuführen sind, seltenen angeborenen Enzymmangelkrankheiten, vorausgegangenen Knochenmarkschädigungen und Schädigungen der Bauchspeicheldrüse sowie bei mehrfach behinderten Kindern und Jugendlichen mit schweren Anfallsformen. Strenge Indikationsstellung in der Schwangerschaft! Besonders zwischen dem 20. und 40. Schwangerschaftstag Dosis so niedrig wie möglich wählen. Arzneimittelkombinationen während dieser Zeit vermeiden! Wie bei anderen antiepileptischen Substanzen ist eine teratogene Wirkung bei Verabreichung während des ersten Schwangerschaftsdrittels nicht auszuschließen. Evtl. α₁-Fetoprotein-Bestimmung veranlassen! Die Valproinsäurebehandlung sollte während der Schwangerschaft ohne ärztliche Zustimmung nicht unterbrochen werden, da ein plötzlicher Therapieabbruch oder unkontrollierte Dosisreduktion zu epileptischen Anfällen führen kann, die der Schwangeren und/oder dem Embryo Schaden zufügen können. Valproinsäure tritt in die Muttermilch über, jedoch in so kleinen Mengen, daß sie in therapeutischen Dosen im allgemeinen für das Kind kein Risiko bedeutet. **Nebenwirkungen:** In seltenen Fällen schwere Schädigungen der Leber; am häufigsten betroffen sind Säuglinge und Kleinkinder unter 3 Jahren, die an schweren epileptischen Anfällen leiden, besonders wenn zusätzlich eine Hirnschädigung, psychische Retardierung und/oder eine angeborene Stoffwechselerkrankung vorliegen. Mit zunehmendem Lebensalter tritt diese Nebenwirkung dann immer seltener auf. In der Mehrzahl der Fälle wurden Leberschäden innerhalb der ersten 6 Monate der Therapie beobachtet, insbesondere zwischen der 2. und 12. Woche und zumeist bei gleichzeitiger Anwendung anderer Antiepileptika. Besondere Aufmerksamkeit muß auf folgende Anzeichen einer Leberschädigung gerichtet werden: Verringerung der antiepileptischen Wirkung, die durch Wiederauftreten oder Zunahme epileptischer Anfälle gekennzeichnet ist, länger andauernde Krankheitszeichen wie Schwäche, Teilnahmslosigkeit, Müdigkeit, Appetitlosigkeit, Übelkeit und Erbrechen oder unklare Oberbauchbeschwerden, Bewußtseinsstörungen mit Verwirrtheit, Unruhe und Bewegungsstörungen. In sehr seltenen Fällen wurden auch Erkrankungen der Bauchspeicheldrüse mit ähnlichen Beschwerden beobachtet. Sind die erwähnten Beschwerden anhaltend oder schwerwiegend, ist der Arzt zu informieren, der neben einer gründlichen Untersuchung auch entsprechende Laborkontrollen (Leberwerte, Gerinnungsparameter, Lipase, α-Amylase) vornehmen muß. Häufig wird zu Beginn der Behandlung eine leichte, vorübergehende Erhöhung der Leberenzyme beobachtet. Vorsicht bei erniedrigtem Quick-Wert, wenn er von sonstigen veränderten Laborparametern begleitet ist, wie Erniedrigung von Fibrinogen und Gerinnungsfaktoren oder Anstieg von Bilirubin oder Leberenzymen. Sollten sich aufgrund der klinischen Befunde und aufgrund der oben aufgeführten Laborwerte Hinweise auf eine Störung der Leberfunktion ergeben, so ist die Valproat-Therapie vorsichtshalber abzusetzen. Es empfiehlt sich, andere Substanzen, die aufgrund ihres Abbauweges zu ähnlichen Nebenwirkungen führen können, vorsichtshalber abzusetzen. Gelegentlich wurde im Therapieverlauf, besonders bei höherer Dosierung, eine verlängerte Blutungszeit und/oder eine verminderte Blutplättchenzahl beobachtet. Patienten mit plötzlich auftretenden Schleimhautblutungen und/oder vermehrt auftretenden blauen Flecken in der Haut sollten sich an ihren Arzt wenden. Auch sollte vor chirurgischen oder zahnärztlichen Eingriffen der Chirurg oder Zahnarzt über die Behandlung des Patienten mit Ergenyl informiert werden, damit eine eventuelle Gerinnungsstörung vorher behandelt werden kann. Unabhängig davon sind vor Beginn der Therapie, dann zunächst in kurzen (nach 1, 3, 5, 7, 9 Wochen) und später in vierwöchigen Abständen bis zum Ende der ersten 6 Behandlungsmonate die Leber- und Gerinnungswerte zu überprüfen. Bei Jugendlichen und Erwachsenen sind in jedem Fall vor Therapiebeginn sowie im 1. Halbjahr monatliche Kontrollen des klinischen Befundes und der Laborwerte anzuraten. Gelegentlich wurde besonders zu Beginn der Therapie vorübergehender Haarausfall beobachtet. Außerdem kann es zu Appetit- und Gewichtszunahme oder auch Appetitlosigkeit und Gewichtsverlust kommen. Die Therapie braucht in der Regel deshalb nicht abgebrochen zu werden. Dieses Arzneimittel kann auch bei bestimmungsgemäßem Gebrauch - besonders zu Beginn der Therapie - das Reaktionsvermögen so weit verändern, daß die Fähigkeit zur aktiven Teilnahme am Straßenverkehr oder zum Bedienen von Maschinen beeinträchtigt wird. Dies gilt in verstärktem Maße im Zusammenwirken mit Alkohol. **Wechselwirkungen mit anderen Mitteln:** Wirkungsverstärkung mit anderen Antiepileptika, Schlafmitteln, Neuroleptika und Antidepressiva. Eine mögliche Verstärkung der Blutgerinnungshemmung ist bei gleichzeitiger Einnahme von gerinnungshemmenden Mitteln oder Acetylsalicylsäure zu beachten. Regelmäßige Kontrollen der Blutungszeit und/oder der Blutplättchenzahl werden empfohlen. Falschpositive Reaktion des Tests auf Ketonkörper im Urin möglich. **Dosierung und Art der Anwendung:** Soweit nicht anders verordnet, beträgt die Dosierung im allgemeinen für Kinder 20-40 mg pro kg Körpergewicht, für Erwachsene 20-30 mg pro kg Körpergewicht. Ausführliche Dosierungsangaben enthält die wissenschaftliche Broschüre. **Handelsformen, Preise (AVP mit MwSt.):** Ergenyl 150 (magensaftresistente Filmtabletten): 50 Stck. (N 1) DM 17,57; 100 Stck. (N 2) DM 32,22; 250 Stck. DM 71,88; KP. Ergenyl 300 (magensaftresistente Filmtabletten): 50 Stck. (N 1) DM 28,60; 100 Stck. (N 2) DM 52,46; 250 Stck. DM 117,00; KP. Ergenyl 500 (magensaftresistente Filmtabletten): 50 Stck. (N 1) DM 40,95; 100 Stck. (N 2) DM 75,14; 250 Stck. DM 167,58; KP. Ergenyl (Tabletten zu 300 mg): 50 Stck. (N 1) DM 31,20; 100 Stck. (N 2) DM 55,90; KP. Ergenyl (Lösung zu 300 mg): 60 ml (N 1) DM 38,02; KP. Ergenyl retard (magensaftresistente Retardtabletten zu 300 mg): 50 Stck. (N 1) DM 28,60; 100 Stck. (N 2) DM 52,46; KP. Stand: April 1994.

SANOFI WINTHROP GmbH,
80323 München

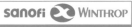